E. Richter · T. Feyerabend

Grundlagen der Strahlentherapie

Springer-Verlag Berlin Heidelberg GmbH

E. Richter · T. Feyerabend

Grundlagen der Strahlentherapie

Unter Mitwirkung von
M. Bähre, E. Ihnen, B. Mahlmann,
R. Nadrowitz, P. Vacha

2., überarbeitete Auflage

Mit 135 Abbildungen und 86 Tabellen

Springer

ECKART RICHTER, Prof. Dr. med.
Universitätsklinikum Lübeck
Klinik für Strahlentherapie und Nuklearmedizin
Ratzeburger Allee 160
23538 Lübeck

THOMAS FEYERABEND, Prof. Dr. med.
Universitätsklinikum Lübeck
Klinik für Strahlentherapie und Nuklearmedizin
Ratzeburger Allee 160
23538 Lübeck

ISBN 978-3-540-41265-6

Die Deutsche Bibliothek - CIP-Einheitsaufnahme
Richter, Eckart: Grundlagen der Strahlentherapie: mit 86 Tabellen / Eckart Richter; Thomas Feyerabend. - 2. überarb. Aufl. - Berlin; Heidelberg; New York; Barcelona; Hongkong; London; Mailand; Paris; Singapur; Tokio: Springer 2002
ISBN 978-3-540-41265-6 ISBN 978-3-642-56245-7 (eBook)
DOI 10.1007/978-3-642-56245-7

http://www.springer.de

Herstellung: PRO EDIT GmbH, 69126 Heidelberg
Umschlaggestaltung: de'blik, Berlin
Satz: AM-productions GmbH, Wiesloch
Gedruckt auf säurefreiem Papier SPIN 10788391 21/3130Re - 5 4 3 2 1 0

Vorwort zur 2. Auflage

Die hier vorgelegte 2. Auflage der Grundlagen der Strahlentherapie war notwendig, da die technischen und therapeutischen Möglichkeiten sich kontinuierlich weiterentwickelt haben.

Der Text wurde grundlegend überarbeitet und neue Kapitel hinzugefügt. Diese beinhalten die Dosimetrie und den Strahlenschutz, Tumoren des Auges und der Orbita, des Magens und Dünndarms, Pankreas, Gallengänge und Leber sowie das Analkarzinom. In das therapeutische Vorgehen bei den einzelnen Tumorlokalisationen wurden die “Leitlinien in der Radioonkologie" der Deutschen Gesellschaft für Radioonkologie und die interdisziplinären Leitlinien der deutschen Krebsgesellschaft eingearbeitet. Leitlinien und Studienprotokolle werden in den einzlenen Kapiteln nicht gesondert erwähnt, da sie im Internet abrufbar sind. Entsprechende Adressen sind am Schluß des Buches angegeben.

Dem Springer-Verlag sind wir für die großzügige Unterstützung bei der Neufassung des Buches zu Dank verpflichtet. Unseren besonderen Dank gilt Frau Dr. Heilmann und Frau McHugh für Ihren Einsatz bei der Entstehung des Buches.

Wir hoffen, daß auch die zweite Auflage einen breiten Anklang findet und sind für kritische Hinweise und Anregungen dankbar.

Lübeck, Herbst 2001

ECKART RICHTER
THOMAS FEYERABEND

Vorwort zur 1. Auflage

Vor 100 Jahren entdeckte W.C. Röntgen die nach ihm benannten Strahlen. Selten wurde eine Entdeckung derartig rasch in die tägliche Routine übernommen wie die Röntgenstrahlen. Wenige Monate nach der Entdeckung folgten die ersten Mitteilungen über die Anwendung ionisierender Strahlen in der Therapie von Erkrankungen. Leopold Freund berichtete 1896 über den Versuch, einen Tierfellnävus mit Röntgen-strahlen zu behandeln. Über die erste Heilung eines Hautkrebses veröffentlichten Thor-Sjögren und Tage Steinbeck einen Bericht im Jahre 1899. In den ersten Jahrzehnten nach ihrer Entdeckung wurden die Röntgenstrahlen in den einzelnen Fachdisziplinen, insbesondere in der Dermatologie, Chirurgie und Gynäkologie, von den Fachkollegen selbst angewendet; ein eigenständiger Facharzt für die medizinische Strahlen-kunde bestand nicht.

Der immense Wissenszuwachs und die ständigen technischen und methodischen Weiterentwicklungen waren der Grund, einen eigenständigen Facharzt für Radiologie einzuführen. Aber auch innerhalb der Radiologie wurden zwangsläufig Spezialisierungen notwendig. Das Gebiet der Radiologie war in seiner Gesamtheit nicht mehr von einer Einzelperson in vollem Umfang zu vertreten. Seit wenigen Jahren sind die drei Teilgebiete der Radiologie – Diagnostik, Strahlentherapie und Nuklearmedizin – als eigenständige Fachgebiete etabliert.

Der Studierende der Medizin muß sich während seiner Ausbildung mit der gesamten Radiologie auseinandersetzen. Der Strahlentherapie kommt dabei eine zunehmend größere Bedeutung zu, da etwa 75% aller Tumorpatienten im Verlauf ihrer Erkrankung strahlentherapeutisch behandelt werden. Es mangelt bisher an Lehrbüchern, die das Gebiet der Strahlentherapie einführen. Mit dem vorliegenden Buch wird versucht, diese Lücke zu schließen. Es basiert auf einer vieljährigen Lehrtätigkeit und soll dem Studierenden, aber auch dem nicht strahlentherapeutisch tätigen Arzt erleichtern, sich in dieses Fachgebiet einzuarbeiten. Es wurde versucht, neben der Vermittlung von physikalischen, technischen und methodischen Grundlagen, strahlenbiologischen Erkenntnissen und onkologischen Basiswissen durch spezielle Kapitel zur Therapie einzelner Tumorformen den klinischen Bezug herzustellen. In diesen Kapiteln werden Indikationen zur Strahlentherapie, die Stellung der Strahlentherapie im onkologischen Gesamtbehandlungskonzept, ihre Durchführung und Behandlung von Nebenwirkungen sowie die Ergebnisse dargestellt.

Das Buch konnte nur mit großzügiger Unterstützung durch den Springer-Verlag entstehen. Zu Dank verpflichtet sind wir Frau I. Heinze für die Abfassung des Manuskriptes. Besonderer Dank gilt Frau Dr. Heilmann, sie hat durch ihre ständige Bereitschaft zur Diskussion wesentlich zu der jetzigen Form des Buches beigetragen.

Wir hoffen, daß das Buch eine breite Leserschaft findet und sind für Anregungen und konstruktive Kritik dankbar.

Lübeck, im Sommer 1995

ECKART RICHTER
THOMAS FEYERABEND

Inhaltsverzeichnis

Kapitel 1

Geschichtliche Entwicklung der Strahlentherapie

Die Entdeckung der Röntgenstrahlen durch W. C. Röntgen und der Radioaktivität durch H. Becquerel führte in wenigen Jahren zur Entwicklung eines eigenständigen Fachgebietes, der Radiologie. Das immense Wissenswachstum und die technischen Weiter- und Neuentwicklungen hatten zur Folge, dass das große Gebiet der Radiologie bald nicht mehr überschaubar war und sinnvollerweise in mehrere Fachgebiete aufgeteilt wurde. Seit wenigen Jahren ist die Strahlentherapie als selbständiges Fachgebiet etabliert. Die folgende Übersicht gibt die wichtigsten Entwicklungen wieder.

1895

W. C. Röntgen entdeckt am 8.11.1895 in Würzburg bei Experimenten mit Kathodenstrahlen die nach ihm benannten Strahlen. Der Würzburger Anatom A. von Kölliker schlägt anlässlich der ersten offiziellen Mitteilung vor der Physikalisch-medizinischen Gesellschaft am 28.12.1895 in Würzburg vor, die neuen Strahlen Röntgenstrahlen zu nennen.

1896

Erstmalige Anwendung von Röntgenstrahlen zu Heilzwecken an einem kleinen Mädchen bei einem Tierfellnävus durch L. Freund in Wien. Angeregt wurde Freund durch die Beobachtung anderer, dass bei Einwirkung von Röntgenstrahlen ein Haarausfall auftritt. Becquerel entdeckt die Radioaktivität von Uranerzen.

1898

M. und P. Curie isolieren Radium aus Pechblende. Erste Strahlenreaktionen wie Epilationen und Hautverbrennungen werden beschrieben. Becquerel beobachtet eine Verbrennung an einer Hautstelle, die in Kontakt mit einem Radiumröhrchen war, die er in seiner Tasche trug.

1900
Erste Heilung von Hautkrebsen von durch Sjögren und Steinbeck.

1902
Holzknecht entwickelt das erste Instrument (Chromoradiometer) zur Messung von Röntgenstrahlen.

1903
Senn beschreibt die Tiefenwirkung von Röntgenstrahlen bei der Bestrahlung von Lymphknoten bei Systemerkrankungen. Heineke begründet die Strahlenhämatologie. Goldberg und London führen die erste erfolgreiche Brachytherapie von bösartigen Geschwülsten durch. Strebel schlägt vor, Radiumzellen in Gummischläuche oder Zelluloidröhrchen einzubetten. Dies war die erste Anregung zur Nachladetechnik.

1904
Erste Mehrfelderbestrahlung durch Perthes.

1906
Bergonié und Tribondeau postulieren das strahlenbiologische Grundgesetz. Abbé beschäftigt sich mit der Behandlung des Radiumkrebses. Werner beschreibt einen „Bestrahlungskonzentrator".

1907
Mitteilung von Krönig über die Therapie von Gebärmutterkrebsen.

1909
Köhler führt die Siebbestrahlung ein.

1910
Begründung der Telecurietherapie durch R. Werner mit der perkutanen Anwendung des Radiums (Radiumfernbestrahlung) zur Tiefentherapie. Mit einer „schwingenden" Röhre wird erstmals von Meyer eine Bewegungsbestrahlung durchgeführt.

1912
Werner versucht, die Strahlenwirkung durch chemische Substanzen zu verstärken.

1913
Christen führt den Begriff der „Strahlendosis“ ein.

1919
Regaud berichtet über die Bedeutung des Zeitfaktors für die Strahlentherapie.

1922
Dessauer berichtet über seine Treffertheorie.

1928
Wideroe entwickelt das Konzept für einen Elektronenkreisbeschleuniger. Die Dosiseinheit „R“ wird international festgelegt.

1930
Wideroe baut den ersten Hochfrequenzlinearbeschleuniger.

1931
E. Lawrence konstruiert das erste Zyklotron. H. Coutard führt die Fraktionierung ein.

1932
Entwicklung der Nahbestrahlungsröhre nach Chaoul.

1934
Joliot und Curie entdecken die künstliche Radioaktivität.

1937
Van de Graaff und Trump entwickeln einen Bandgenerator für die Strahlentherapie (2000 kV).

1939
Therapie mit einem künstlichen Radioisotop (^{32}P) durch J. Lawrence.

1940
Kerst baut den ersten betriebsfähigen Kreisbeschleuniger.

1942
Herz und Roberts behandeln die Hyperthyreose mit Radioiod.

1946
Radioiodbehandlung von metastasierenden Schilddrüsenkarzinomen durch Seidlin, Marinelli und Oshry.

1947
Sievert entwickelt das erste ferngesteuerte Gerät zum Transport von ^{226}Ra vom Tresor zum Applikator.

1948
Erste klinische Anwendung eines Betatrons in Göttingen.

1951
Einführung der Telekobalttherapie in Kanada. Internationale Festlegung der Dosiseinheit „Rad".
Einführung der stereotaktischen Hochdosiskonvergenzbestrahlung durch Leksel.

1956
Aufstellung des ersten Telekobaltgerätes in Deutschland (Berlin-Buch).

1957
Jantet führt die endolymphatische Therapie mit Radionukliden durch.
Bale, Spar und Goodland berichten über die Therapie mit ^{131}Iod-Antikörpern.

1960
Entwicklung des Nachladeverfahrens für die intrakavitäre Brachytherapie

1961
Abe und Takahashi berichten über die intraoperative Strahlentherapie mit Elektronen.

1962
Beginn der Ära der ferngesteuerten Afterloadinggeräte.

1963
Einführung der computergestützten Dosisberechnung.

1964
Mundinger und Sauerwein berichten über die HDR-Afterloadingtherapie von Hirntumoren. Abe führt die moderne intraoperative Elektronentherapie ein.

1968
Erste Installation eines „gamma knife“ in Stockholm

1980
Einführung der Computertomographie in die Bestrahlungsplanung.

1990
3-D-Bestrahlungsplanung

1992
Klinischer Einsatz eines Multi-leaf-Kollimators

Kapitel 2

Physikalische Grundlagen

2.1 Grundbegriffe der Strahlenphysik

Bis in die zweite Hälfte des vorigen Jahrhunderts galten Atome als kleinste und nicht weiter teilbare Bestandteile der Materie. Dies trifft tatsächlich für die chemischen Eigenschaften eines Atoms zu, d. h. es ist chemisch nicht weiter teilbar. Physikalische Methoden ermöglichen es allerdings Atome zu zertrümmern.

Um die Jahrhundertwende gelang es, Elektronen als Bestandteile des Atoms nachzuweisen und zu definieren. In den folgenden Jahrzehnten wurden weitere Teilchen entdeckt, die heute allgemein als *Elementarteilchen* oder *Korpuskeln* bezeichnet und nach ihrer Ruhemasse, elektrischen Ladung, ihrem Eigendrehimpuls (Spin), magnetischen Moment und ihrer mittleren Lebensdauer (HWZ) in verschiedene Gruppen eingeteilt werden (Tabelle 2.1).

Von den Korpuskeln, Teilchen mit einer Ruhemasse $m_0>0$, werden die *Photonen* unterschieden. Es sind Licht- oder Strahlungsquanten, deren Energie sich mit dem Planckschen Wirkungsquantum und der Frequenz der Strahlung beschreiben lässt.

Die Ruhemassen der Elementarteilchen besitzen charakteristische Werte. Diese sind konstant, solange keine Elementarprozesse ablaufen, können sich aber auch als einzelne Teile eines Systems in ihrer Summe verändern.

Unter *Eigendrehimpuls* oder Spin wird die rotierende Eigenbewegung eines Körpers um eine körpereigene Achse verstanden. Er ist eine unveränderliche, vektorielle physikalische Größe und wird als Spinquantenzahl angegeben.

Die für die Strahlentherapie überwiegend genutzten Elementarteilchen sind Elektronen und Neutronen, zunehmend auch Protonen.

Tabelle 2.1. Elementarteilchen

Gruppe	Name	Symbol	Ruhemasse[a]	Ruheenergie [Mev]	Elektrische Ladung[b]	Spinquantenzahl	Halbwertszeit [s]
Leptonen	Photon	Y	0	0	0	1	–
	Neutrino	v	0	0	0	1/2	–
	Elektron	$e^-(\beta^-)$	1	0,511	–1	1/2	–
	Myon	μ^-	207	106	–1	1/2	$1{,}5 \cdot 10^{-6}$
Mesonen	π-Meson	π^0	264	135	0	0	$6 \cdot 10^{-17}$
	(Pion)	π^+	273	140	+1	0	$1{,}8 \cdot 10^{-8}$
	k-Meson	K^0	974	498	0	0	$6 \cdot 10^{-11}$
		K^+	967	494	+1	0	$8{,}5 \cdot 10^{-9}$
Baryonen	Proton	p^+	1836	938	+1	1/2	–
	Neutron	n	1839	940	0	1/2	700

[a]In Einheiten der Elektronenmasse.
[b]In Einheiten der Elementarladung.

Ein Atom besteht aus einem positiv geladenen Kern und einer negativen Elektronenhülle. Die positive Ladung des Kerns wird durch Protonen bedingt. Sie sind für die chemischen Eigenschaften des Elementes verantwortlich und bestimmen auch deren *Ordnungszahl*, d. h. die Stellung im Periodensystem. Neben den Protonen befinden sich auch Neutronen im Atomkern. Aus der Anzahl der Protonen und Neutronen resultiert die *Massenzahl*. Atome mit gleicher Protonen-, aber unterschiedlicher Massenzahl werden als *Isotope* bezeichnet.

Bei elektrisch neutralen Atomen stimmt die Anzahl der Elektronen der Atomhülle mit der Zahl der Protonen im Kern überein. Die Elektronen bewegen sich auf sog. Elektronenschalen, die mit K, L, M, N, O, und P bezeichnet werden. Auf diesen befinden sich jeweils nur eine bestimmte, maximale Zahl von Elektronen, z. B. sind auf der K-Schale 2, auf der L-Schale 8 und der M-Schale 18 gebunden. Die einzelnen Schalen entsprechen verschiedenen Energieniveaus der Elektronen. Ändert ein Elektron sein Energieniveau, so können Vorgänge wie z. B. Absorption oder Emission von Licht, Ionisationen und Emissionen von charakteristischer Röntgenstrahlung stattfinden.

2.2 Arten ionisierender Strahlung

2.2.1 Korpuskularstrahlung

Korpuskularstrahlen sind Teilchen mit der Ruhemasse $m_0>0$, die geladen (z. B. e^-, β^-, α-Strahlen) oder ungeladen (z. B. Neutronenstrahlen) sein können.

Elektronen (e^-, β^-) sind nicht teilbare Teilchen und Träger der Elementarladung, der kleinstmöglichen negativen Elektrizitätsmenge (negative Elementarladung). Ihre Ruhemasse (m_e) beträgt $9{,}11 \cdot 10^{-31}$ kg, das entspricht etwa 1/1836 der Masse eines Wasserstoffatoms. Dieser Masse ist eine Ruheenergie von 510,9 keV äquivalent. Elektronen haben einen Eigendrehimpuls mit der Spinquantenzahl 1/2. Sie sind Bestandteil der Atomhülle, können aber auch als freie Elektronen infolge von Ionisationen oder quasi frei in einem Atomverband, z. B. Leitungselektronen in einem Kristallgefüge, auftreten. Entsprechend ihrer Entstehung werden Elektronen mit e^- (Kernreaktion, Paarbildung, thermische Elektronen) oder β^- (β-Zerfall von Nukliden) bezeichnet (β-Strahlen).

Positronen (e^+) sind positiv geladen. Sie haben die gleiche Ruhemasse und -energie wie Elektronen und werden auch als Antiteilchen der Elektronen bezeichnet. Positronen entstehen bei der Paarbildung oder bei Kernreaktionen (e^+) bzw. durch den β^+-Zerfall.

Neutronen (n) gehören zu den ungeladenen und instabilen Elementarteilchen mit einer Ruhemasse von $1{,}6747 \cdot 10^{-24}$g. Der Eigendrehimpuls hat eine Spinquantenzahl 1/2, die Halbwertzeit eines freien Neutrons beträgt 12,8 min (11,7; 16,8). Es zerfällt wegen seiner im Vergleich zum Proton um 1,4% größeren Ruhemasse in ein Proton, ein Elektron und ein Neutrino. Man unterteilt in langsame (E_n <0,5 eV), mittelschnelle (0,5 eV <E_n <10 keV) und schnelle Neutronen (E_n >10 keV). Neutronen reagieren nicht mit Elektronen, da sie ungeladen sind, aber mit Atomkernen, auf die sie Energie übertragen können. Die Atomkerne wiederum übertragen ihre Energie auf Materie.

Protonen sind positiv geladene und stabile Elementarteilchen mit der Ruhemasse von $1{,}6724 \cdot 10^{-24}$ g. Die Ladung entspricht der eines Positrons (positiv geladenes Elektron, positive Elementarladung). Der Eigendrehimpuls hat eine Spinquantenzahl von 1/2. Protonen werden versuchsweise in der Strahlentherapie eingesetzt.

α-Strahlen bestehen aus doppelt positiv geladenen Heliumkernen ($^2_4He^{++}$), die eine Ruhemasse von $6{,}64 \cdot 10^{-24}$ g aufweisen. Bei radioaktiven Umwandlungen wird α-Strahlung entsprechend der jeweiligen Atomart mit Energien zwischen 4,6 und 10,4 MeV emittiert.

2.2.2 Photonenstrahlen

Photonen- oder Quantenstrahlung ist eine elektromagnetische Wellenstrahlung, die zur Ionisation von Atomen führen kann. Aufgrund dieser Eigenschaft bezeichnet man sie auch als ionisierende Strahlen. Strahlentherapeutisch relevant sind γ- und Röntgenstrahlen.

γ-Strahlen entstehen bei der Kernumwandlung (γ-Zerfall), wenn Kerne sich nach einem α- oder β-Zerfall in einem angeregten Zustand befinden und in den Grundzustand übergehen. γ-Strahlen erreichen diskrete Energien von 50 keV bis 3 MeV.

Eine andere Möglichkeit der Entstehung von γ-Strahlen stellt die Vernichtungs- oder Zerfallsstrahlung dar (Abb. 2.1). Bei der *Paarbildung* (s. unten) entstehen ein Elektron und ein Positron. Trifft nach der Paar-

Abb. 2.1. Vernichtungs- oder Zerfallsstrahlung nach Paarbildung (die Hüllenelektronen sind nicht eingezeichnet). (Aus Pschyrembel 1986)

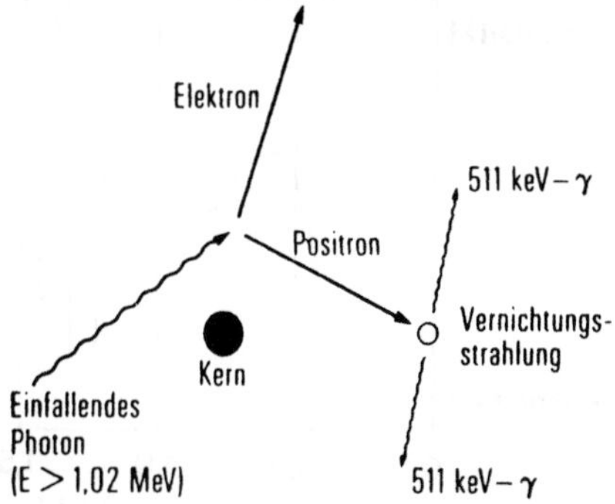

Abb. 2.2. Entstehung von Röntgenbremsstrahlung (die Hüllenelektronen sind nicht eingezeichnet). (Aus Pschyrembel 1986)

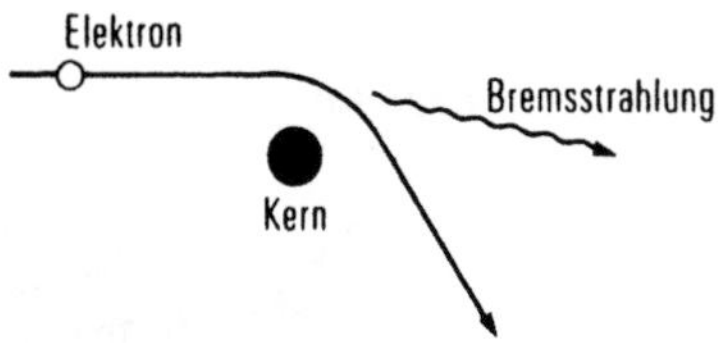

bildung das Positron auf ein Elektron, resultieren 2 γ-Quanten mit einer Energie von 511 keV.

Röntgenstrahlen entstehen im Gegensatz zur γ-Strahlung in der Atomhülle. Man unterscheidet in charakteristische Röntgenstrahlung und in Röntgenbremsstrahlung. In Röntgenröhren oder Beschleunigern können thermische Elektronen auf sehr hohe Energien beschleunigt werden. Diese Elektronen werden beim Auftreffen auf eine Anode stark abgebremst. Die Abbremsung erfolgt im Coulomb-Feld schwerer Atomkerne (Abb. 2.2). Dabei transferiert das Elektron seine Energie in Wärme und Photonenstrahlung (Bremsstrahlung). Je näher sich das Elektron am Atomkern vorbeibewegt, umso höher ist die Energie der emittierten Bremsstrahlungsquanten. Aus der Überlagerung der separaten Bremsstrahlungsquanten resultiert ein kontinuierliches Spektrum (Abb. 2.3). Die maximale Energie der entstehenden Photonen wird durch die maximale Beschleunigungsenergie (Anodenspannung) bedingt und kann mehr als 40 MeV betragen (ultraharte Röntgenbremsstrahlung). Die geringste noch in der Strahlentherapie genutzte Energie von Röntgenstrahlen beträgt 10–20 keV (Grenzstrahlen).

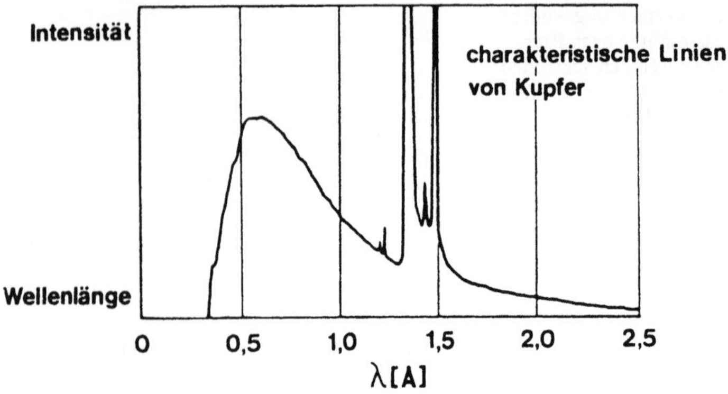

Abb. 2.3. Kontinuierliches Röntgenspektrum (Kupferantikathode). (Aus Hoffmann u. Heitmann 1991)

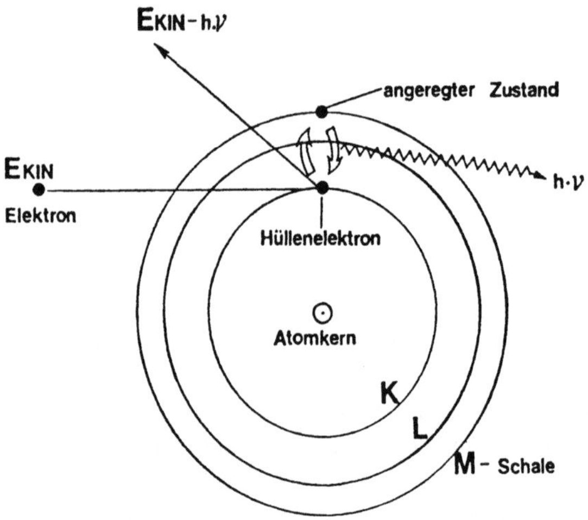

Abb. 2.4. Entstehung der charakteristischen Röntgenstrahlung. (Aus Braun-Falco u. Lukacz 1973)

Wenn Elektronen auf Atome des Anodenmaterials treffen, können aber auch durch Stoßwechselwirkung Elektronen von inneren auf äußere Schalen angehoben oder völlig aus dem jeweiligen Atom entfernt werden. Die Lücke wird durch Elektronen äußerer Schalen wieder besetzt und Photonenstrahlung entsprechend der energetischen Niveaus der Elektronenschalen emittiert. Da die Energieniveaus für das jeweilige Element charakteristisch sind, entsteht charakteristische Röntgenstrahlung (Abb. 2.4). Je nach Zielschale spricht man von K-, L-, M- oder N-Strahlung. Charakteristische Röntgenstrahlung ist auch nach innerer Konversion zu beobachten, bei der der Energietransfer eines angeregten Atomkerns auf ein Hüllenelektron zu einer Elektronenlücke in einer inneren Schale führt.

2.2.3 Radioaktivität

Atomarten, deren Atomkerne die gleiche Ordnungs- und Neutronenzahl und eine Lebensdauer von mehr als 10^{-10} s aufweisen, werden Nuklide genannt. Haben Atomarten die gleiche Ordnungszahl, jedoch eine unterschiedliche Neutronenzahl, so werden sie als *Isotope* oder isotope Nuklide bezeichnet. Isotope eines Elementes haben neben der gleichen Ordnungszahl auch eine gleiche Kernladung, Anzahl von Protonen und gleiche chemische Eigenschaften. Dagegen sind die Neutronen- und Massenzahl und die physikalischen Eigenschaften verschieden.

Atomkerne der Isotope können energetisch stabil oder instabil sein. Instabile Nuklide haben die Eigenschaft, unter Aussendung einer Strahlung in einen stabilen Zustand überzugehen, sie werden deshalb auch als radioaktive Nuklide bezeichnet. Von allen 108 Elementen existieren 266 stabile und mehr als 1600 instabile Nuklide, von denen 40 natürlich vorkommen (natürliche Radioaktivität), alle anderen werden künstlich erzeugt (künstliche Radioaktivität).

Unter *Radioaktivität* versteht man die Eigenschaft von instabilen Isotopen, ohne äußeren Anlass unter Aussendung einer Strahlung in eine andere Atomart überzugehen oder nach Einfang eines Hüllenelektrons (Elektroneneinfang) charakteristische Röntgenstrahlen zu emittieren. Jedes radioaktive Nuklid unterliegt einer diesem Nuklid typischen Zerfallsart. Unterschieden werden der α-Zerfall, β-Zerfall und γ-Zerfall, die in Abb. 2.5 schematisch dargestellt sind.

α-Zerfall. Er findet unter Aussendung von doppelt positiv geladenen Heliumkernen bei instabilen Atomkernen hoher Ordnungszahl statt. α-Teilchen bestehen aus 2 Protonen und 2 Neutronen, sodass sich die Ordnungszahl um 2 und die Massenzahl um 4 vermindert und ein anderes Element entsteht. Radium zerfällt beispielsweise nach folgendem Schema:

$$^{226}\mathrm{Ra} \rightarrow {}^{222}\mathrm{Rn} + {}^{4}_{2}\mathrm{He}^{2+} + 4{,}88\ \mathrm{MeV}$$

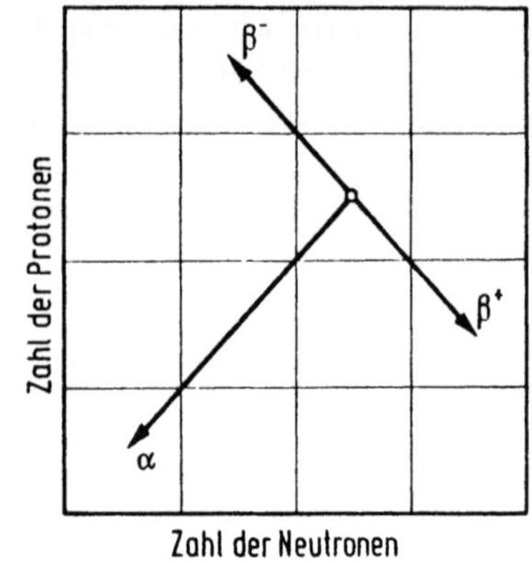

Abb. 2.5. Schematische Darstellung des radioaktiven Zerfalls. (Nach zum Winkel 1990)

Die beim α-Zerfall frei werdende Energie liegt bei 4–6 MeV. Nach einem α-Zerfall kann in dem Tochternuklid noch eine Anregungsenergie vorhanden sein, die als charakteristische Eigenstrahlung (γ-Strahlung) emittiert wird.

β-Zerfall. Ursache des β-Zerfalls ist ein Neutronenüberschuss gegenüber dem stabilen Endkern. Ein Neutron wandelt sich in ein Proton, ein negativ geladenes Elektron und ein Neutrino um. Die Ordnungszahl des Kerns erhöht sich um 1, die Massenzahl bleibt konstant.

$N \rightarrow p + e^- + \bar{\nu}$ ($\bar{\nu}$-Antineutrino)

Die frei werdenden Elektronen (β-Teilchen) haben eine Energie bis zu 12 MeV. Tochternuklide können nach dem β-Zerfall noch Anregungsenergie besitzen, die als γ-Strahlung abgegeben wird. Ein β^+-Zerfall ist zu beobachten, wenn Kerne einen Protonenüberschuss bzw. Neutronenmangel aufweisen. Bei diesen Radionukliden zerfällt ein Proton in ein Neutron, ein Neutrino und ein positiv geladenes Elektron (e^+, β^+). Das entstehende Tochternuklid kann noch Anregungsenergie besitzen, die ebenfalls abgegeben wird.

$P \rightarrow n + e^+ + \nu$ (Neutrino)

Das Energiespektrum der emittierten Elektronen ist beim β-Zerfall kontinuicrlich.

γ-Zerfall. Der γ-Zerfall ist eine Folge vorangegangener Kernumwandlungen oder Kernreaktionen. Die Energie der emittierten Gammastrahlung entspricht der Energiedifferenz zwischen Anfangs- und Endzustand des emittierenden Kerns, wodurch das Energiespektrum diskret ist. Beispielsweise zerfällt ^{60}Co folgendermaßen:

$^{60}Co \rightarrow \beta^{+} + {}^{60}Ni \rightarrow {}^{60}Ni + 1{,}17\ MeV + 1{,}33\ MeV$

Die Zerfallsart ist bei allen Radionukliden konstant und unterliegt physikalischen Gesetzmäßigkeiten, dem *Zerfallsgesetz*. Der relative Anteil der pro Zeiteinheit zerfallenden Atomkerne ist von der Zerfallskonstante abhängig, die für jedes Radionuklid eine charakteristische Größe hat. Der Zerfall wird durch eine e-Funktion beschrieben, wobei λ die Zerfallskonstante für das betreffende Nuklid ist, N_0 die Anzahl der nicht zerfallenden Kerne zum Zeitpunkt t_0 und N die Anzahl der nicht zerfallenden Kerne zum Zeitpunkt t. Es ergibt sich dann:

$N = N_0 \cdot e^{-\lambda t}$

Das Maß für die pro Zeiteinheit sich umwandelnden Kerne eines Radionuklids ist die *Aktivität*, deren Maßeinheit das Becquerel (Bq).

$1\ Bq = 1/s$

Die alte Einheit Curie (Ci) entspricht nicht den heute gültigen gesetzlichen SI-Einheiten und darf nicht mehr verwendet werden. Nach dieser Einheit bedeutete:

$1\ Ci = 3{,}7 \cdot 10^{10} Bq = 37\ GBq$

Die Abnahme der Aktivität eines Radionuklids wird mit der *physikalischen Halbwertszeit (HWZ)* angeben ($T_{1/2}$ oder T_{phys}): Die physikalische Halbwertszeit ist die Zeit, nach der die Anzahl der anfangs vorhandenen radioaktiven Kerne durch den Zerfall auf die Hälfte abgenommen hat. Zwischen der physikalischen HWZ und der Zerfallskonstante besteht die gesetzmäßige Beziehung:

$HWZ_{phys} = 0{,}693/\lambda$

2.3 Erzeugung ionisierender Strahlung

Ionisierende Strahlen können auf verschiedene Weise erzeugt werden. Röntgentherapie- und Beschleunigereinrichtungen dienen zur unmittelbaren Erzeugung von ionisierenden Strahlen, während in einem ^{60}Co-

oder ^{137}Cs-Bestrahlungsgerät ständig Strahlung entsteht und bei Bedarf freigegeben wird.

2.3.1
Aufbau und Funktionsweise einer Röntgentherapieröhre

Der Aufbau einer Röntgenröhre für therapeutische Zwecke unterscheidet sich nicht grundlegend vom Aufbau einer solchen für die Röntgendiagnostik. Das bauliche Grundprinzip einer Therapieröhre zeigt Abb. 2.6.

Sie besteht aus einem evakuierten Glaskolben, in dem an je einer Seite eine Kathode und eine Anode eingeschweißt sind. Die Kathode wird aus einer Wolframglühwendel gebildet und von einem Metallzylinder (Wehnelt-Zylinder) ummantelt. In der Kupferanode ist eine Zielanode (Brennfleck, Target) aus Wolfram eingelassen. Durch die Glühkathode wird ein Strom geleitet, sodass diese angeheizt wird. Dadurch werden in der Glühkathode thermische Elektronen freigesetzt, die sich in alle Richtungen ausbreiten. Durch Anlegen einer negativen Spannung an den Wehnelt-Zylinder werden die Elektronen gebündelt. Eine Hochspannung (Gleichstrom) zwischen Anode und Kathode bewirkt eine Beschleunigung der negativ geladenen und gebündelten Elektronen auf hohe Geschwindigkeit von der Kathode zur Anode. Sie treffen auf die Zielanode und werden abgebremst. Hierdurch entsteht charakteristische Röntgenstrahlung und Röntgenbremsstrahlung (s. S. 11), die durch die schräge Anordnung der Zielanode so von dieser abgestrahlt wird, dass

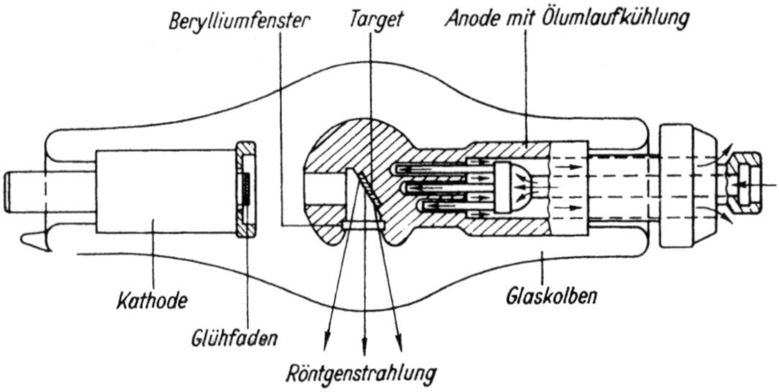

Abb. 2.6. Grundprinzip einer Röntgentherapieröhre. (Aus Angerstein 1971)

sie durch ein besonderes Fenster (Berylliumfenster) im Glaskolben nach außen tritt. Das Berylliumfenster absorbiert die niederenergetischen Anteile der Röntgenstrahlen (Eigenfilterung der Röhre). Die Ausbeute an Strahlung ist sehr gering. Nur etwa 1% der kinetischen Elektronenenergie wird in Röntgenstrahlen umgewandelt, 99% in Wärme, die abgeleitet werden muss. Jede Röhre benötigt deshalb für einen reibungslosen Betrieb eine kontinuierliche Kühlung.

2.3.2 Erzeugung ultraharter Röntgenstrahlen

Ultraharte Röntgenstrahlen werden in Beschleunigern erzeugt. Der physikalische Grundvorgang ist der gleiche wie in einer Röntgenröhre. Beschleunigte und dadurch hochenergetische Elektronen werden in einem Target abgebremst. Röntgenbremsstrahlung und Wärme resultieren. Sowohl in einem Kreis- als auch in einem Linearbeschleuniger können die Elektronen auf ihrem Weg von der Kathode oder dem Elektroneninjektor zur Anode (Target) einen Zuwachs an kinetischer Energie zwischen etwa 4 und 40 MeV erhalten.

Im Kreisbeschleuniger (s. 5.1.3) werden die Elektronen auf einer Kreisbahn (Abb. 2.7) beschleunigt. Diese wird mehrmals durchlaufen, bis die gewünschte Beschleunigungsenergie erreicht ist. Die Beschleunigung der Elektronen erfolgt durch ein wachsendes Magnetfeld, das auch zur Führung der Elektronen im Beschleunigerrohr dient. Durch einen Störimpuls können die Elektronen auf größere oder kleinere Kreisbahnen abgelenkt werden. Bei Ablenkung auf eine kleinere Bahn treffen die Elektronen auf ein Target und erzeugen eine ultraharte Röntgenbremsstrahlung.

Im Linearbeschleuniger (s. 5.1.3) durchlaufen die Elektronen eine gerade Beschleunigungsstrecke (Abb. 2.8). Die Beschleunigung wird durch ein hochfrequentes elektrisches Feld bewirkt, das sich entlang von aneinander gereihten zylindrischen Elektroden als stehendes Feld aufbauen kann (Stehwellengerät), oder es läuft mit den Elektronen mit (Wanderwellengerät). Bei beiden Beschleunigungsformen treffen die hochenergetischen Elektronen nach einer Umlenkung (Fokussierung) ebenfalls auf ein Target zur Erzeugung der Röntgenstrahlen.

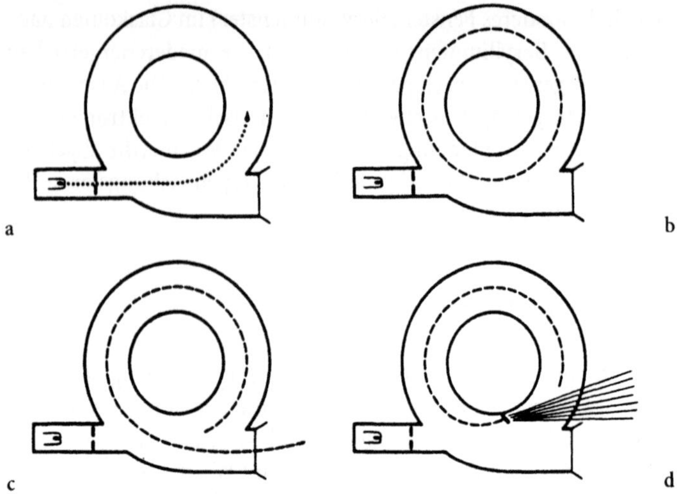

Abb. 2.7 a–d. Prinzip eines Kreisbeschleunigers. **a** Elektroneneinschuss, **b** Elektronen auf Kreisbahn stabilisiert, **c** Elektronenaustritt (Elektronentherapie), **d** Elektronen durch Störimpuls auf Target geleitet, Entstehung von Röntgenstrahlung (Bremsstrahlung). (Aus Kuttig u. Wieland 1988)

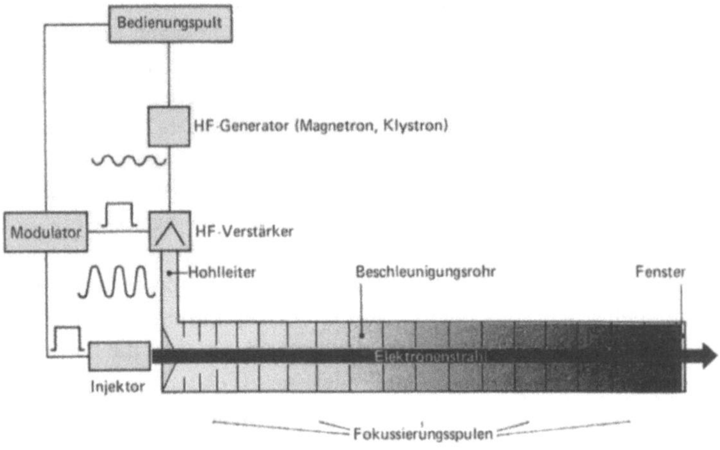

Abb. 2.8. Prinzip eines Linearbeschleunigers. (Aus Sauer 1993)

2.3.3
Erzeugung von Elektronenstrahlen

Bei einem Beschleuniger ist es möglich, die energiereichen Elektronen direkt aus dem Beschleunigungsrohr austreten zu lassen. Im Kreisbeschleuniger kann der Störimpuls die Elektronen auch auf eine größere Bahn ablenken, sodass die Elektronen durch ein Austrittsfenster nach außen gelangen können. In einem Linearbeschleuniger kann nach der Umlenkung wahlweise der Elektronenstrahl in dem Target abgebremst oder direkt herausgeleitet werden. Die Energien der Elektronenstrahlen betragen etwa 3–35 MeV.

2.3.4
Erzeugung schneller Neutronen

Schnelle Neutronen entstehen nicht wie Röntgen- oder Elektronenstrahlen durch Beschleunigung und Abbremsung, sondern durch eine Kernreaktion. Hierbei werden positiv geladene schwere Wasserstoffkerne (Deuteronen $^{2}_{1}d$) auf eine geringe Energie von 150–500 keV beschleunigt. Sie treffen auf ein Target, das Deuterium (^{2}H) oder Tritium (^{3}H) enthält. Mit diesem schweren Wasserstoff kommt es zu einer exothermen Kernreaktion:

$^{2}H+d \rightarrow {}^{3}H+n$ (ca. 2,4 MeV)

$^{3}H+d \rightarrow {}^{4}H+n$ (ca. 14,1 MeV)

2.4
Wechselwirkung ionisierender Strahlung mit Materie

Ionisierende Strahlung kann mit Materie mittels einer Vielzahl von Mechanismen wechselwirken. Im Ergebnis dieser Prozesse kann es zu Ionisation und Anregung von Atomen oder Molekülen kommen.

Ionisation

Die Abtrennung eines oder mehrerer Elektronen von einem neutralen Atom oder Molekül, das dann ein positives Ion repräsentiert, aber auch eine Anlagerung eines oder mehrerer Elektronen an ein neutrales Atom, das damit zum negativen Ion wird, bezeichnet man als Ionisation. Bei

Tabelle 2.2. Qualitätsfaktor Q und lineares Energieübertragungsvermögen L unterschiedlicher Strahlenarten

Strahlenart	Energie [MeV]	Q	L[keV/μm]
e^-, β^-, e^+, β^+, γ,	2,0	1	0,2–0,3
Röntgenstrahlen	0,2		2,5
^{60}Co-γ-Strahlung	1,25	1	0,3
Thermische Neutronen	0,025 eV	2,3	10
Schnelle Neutronen	6,2	10	21
α-Teilchen	5,0	20	90

der Elektronenabtrennung liefert die ionisierende Strahlung die erforderliche Ionisationsenergie. Die mittlere Ionisationsenergie ist materialspezifisch und beträgt beispielsweise für Luft 33,7 eV pro Ionenpaar. Im Ergebnis einer Elektronenabtrennung entstehen positiv geladene Atome oder Moleküle und negativ geladene Elektronen.

Unter der strahlenspezifischen Ionisationsdichte versteht man die Anzahl der in einem Gas pro Weglänge (cm, μm), oder Volumen (cm^3, μm^3) oder Masse (g, μg) gebildeten Ionenpaare. In flüssigen oder festen Körpern wird die Energieübertragung als *LET-Wert (Linear-Energy-Transfer)* angegeben. Unterschieden wird in locker (Photonen, Elektronen) und dicht (α-Teilchen, Neutronen) ionisierende Strahlung.

Der lineare Energietransfer, der diese mikroskopische Dosisverteilung widerspiegelt, steht mit seinem Betrag [keV/μm] in direkter Proportionalität zur biologischen Wirkung der Strahlung (Tabelle 2.2).

Einen Einfluss auf die Ionisationsdichte hat neben der Ladung auch die Geschwindigkeit der geladenen Teilchen. Je mehr Zeit für die Wechselwirkungsprozesse zwischen Teilchen und Elektronenhülle zur Verfügung steht, je langsamer also die Geschwindigkeit ist, umso höher ist die Wahrscheinlichkeit von einer oder mehreren Ionisationen. Daraus ergibt sich u. a., dass z. B. ein α-Teilchen während seiner etwa 10.000 Stöße in Luft unterschiedliche LET-Werte aufweist (Abb. 2.9). Anfangs sind diese niedrig, mit abnehmender Energie und Geschwindigkeit nimmt die Ionisationsdichte zu und erreicht ein Maximum *(Bragg-Maximum)*, bevor das α-Teilchen völlig absorbiert ist.

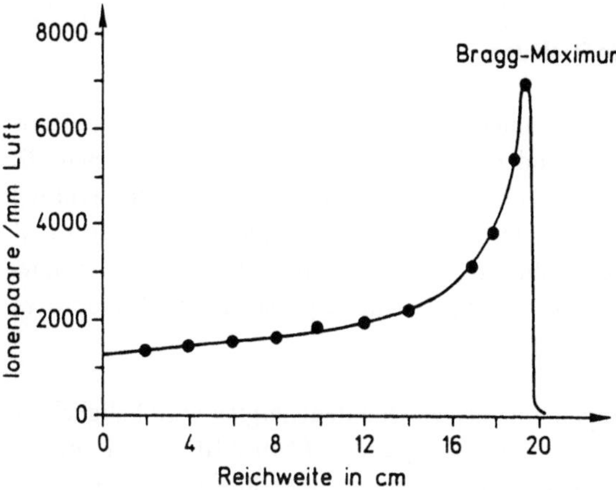

Abb. 2.9. LET eines α-Teilchens von 15 MeV in Luft. (Aus Hoffmann u. Heitmann 1991)

Anregung

Wenn die Energie der Strahlung für eine Ionisation nicht ausreicht, kommt es zur Anregung. Dabei wird ein Elektron durch Absorption von γ-Quanten oder Stoß von einer niederen auf eine höhere Elektronenschale (höherer Energiezustand) gehoben. Die dazu notwendige Energie wird als Anregungsenergie bezeichnet. Das Elektron springt anschließend wieder auf die innere Schale, die dabei frei werdende Energie wird als Licht emittiert (Lumineszenz).

Ionisierende Strahlen haben die Eigenschaft, entweder direkt oder indirekt über Sekundärteilchen zu ionisieren.

2.4.1 Direkt ionisierende Strahlung

Zur direkten Ionisation können Strahlenarten führen, die aus geladenen Teilchen bestehen. Zu ihnen gehören α- und Elektronenstrahlen. Aufgrund ihrer Ladung können sie direkt mit Atomen oder Molekülen beim Durchgang durch Materie in Wechselwirkung treten und durch Stoß Ionisationen auslösen.

2.4.2 Indirekt ionisierende Strahlung

Indirekt ionisierende Strahlen sind elektrisch neutrale Photonen (Röntgen- oder γ-Strahlung) oder ungeladene Teilchen (z. B. Neutronen). Da ihnen eine Ladung fehlt, können sie nicht zur direkten Ionisation führen. Photonen sind jedoch in der Lage, geladene Sekundärelektronen zu bilden, die ihrerseits dann die Ionisation bedingen. Bei der Wechselwirkung von Photonen mit Materie werden mehrere physikalische Grundprozesse unterschieden:

Klassische Streuung. Bei niedrigen Quantenenergien wird lediglich die Bewegungsrichtung der Photonen geändert (Abb. 2.10). Dieser Vorgang wird als elastische, klassische, kohärente oder Rayleigh-Streuung bezeichnet. Der Schwächungskoeffizient für kohärente Streuung nimmt mit der Photonenenergie rasch ab. Er ist bei Stoffen mit geringer Ordnungszahl oberhalb von 100 keV klein gegen die Summe der übrigen Wechselwirkungskoeffizienten.

Photoeffekt. Ein Photon löst mit seinem Energiepotential ein Elektron aus einer der inneren Schalen heraus. Die Photonenenergie wird hierbei in Ablöseenergie und kinetische Energie des Photoelektrons transferiert (Abb. 2.11). Das so genannte Photoelektron verlässt das Atom und kann seinerseits zu weiteren Ionisationen führen. Die Lücke auf der inneren Schale des ionisierten Atoms wird durch ein Elektron aus einer äußeren Schale aufgefüllt, wobei gleichzeitig charakteristische Röntgenstrahlung (Röntgenfluoreszenzstrahlung) emittiert wird. Die Wahrscheinlichkeit für den Photoeffekt nimmt mit steigender Kernladungszahl zu und mit zunehmender Photonenenergie ab (Abb. 2.12). Durch diese Gesetzmäßigkeit wird erklärlich, dass in Wasser und damit auch im Körpergewebe bei niedrigeren Photonenenergien bis zu 100 keV der Photoeffekt bei der Absorption vorherrscht, bei dichteren Materialien ist der Photoeffekt bis zu Energien von 1 MeV wirksam.

Vom Photoeffekt ist der Kernphotoeffekt zu unterscheiden. Infolge des Kernphotoeffektes werden ab einer nuklidbedingten Energieschwelle (für die meisten Nuklide zwischen 6 und 10 MeV) ein Proton oder ein Neutron aus dem Atomkern und bei höheren Energien mehrere Nukleonen herausgelöst.

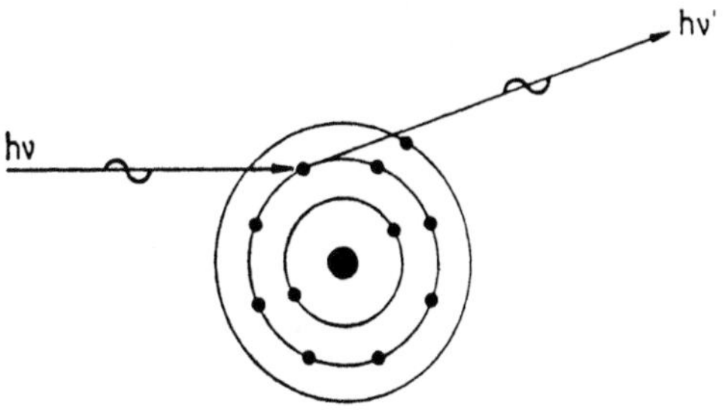

Abb. 2.10. Klassische kohärente Streuung. (Aus Hug 1974)

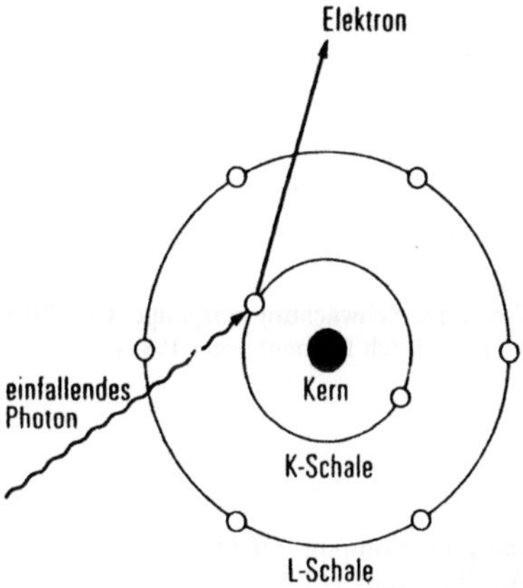

Abb. 2.11. Photoeffekt. (Aus Pschyrembel 1986)

Compton-Effekt. Durch den Compton-Effekt wird wie beim Photoeffekt ein Elektron (Compton-Elektron), allerdings von einer äußeren Elektronenschale, freigesetzt (Abb. 2.13). Dabei verliert das Photon jedoch nicht vollständig seine Energie (Bindungsenergie für das herausgelöste Elektron), es wird geschwächt und in eine andere Richtung gelenkt (gestreut). Das Photon wird dadurch energieärmer und somit langwelliger. Das Compton-Elektron führt zu weiteren Ionisationen im absorbierenden Material. Die Wahrscheinlichkeit des Compton-Effektes nimmt, außer bei sehr niedrigen Energien, mit zunehmender Photonenenergie ab und ist von der Ordnungszahl kaum abhängig. Er ist in der medizinischen Anwendung von γ- und Röntgenstrahlen der vorherrschende Effekt in den Energiebereichen von 100 keV bis 10 MeV.

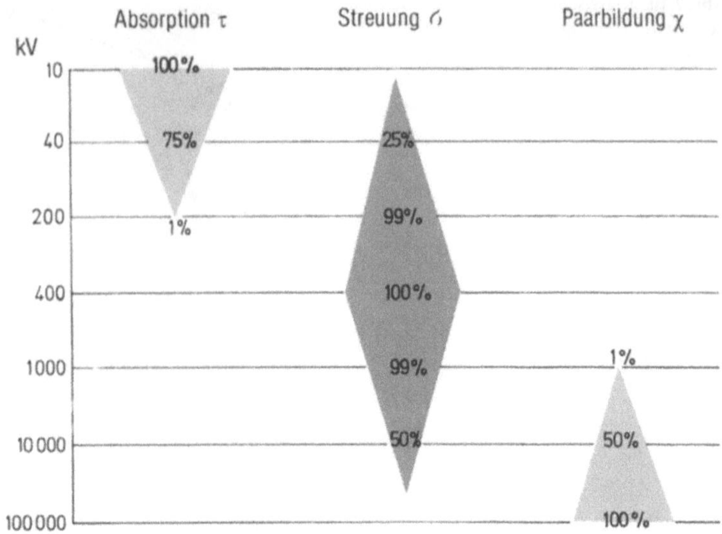

Abb. 2.12. Schwächungsvorgänge von Röntgenstrahlung in Abhängigkeit von der Energie. (Nach Laubenberger 1994)

Abb. 2.13. Compton-Effekt. (Aus Pschyrembel 1986)

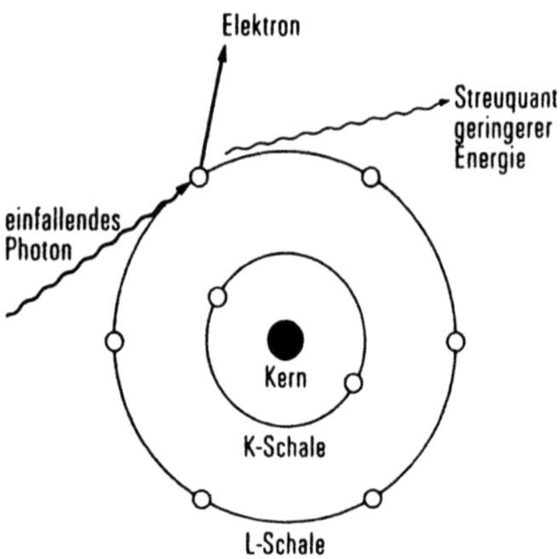

Paarbildung. Der Paarbildungsprozess widerspiegelt die Energie-Massen-Äquivalenz. Energie kann in Ruhemasse und umgekehrt transferiert werden. Diese Wechselwirkung ist nur möglich, wenn die ionisierenden Photonen mindestens die doppelte Ruheenergie eines Elektrons (2 · 5,11 keV) besitzen. Sie können sich in diesem Fall spontan im elektrischen Feld eines schweren Atomkerns in ein Elektron und Positron umwandeln. Oberhalb dieser Energie nimmt die Wahrscheinlichkeit der Paarbildung mit der Photonenenergie und der Ordnungszahl zu. Der Anteil der über 1,022 MeV hinausgehenden Energie wird als kinetische Energie auf die Elektronen übertragen. Das entstehende Positron ist kurzlebig, es rekombiniert beim Zusammentreffen mit einem Elektron, wobei zwei Quanten (in seltenen Fällen drei Quanten) von je 0,511 MeV entstehen. Dieser Vorgang stellt eine Umkehrung der Paarbildung dar (Paarvernichtung).

Zu den indirekt ionisierenden Strahlen gehören neben den Photonen auch die Neutronen. Letztere sind nicht in der Lage, mit den Hüllenelektronen zu reagieren, da sie ungeladene Teilchen sind. Sie können aber Energie auf den Atomkern übertragen, wobei die Art der Reaktion von der Energie der Neutronen und der Kernart des Wechselwirkungspartners abhängt.

Thermische Neutronen wirken biologisch mittels Einfangreaktionen H (n, γ), die mit Emission jeweils eines γ-Quants verbunden sind oder aber über Austauschreaktionen N (n, p), wobei das entstehende Proton eine Energie von 0,64 MeV aufweist. Mittelschnelle und schnelle Neutronen wirken biologisch dominant durch elastische Streuung an leichten Kernen, insbesondere Wasserstoff.

2.4.3 Schwächungsgesetze

Die Wechselwirkungsprozesse geladener Teilchen mit Materie finden unter Energieverlust statt, sodass ihre Eindringtiefe begrenzt ist. Die Eindringtiefe wird auch als Reichweite bezeichnet. Diese ist von der Art der Korpuskeln, deren Energie und dem Material, mit dem die Teilchen wechselwirken, abhängig (Tabelle 2.3).

Bei Elektronen ist es üblich, zwischen der *mittleren*, der *praktischen* und der *maximalen Reichweite* zu unterscheiden (Abb. 2.14). Die *mittlere Reichweite* ist näherungsweise gleich der Absorberschichtdicke, bei

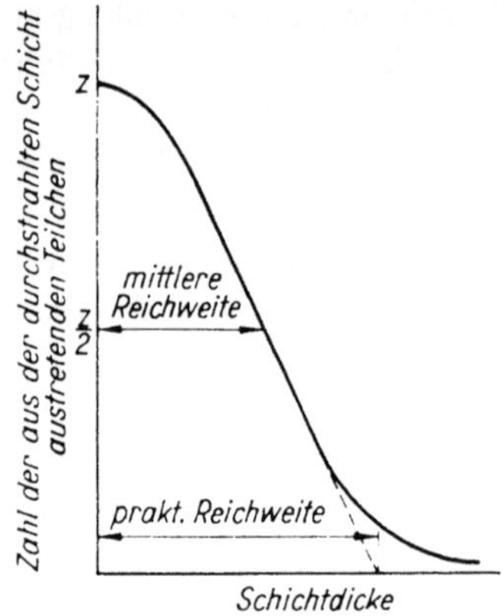

Abb. 2.14. Mittlere und praktische Reichweite von Elektronen. (Aus Angerstein 1971).

Tabelle 2.3. Reichweiten geladener Teilchen in Wasser

Energie [MeV]	α-Strahlung [mm]	β-Strahlung [mm]
1	0,0045	4,3
5	0,014	25
10	1,105	55
50	1,7	190

der der Transmissionskoeffizient der Teilchen den Wert 0,5 erreicht hat. Durch Extrapolation des annähernd linearen Anteils der Tiefendosiskurve bis zum Schnittpunkt mit der extrapolierten Kurve des Bremsstrahlungsausläufers bzw. der Abszisse (für vernachlässigbaren kleinen Bremsstrahlungsuntergrund) erhält man die *praktische Reichweite.* Mit der *maximalen Reichweite* wird die Tiefe auf der Strahlenfeldachse angegeben, bei der die Tiefendosiskurve in den Bremsstrahlenuntergrund einmündet. Der Transmissionskoeffizient hat näherungsweise den Wert Null.

Die Reichweite von α-Teilchen ist aufgrund der unterschiedlichen Masse und Ladung (α-Teilchen haben eine größere Masse und Ladung als Elektronen) bedeutend geringer als die der Elektronen. Bei einer Energie von 1 MeV haben α-Teilchen eine Reichweite in Wasser von 0,0045 mm und in Luft von 4,5 mm, Elektronen von 4,3 mm und $4 \cdot 10^3$ mm.

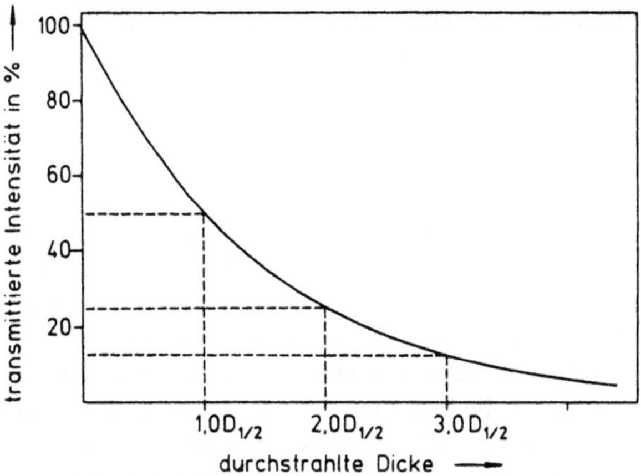

Abb. 2.15. Schwächungsgesetz (Halbwertsschichtdicke der Photonenstrahlung). (Aus Hoffmann u. Heitmann 1991)

Im Vergleich zu geladenen Teilchen wird bei Photonenstrahlen die Reichweite durch die *Halbwertschichtdicke (HWD)* definiert. Darunter wird die Schichtdicke eines Absorbermaterials verstanden, die notwendig ist, um die anfängliche Intensität einer Strahlung auf die Hälfte zu vermindern (Abb. 2.15). Es gilt:

$$D_{1/2} = \ln 2/\mu$$

Mit μ wird der *Schwächungskoeffizient* bezeichnet:

$$\mu = 1/N \cdot dN/ds$$

Hierbei stellt N die Anzahl der Quanten dar, die senkrecht auf das Absorbermaterial mit der Schichtdicke ds treffen und dN/N den Bruchteil der Photonen N, bei denen es zu einer Wechselwirkung kommt. Der Schwächungskoeffizient wird auf die Dichte des Materials bezogen, sodass man einen Massenschwächungskoeffizienten μ/ϱ erhält.

Diese physikalischen Gesetzmäßigkeiten gelten nur für monoenergetische Strahlung wie die z. B. des ^{137}Cs mit 0,662 MeV. Röntgenstrahlen haben ein kontinuierliches Spektrum; ihre weichen Anteile werden beim Durchgang durch Materie stärker absorbiert, sodass nach der 1. HWD die Strahlung aufgehärtet (gefiltert) ist und die 2. HWD eine andere Schichtdicke aufweist. Gleiches gilt natürlich auch für Nuklide, die Strahlungen unterschiedlicher Energien emittieren wie z. B. das ^{60}Co mit Strahlungsenergien von 1,17 MeV und 1,33 MeV.

2.4.4 Sekundärprozesse

Wechselwirken ionisierende Strahlen mit Materie, so resultieren als Folge der physikalischen Primärprozesse (s. oben) positiv oder negativ geladene Ionen (Ionenpaare) und angeregte Atome oder Moleküle, die ihrerseits weiter mit Materie wechselwirken (Folgereaktionen). Die physikalischen Abläufe erfolgen in extrem kurzer Zeit. Die Absorption der Strahlenenergie in 10^{-18} s, die Ionisation oder Anregung in 10^{-15} s und die Anregungsenergie geht in 10^{-12} s in andere Energieformen über. In der sehr kurzen Zeit der Energieübertragung zur Ionisation oder Anregung in Molekülen kann es durch Sprengung von chemischen Bindungen zur Dissoziation kommen.

Die Dissoziation kann auf zwei verschiedenen Wegen erfolgen. Bei der homolytischen Dissoziation werden die Bindungselektronen symmetrisch auf die Folgeprodukte verteilt, bei der heterolytischen erhält nur ein Bruchstück beide Elektronen. Durch die Dissoziation entstehen Ionen und freie Radikale, die wiederum weitere Folgereaktionen eingehen können (s. unten).

2.5 Dosisbegriffe

2.5.1 Dosis und Dosisleistung

Mit der Beschreibung der physikalischen oder physikochemischen Primär- und Sekundärprozesse bei der Wechselwirkung von ionisierender Strahlung mit biologischer Materie ist keine Aussage über das Ausmaß der Energieabsorption und folglich der resultierenden biologischen Wirkung möglich. Deshalb ist es notwendig, den Energietransfer von ionisierender Strahlung auf Gewebe zu messen, in Form von definierten Dosisbegriffen und Dosiseinheiten zu quantifizieren und schließlich die Dosen unter Beachtung der vielen spezifischen Randbedingungen mit der biologischen Wirkung zu korrelieren. Mit dem Begriff *Dosisleistung* wird die pro Zeiteinheit applizierte Dosis angegeben (Tabelle 2.4).

Tabelle 2.4. Übersicht über die wichtigsten SI-Einheiten

Größe Name	Formelzeichen	Einheit SI-Einheit Name	Einheitenzeichen	Bis 1977 zugelassene Einheit Name	Einheitenzeichen	Einheitengleichung
Energiedosis	D	Gray	Gy	Rad	rd	$1\ rd = 10^{-2}\ Gy$
Energiedosisleistung	$\dot{D}$	Gray/Sekunde	$Gy\ s^{-1}$	Rad/Sekunde	$rd\ s^{-1}$	$1\ rd\ s^{-1} = 10^{-2}\ Gy\ s^{-1}$
Kerma	K	Gray	Gy	Rad	rd	$1\ rd = 10^{-2}\ Gy$
Kermaleistung	$\dot{K}$	Gray/Sekunde	$Gy\ s^{-1}$	Rad/Sekunde	$rd\ s^{-1}$	$1\ rd\ s^{-1} = 10^{-2}\ Gy\ s^{-1}$
Ionendosis	J	Coulomb/ Kilogramm	$C\ kg^{-1}$	Röntgen	R	$1\ R = 2{,}58 \cdot 10^{-4}\ C\ kg^{-1}$
Ionendosisleistung	j	Ampere/ Kilogramm	$A\ kg^{-1}$	Röntgen/ Sekunde	$R\ s^{-1}$	$1\ R\ s^{-1} = 2{,}58 \cdot 10^{-4}\ A\ kg^{-1}$
Aktivität	A	Becquerel	Bq	Curie	Ci	$1\ Ci = 3{,}7 \cdot 10^{10}\ Bq$
Äquivalentdosis	H	Sievert	Sv	Rem	rem	$1\ rem = 10^{-2}\ Sv$
Äquivalentdosisleistung	$\dot{H}$	Sievert/Sekunde	$Sv\ s^{-1}$	Rem/Sekunde	$rem\ s^{-1}$	$1\ rem\ s^{-1} = 10^{-2}\ Sv\ s^{-1}$

2.5.2
Allgemeine Dosisbegriffe

Ionendosis. Die Ionendosis J ist der Betrag der elektrischen Ladung der Ionen eines Vorzeichens, die in Luft innerhalb eines Volumenelementes dV mit der Masse dm_L durch ionisierende Strahlung gebildet wird.

$$J=dQ/dm_L=dQ/\varrho_L dV$$

Gemessen wird die Ionendosis in der Einheit Coulomb (C) pro kg. Die alte und heute entsprechend den SI-Einheiten nicht mehr gebräuchliche Maßeinheit war das Röntgen (R), wobei $1\ R = 2{,}58 \cdot 10^{-4}$ C/kg entspricht. Nach der früheren Definition erzeugt 1 Röntgen in 1 cm^3 Luft (Normalbedingungen) eine elektrostatische Einheit, also $2{,}08 \cdot 10^9$ Ionenpaare/cm^3 (aus 1 R in 1 cm^3 Luft resultiert 1 elektrost. Einheit – „aus 1 in 1 folgt 1").

Die Ionendosisleistung j wird als Verhältnis der Ionendosis dJ zur Zeit dt definiert:

$$j=dJ/dt$$

Sie wird angegeben in Ampere pro kg (A/kg) oder in R/s, R/min und R/h.

Standardionendosis. Sie ist die Ionendosis (Js), die von einer Photonenstrahlung bei Standardmessbedingungen (Sekundärelektronengleichgewicht, Ausschluss von externen Streustrahlungseffekten) an einem bestimmten Punkt erzeugt wird.

Jede Ladungspaarbildung erfordert eine bestimmte Ionisierungsenergie, die man üblicherweise mit der Ionisationskonstante W/e beschreibt. W ist definiert durch den Quotienten der Energie, die von einem geladenen Teilchen bei vollständiger Abbremsung auf ein Gas übertragen wird, dividiert durch die mittlere Anzahl der dabei gebildeten Ionenpaare; e ist die Elementarladung.

Für trockene Luft gilt der Wert:

$$W/e=33{,}97\ J/C=0{,}873\ rd/R\ (J=Joule)$$

Energiedosis. Sie ist definiert als mittlere Energie dW_D, die durch ionisierende Strahlung auf ein Material in einem Volumenelement dV übertragen wird, wobei für die Masse dm des Materials $dm = \varrho dV$ gilt; ϱ ist die Materialdichte.

$$D=dW_D/dm=dW_D/\varrho dV$$

Die Definition der Energiedosis umfasst, anders als die Ionendosis (auf Luftvolumen bezogen), jedes Material. Als Einheit wird das Gray (Gy) verwendet (1 Gy=1 J/kg=10^4erg/g). Die veraltete Einheit ist das Rad („radiation absorbed dose"), abgekürzt rad oder rd, wobei 1 Gy gleich 100 rd oder 1 rd gleich 1 cGy entspricht.

Das Bezugsmaterial dm muss bei Angabe der Energiedosis mitgenannt werden (z. B. Luftenergiedosis D_a – $dm_{(Luft)}$; Wasserenergiedosis D_w – $dm_{(Wasser)}$). Ist das Bezugsmaterial mit dem Sondenmaterial identisch (z. B. Fricke-Dosimeter), so sind Energiedosen absolut messbar. Stimmen Bezugs- und Sondenmaterial nicht überein, ist die Messung von Energiedosen in einem definierten Bezugsmaterial möglich, falls die Dosimeter für entsprechendes Material kalibriert sind.

In der klinischen Routine ist man häufig mit dem Problem konfrontiert, Energiedosen eines Materials bzw. Gewebes in Energiedosen anderer Stoffe bzw. Gewebe umzurechnen. Für Photonenstrahlung stehen entsprechende Energiedosen in Proportionalität zu den jeweiligen Massenenergieabsorptionskoeffizienten (μ_{en}/ϱ). Unter der Voraussetzung unveränderter Ortskoordinaten errechnet sich die Energiedosis D_m in einem Material m aus der Wasserenergiedosis D_w nach:

$$D_\mu/D_w=(\mu_{en}/\varrho)_m/(m_{en}/\varrho)_w.$$

Bei Elektronenstrahlen erfolgt unter der Randbedingung einer gleichen Elektronenfluenz die Umrechnung der Energiedosen entsprechend der Massen-Stoßbremsvermögen (S/ϱ):

$$D_\mu/D_w=(S/\varrho)_\mu/(S/\varrho)_w$$

Die in der Zeiteinheit dt übertragene Energiedosis dD wird als Energiedosisleistung bezeichnet:

$$\dot{D}= dD/dt.$$

Sie wird in Gy/min oder cGy/min angegeben.

Für indirekt ionisierende Strahlung kann man mittels *Kerma* („kinetic energy released in matter") den Energietransfer von ionisierender Strahlung auf Materie quantifizieren. Kerma ist definiert als Quotient aus der Summe dW_K der kinetischen Anfangsenergien aller geladenen Teilchen, die von indirekt ionisierender Strahlung in einem Volumen dV mit der Dichte ϱ erzeugt werden, und der Masse dieses Volumens dm:

$$K=dW_K/dm$$

Mit dem Kermaformalismus werden auch die Energiebeträge erfasst, die durch die geladenen Sekundärteilchen aus dem Volumen heraustransportiert werden. Die Einheit der Kerma ist ebenfalls das Gray und die für die Kermaleistung, der Kerma pro Zeiteinheit, Gy/s.

Auch die Angabe einer Kerma verlangt die Nennung des Bezugsmaterials. Denn die Bindungsenergie der geladenen Teilchen in einem Atomverband (entsprechend die verbleibende kinetische Anfangsenergie der vermittels ionisierender Strahlung freigesetzten Teilchen) und die Erzeugungsrate dieser Sekundärteilchen sind bei gleicher Strahlenqualität und Strahlenart materialabhängig.

Die häufig in der klinischen Dosimetrie verwendete *Luftkerma Luft*(K_a) ist aus der Standardionendosis Js, der Ionisierungskonstante W/e_0 und dem Bremsstrahlungsverlustfaktor $(1-g_a)$ bestimmbar:

$$K_a = W/e_0 \cdot 1/(1-g_a) \cdot Js.$$

g_a ist der Bruchteil der Energie, der von den Sekundärteilchen bei Abbremsung in entsprechendem Bezugsmaterial in Bremsstrahlung umgewandelt wird.

Volumendosis (Integraldosis, Raumdosis). Die Volumendosis ist das Produkt aus bestrahltem Volumen und absorbierter Energie in diesem Volumen. Die SI-Einheit ist das Joule oder Gy kg bzw. Gy cm^3. Mit der Volumen- oder Integraldosis wird sowohl in der Strahlentherapie (z. B. Belastung von gesundem Gewebe innerhalb und außerhalb des Zielvolumens – damit wichtiges Optimierungskriterium) als auch im Strahlenschutz (Teilkörper- und Ganzkörperexposition) routinemäßig gearbeitet.

2.5.3
Dosisbegriffe für den Strahlenschutz

Äquivalentdosis. Mit der Angabe der Energiedosis allein ist nicht die unterschiedliche Wirkung der Strahlenarten entsprechend ihrer relativen biologischen Wirkung (RBW) für den Strahlenschutz zu beschreiben, das Strahlenrisiko kann somit nicht abgeschätzt werden. Um die strahlenbiologische Wirkung der einzelnen Strahlenarten bei gleicher Energiedosis bewerten zu können, hat man einen Qualitätsfaktor Q im Strahlenschutz eingeführt. Er ist eine dimensionslose Größe und hat für Photonen und Elektronenstrahlung den Wert 1, für

Neutronenstrahlung 2–10, je nach Energie der Neutronen und für α-Strahlen 20. Die Berücksichtigung des Qualitätsfaktors führt zu einer neuen Dosisangabe, der Äquivalentdosis. Durch Multiplikation der Energiedosis mit dem Qualitätsfaktor Q erhält man die Äquivalentdosis H, eine ausschließlich im Strahlenschutz angewendete Dosisgröße:

$$H = D \cdot Q$$

Die Einheit ist das J/kg=1 Sv (Sievert), die alte Bezeichnung war das rem („roentgen equivalent man"), wobei 1 Sv=100 rem entsprach. Die Äquivalentdosisleistung H wird z. B in mSv/a angegeben.

Ortsdosis. Dosis, die an einer beliebigen Stelle im Strahlenfeld oder der Nähe von Strahlenquellen auftritt. Mit ihr kann die Äquivalentdosis im Weichteilgewebe bzw. in der Person berechnet werden. Die Ortsdosis pro Zeiteinheit ist die Ortsdosisleistung.

Personendosis. Äquivalentdosis für Weichteilgewebe, die hinsichtlich einer möglichen Strahlenexposition an einer repräsentativen Stelle gemessen wird.

2.5.4 Dosisverteilung

Die Angabe der Dosis in einem Punkt des Zentralstrahles, d. h. der zentralen Achse eines Strahlenfeldes als Ionen- oder Energiedosis, ist meist nicht ausreichend. Um Vorstellungen von der Verteilung der Dosis, die durch ein Bestrahlungsfeld (Nutzstrahlenbündel) appliziert wird, in einem Volumen zu erhalten, sind weitere Begriffe notwendig. Es muss eine Aussage über die Dosisverteilung als absolute oder relative Dosiswerte im bestrahlten Körper möglich sein.

Dosisprofil. Das Dosisprofil ist eine Angabe der Dosisverteilung längs einer anzugebenden Geraden, z. B. auf einer im Zentralstrahl zum Isozentrum verlaufenden Geraden. Unter einem Dosisquerprofil wird ein Dosisprofil längs einer Feldachse verstanden (Abb. 2.16). Die Feldachsen sind die geometrischen Mittellinien eines Bestrahlungsfeldes.

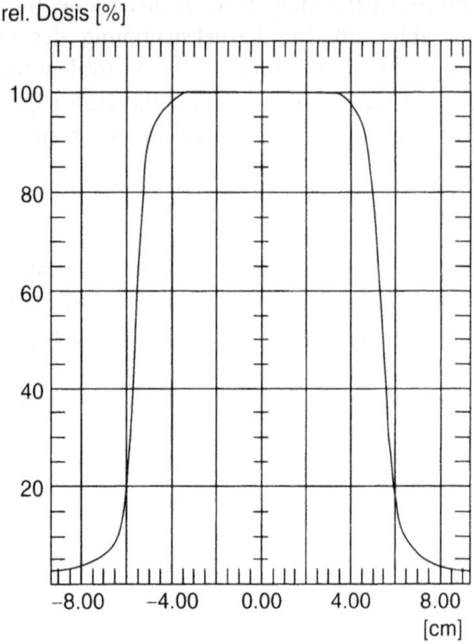

Abb. 2.16. Dosisquerprofil eines Photonenfeldes

Dosisgradient. Die Dosisprofile oder -querprofile lassen erkennen, dass die Dosis entlang einer Geraden in einem Körper nicht konstant ist. Insbesondere an Feldrändern kommt es zu einem Dosisabfall, der verschiedene Ursachen und auch ein unterschiedliches Ausmaß haben kann (s. unten). Diese ortsabhängige Änderung einer Strahlendosis in einem Objekt innerhalb eines Bestrahlungsfeldes oder innerhalb eines vorgegebenen Volumens, wie z. B. das Zielvolumen, wird als Dosisgradient bezeichnet.

Tiefendosis. In einem Körper oder Phantom nimmt die Dosis auf dem Zentralstrahl mit zunehmender Tiefe verschiedene Werte an (Dosisverteilung). Die relative Tiefendosis (D_{rel}) ergibt sich aus den Relativwerten einer normierten Tiefendosisverteilung.

$$D_{rel}(z) = D_z/D_0 \times 100$$

- D_0 – in der Regel der Maximalwert der Energiedosis auf der Nutzstrahlenbündelachse (in Sonderfällen Bruchteil dieses Maximalwertes);
- D_z – Dosis in der Tiefe z auf der Achse des Nutzstrahlenbündels.

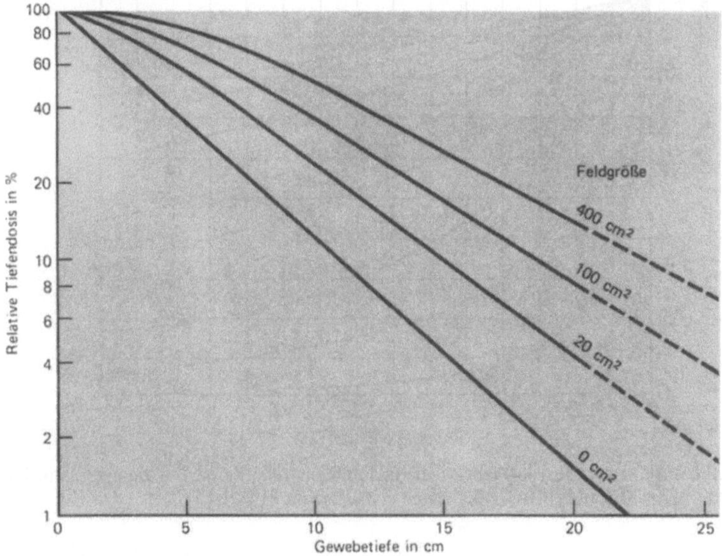

Abb. 2.17. Tiefendosiskurvenverlauf für Röntgenstrahlung in Abhängigkeit von der Feldgröße. (Nach Sauer 1993)

Tiefendosiskurven. Es sind graphische Darstellungen der Tiefendosis in Abhängigkeit von der Dicke des durchstrahlten Materials, im Allgemeinen für Wasser oder menschliches Gewebe angegeben. Der Tiefendosiskurvenverlauf kann durch verschiedene Faktoren beeinflusst werden. Mit zunehmender Feldgröße nimmt die Streustrahlung in dem durchstrahlten Volumen zu, die zu einer Erhöhung der Oberflächendosis, aber auch zu einer Zunahme der Tiefendosis führt; der Kurvenverlauf wird flacher (Abb. 2.17). Eine Vergrößerung des Fokus-Oberflächen-Abstandes führt ebenfalls zu einer Abflachung der Tiefendosiskurve (Abb. 2.18). Erklärbar wird dieser Effekt durch das Abstandsquadratgesetz. Dieses besagt, dass die Dosis mit dem Quadrat des Abstandes zur Strahlenquelle abnimmt.

Einen entscheidenden Einfluss auf den Kurvenverlauf hat neben der Strahlenqualität die Strahlenart (Abb. 2.19). Tiefendosiskurven von hochenergetischen Elektronen und Photonen unterscheiden sich grundlegend. Elektronen weisen in der Tiefe einen deutlich steileren Kurven-

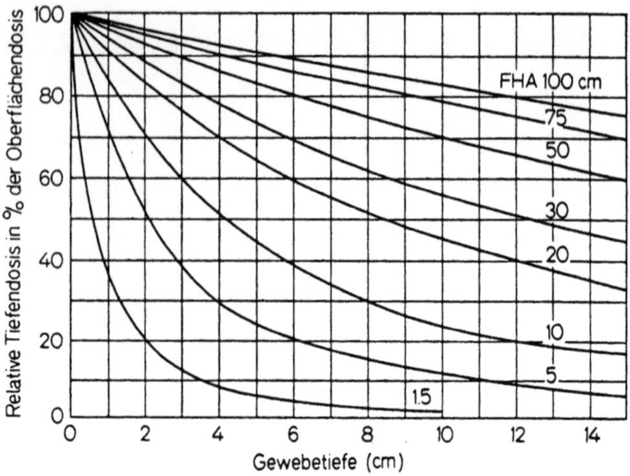

Abb. 2.18. Tiefendosiskurvenverlauf für Röntgenstrahlung in Abhängigkeit vom Fokus-Haut-Abstand (FHA). (Aus Vieten u. Wachsmann 1970)

verlauf als Photonen auf. Zu erklären ist dieser Umstand durch die unterschiedlichen physikalischen Wechselwirkungsprozesse (s. S. 26).

Die Energie der Strahlung (Strahlenqualität) beeinflusst den Kurvenverlauf deutlich. Eine Erhöhung der Energie führt bei Elektronen und Photonen zu einer Abflachung der Kurve, die Eindringtiefe wird größer (Abb. 2.20, 2.22). Den Bereich von der Phantom- bzw. Körperoberfläche bis zum Dosismaximum nennt man *Aufbaueffekt.*

Aufbaueffekt und Tiefendosisverlauf der ionisierenden Strahlung resultieren aus der Korrelation zwischen der Schwächung des primären Strahlenbündels durch Streuung und Absorption und der von den resultierenden Sekundärteilchen auf das Phantom bzw. Körper übertragenen Bewegungsenergie (Abb. 2.21). Der Fluss der Primärphotonen nimmt aber auch durch die Divergenz ab. Folglich verringert sich auch die Entstehungsrate der Sekundärelektronen, denn diese ist der örtlichen Photonenflussdichte proportional.

Die Tiefe des Maximums wird durch die mittlere Reichweite der Sekundärelektronen bestimmt (Photonenstrahlung ab 0,6 MV). Bei Elektronenstrahlung wird der Dosisaufbaueffekt vorrangig durch die Winkelstreuung der Elektronen bedingt und bei Röntgenstrahlung zwischen 150 und 300 kV sind hierfür gestreute Photonen verantwortlich.

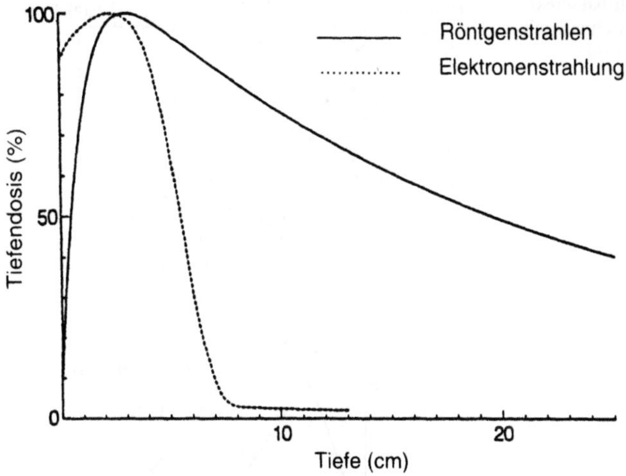

Abb. 2.19. Tiefendosiskurvenverlauf für Röntgenstrahlung in Abhängigkeit von der Strahlenart (hochenergetische Elektronen- und Röntgenstrahlung)

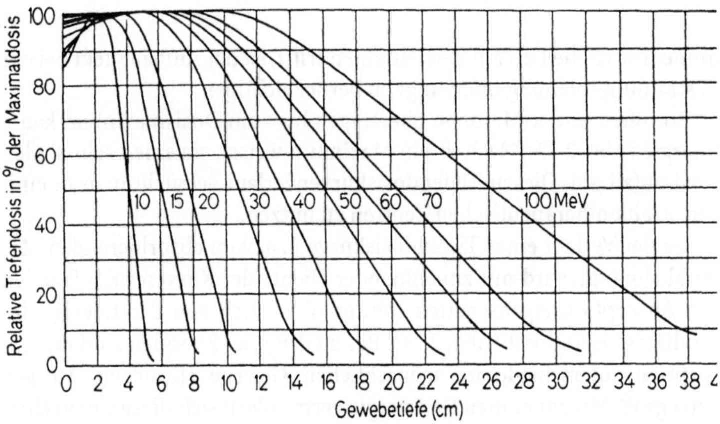

Abb. 2.20. Tiefendosiskurvenverlauf für Elektronenstrahlung in Abhängigkeit von der Energie. (Aus Vieten u. Wachsmann 1970)

Der Aufbaueffekt ist immer dann zu beobachten, wenn von der Strahlung Grenzflächen (z. B. Luft/Gewebe, Gewebe/Knochen) durchquert werden. Da ionisierende Strahlung bei der perkutanen Strahlentherapie

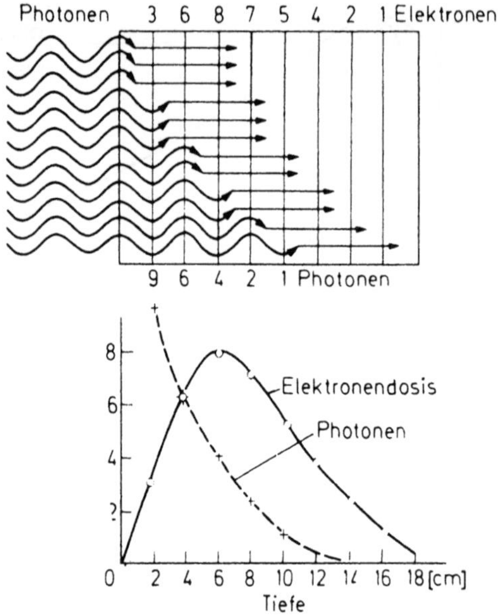

Abb. 2.21. Aufbaueffekt hochenergetischer Strahlung. (Aus Kuttig u. Wieland 1988)

immer durch die Luft auf den Patienten trifft, ist der Aufbaueffekt bei der Bestrahlungsplanung unbedingt zu berücksichtigen.

Protonen und π-Mesonen übertragen bis zum Dosismaximum kaum Energie (Abb. 2.23). Nach ihrem Maximum weisen sie einen sehr steilen Dosisabfall auf. Diesen Tiefendosiskurvenverlauf versucht man in einigen strahlentherapeutischen Zentren zu nutzen.

Da der Verlauf einer Tiefendosiskurve u. a. vom absorbierenden Material abhängt, wird mit zunehmender Dichte der Kurvenverlauf steiler. Die Absorptionseigenschaften werden aber auch von der Energie der Strahlung beeinflusst (Abb. 2.24). Bei niedrigeren Energien sind die Absorptionsunterschiede im menschlichen Gewebe (Knochen, Muskel, Fett) groß. Mit zunehmender Energie vermindern sich diese Unterschiede. Bei etwa 1 MeV sind diese nur noch sehr gering. In der Röntgendiagnostik wird diese Abhängigkeit im kV-Bereich ausgenutzt, um Gewebestrukturen darzustellen. Hingegen ist in der Röntgentherapie diese Korrelation ungünstig, da z. B. durch die größere Absorption des Knochens in diesem auch eine höhere Dosis appliziert wird. Dies hat in Unkenntnis des Sachverhaltes und mangels anderer Möglichkeiten in früheren Jahrzehnten zu erheblichen Strahlennebenwirkungen und Spätfolgen ge-

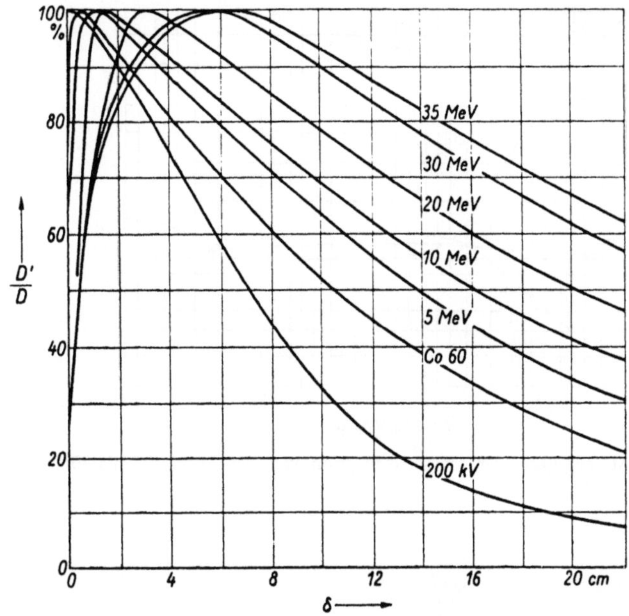

Abb. 2.22. Verlagerung des Dosismaximums in Abhängigkeit von der Energie (konventionelle und ultraharte Röntgenstrahlung, ^{60}Co-γ-Strahlung). *D′* Dosis, *D* Dosishöchstwert, *δ* Eindringtiefe

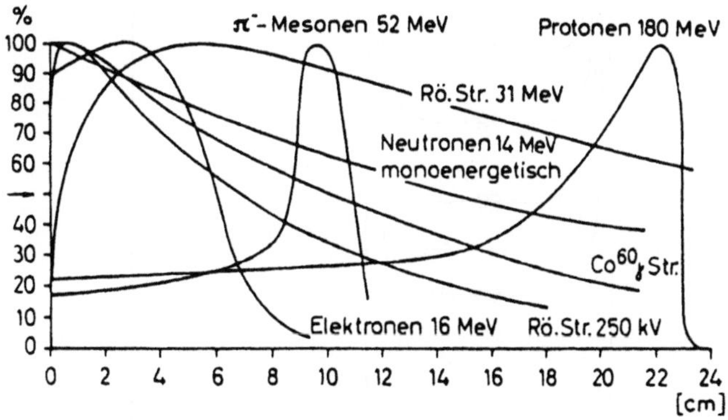

Abb. 2.23. Tiefendosiskurvenverlauf von Protonen, π-Mesonen und einiger anderer Strahlenarten. (Aus Schwab u. zum Winkel 1975)

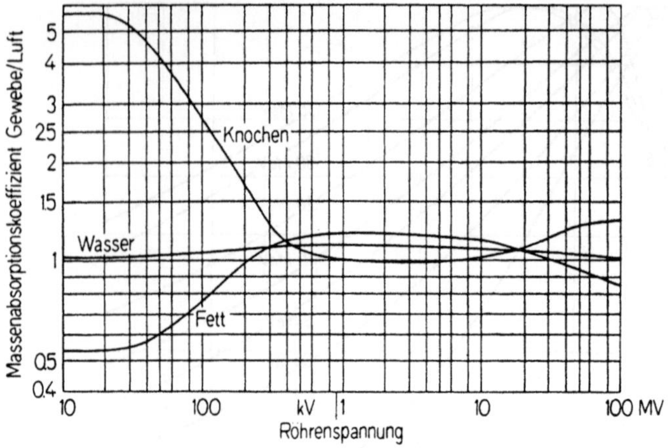

Abb. 2.24. Abhängigkeit der Massenabsorption von der Energie. (Aus Vieten u. Wachsmann 1970)

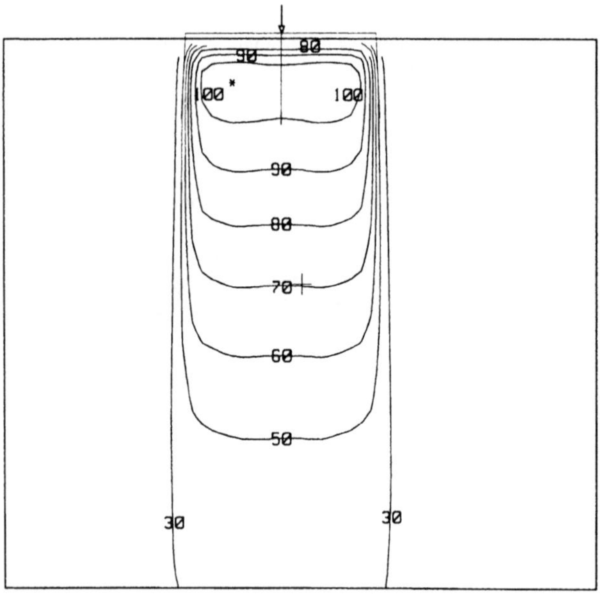

Abb. 2.25. Isodosenlinien eines Photonenstehfelds (Wasserphantom)

führt. Heute dürfen deshalb Röntgenstrahlen mit Energien unter 250 keV nicht für die Tiefentherapie eingesetzt werden. Die Tiefentherapie ist heute nur mit ^{60}Co-γ-Strahlen oder ultraharten Röntgenstrahlen gestattet.

Isodosen. In einer Ebene eines bestrahlten Körpers können Orte gleicher Dosisgröße durch Linien miteinander verbunden werden, und man erhält Isodosenlinien oder -kurven (Abb. 2.25). Diese Isodosenlinien sind wichtig, um sich in der Strahlentherapie eine Vorstellung von der Dosisverteilung in verschiedenen Ebenen (zweidimensional) oder im gesamten Volumen (dreidimensional) machen zu können.

2.6 Dosimetrie, Strahlungsdetektoren

Allgemeine Übersicht. Für das breite Spektrum strahlentherapeutisch-dosimetrischer Aufgaben, wie Strahlenfeldanalysen von sehr kleinen (Stereotaxie) bis hin zu sehr großen Felddimensionen (Ganzkörperbestrahlungen), Qualitätskontrollen am Beschleuniger (Dosis pro Monitoreinheit, Dosisleistungsmessungen, Feldkontrollaufnahmen), Strahlenschutzmessungen usw. sind eine Vielzahl verschiedenartiger Detektortypen verfügbar.

Grundsätzlich ist bei deren Anwendung zu garantieren, dass der messbare Detektoreffekt eindeutig durch ionisierende Strahlung bedingt wird. Beispielsweise dürfen Thermolumineszenz-, Film- oder chemische Dosimeter nicht über ein gewisses Zeitmaß zwischen Exposition und Auswertung hinaus gelagert werden bzw. ist die Temperaturabhängigkeit bei Exposition und Auswertung chemischer Dosimeter zu beachten. Die Auswahl des Detektors hat mit Bezug auf die Messaufgabe nach Parametern, wie Energie- und Dosisleistungsabhängigkeit, Empfindlichkeit, Reproduzierbarkeit, Ortsauflösung, aber auch Zeitaufwand und Möglichkeiten der Ergebnisdokumentation (z. B. Filme für Feldkontrollen), zu erfolgen.

2.6.1 Detektortypen

Gasgefüllte Ionisationskammern

Gasgefüllte Ionisationskammern gehören zu den am häufigsten verwendeten Strahlungsdetektoren. Ionisationskammern lassen sich problemlos herstellen und Strom- bzw. Ladungsmessungen sind mit relativ geringem technischen Aufwand möglich. Durch Wahl des entsprechenden Ionisationsvolumens, der Gasdichte, des Strommessbereiches und Variation der Bauform dieser Detektoren ist das Ionisationskammerdosimeter für Strahlenschutzmessungen, als Dosimeter in der Diagnostik und Messsystem in der Strahlentherapie, selbst bei gepulster Strahlung, verwendbar.

In Abb. 2.26 ist das Messprinzip einer luftgefüllten Ionisationskammer dargestellt. Falls man Luft mit ionisierender Strahlung exponiert, resultieren Gasionen. Wird das betreffende Volumen durch zwei Elektroden begrenzt und an diese eine Spannungsquelle angeschlossen, bewegen sich die Elektronen auf die positive Elektrode zu. Die positiven Ionen wandern im elektrischen Feld in Richtung negative Elektrode, und es fließt ein Strom. Der Betrag des Stromes soll möglichst in direkter Proportionalität zur Expositionsdosisleistung stehen. Dies ist der Fall, wenn keine Rekombination der Gasionen oder aber Gasverstärkung,

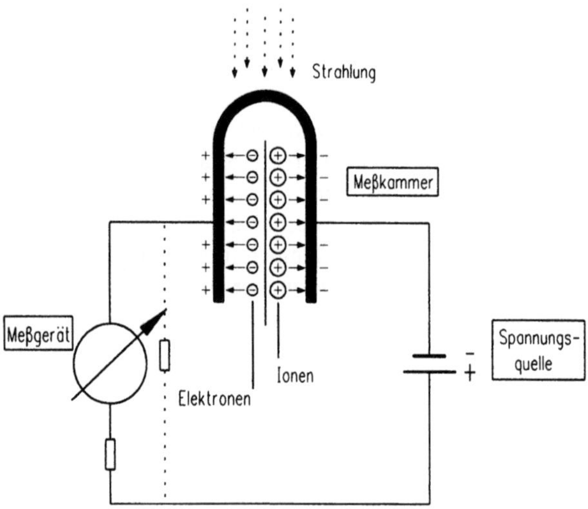

Abb. 2.26. Messprinzip einer luftgefüllten Ionisationskammer

d. h. Bildung zusätzlicher Ionen infolge des elektrischen Feldes, stattfindet. In der in Abb. 2.27 gezeigten Strom-Spannungscharakteristik ist nach einem linearen Stromanstieg ein Sättigungsstrom zu beobachten, die Rekombinationsverluste werden vernachlässigbar und der Kammerstrom ist näherungsweise unabhängig von der Kammerspannung. Strom und Dosisleistung korrelieren proportional. Beeinflusst wird die Strom-Spannungscharakteristik einer Ionisationskammer durch deren Geometrie, durch die Gasart und den Gasdruck innerhalb der Kammer, aber auch durch die Ionisationsdichte und Dosisleistung der einwirkenden Strahlung.

Als Ionendosis ist der Quotient aus Ladungsmenge pro Volumenelement und Masse des betreffenden Luftvolumens definiert. Die Maßeinheit ist Coulomb pro Kilogramm (C/kg bzw. As/kg). Die Ionendosisleistung wird in den Einheiten Ampere pro Kilogramm ermittelt.

Mittels des materialspezifischen Quotienten aus mittlerer Energie zur Erzeugung eines Ionenpaares in Luft, dividiert durch die Elementarladung (in Luft $W/e_0 = 33{,}97$ V) ist eine Umrechnung von Ionendosis in Luft in Energiedosis in Luft möglich.

$$D_{(Luft)} = I \cdot (W/e_0)_{(Luft)}$$

D=Energiedosis, I=Ionendosis

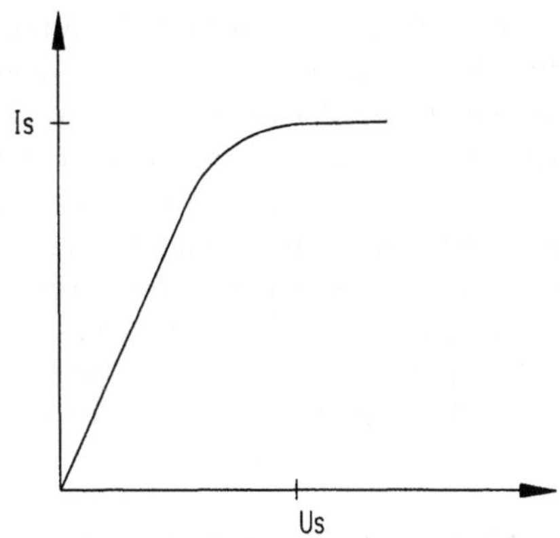

Abb. 2.27. Stromspannungscharakteristik einer Ionisationkammer. *Us* Sättigungsspannung, *Is* Sättigungsstrom

Schließlich kann unter Verwendung entsprechender Massenabsorptionskoeffizienten aus der Luftenergiedosis auch die Energiedosis in beliebigen Materialien berechnet werden.

Zählrohre

Bei Zählrohren (im Gegensatz zu Ionisationskammern) wird die Möglichkeit der Ladungsträgervervielfachung genutzt. Aus dem Prozess der Gasverstärkung resultiert eine große Nachweisempfindlichkeit bezüglich ionisierender Strahlung, weshalb Zählrohre oft im Strahlenschutz verwendet werden. In der Regel sind diese Kammern als Hohlzylinder gefertigt, in deren zentraler Achse ein Draht angebracht ist. Dieser ist üblicherweise als Anode und die Zylinderwandung als Kathode geschaltet. Die Gasfüllungen bestehen z. B. aus Argon oder Helium, dem Methan bzw. Isobutan beigefügt ist.

Entsprechend der Impulsamplituden-Spannungscharakteristik unterscheidet man in Rekombinations-, Ionisationskammer-, Proportionalitäts-, beschränkter Proportionalitäts- und Auslösebereich sowie den Bereich der selbstständigen Entladung.

Löst ionisierende Strahlung in einem Zählrohr eine Ladungslawine aus, so fließt entsprechend der in Abb. 2.28 gezeigten Schaltskizze über einen Widerstand ein Strom. An diesem Widerstand resultiert ein Spannungsabfall bzw. Spannungsimpuls, der nach elektronischer Verstärkung von einem Impulszähler registriert wird.

Proportionalitätszählrohre. Die in einem Proportionalitätszählrohr integrierte Ladungsmenge korreliert direkt proportional mit der Anzahl der Primärladungen. Mittels Impulshöhendiskriminierung ist es möglich, Teilchen mit verschiedener Ionisationsdichte zu differenzieren und folglich zwischen Teilchenarten zu unterscheiden (bei etwa gleicher Bahnlänge im empfindlichen Volumen). Kann man die komplette Weglänge der Ladungsträger erfassen, wird also ihre gesamte Energie im Zählrohr übertragen, ist auch die Teilchenenergie bzw. ihre spektrale Verteilung bestimmbar. Proportionalitätszählrohre können Impulse mit Auflösungszeiten bis zu $0{,}2 \cdot 10^{-6}$ s registrieren. Wegen der im Vergleich zu Auslösezählrohren geringeren Ladungsträgermultiplikation ist allerdings eine elektrische Signalverstärkung erforderlich.

Auslösezählrohre (Geiger-Müller-Zählrohr). Im Gegensatz zu Proportionalitätszählrohren korreliert die während einer Primärionisation ent-

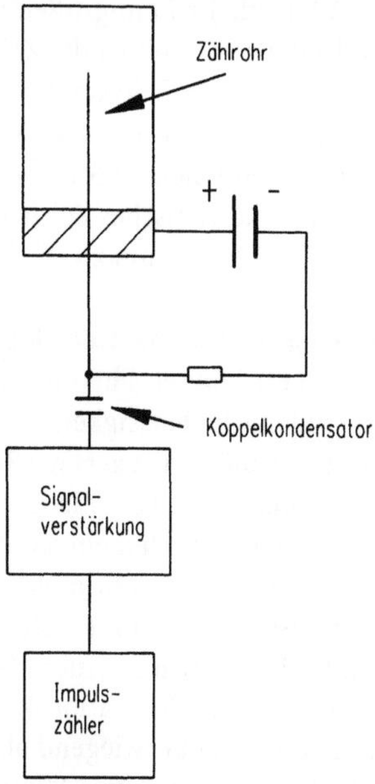

Abb. 2.28. Prinzipschaltung von Zählrohren

stehende Ladungsmenge lediglich mit der Betriebsspannung des Detektors und dessen geometrischer Abmessungen. Die Ladungsmenge ist im Gegensatz zum Proportionalitätszählrohr unabhängig von Art und Energie des auslösenden Teilchens. Stark und schwach ionisierende Strahlung führt zu Impulsen gleicher Amplitudenhöhe, weshalb sich lediglich die Zahl der mit der Kammer wechselwirkenden Photonen oder Teilchen, nicht aber deren Energien messen lassen. Es gelingt allerdings, selbst Teilchen mit geringer Ionisationswahrscheinlichkeit zu registrieren. Ein einziges Primärelektron reicht aus, um eine Gasentladung zu bewirken. Unterbrochen werden die Entladungen mit Hilfe elektronischer Schaltungen oder mittels Ableitwiderstände – dem nichtselbstlöschenden Zählrohr. Selbstlöschende Zählrohre erhält man durch Zählrohrfüllungen mit Edelgas unter Zusatz entsprechender organischer Gase und Dämpfe.

Wesentliche Kenngrößen der Auslösezählrohre sind die Tot- und Erholzeit. Die Totzeit ist die Zeitspanne nach Beginn des primären Impulses bis zu dem Zeitpunkt, von dem aus ein erneuter Impuls registriert werden kann. In dieser Zeitspanne ist das Zählrohr unempfindlich gegenüber einfallender Strahlung. Der folgende Impuls benötigt wiederum ein charakteristisches Zeitintervall, die Erholzeit, um in der Amplitudenhöhe sein Maximum zu erreichen.

Flüssigkeits-Ionisationsdetektoren

Statt Luft können Flüssigkeiten das Volumen von Ionisationskammern ausfüllen. Die Flüssigkeiten müssen dielektrisch und chemisch rein sein und eine möglichst geringe Rekombinationsrate aufweisen. Typische Detektormaterialien sind Isooktan oder Hydrokarbon.

Pro Volumenelement werden in Flüssigkeitsdetektoren, der größeren Dichte entsprechend, mehr Ladungsträger erzeugt als in gasgefüllten Kammern. Die Kammervolumina können folglich relativ klein konzipiert und deshalb auch zu einer Messmatrix zusammengeschaltet werden.

Flüssigkeits-Ionisationskammern werden in der strahlentherapeutischen Praxis überwiegend als Detektoren von Portal-imaging-Systemen für die Kontrolle bzw. Dokumentation von Strahlenfeldern und als Detektorarrays zur Messung sogenannter Maschinenbasisdaten (Dosisprofile, Tiefendosen usw.) verwendet.

Festkörperdetektoren

Exponiert man feste Körper mit ionisierender Strahlung, so werden – wie in Gasen – Ladungsträgerpaare generiert. Sind die festen Körper leitende Materialien, ist eine Bilanzierung der erzeugten Ionen und Elektronen unter den vielen freien und beweglichen Ladungen nicht möglich. In Isolatoren hingegen sind die Ladungsträger unbeweglich, weshalb auch diese Materialien als Strahlendetektor ungeeignet sind.

Mit einigen speziellen Substanzen ist aber dennoch eine Quantifizierung ionisierender Strahlung möglich. Zu der Gruppe der Festkörperdetektoren zählen beispielsweise Halbleiter- und Leitfähigkeitskammern, Thermolumineszenz- und Szintillationsdetektoren.

Halbleiter

Bei Exposition mit gleichen Energiedosen ist in Halbleitern die Zahl der erzeugten Ladungsträger etwa um den Faktor 10^4 größer als in einem Luftvolumen gleicher Dimensionierung. Ursache ist die höhere Dichte des Festkörpers und ein vergleichsweise zu Luft erheblich geringerer Bedarf an Energie, der für die Bildung eines Ladungsträgerpaares nötig ist. Typische Halbleitermaterialien sind Germanium und Silicium.

Halbleiterdetektoren werden z. B. für die Messung von Strahlungsverteilungen, für Dosis- und Dosisleistungsmessungen (keine Absolutdosimetrie) und in der Photonen- und Teilchenspektrometrie verwendet.

Leitfähigkeitsdetektoren

Natürliche und künstliche Diamanten sind neben Kadmiumsulfid und Kadmiumselenid als Material für Leitfähigkeitsdetektoren geeignet. In diesen Stoffen werden freie und bewegliche Ladungsträger durch ionisierende Strahlung erzeugt. Traps, zwischen den Elektronenbändern der Kristalle lokalisierte Haftstellen, binden allerdings freie Ladungen. Will man die genannten Materialien als Detektoren nutzen, müssen die vom Dosimetermaterial bedingten Einfang- bzw. Rekombinationsprozesse jedoch in einer Form ablaufen, die den freien Elektronen eine relativ lange Lebensdauer und damit extern einen messbaren Stromfluss ermöglichen. Bei Dosimeterexposition und einer am Detektor angeschlossenen Spannungsquelle hat folglich die Transferrate von Elektronen durch den Kristall deutlich größer als deren Rekombinationsrate zu sein. Diese Materialspezifik kann man durch Vorbestrahlung entsprechender Substanzen, d. h. Besetzung möglichst vieler Traps vor der Detektornutzung, generieren.

Diamantdetektoren (reiner Kohlenstoff) haben den Vorteil der Gewebeäquivalenz und einer hohen Materialdichte. Sie zeichnen sich durch eine sehr gute Ortsauflösung und große Empfindlichkeit aus. Ihre Energie- und Temperaturabhängigkeit ist gering.

Diamantkammern werden üblicherweise bei kleinen Feldgrößen als relativ messendes Dosimeter für Dosis- und Dosisleistungsbestimmungen hochenergetischer Photonen- und Elektronenstrahlung verwendet.

Thermolumineszenzdetektoren

Wird bei Erwärmung von Festkörpern Licht nach einer zuvor vom betreffenden Material erfolgten Energieabsorption bzw. nach einer Anregung des Kristalls (beispielsweise durch Exposition mit ionisierender Strahlung) emittiert, dann bezeichnet man diesen Vorgang als Thermolumineszenz (TL).

Modellhaft besteht das TL-Material aus einer kristallinen Matrix mit eingelagerten Störstellen. Die Gitterfehlstellen sind Folge von Verunreinigungen oder absichtlicher Dotierung mit Fremdatomen und wirken als Haftstellen (Donatoren) bzw. Akzeptoren (Aktivatoren). Sie sind mit ihrem Potential in der Lage, Löcher (Akzeptoren) oder Elektronen (Donatoren) zu binden.

Werden TL-Kristalle mit ionisierender Strahlung exponiert, so entstehen Elektronen-Loch-Paare. Elektronen und Löcher können direkt im Valenzband rekombinieren oder mit Leuchtzentren (Aktivatorzentren) wechselwirken, wobei sie diese aktivieren. Emittierte Fluoreszenzstrahlung oder ein strahlungsfreier Energietransfer resultieren aus den genannten Prozessen, wobei die Energie des strahlungsfreien Übergangs in Form von Schwingungen auf das Gitter übertragen wird. Durch die Energieabsorption gelangen aber auch Elektronen vom Grundzustand, dem Valenzband, in das energetisch höhere Leitungsband. Dort bewe-gen sich die Elektronen (bzw. Löcher im Valenzband), bis sie von Haftstellen („traps“, s.S. 47) eingefangen werden. Auf den Haftstellen können die Ladungsträger bei Zimmertemperatur längere Zeit verweilen (metastabiler Zustand). Diese Materialeigenschaft nutzt man in der TL-Dosimetrie, denn die entsprechenden Verweilzeiten der Elektronen sind in Relation zum Zeitraum zwischen Detektorexposition und Auswertung derart groß, dass man mit dem TL-Kristall über ein auswertbares Speichermedium für die von ionisierender Strahlung transferierte Energie verfügt.

Bei Erwärmung der exponierten Detektorsubstanz werden Elektronen mit steigender Temperatur nacheinander aus den Haftstellen (dem Energieniveauabstand der Haftstellen zum Leitungsband entsprechend) freigesetzt. Sie gelangen in das Leitungsband und haben dort prinzipiell die Verhaltensmöglichkeiten, die sich für Ladungsträger auch während einer TL-Kristallexposition ergeben. Durch Rekombination der Elektronen mit Leuchtzentren (freien Aktivatoren) wird schließlich Licht emittiert. Die über der jeweiligen Temperatur aufgetragene TL-Strahlungsleistung des Lichtes heißt Glowkurve. Im Kurvenverlauf sind charakteristische Maxima beobachtbar, aus deren Höhe, bei definierten Aufheizungsbedingungen, die Expositionsdosis ermittelbar ist. Eine weitere Möglichkeit der Dosisbestimmung besteht darin, die Lichtsumme mit der Dosis zu korrelieren.

Häufig verwendete TL-Materialien sind Lithium- und Kalziumfluorid, die mit Fremdatomen wie Magnesium, Titan u. a. dotiert werden. Die Wahl der Dosimetermaterialien erfolgt nach Parametern wie Dichte, Ordnungszahl, chemischer Stabilität, Toxizität, Signalverlustrate und Temperaturen der Peak-Maxima.

TL-Dosimeter können als Pulver, Einkristalle, gesinterte oder gepresste Körper (kleine Zylinder oder Scheiben) gefertigt werden. Das Auflösungsvermögen dieser Detektoren ist hoch, die Dosisleistungs- und Temperaturabhängigkeit kann für den klinischen Anwendungsbereich vernachlässigt werden, und die untere Nachweisgrenze entspricht den Anforderungen der strahlentherapeutisch orientierten Dosimetrie. Mit Faktoren muss die Energie- und Strahlenartabhängigkeit der Dosis-Lichtausbeutekorrelation von TL-Detektoren korrigiert werden. TL-Dosimeter sind nicht eichfähig und benötigen deshalb ein Referenzdosimeter. In der klinischen Strahlenphysik verwendet man häufig TL-Dosimeter, um in Phantomen Isodosenverteilungen zu bestimmen, z. B. vor Einführung neuer Bestrahlungstechniken. TL-Detektoren sind aber auch für dosimetrische Messungen in Körperhohlräumen geeignet oder werden beispielsweise auf der Haut platziert, um Strahlenbelastungen im Bereich der Augenlinse oder den Gonaden besser abschätzen zu können.

Chemische Flüssigkeitsdosimeter

Der Nachweis ionisierender Strahlung erfolgt mittels quantifizierbarer chemischer Reaktionen, die in den jeweiligen Detektoren aus der Wechselwirkung ionisierender Strahlung mit den Detektorsubstanzen resultieren.

Die mittlere Stoffmenge n eines Materials, die durch Absorption der mittleren Energie e_{mit} erzeugt, vernichtet oder chemisch verändert wird, nennt man chemischen Ausbeutefaktor G.

$G = n/e_{mit}$ [mol J^{-1}]

Eine weitere Definition beschreibt den chemischen Ausbeutefaktor mit der durchschnittlichen Anzahl von Atomen, Ionen, Radikalen usw., die durch Wechselwirkung mit ionisierender Strahlung erzeugt, vernichtet oder chemisch verändert werden. Die Einheit von G wird in diesem Fall in $(100\ eV)^{-1}$ angegeben.

Die Abhängigkeit des Ausbeutefaktors von der Dosisleistung, der Art und Energie der ionisierenden Strahlung und der Temperatur während der Exposition, die Korrelation zwischen Lösungstemperatur und Messergebnis zum Zeitpunkt der Auswertung, die Dosimeterstabilität vor und nach der Bestrahlung, der Messbereich, die Reproduzierbarkeit der Messergebnisse, aber auch die Empfindlichkeit gegenüber Verunreinigungen und der Aufwand bei der Präparation der Substanz sind Parameter, die die Einsatzmöglichkeiten chemischer Messsysteme bestimmen bzw. deren Qualität beschreiben.

Das bekannteste chemische Flüssigkeitsdosimeter ist das bereits 1927 vorgestellte Fricke-Dosimeter (Eisen(II)-sulfatdosimeter). Es wird häufig zur Kalibrierung von Therapiedosimetern genutzt. Strahleninduziert oxydieren zweiwertige Eisenionen in einer luftgesättigten wässrigen Schwefelsäurelösung. Energiedosis und Konzentration der bedingten dreiwertigen Eisenionen verhalten sich proportional zueinander, sodass durch Extinktionsmessung – Ausbeutefaktor ist bekannt – Energiedosen absolut bestimmt werden können. Der Messbereich von etwa 10–400 Gy begrenzt die Anwendung dieses Dosimeters in der strahlentherapeutischen Praxis allerdings erheblich.

Empfindlicher als die mittels Extinktion auswertbaren Messsysteme sind Dosimeterlösungen, die nach Exposition (bei entsprechender Anregung) fluoreszieren. So sind mit dem Trimesin- und Pyromelliticsäuredosimeter Energiedosen ab etwa 2 Gy problemlos nachweisbar. In weiteren wesentlichen Dosimetereigenschaften sind diese Lösungen, bei geringerer Empfindlichkeit gegenüber Verunreinigungen, mit denen der Fricke-Lösung vergleichbar. Mit Trimesin- und Pyromelliticsäure können Expositionsdosen allerdings nicht absolut gemessen werden. Gegebenenfalls sind Anschlussmessungen erforderlich.

Die spezifischen Vorzüge chemischer Flüssigkeitsdosimeter resultieren aus dem Aggregatzustand und der im Vergleich zum Muskelgewebe annähernd gleichen Dichte und atomaren Zusammensetzung. Chemische Flüssigkeitsdosimeter werden für Kalibrierzwecke (Fricke-Dosimeter) verwendet, eignen sich durch den beliebig formbaren Detektor aber u. a. auch für Streudosismessungen an Grenzschichten. In Sonderfällen, z. B. speziellen Integraldosismessungen und der Dosimetrie für Zellkulturexpositionen, kann die Detektorlösung gleichzeitig als Streuphantom genutzt werden.

Filmphotoemulsionen

Ein in Filmemulsion durch Wechselwirkung mit ionisierender Strahlung generiertes Photo- oder Compton-Elektron kann – seiner Energie entsprechend – zwischen 10^8 und 10^{11} Silberatome aus der Molekülbindung der AgBr-Kristalle lösen. Nach der Filmentwicklung resultiert aus dem elementaren Silber eine makroskopisch registrierbare Filmschwärzung, die schließlich eine Quantifizierung ionisierender Strahlung ermöglicht. Die Filmauswertung erfolgt mit Densitometern. Diese sind in der Regel mit einem Rechner gekoppelt.

Das Verhältnis des Lichtstromes Φ hinter einem Film zum einfallenden Lichtstrom Φ_0 bezeichnet man als Transmission T. Die optische Dichte S eines mit ionisierender Strahlung in Wechselwirkung getretenen Filmes errechnet sich aus $S=\lg(\Phi_0/\Phi)$. Bei einem unbestrahlten Film beschreibt dieser Quotient den Nulleffekt. Trägt man die optische Dichte der exponierten und entwickelten Photoemulsion graphisch über die Energiedosis auf, erhält man die Dichtekurve. Das Ansprechvermögen des Filmdetektors ergibt sich schließlich aus dem Quotienten der optischen Dichte (mit Nulleffekt korrigiert) und der Energiedosis am Ort der Photoemulsion.

Da die Steilheit der Dichtekurve auch von den jeweiligen Chargen der verwendeten Filme abhängt bzw. sich mit den Randbedingungen der Filmentwicklung ändern kann, ist diese pro Charge unter Variation der Energiedosis zu ermitteln. Die Energieabhängigkeit der Filme muss ebenfalls bestimmt werden. Folglich sind Messfilme mit Probefilmen zu kalibrieren, wobei Probe- und Messfilm zusammen entwickelt werden müssen.

Filmdosimeter sind in ihrer Empfindlichkeit mit Zählrohren oder Szintillatoren vergleichbar und zeichnen sich durch ein besonders großes räumliches Auflösungsvermögen aus. Das Ansprechvermögen der Filmdetektoren hängt nicht von der Dosisleistung der Strahlung ab (Filme ohne Verstärkerfolie).

In der Strahlentherapie verwendet man Filme, um beispielsweise Dosisverteilungen in einer Ebene oder in der Nähe von Gewebeinhomogenitäten (häufig als ergänzende Messung) darzustellen, Strahlenkompensatoren (z. B. bei Ganzkörperbestrahlungen) zu kontrollieren und die Strahlenverteilung (Ausschluss von Überdosierungen) bei aneinander grenzenden Feldern unter Berücksichtigung der jeweiligen Patiententopographie und individuellen Bestrahlungstechnik zu überprüfen.

Bei Verwendung des Films als Strahlenschutzdosimeter ist dieser in einer Standardkassette eingebettet. An die Vorder- und Rückwand dieser Filmkassetten sind kleine Metallbleche aus Kupfer und Blei verschiedener Stärken angebracht, um aus dem Verhältnis der jeweiligen optischen Dichten auf die Strahlenqualität der Expositionsstrahlung schließen zu können. Es können Dosen von 0,2 mSv bis 1 Sv, bei Photonenenergien zwischen 20 keV und 3 MeV bzw. ab mittleren Energien von 300 keV bei β-Strahlung gemessen werden.

Strahlenschutz

Allgemeine Übersicht. Der Strahlenschutz von Patienten, Personal und der Umwelt ist nicht nur ein selbstverständlicher Grundbestandteil der täglichen Arbeit in der Strahlentherapie, sondern auch eine Voraussetzung für eine staatliche Genehmigung des Umgangs mit energiereicher Strahlung. Staatliche Verordnungen und Richtlinien schreiben sowohl die Bauweise und den Betrieb einer Strahlentherapie als auch das sachgerechte Verhalten der darin tätigen Personen exakt vor. Externe Sachverständige führen dazu anfängliche und periodisch wiederkehrende Überprüfungen durch und erstellen Prüfberichte für die Aufsichtsbehörden. Nach diesem Nachweis der Erfüllung aller staatlichen Vorgaben, dazu gehört auch eine Vorsorge für die Erfüllung von Schadensersatzverpflichtungen, wird eine Betriebsaufnahme bzw. der Weiterbetrieb genehmigt.

Vor Ort hat der Betreiber einer Einrichtung die Pflicht, die bestehenden Verordnungen durchzusetzen. Ist er selbst dazu nicht in der Lage, vertritt ihn der Strahlenschutzbeauftragte.

Die staatlichen Vorgaben haben einen europäischen Rechtshintergrund. Dieser ist 1996 und 1997 überarbeitet und im Jahr 2001 in deutsches Recht in Form von novellierten Verordnungen übertragen worden.

3.1 Rechtliche Grundlagen

Die Gesetzgebung zum Strahlenschutz in der Europäischen Union (EU) wurde im Rahmen des Euratom-Vertrags festgelegt, der mit Hilfe von Anordnungen und Richtlinien ausgeführt wird. Die Richtlinien sind rechtsbindend für alle Mitgliedstaaten, wobei es der Gesetzgebung der einzelnen Mitgliedstaaten überlassen bleibt, in welcher Form die Forderungen der Richtlinien ausgeführt werden sollen.

Die neuere Fassung der Richtlinien zur Festlegung der grundlegenden Sicherheitsnormen für den Schutz der Gesundheit der Arbeitskräfte und der Bevölkerung gegen die Gefahren durch ionisierende Strahlungen (Richtlinie 96/29 Euratom vom 13. Mai 1996, Grundnorm genannt), die Richtlinie über den Gesundheitsschutz von Personen gegen die Gefahren ionisierender Strahlung bei medizinischer Exposition (Richtlinie 97/43 Euratom vom 30. Juni 1997, Patientenrichtlinie genannt) und die Empfehlungen der Internationalen Strahlenschutz-Kommission in ICRP Veröffentlichung Nr. 60, führten in der deutschen Gesetzgebungen letztlich zur Novellierung der Strahlenschutzverordnung und Röntgenverordnung.

3.2 Atomgesetz und Strahlenschutzverordnung (StrSchV)

Zur Novellierung beider Verordnungen bedurfte es insbesondere einer neuen Regelung behördlicher Zuständigkeiten im übergeordneten Atomgesetz. Dies betrifft aus der Sicht der Medizin bzw. medizinischen Physik insbesondere:

- die Beteiligung von registrierten Ethikkommissionen bei Vorhaben zur Verwendung radioaktiver Stoffe oder ionisierender Strahlung am Menschen in der medizinischen Forschung,
- die Erstellung von diagnostischen Referenzwerten im Zusammenhang mit der Heilkunde,
- die Schaffung von Ärztlichen Stellen zur Sicherstellung von entsprechenden Qualitätsstandards,
- die Art und Weise der Erhebung medizinisch bedingter Strahlenexposition der Bevölkerung,
- die Ermächtigungsgrundlagen für die Normierung von Anforderungen an die Anerkennung von Lehrgängen für die Erbringung des Fachkundenachweises,
- die Genehmigungen zur Anwendung radioaktiver Stoffe oder ionisierender Strahlen am Menschen in der medizinischen Forschung. Diese werden vom Bundesamt für Strahlenschutz (BfS) erteilt.

Die Strahlenschutzverordnung selbst ist in fünf Teile aufgegliedert:

I Allgemeine Vorschriften: Zweckbestimmung, Geltungsbereich und Begriffsbestimmungen

II Schutz von Mensch und Umwelt: Strahlenschutzgrundsätze, Rechtfertigung, Dosisgrenzwerte, Genehmigungsverfahren, Fachkunde, ärztliche Überwachung, betriebliche Organisation, Strahlenschutzbereiche, Abfallentsorgung, medizinische Strahlenanwendungen

III Expositionen durch natürliche Strahlenquellen

IV Schutz des Verbrauchers: Zusatz von radioaktiven Stoffen im verbrauchernahen Bereich

V Berücksichtigung von Strahlenexpositionen, Bußgeld- und Übergangsvorschriften

Besondere Schwerpunkte der Verordnung, die sich aus der Grundnorm ergeben, sollen für den Bereich der Strahlentherapie und der Röntgendiagnostik hervorgehoben werden:

Dosisgrenzwerte im beruflichen Bereich sowie für die allgemeine Bevölkerung. Zu den Dosisgrenzwerten für Personendosen s. Tabelle 3.1. Dosiswerte für Ortsdosen (besondere Strahlenschutzbereiche) sind:

Bereich	Dosis
Sperrbereiche	>3 mSv/h
Kontrollbereiche: eD	>6 mSv/a bei 2000 h Aufenthalt pro Jahr
Überwachungsbereich: eD	>1 mSv/a bei 2000 h Aufenthalt pro Jahr

Die Definitionen der Kategorien von beruflich strahlenexponierten Personen sind:

Kategorie A: eD	≤6 mSv/a
Kategorie B: eD	≤1 mSv/a

Diese Personen arbeiten in Bereichen, in denen die angegebenen Effektivdosen auftreten könnten.

Der Begriff der effektiven Dosis (eD) stellt die Summe der gewichteten Organdosen dar. Die Gewichtsfaktoren werden folgendermaßen definiert:

Keimdrüsen	0,20
Rotes Knochenmark, Dickdarm, Lunge, Magen	0,12
Blase, Brust, Leber, Speiseröhre, Schilddrüse	0,05
Haut, Knochenoberfläche	0,01
Andere Organe oder Gewebe	0,05

Tabelle 3.1. Dosisgrenzwerte für Personendosen in mSv/Jahr für beruflich strahlenexponierte Personen

	StrlSchV 1989	StrlSchV 2001
Effektive Dosis, eD	50	20
Berufslebenszeitdosis, eD	400	400
3-Monatsdosis, eD	25	–
Auszubildende, eD	5 (mit Zustimmung der Behörde 6)	1
Frauen	5/Monat	5/Monat
Gebärfähig	an der Gebärmutter	an der Gebärmutter
Schwangere	<15	1 am Fötus
Bevölkerung	1,5	1 inkl. max. je 0,3 über Wasser, Luft

Die Summe aller Gewichtsfaktoren ergibt 1,00. Wenn der gesamte Körper homogen belastet wird, ist die Ganzkörperdosis gleich der effektiven Dosis.

Besondere Pflichten des Betreibers. Besondere Pflichten, die einem Betreiber erwachsen, der mit radioaktiven Stoffen oder mit Anlagen zur Erzeugung ionisierender Strahlung umgehen will, sind:

- Der Betreiber muss gewährleisten, dass die bei dem Umgang notwendige Anzahl der sonst tätigen Personen vorhanden ist und dass diese die notwendigen Kenntnisse besitzen.
- Es dürfen keine Tatsachen vorliegen, nach denen der Umgang nicht gerechtfertigt ist.
- Bei strahlentherapeutischer Anwendung ist ein besonders ausgebildeter Physiker oder eine vergleichbar ausgebildete sonstige Person als weiterer Strahlenschutzbeauftragter zu bestellen.
- Bei der nuklearmedizinischen Anwendung ist zu gewährleisten, dass ein besonders ausgebildeter Physiker oder eine vergleichbar ausgebildete sonstige Person verfügbar ist.

Fachkunde des Personals. Die Fachkunde im Strahlenschutz wird durch Besuche von Strahlenschutzkursen und durch die Erlangung von Berufserfahrung (Sachkunde) erworben. Die Regelungen in der Strahlenschutzverordnung erstrecken sich hierbei auf jegliche in der Verordnung geforderte Fachkunde einschließlich der die Fachkunde vermittelnden Kursstätten. Darüber hinaus wird eine regelmäßige Aktualisierung dieser Fachkunde (mindestens alle 5 Jahre) für alle Fachkundigen, d. h. auch alle Mediziner und Medizinphysiker, gefordert.

Indikationsstellung in der Heilkunde. Für die Regelungen der Anwendung radioaktiver Stoffe oder ionisierender Strahlen in der Medizin wird hierbei gefordert, dass die Indikation hierfür nur von einem fachkundigen Arzt, ggf. in Zusammenarbeit mit einem überweisenden Arzt, gestellt werden darf.

Referenzwerte. Diagnostische Referenzwerte sind zu beachten. Hierdurch werden Vergleichsmöglichkeiten für Dosis und Aktivitätswerte geschaffen, die eine bessere Qualitätskontrolle bei der Diagnostik sicherstellen und zugleich dazu beitragen, die Exposition von Patienten möglichst gering zu halten.

Anwendungsberechtigte Personen. In Angleichung an die RöV werden zum Schutz der Patienten diejenigen Personen genannt, die zur unmittelbaren Anwendung von radioaktiven Stoffen und ionisierender Strahlen in der Heilkunde berechtigt sind.

Standardanwendungen. Zum Schutz des Patienten besteht die Pflicht, für Standardanwendungen schriftliche Anweisungen zur Verhütung von Anwendungsfehlern zu erstellen.

Ärztliche Stelle. Sie nimmt als Mittler zwischen strahlenschutzrechtlicher Aufsicht und Anwendern Aufgaben im Rahmen der Qualitätssicherung wahr.

Medizinische Forschung. In der medizinischen Forschung ist das Bundesamt für Strahlenschutz (BfS) zuständig für die Genehmigungsverfahren.

3.3 Die Röntgenverordnung (RöV)

Die StrlSchV gilt für alle medizinischen Einrichtungen, in denen eine Teilchen- oder Photonenenergie >5 keV auftritt. Ausgenommen aus dem Geltungsbereich der StrlSchV sind innerhalb der Heilkunde oder Zahnheilkunde lediglich Röntgeneinrichtungen nach der RöV. Diese Verordnung gilt für Röntgeneinrichtungen und Störstrahler, in denen Röntgenstrahlung der Grenzenergie von mindestens 5 keV durch beschleunigte Elektronen erzeugt werden können. Die maximale Beschleunigung von Elektronen ist auf 1 MeV begrenzt.

Die RöV ist in fünf Abschnitte aufgegliedert:

I Allgemeine Vorschriften: Anwendungsbereich, Rechtfertigung und Begriffsbestimmungen

II Überwachungsvorschriften: Genehmigungsverfahren, Prüfung, Erprobung, Wartung, Gerätezulassung, Betriebseinstellungen

III Betriebsvorschriften: Pflichten des Strahlenschutzverantwortlichen und -beauftragten, Fachkunde, Strahlenschutzbereiche, Anwendung auf Menschen, medizinische Forschung, Dosisgrenzwerte, Unterweisungen

IV Arbeitsmedizinische Vorsorge: Überschreitung von Grenzwerten, ermächtigte Ärzte

V Ergänzendes: Bußgeld- und Übergangsvorschriften

Besonders hervorzuhebende Punkte der RöV sind:

Zulassung von Geräten. Eine Bauartzulassung gibt es für nichtmedizinische und tiermedizinische Röntgenstrahler. Das frühere Bauartzulassungsverfahren für erstmalig in Verkehr gebrachte human- und zahnmedizinische Röntgenstrahler ist durch das Konformitätsbewertungsverfahren mit anschließender CE-Kennzeichnung der Röntgeneinrichtung nach dem Medizinproduktegesetz ersetzt worden.

Fachkunde. Personen, die für ihre Tätigkeit Fachkunde im Strahlenschutz besitzen müssen, sind verpflichtet, diese Fachkunde regelmäßig aufzufrischen.

Prüfung, Erprobung, Wartung und Instandsetzung von Röntgeneinrichtungen. Hier gilt, dass neben der erforderlichen Zuverlässigkeit auch die notwendige Fachkunde vorliegen muss. Die Behörde hat die Tätigkeit zu untersagen, wenn die erforderliche Fachkunde im Strahlenschutz nicht vorliegt.

Qualitätssicherung. Zur Qualitätssicherung gibt es die Verpflichtung, bestimmte Unterlagen der Ärztlichen Stelle nach Aufforderung vorzulegen. Die Ärztliche Stelle kann in bestimmten Fällen neben den Unterlagen über die Abnahmeprüfung, die Konstanzprüfungen sowie Röntgenaufnahmen von Menschen z. B. auch die Angaben zur Rechtfertigung der medizinischen Strahlenexposition anfordern.

Einweisung. Über die Einweisung des Personals in die sachgerechte Bedienung der Röntgeneinrichtung sind Aufzeichnungen zu führen, die der Behörde auf Verlangen vorzulegen sind. Der Kontrollbereich ist bei >6 mSv/a abzugrenzen und zu kennzeichnen.

Besondere Dosisgrenzwerte. Dauereinrichtungen müssen so ausgelegt sein, dass die Körperdosis 10 mSv/a nicht überschreiten kann.

Besondere maximale Organdosen pro Jahr sind:

	Beruflich strahlenexponierte Personen der		Einzelpersonen der Bevölkerung [mSv]
	Kategorie A [mSv]	Kategorie B [mSv]	
Augenlinsen	150	45	15
Haut	500	150	50
Hände, Unterarme, Füße	500	-	150

Ärztliche Überwachung. Die ärztliche Überwachung durch ermächtigte Ärzte bei strahlenexponierten Personen ist wie folgt geregelt:

- Personen der Kategorie A: Vor Aufnahme der Tätigkeit und dann im Jahresrhythmus.
- Personen der Kategorie B: Die Behörde kann im Einzelfall bestimmen, dass eine Tätigkeit im Kontrollbereich nur erlaubt wird, wenn eine ärztliche Untersuchung erfolgt ist.
- Besondere ärztliche Untersuchung: Wenn die Körperdosis den Grenzwert überschreiten könnte.

Aufbewahrungspflicht. Die Gesundheitsakten müssen bis zum 75. Lebensjahr, mindestens aber 30 Jahre aufbewahrt werden.

3.4 Durchführung des Strahlenschutzes

Der Betreiber oder sein Strahlenschutzbeauftragter müssen noch weitere Vorschriften beachten. Es gibt zu den Verordnungen Ausführungsbestimmungen, die deren Handhabung im Einzelnen beschreiben. So z. B. die Unterschiede der Verantwortungsbereiche zwischen Medizin und der medizinischen Physik, die Dokumentationspflicht, Belehrungspflicht und die Verfahrensweise bei der medizinischen und physikalischen Qualitätssicherung. Wichtig sind auch die Inhalte und Auflagen der erteilten Umgangsgenehmigungen für Anwendung radioaktiver Stoffe oder den Einsatz von Anlagen zur Erzeugung ionisierender Strahlung. Diese zusätzlichen Vorschriften bestimmen den täglichen Arbeitsablauf entscheidend. Sie sind Inhalt von Strahlenschutzkursen und Gegenstand der Sachkunde.

Kapitel 4

Grundlagen der Strahlenwirkung

4.1 Mechanismen der Strahlenwirkung

4.1.1 Energieübertragung

Die Energieübertragung ist für Tumor- und Normalgewebe gleich. Sie kann in vier Phasen eingeteilt werden:

- *Phase 1:* Der *physikalische Prozess der Absorption* der Strahlenenergie im Gewebe erfolgt in 10^{-18} bis 10^{-12} s. Die Energieabsorption führt zu Ionisationen, Molekülanregungen und Wärme.
- *Phase 2:* In der *physikalisch-chemischen Phase* kommt es direkt oder indirekt zu Molekülschäden. Der direkte Schaden an organischen Molekülen (Proteine, Nukleinsäuren usw.) entsteht durch den strahlungsbedingten Verlust von Bindungselektronen, was zu einem Funktionsausfall des betroffenen Moleküls führen kann. Der indirekte Schaden wird durch Radikale verursacht.
- *Phase 3:* In der *biochemischen Phase* entstehen Veränderungen an organischen Molekülen, v. a. an der DNA, u. a. durch Oxidationen, Reduktionen und Hydroxylierungen.
- *Phase 4:* Die drei genannten Phasen der Strahlenwirkung münden in die *biologische Phase*, in der auch morphologisch und funktionell die Auswirkungen der radiogenen Veränderungen sichtbar werden. Im Einzelnen handelt es sich dabei um Mutationen, Tod einzelner Zellen, Veränderungen des Stoffwechsels, Induktion maligner Tumoren und evtl. Tod des Organismus. Die zeitliche Abfolge der einzelnen Phasen der Energieübertragung und deren Folgen sind in Abb. 4.1 dargestellt.

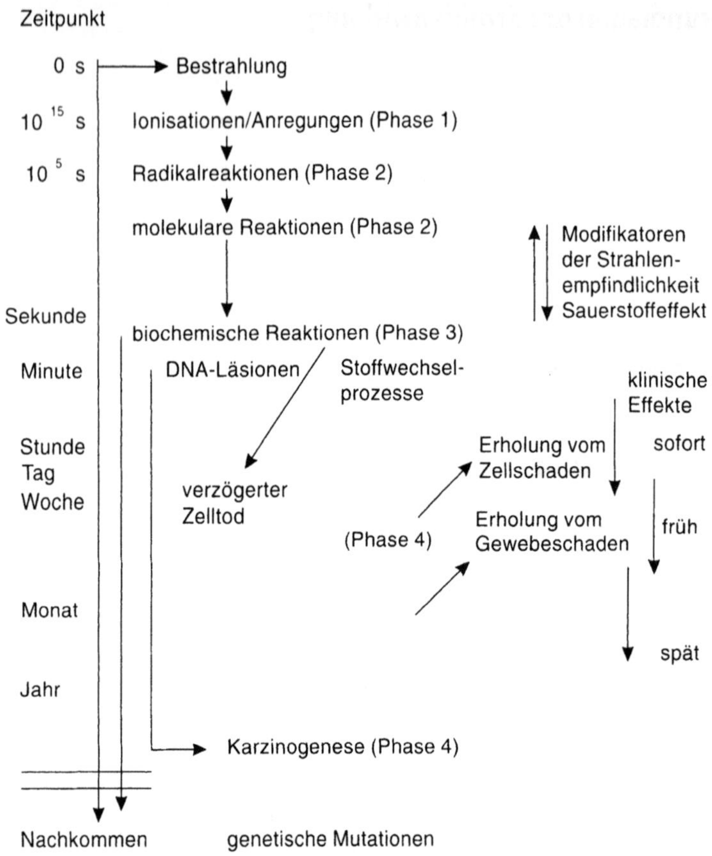

Abb. 4.1. Zeitlicher Ablauf der Strahlenwirkung

4.1.2 Primärprozesse

Bei der Anregung von Atomen werden Elektronen in einen höheren Energiezustand überführt. Übersteigt die absorbierte Energie die Bindungsenergie des Elektrons (≈10 eV), wird nicht nur das Elektron angeregt, sondern auch ein Elektron aus dem Atom freigesetzt (s. auch Abschn. 2.4). Dieses Elektron kann seinerseits ionisieren. Ort und Zahl dieser Ionisationen sind von der verbliebenen kinetischen Energie abhängig.

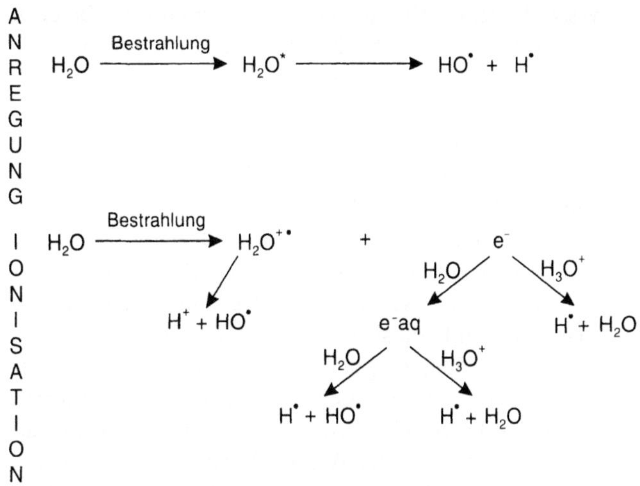

Abb. 4.2. Reaktionen bei der Radiolyse des Wassers

Beispielsweise verliert ein Elektron von 1 MeV auf einer Wegstrecke von 1 mm 200 keV an Energie und führt dabei zu ca. 6000 Ionisationen (6 Ionisationen/µm). Geladene Teilchen wie Elektronen, Protonen, schwere Ionen usw. führen direkt zu Ionisationen und Anregungen von Atomen. Ungeladene Teilchen wie Photonen und Neutronen ionisieren indirekt durch geladene Teilchen, die sie durch die Wechselwirkung mit der Materie erzeugen (s. auch 2.4).

Es gibt eine große Differenz zwischen der absorbierten Energie mit einer entsprechenden Zahl von Anregungen und Ionisationen und dem biologischen Effekt: Eine Dosis von 10 Gy, das entspricht einer Absorptionsenergie von 10^{-2} J/g Gewebe oder einer Temperaturerhöhung von 0,002°C, führt zu $95 \cdot 10^{15}$ Ionisationen/g Gewebe, d. h. etwa $2 \cdot 10^{6}$ Ionisationen pro Zelle. Da eine Zelle ca. 10^{13} Wassermoleküle und ca. 10^{8} größere Moleküle enthält, ist folglich der Anteil der ionisierten Moleküle sehr klein. Dieser Anteil reicht jedoch aus, um signifikante biologische Effekte hervorzurufen. Der biologische Effekt ist somit das Ergebnis einer Reihe von physikalischen Ereignissen und chemischen Veränderungen, die schließlich die für die Zelle lebensnotwendigen großen Biomoleküle schädigen.

Die radiochemischen Veränderungen werden v. a. über die Wechselwirkung von Strahlung und Wasser vermittelt, zumal organische Zellen zu 80% aus Wasser bestehen. Die spontane Dissoziation von Wasser in Ionen ($H_2O \rightarrow OH^- + H^+$) spielt hierbei keine Rolle, da diese Ionen ohne ungepaarte Elektronen und damit chemisch nicht reaktiv sind.

Die *Radiolyse des Wassers* führt dagegen zu Radikalen mit ungepaarten Elektronen und entsprechender Reaktivität. Die Radikalbildung kann sowohl durch Anregung als auch durch Ionisation erfolgen. Die einzelnen Schritte der Radiolyse des Wassers zeigt Abb. 4.2.

Die Radiolyse lässt oxidierende $HO^\cdot$-Radikale, reduzierende $H^\cdot$-Radikale und hydratisierte Elektronen (e^- aq) entstehen. Diese können miteinander unter Bildung von Wasser reagieren. Sie können aber auch zu weiteren, äußerst reaktiven Radikalen wie H_2O_2 (z. B. $HO^\cdot + HO^\cdot \rightarrow H_2O_2$) führen. Die der Radikalbildung folgenden Reaktionen sind u. a. von der An- bzw. Abwesenheit von Sauerstoff und vom *linearen Energietransfervermögen* (LET, keV/µm) abhängig. Letzteres beschreibt die Eigenschaft einer Strahlung, auf einer bestimmten Wegstrecke eine gewisse Dosis auf die durchstrahlte Materie zu übertragen. Die Energieübertragung auf einer bestimmten Wegstrecke steigt mit zunehmender Ladung und abnehmender Energie des Teilchens an. Da ionisierende Teilchen in Materie langsam abgebremst werden, nimmt der lineare Energietransfer mit abnehmender Geschwindigkeit gegen Ende der Teilchenbahn stark zu, um nach Erreichen eines Maximums (sog. Bragg-Maximum) steil abzufallen (s. Abb. 2.9).

4.1.3 Molekulare Veränderungen

Eine Zelle kann als wässrige Lösung angesehen werden, in der Strahlung einen direkten oder indirekten Effekt auf die organischen Moleküle ausüben kann. Direkt angeregte oder ionisierte Moleküle sind instabil. Die übertragene Energie kann in Form von Photonen emittiert werden, oder es kommt zum Bruch kovalenter Bindungen mit der Bildung von Radikalen. Der indirekte Effekt, der bei Strahlung mit niedrigem LET überwiegt, kommt über die Reaktion von Radiolyseprodukten mit organischen Molekülen (R:H) zustande, z. B.

- Dehydrierung mit nachfolgender Hydroxylierung:

  $R{:}H + HO^\cdot \rightarrow R^\cdot + H_2O$

  $R^\cdot + HO^\cdot \rightarrow R{:}OH$

- Dehydrierung durch $H^{\cdot}$-Radikale und die Bildung neuer Moleküle:

  $R{:}H + H^{\cdot} \rightarrow R^{\cdot} + H_2$,

  $R^{\cdot} + R'^{\cdot} \rightarrow R{:}R'$

- Aufbrechen von Doppelbindungen durch hydratisierte Elektronen mit nachfolgender Bildung neuer Verbindungen.

Sauerstoff hat einen strahlensensibilisierenden Effekt, der mit steigendem LET immer geringer wird. Bei Strahlung mit niedrigem LET muss in Abwesenheit von Sauerstoff die Dosis um den Faktor 2–3 erhöht werden, um die gleiche biologische Wirkung zu erzielen. Die Wirkung des Sauerstoffs beruht zum einen auf seiner Eigenschaft als Oxidationsmittel und seiner Elektronenaffinität durch seine beiden ungepaarten Elektronen, die wie ein Biradikal reagieren. Zum anderen finden einige Reaktionen von Radiolyseprodukten nur in der Anwesenheit von Sauerstoff statt, z. B.

- $H^{\cdot} + O_2 \rightarrow HO_2^{\cdot}$ mit den Nachfolgereaktionen:

  $HO_2^{\cdot} + HO_2^{\cdot} \rightarrow H_2O_2 + O_2$,

  $HO_2^{\cdot} + H^{\cdot} \rightarrow H_2O_2$.

- $e^- + O_2 \rightarrow O_2^-$

  $O_2^- + H_2O \rightarrow HO_2^{\cdot} + OH^-$

- Kettenreaktionen mit organischen Radikalen und der Bildung von toxischen Peroxiden:

  $R^{\cdot} + O_2 \rightarrow ROO^{\cdot}$ (Peroxidradikal),

  $ROO^{\cdot} + R'H \rightarrow ROOH + R'^{\cdot}$ (Hydroperoxid)

  $R'^{\cdot} + O_2 \rightarrow R'OO^{\cdot}$ usw.,

  $ROO^{\cdot} + R'^{\cdot} \rightarrow ROOR'$ (Peroxid).

Hauptursache strahlenbiologischer Effekte sind Schäden der DNA-Moleküle. Da die DNA Hauptbestandteil der Chromosomen ist, sind Chromosomenläsionen ein guter Indikator für strahlenbedingte Zellschäden. Es gibt folgende Formen von *DNA-Läsionen*:

1. Einzel- oder Doppelstrangbruch,
2. Veränderungen und Zerstörung der Nukleinsäurebasen,

3. Veränderungen und Zerstörung der Desoxyribosen,
4. Vernetzung der DNS-Ketten und Bildung von Dimeren.

Zu 1. Die häufigsten und wichtigsten DNA-Läsionen sind Strangbrüche. *Einzelstrangbrüche*, bei denen die Bindung zwischen Base und Desoxyribose betroffen ist, werden oft durch HO˙-Radikale verursacht. Auch hier wird der Sauerstoffeffekt deutlich: in ausreichend oxygenierten Säugetierzellen entstehen 3- bis 4-mal mehr Einzelstrangbrüche als in hypoxischen Zellen. *Doppelstrangbrüche* liegen dann vor, wenn die Bruchstellen an beiden Ketten weniger als drei Nukleotide voneinander entfernt sind.

Die Zahl der Einzelstrangbrüche steigt proportional zur Dosis an. Dagegen wird bei Doppelstrangbrüchen von einer linearquadratischen Zunahme ausgegangen. Eine Dosis von 1–1,5 Gy erzeugt ca. 1000 Einzelstrangbrüche und 50–100 Doppelstrangbrüche pro Zelle und führt zum Zelltod bei etwa 50% der Zellen. Dies bedeutet, dass in normalen Zellen auch Doppelstrangbrüche reparabel und nicht notwendigerweise letal sind.

Zu 2. Am häufigsten führen HO˙-Radikale zur Hydroxylierung und Bildung von Hydroperoxiden. Die Strahlenempfindlicheit der Basen nimmt in folgender Reihenfolge ab: Thymin >Zytosin >>Adenin >Guanin.

Zu 3. Veränderungen der Desoxyribose sind seltener (ca. 0,2–0,3 Läsionen auf 10 Einzelstrangbrüche) als Läsionen von Basen.

Zu 4. Vernetzungen können innerhalb einer Einzelkette, zwischen zwei Einzelketten und zwischen DNA und Proteinen stattfinden. Dimere entstehen durch die Verbindung zweier benachbarter Basen einer Einzelkette unter Bildung eines Zyklobutanrings zwischen ihnen. Am häufigsten kommen die sehr stabilen Thymindimere vor. Ihre Bedeutung liegt darin, dass am Ort des Dimers die DNA-Replikation unterbrochen wird.

Die Bestrahlungseffekte an den 23 menschlichen Chromosomenpaaren, die Träger von ca. 50.000–100.000 Genen sind, bestehen aus Veränderungen in Zahl und Struktur. *Chromosomenaberrationen* treten auf, wenn die Bestrahlung vor der S-Phase stattfand. Bei *Chromatidaberrationen* liegt der Expositionszeitpunkt nach der S-Phase. Eine Bestrahlung wäh-

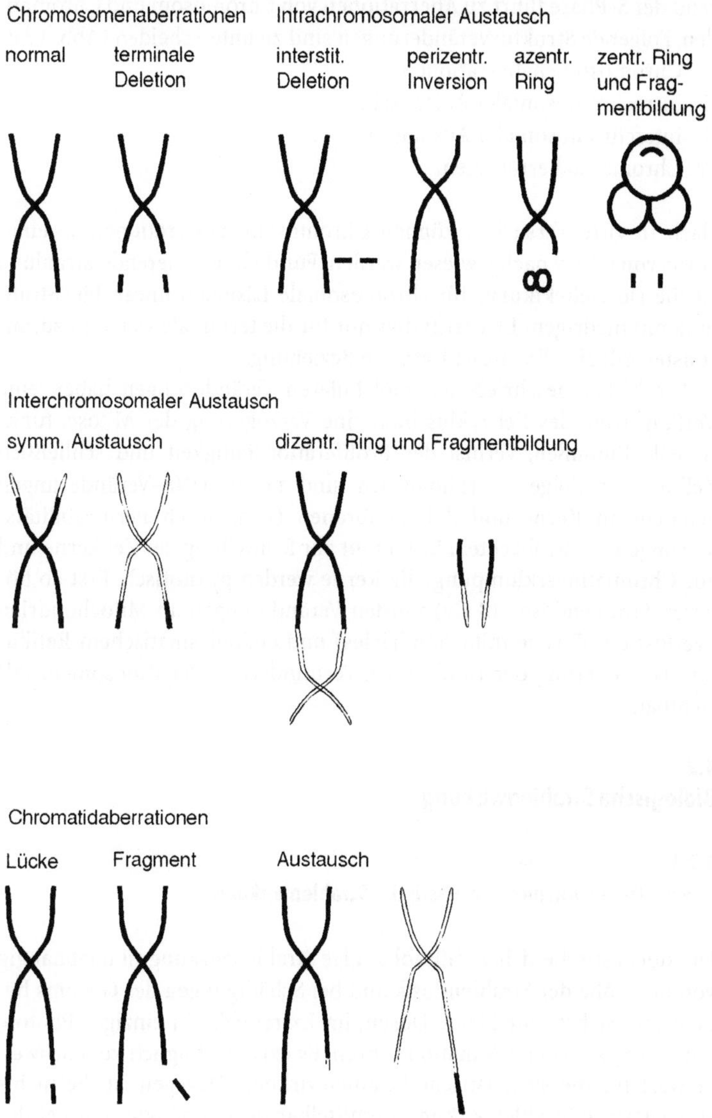

Abb. 4.3. Strukturveränderungen in Chromosomen nach Bestrahlung in der S-Phase

rend der S-Phase führt zu Aberrationen von Chromosom und Chromatiden. Folgende Strukturveränderungen sind zu unterscheiden (Abb. 4.3):

I Chromosomenaberrationen,
II intrachromosomaler Austausch,
III interchromosomaler Austausch,
IV Chromatidaberrationen.

Nach In-vitro-Versuchen können Chromosomenaberrationen ab einer Dosis von 0,1 Gy nachgewiesen werden. Für dicht ionisierende Strahlung ist die Dosiseffektkurve für chromosomale Läsionen linear. Für Strahlung mit niedrigem LET trifft dies nur für die terminale Deletion zu, ansonsten gilt eine linearquadratische Beziehung.

Die bisher beschriebenen molekularen Veränderungen haben eine Verlängerung des Zellzyklus bzw. eine Verzögerung der Mitose, funktionelle Einbußen, Verlust der Proliferationsfähigkeit und schließlich Zelltod zur Folge. Morphologisch sind neben DNA-Veränderungen Schäden an Kern- und Zellmembranen (v. a. durch Permeabilitätsstörungen) zu beobachten: Es kommt zur Schwellung der Zellkerne und zur Chromatinverklumpung, die Kerne werden pyknotisch. Erst ab höheren Strahlendosen (8 Gy) werden Veränderungen an Mitochondrien (Verlust der Cristae mitochondriales) und endoplasmatischem Retikulum (Erweiterung der Hohlräume, Verminderung der Ribosomenzahl) sichtbar.

4.2 Biologische Strahlenwirkung

4.2.1 Stochastische und nichtstochastische Strahlenwirkung

Die stochastische, d. h. zufallsabhängige Strahlenwirkung ist unabhängig von der Höhe der Strahlendosis und bei Schädigungen des Genoms bedeutsam. Selbst sehr kleine Dosen, im Extremfall ein einziges Photon, können z. B. zu einer Mutation führen. Es existiert folglich kein Schwellenwert für die stochastische Strahlenwirkung. Dagegen ist die nichtstochastische Strahlenwirkung unmittelbar dosisabhängig und bei der Wirkung auf Gewebe wichtig. Erst ab einer bestimmten, vom jeweiligen Gewebe abhängigen Dosis (Schwellendosis) wird ein Effekt sichtbar. Ursache hierfür ist die Fähigkeit der Zellen, subletale Strahlenschäden (v. a.

Doppelstrangbrüche) durch sog. *Reparaturprozesse* („repair") zu beseitigen. Mit steigender Dosis sind aber auch die Repairmechanismen nicht mehr in der Lage, Strahlenschäden unwirksam zu machen. Die entsprechende Dosis-Wirkungs-Beziehung, auch *Dosiseffektkurve* genannt, hat im Anfangsteil keinen linearen Verlauf (sog. Schulterkurve). Der nichtlineare Verlauf wird dadurch erklärt, dass sehr kleine Strahlendosen sehr viel weniger wirksam als größere Dosen sind. Bei größeren Dosen kommt es zu einer exponentiellen Absterberate der Zellen (Abb. 4.4).

Es gibt eine Reihe von genetisch kodierten Reparaturmechanismen, deren bekanntester der Exzision-Resynthese-Mechanismus (Abb. 4.5) ist, und die über spezielle Enzyme ablaufen. Einige Mechanismen sind permanent in der Zelle vorhanden, andere müssen erst induziert werden. Die große Bedeutung der enzymatischen Reparaturmechanismen wird bei kongenitalen Defekten derselben sichtbar. Bei Xeroderma pigmentosum z. B. sind die Zellen nicht in der Lage, durch UV-Licht hervorgerufene DNA-Schäden zu beseitigen. Es kommt zu erheblichen Hautveränderungen inkl. Karzinomen.

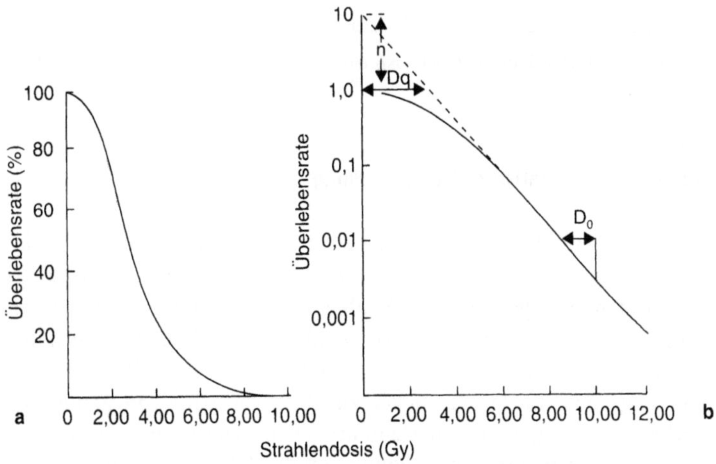

Abb. 4.4 a,b. Dosiseffektkuren für die Überlebensrate von Säugetierzellen nach Bestrahlung. **a** Lineare Darstellung, **b** halblogarithmische Darstellung (*Dq* Schulterbreite, *n* Steilheit der Kurve im linearen Anteil, D_0 Dosis, die im linearen Anteil der Kurve die vorhandene Zellzahl auf 37% (1/e 0,37) vermindert). (Aus Streffer 1987)

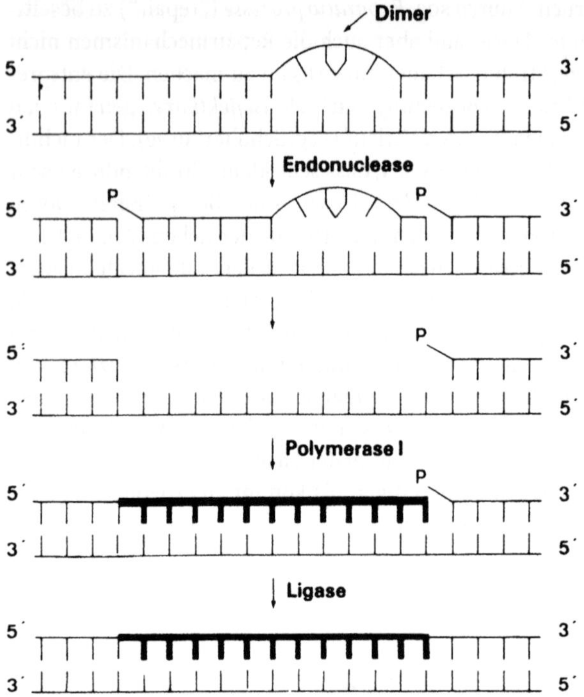

Abb. 4.5. Reparaturmechanismen der DNA nach Bestrahlung. (Nach Tubiana et al. 1990)

4.2.2 Genetische und somatische Strahlenwirkung

Ionisierende Strahlung hat im Vergleich zu chemischen Stoffen eine relativ geringe mutagene Wirkung. Für den Menschen gibt es allerdings kaum Daten zur genetischen Strahlenwirkung. Untersuchungen an Nachkommen der japanischen Atombombenopfer wiesen keine erhöhte Inzidenz von kongenitalen Defekten nach. Dennoch werden weiterhin Extrapolationen von Tierversuchen zur Basis von strahlenhygienischen Überlegungen vorgenommen. Demnach ist eine Dosis von 1 Gy notwendig, um in einer menschlichen Population die Zahl der spontanen genetischen Erkrankungen pro Generation zu verdoppeln. Dies ist eine pessimistische Einschätzung. Die tatsächlich hierzu erforderliche Dosis liegt vermutlich weit höher. Somatische Effekte werden erst ab einer Grenzdosis, die je nach beobachtetem Effekt zwischen einigen cGy und Gy liegt, sichtbar. Sie sind u. a. abhängig von Dosis, Fraktionierung und bestrahltem Volumen (s. auch S. 81).

4.2.3 Strahlenwirkung kleiner Dosen (<1 Gy)

Die Anzahl der radiogen geschädigten bzw. mutierten Zellen ist der Zahl der insgesamt durchstrahlten Zellen und damit der Dosis proportional. Bezüglich des klinischen Effektes liegen Erkenntnisse nur für höhere Dosen (>1 Gy) vor. Grundlage dieses Wissens sind epidemiologische Studien von strahlenexponierten Personengruppen, z. B. der Atombombenopfer von Hiroshima und Nagasaki. Für solide Tumoren ergibt sich bei höheren Dosen ein Anstieg der Tumorinzidenz, der proportional zum zeitlichen Abstand zur Strahlenexposition ist. Für Leukämien steigt anfänglich das Risiko deutlich an, um in späteren Jahren wieder abzunehmen. Dabei ist eine Strahlenexposition im jugendlichen Alter gefährlicher, da junge Menschen empfindlicher auf Noxen reagieren und daher ein höheres Krebsrisiko haben. Insgesamt steigt die Krebsinzidenz um ca. 50% bei einer Ganzkörperexposition von 1 Gy (kumulative Dosis).

Die Ergebnisse dieser Untersuchungen werden mangels anderer wissenschaftlicher Methoden für kleine Strahlendosen extrapoliert. Auf diese Weise wird eine Risikoabschätzung vorgenommen. Auch für kleinste Dosen (<10 cSv) wird eine lineare, teilweise sogar überlineare Abhängigkeit der Krebsinzidenz postuliert. Dies ist allerdings eine auf Vorsicht begründete Arbeitshypothese im Strahlenschutz, die zudem nur für eine Ganzkörperexposition gilt.

4.2.4 Kanzerogene Wirkung ionisierender Strahlung

Wenn Menschen oder Tiere akut bzw. chronisch ionisierender Strahlung ausgesetzt sind, können bösartige Tumoren hervorgerufen werden. Dabei gibt es kein Gewebe, das ein besonderes kanzerogenes Risiko aufweist. Die Latenzzeit für Tumoren ist unterschiedlich: Für Leukämien beträgt sie mindestens 2 Jahre und im Durchschnitt 8 Jahre, für solide Tumoren mindestens 10 Jahre, für Osteosarkome durchschnittlich 20 Jahre. Das Risiko für jüngere Patienten, nach Strahlenexposition einen malignen Tumor zu entwickeln, ist höher als bei älteren Menschen. Für eine

Ganzkörperexposition von 1 Sv (Dosisleistung >1 cGy/min) liegt das Risiko für eine Leukämie bei 0,2% und das Gesamtrisiko für einen malignen Tumor bei 1,2%. Bei Dosen <0,2 Gy wurde keine erhöhte Tumorinzidenz festgestellt.

Einschränkend muss aber gesagt werden, dass eine Risikoeinschätzung bei solch niedrigen Dosen sehr schwierig ist (s. 4.2.3).

4.2.5
Strahlenwirkung in der pränatalen Phase

Da rasch proliferierende Gewebe sehr strahlenempfindlich sind, ist in der Pränatalphase das Risiko einer strahlenbedingten Wachstums- und Entwicklungsstörung besonders hoch. Phasenspezifisch ist mit folgenden Strahlennebenwirkungen zu rechnen:

1. *Blastogenese* (Präimplantationsphase; Tag 0–8): nach Strahlenexpo-sition sterben die meisten Embryonen ab. Nur etwa ein Fünftel der Embryonen können sich implantieren und wachsen dann normal heran.
2. *Organogenese* (Tag 9–60): In der Organogenese wechselt die Strahlenempfindlichkeit der einzelnen Gewebe sehr rasch und in großem Ausmaß. Eine Strahlenexposition in dieser Phase führt zu Missbildungen von Organen, z. B. Mikrozephalie, sowie körperlicher Retardierung. Eine weitere Folge kann der Tod des Kindes während oder nach der Geburt sein.
3. *Fetalperiode* (Tag 60–270): Die Strahlenempfindlichkeit nimmt im Verlauf der Fetalperiode schrittweise ab. Da aber in dieser Phase die Neuroblasten proliferieren, können v. a. Funktionsstörungen des ZNS (geistige Retardierung, Grenzdosis ca. 0,12–0,2 Gy; besonders kritisch sind die Wochen 8–15 nach Konzeption), aber auch Missbildungen, verzögertes Wachstum und kindliche Tumoren (zusätzliches absolutes Risiko: 6% pro Gray) hervorgerufen werden.

4.2.6
Strahlenrisiko

Es gibt mehrere Arten ionisierender Strahlung, die sich in ihrer biologischen Wirksamkeit unterscheiden. Um diese verschiedenen Strahlenarten miteinander zu vergleichen, muss die physikalische Energiedosis mit einem Qualitätsfaktor multipliziert werden. Auf diese Weise erhält man die sog. Äquivalentdosis (s. auch 2.5.3). Bei der *effektiven Äquiva-*

lentdosis wird entsprechend der unterschiedlichen Organsensibilität die Äquivalentdosis mit einem organspezifischen Faktor multipliziert.

Die natürliche Strahlenexposition eines Menschen liegt bei etwa 2,5 mSv (1,5–6 mSv) pro Jahr. Davon entfallen 0,3 mSv auf kosmische Strahlung und 0,4 mSv auf terrestrische Strahlung. Beides ist stark von der geographischen Lage abhängig. Etwa 1,7 mSv sind auf im Körper vorhandene radioaktive Elemente zurückzuführen. Eines davon ist Radon, das z. B. in den Häusern aus den Baustoffen Zement, Granit und Gips austritt. Radon trägt mit ca. 55% zur Gesamtstrahlenbelastung bei.

Die durch die Zivilisation hervorgerufene Strahlenexposition eines Menschen liegt bei ca. 1 mSv/Jahr. Den größten Anteil daran hat die Medizin (ca. 15% der Gesamtstrahlenbelastung):

- Röntgendiagnostik 0,5 mSv,
- Nuklearmedizin 0,1 mSv,
- Strahlentherapie 0,01 mSv.

Weltweit wird jeder Mensch durch Atombombenexplosionen mit einer Dosis von 0,01 mSv, durch den Tschernobyl-Unfall mit 0,001 mSv und durch Atomkraftwerke mit 0,0015 mSv belastet.

Für Personen, die an ihrem Arbeitsplatz strahlenexponiert sind, gelten die Grenzwerte >6 mSv/Jahr (Kategorie A) bzw. >1 mSv/Jahr (Kategorie B). Für die Bevölkerung gilt ein Grenzwert von 1 mSv/Jahr. Tatsächlich erhalten beruflich strahlenexponierte Personen eine Dosis von ca. 2,5 mSv/Jahr, was zu einem akkumulierten Krebsrisiko von $1{,}5 \cdot 10^{-3}$ führen kann. Da ca. 20% der Bevölkerung an Krebs stirbt, könnte theoretisch durch die Strahlung die Krebsinzidenz auf 20,15% ansteigen. Letzteres kann jedoch aufgrund des geringen Unterschieds durch epidemiologische Studien weder bestätigt noch widerlegt werden.

Ein Risikovergleich mit anderen menschlichen Aktivitäten vermag am besten das Strahlenrisiko einzuordnen und zu relativieren:

Es besteht ein Risiko von 1:1 Million, durch folgende Faktoren zu sterben (Beispiel aus Tubiana et al. 1990):

- 650 km Flug in einem Flugzeug,
- 100 km Fahrt in einem PKW,
- Rauchen einer Zigarette,
- passives Rauchen über 2 Stunden,
- eine halbe Flasche Wein,
- 1,5 Minuten Bergsteigen,
- 1,5 Wochen Arbeit in einer Fabrik,

- 2,5 Wochen Einnahme der Antibabypille,
- Strahlenexposition mit 0,1 mSv, das entspricht
  - einer mittleren Dosis durch Röntgendiagnostik innerhalb von 3 Monaten,
  - einer maximal zulässigen Dosis für strahlenexponiert Beschäftigte innerhalb eines halben Arbeitstages,
  - dem Leben in der Nähe eines Atomkraftwerks über 3 Jahre.

4.3 Strahlenfolgen

4.3.1 Strahlenwirkung auf zellulärer Ebene

Die Strahlenwirkung auf zellulärer Ebene ist u. a. abhängig von
1. dem Differenzierungsgrad des Gewebes,
2. der Zellzyklusphase,
3. der Sauerstoffkonzentration,
4. der Strahlenart.

Zu 1. Die Strahlenwirkung ist umso größer, je rascher Zellen bzw. Gewebe proliferieren und je undifferenzierter sie sind (Bergonié u. Tribondeau 1906). Dies gilt für normales Gewebe und für Tumoren. Eine Ausnahme hiervon sind die Lymphozyten, die bereits nach einer Dosis von 1 Gy den Interphasetod, d. h. ohne die Mitose zu durchlaufen, erleiden. Der Interphasetod tritt bei anderen Säugetierzellen erst nach Dosen von >10 Gy auf.

Zu 2. Der Generationszyklus einer Zelle (Abb. 4.6) ist in seinen verschiedenen Phasen unterschiedlich empfindlich auf Bestrahlung. Besonders strahlenempfindlich sind die Zellteilung und G2-Phase der Interphase. Dagegen überleben 10^2 mehr Zellen bei gleicher Dosis in der späten S-Phase der Interphase (Abb. 4.7). Die Bestrahlung verlängert bis zu einer Dosis von 15 Gy den Generationszyklus durch einen Arrest in der G2-Phase, und damit nimmt die Mitoserate ab. Wenn Zellen in der Mitose bestrahlt werden, führen sie meist die Zellteilung zu Ende (Ausnahme: Interphasetod, s. oben). Der Verlust der Reproduktionsfähigkeit ist irreversibel, wenn der Strahlenschaden unzureichend repariert wird. Dies trifft auch dann zu, wenn sich Zellen über mehrere Generationen noch teilen können, bevor sie absterben („reproductive death").

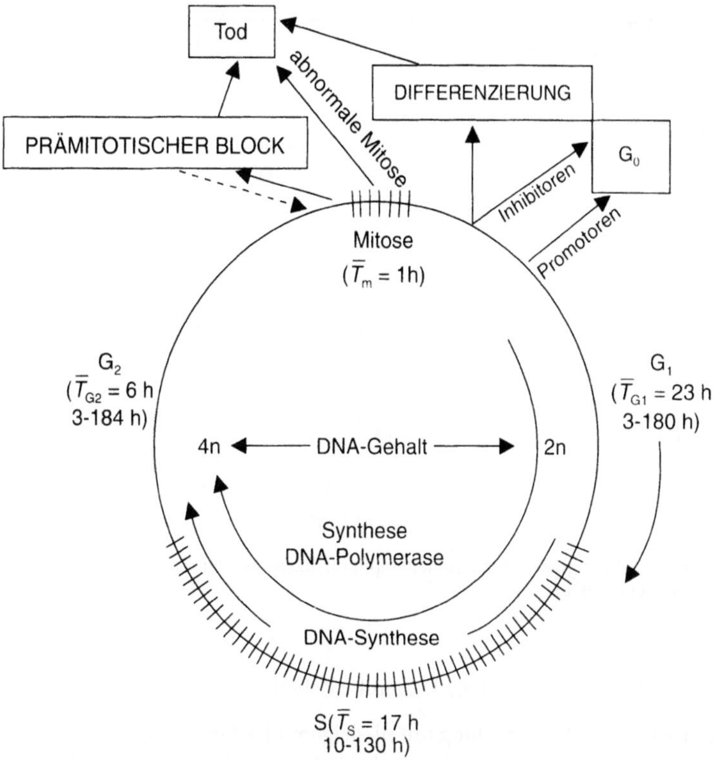

Abb. 4.6. Generationszyklus einer Zelle. (Nach Tubiana et al. 1990)

Zu 3. Die Strahlenwirkung hängt davon ab, ob und in welchem Maß zum Zeitpunkt der Bestrahlung Sauerstoff in der Zelle vorhanden ist. Hypoxische Zellen bedürfen einer höheren Strahlendosis, um den gleichen Effekt wie bei aeroben Zellen zu erzielen (Abb. 4.8). Die Strahlensensibilität steigt sehr rasch mit dem Sauerstoffpartialdruck im Gewebe an und hat bei 30 mmHg O_2 ein Plateau; eine Sauerstoffkonzentration von 0,5% (entspricht 3 mmHg) reicht aus, um 50% der maximalen Strahlensensibilität zu erreichen. Normales Gewebe hat einen pO_2 zwischen 20 und 60 mmHg und ist damit gut oxygeniert. Der sog. *Sauerstoffverstärkungsfaktor („oxygen enhancement ratio", OER)* gibt das Verhältnis zwischen der Strahlendosis bei anoxischen und aeroben Zellen an, wenn eine bestimmte Zellzahl abgetötet werden soll:

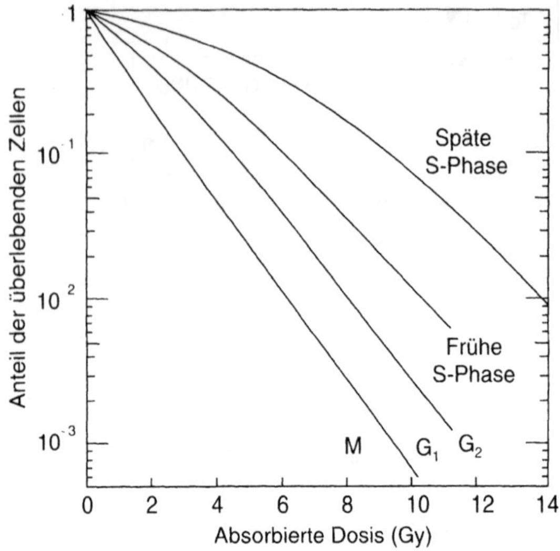

Abb. 4.7. Abhängigkeit der Strahlenempfindlichkeit von der Zellzyklusphase. (Nach Tubiana et al. 1990)

OER=D (anoxische Zellen)/D (aerobe Zellen)

Der OER liegt für Strahlung mit niedrigem LET bei 2,5–3, für Neutronen bei ca. 1,6 und für α-Teilchen nahe 1. Anzumerken ist ferner, dass der OER je nach Zellzyklusphase variiert: In der S-Phase ist er am höchsten (2,8–3), niedriger dagegen in der G2-Phase (2,3–2,4).

Grundsätzlich ist bei einer Gewebehypoxie zwischen akuter und chronischer Hypoxie zu unterscheiden. Die akute Hypoxie resultiert aus einem vorübergehendem Gefäßverschluss oder einer zeitweisen Minderdurchblutung. Bei Tumoren ist dies die Folge einer gestörten Gefäßarchitektur. Die chronische Hypoxie ist die Folge einer verminderten Sauerstoffdiffusion bzw. eines größeren Abstands zwischen versorgendem Blutgefäß und den betroffenen Zellen – eine typische Situation innerhalb von bösartigen Tumoren.

Zu 4. Die Strahlenwirkung hängt u. a. von der Strahlenart ab. Der biologische Effekt einer Strahlenart, z. B. das Absterben einer bestimmten Zellzahl, wird anhand der *relativen biologischen Wirksamkeit (RBW)* bewertet. Der RBW-Faktor ist abhängig vom untersuchten Gewebe. Der

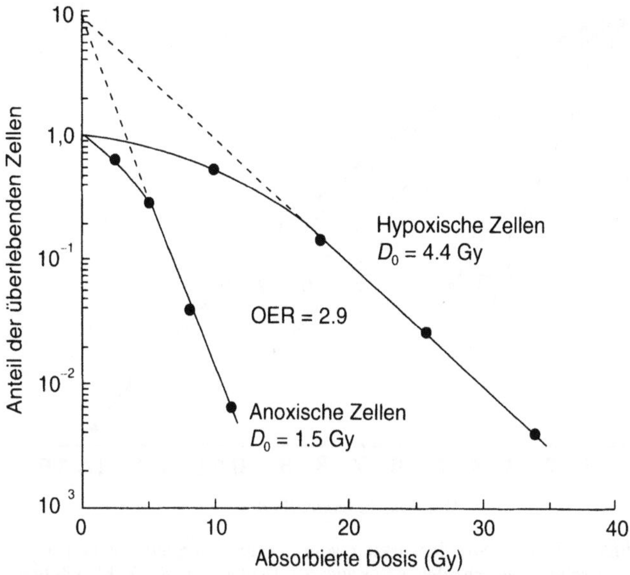

Abb. 4.8. Abhängigkeit der Strahlenempfindlichkeit von der Sauerstoffversorgung der Zelle. (Nach Tubiana et al. 1990)

RBW-Faktor ist so definiert, dass der biologische Effekt einer Referenzstrahlung (^{60}Co-γ-Strahlung) mit dem Effekt der interessierenden Strahlung verglichen wird:

RBW=Dosis Referenzstrahlung/Dosis untersuchte Strahlung

Je höher der LET ist, umso geringer ist die für einen bestimmten biologischen Effekt notwendige Dosis (Abb. 4.9). Dementsprechend nimmt die relative biologische Wirksamkeit mit steigendem LET bis zu einem Maximum von etwa 100 keV/μm zu, um dann bei noch höherem LET abzufallen (Abb. 4.10). Letzteres beruht auf einem übermäßigen Energietransfer, der nicht notwendig ist, um den gewünschten biologischen Effekt zu erreichen („overkill"). Weiterhin gilt, dass bei kleinen Einzeldosen und bei Bestrahlung mit niedriger Dosis pro Zeiteinheit (sog. Protrahierung) der RBW-Faktor steigt.

Da mit zunehmendem LET die biologische Wirksamkeit größer wird, wird der Sauerstoffeffekt zunehmend unwichtig. Das bedeutet, dass bei hohem LET auch in hypoxischen Zellen so viele Läsionen gesetzt wer-

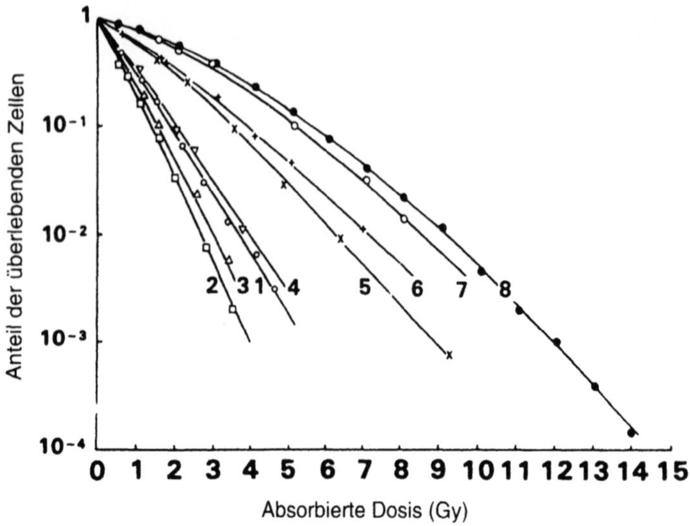

Abb. 4.9. Abhängigkeit der Strahlenwirkung vom linearen Energietransfervermögen (LET). *1–5:* α-Strahlung verschiedener Energie; *6,7:* Deuteronen; *8:* 250 kV Röntgenstrahlung. (Nach Tubiana et al. 1990)

den, dass der strahlensensibilisierende Effekt des Sauerstoffs nicht notwendig ist. Entsprechend nimmt die OER mit steigender biologischer Wirksamkeit ab (Abb. 4.11). Diese Tatsache und die verminderte Bedeutung von Reparaturvorgängen haben dazu geführt, dicht ionisierende Strahlung in der Tumortherapie einzusetzen. Ein Beispiel sind Neutronen mit einem OER von 1,6 im Gegensatz zu Röntgenstrahlung mit einem OER von 3,1.

Modifizierung der Strahlenwirkung

Die Strahlenwirkung bei hypoxischen Zellen kann theoretisch dadurch verstärkt werden, dass hyperbarer Sauerstoff, Carbogen (95% O_2 + 5% CO_2) oder Fluosole (Sauerstoffcarrier) gegeben werden. Bei ausgeprägter Tumoranämie ist es sinnvoll, den Hämoglobinwert via Transfusion zu normalisieren. Auch dicht ionisierende Strahlung und Sensitizer können die Strahlenwirkung erhöhen. Hypoxische Zellen werden selektiv durch elektronenaffine Substanzen, z. B. durch Derivate des Imidazols, strahlenempfindlicher, während aerobe Zellen davon unbeeinflusst bleiben.

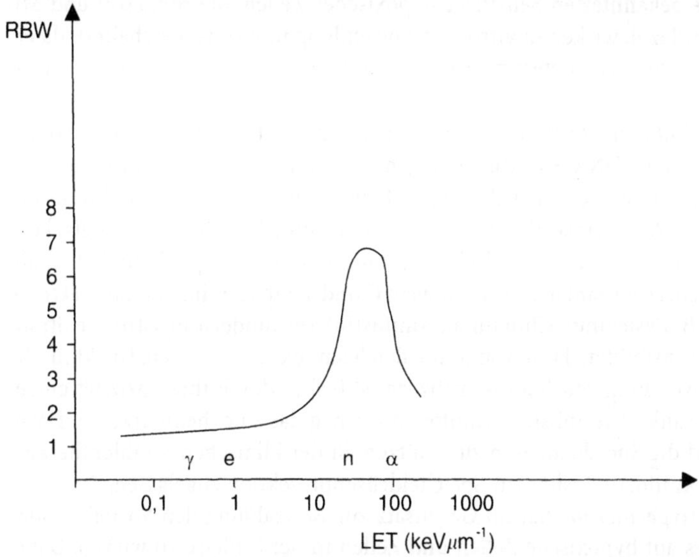

Abb. 4.10. Abhängigkeit des Maximums der relativen biologischen Wirksamkeit (*RBW*) vom linearen Energietransfervermögen (*LET*). Typische LET-Werte für γ-Strahlung (*γ*), Elektronen (e^-), Neutronen (*n*) und α-Strahlung (*α*)

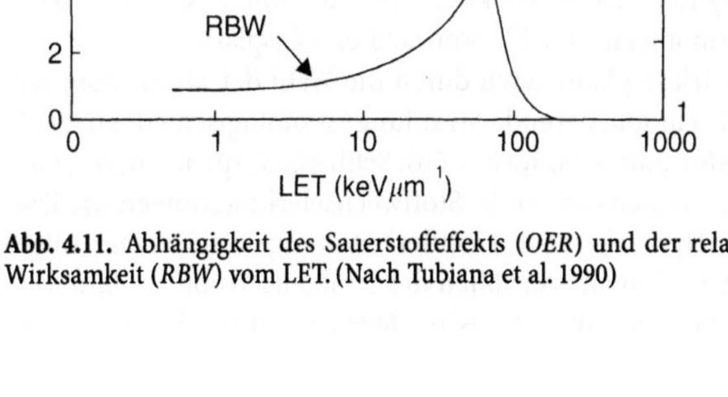

Abb. 4.11. Abhängigkeit des Sauerstoffeffekts (*OER*) und der relativen biologischen Wirksamkeit (*RBW*) vom LET. (Nach Tubiana et al. 1990)

Die bekanntesten Sensitizer hypoxischer Zellen, Metronidazol und Misonidazol, wirken in vitro. Die Anwendung in vivo ist gescheitert, da erhebliche gastrointestinale und neurologische Nebenwirkungen auftraten.

Radiosensitizer, die nicht nur auf hypoxische Zellen wirken, modifizieren die DNA-Struktur (halogenierte Pyrimidine, z. B. 5-Bromdeoxyuridin) oder hemmen die Reparaturmechanismen (z. B. Inhibition der DNA-Polymerase durch Zytosinarabinosid). Strahlenunabhängig können bestimmte zytotoxische Substanzen selektiv hypoxische Zellen abtöten. Dazu zählen z. B. Mitomycin C und Tirapazamin. *Radioprotektoren* (z. B. Zysteamin, Glutathion, Amifostin) vermindern in vitro die Strahlensensibilität, da sie von Radikalen leicht oxidiert werden. Die klinische Anwendung von Radiosensitizern ist bisher durch ihre Toxizität eingeschränkt. Die Substanz Amifostin vermag das Knochenmark, den Darm und die Speicheldrüsen zu schützen; in der klinischen Strahlentherapie ist Amifostin bisher zur Speicheldrüsenprotektion zugelassen.

Hyperthermie hat im Gegensatz zur Bestrahlung den Vorteil, besonders auf hypoxische Zellen und Zellen in der S-Phase zu wirken. Dabei hat die Hyperthermie neben ihrem zytotoxischen Effekt (ab etwa 42° C) eine strahlensensibilisierende Wirkung. Diese tritt bereits bei Temperaturen unter 42 °C auf und beruht vermutlich auf der Hemmung von Reparaturmechanismen. Der Grad der Strahlensensibilisierung wird als *Wärmeverstärkungsfaktor („thermal enhancement ratio“, TER)* angegeben:

TER=Dosis bei physiologischer Temperatur/Dosis bei Hyperthermie

Je nach Temperatur und Tumorart variiert der TER zwischen 1,5 und 4. Dies gilt allerdings nur, wenn Bestrahlung und Hyperthermie simultan bzw. in sehr kurzem zeitlichen Abstand angewendet werden. Eine modifizierende Wirkung auf die Strahlendosis ist für mehrere Zytostatika nachgewiesen. Synergistische Wirkung, die auch klinisch genutzt wird, besitzen z. B. Actinomycin D, 5-Fluorouracil und Cisplatin.

Die Strahlenwirkung kann auch durch die Wahl der Strahlenart verändert werden. Dicht ionisierende Strahlung ist biologisch effektiver als Röntgen- oder γ-Strahlung (s. auch S. 76). Schließlich spielen individuelle Faktoren des Patienten eine Rolle: Stoffwechselerkrankungen wie Diabetes, Gicht und Hyperthyreose, Gefäßerkrankungen, schlechter Allgemeinzustand oder Adipositas erhöhen die Strahlensensibilität. Eine verminderte Strahlenempfindlichkeit wird dagegen bei der Hypothyreose beobachtet.

Abhängigkeit der Strahlenwirkung von Dosis und Zeit

Die Überlebensrate von Zellen nach einer Bestrahlung hängt u. a. davon ab, inwieweit sich die Zellen über Reparaturvorgänge (nichtlinearer Anfangsteil der Dosiseffektkurve, sog. Schulter, s. 3.2.1) von der Schädigung erholen können. Die Zahl der überlebenden Zellen ist zudem von der Zellzyklusphase, in der sie sich zum Zeitpunkt der Bestrahlung befanden, abhängig. Die *mittlere letale Dosis*, die die Zellzahl um einen natürlichen Logarithmus (e^{-1}) reduziert, liegt für Säugetierzellen zwischen 0,75 und 2 Gy. Ein Tumor von 1 cm Durchmesser enthält ca. 10^7 Tumorstammzellen, sog. klonogene Zellen. Um 10^7 Tumorzellen komplett abzutöten, ist eine sehr hohe Einzeldosis notwendig, die jedoch das gesunde Gewebe erheblich schädigen würde. Daher werden statt einer Einzeitbestrahlung mehrere, kleinere Strahlendosen gegeben (Fraktionierung), die dem gesunden Gewebe Reparaturvorgänge ermöglichen, sodass es weniger beeinträchtigt wird.

Die Fraktionierung wird bestimmt von der Anzahl der Bestrahlungen und der Dosis pro Fraktion. Die Gesamtbehandlungszeit ist das zeitliche Intervall zwischen der ersten und der letzten Fraktion. Der biologische Effekt ist abhängig von der Verteilung der Strahlendosis als Funktion der Zeit und der Fraktionierung. Er ist weniger ausgeprägt, wenn die Zahl der Fraktionen oder die Gesamtbehandlungszeit zunehmen. Bei längerer Behandlungszeit muss die Gesamtdosis erhöht werden, um den gleichen biologischen Effekt zu erzielen (Abb. 4.12).

Das Phänomen der gegenseitigen Abhängigkeit von Gesamtdosis, Zahl der Fraktionen und Gesamtbehandlungszeit im Hinblick auf einen bestimmten biologischen Effekt hängt mit den sog. *4 R der Strahlenbiologie* zusammen, die später näher erläutert werden (s. S. 100):

1. *Reparatur* vom subletalen bzw. potentiell letalen Strahlenschaden (s. auch 4.2.1),
2. *Repopulierung* der Zellen zwischen den Fraktionen,
3. *Redistribution* der Zellen innerhalb des Zellzyklus,
4. *Reoxygenierung*.

Eine der Grundlagen des strahlentherapeutischen Effekts ist, dass bei gleicher Fraktionierung und Gesamtbehandlungszeit die biologische Wirkung bei verschiedenartigen Geweben sehr unterschiedlich sein kann. Dies gilt für normale Gewebe und für Tumorgewebe (Abb. 4.13). Den Einfluss von Gesamtdosis (D), Zahl der Fraktionen (n) und Gesamtbehandlungszeit (t) versuchte Ellis 1971 in folgender Formel zu beschreiben:

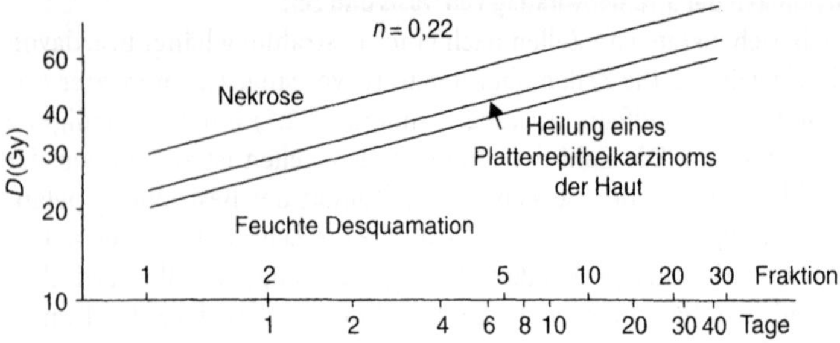

Abb. 4.12. Abhängigkeit des biologischen Effekts von der Gesamtbehandlungszeit. (Nach Tubiana et al. 1990)

$$D = NSD \cdot n^{0,24} \cdot t^{0,11}$$

NSD: „nominal standard dose", entspricht der Äquivalenzdosis für eine Einzeitbestrahlung; Einheit: ret.

Da die NSD-Formel auf klinischen Beobachtungen bei der Bestrahlung der Haut bzw. von Hautkarzinomen beruht, gilt sie streng genommen nur für das Gewebe Haut. Ferner trifft der NSD-Formalismus nur für Frühreaktionen der Haut und für 4–30 Fraktionen zu. Bestrahlungsvolumen und Bestrahlungspausen bleiben unberücksichtigt. Spätreaktionen bei höheren Einzeldosen werden mit der NSD unterschätzt.

Auf der gleichen Datenbasis wie die NSD-Formel beruhen Weiterentwicklungen der Ellis-Formel, z. B. das *TDF-Modell* („time dose factor") und das *CRE-Modell* („cumulative radiation effect"). Ein mathematisches Modell, das die differente Erholungskapazität verschiedener Gewebe (entspricht der Steilheit der Schulter in der Dosiseffektkurve) bei unterschiedlich großen Einzeldosen beschreibt, ist das *linearquadratische Modell* (Abb. 4.14):

$$S = e^{-(\alpha D + \beta D^2)} \text{ oder } -\ln S = \alpha D + \beta D^2$$

Dabei stellt S die Zahl der überlebenden Zellen, D die Einzeldosis, α die Schulter der Überlebenskurve und β die Steilheit der Überlebenskurve im weiteren Verlauf dar. α repräsentiert den Anteil der einzelnen letalen Läsionen am gesamten Strahleneffekt und damit die lineare, irreparable Komponente des logarithmischen Zellsterbens. β ist der Anteil von zwei voneinander unabhängigen subletalen Strahlenschäden und damit die

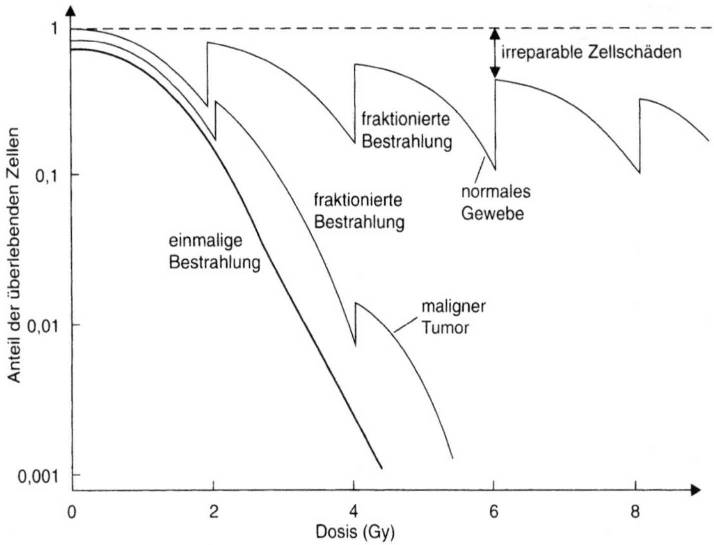

Abb. 4.13. Prinzip der Dosisfraktionierung. (Nach Sauer 1993)

quadratische, reparable Komponente. Das α/β-Verhältnis ist die Dosis in Gy, bei der das logarithmische Zellsterben durch die α-Komponente (irreparabler Zellschaden) gleich groß mit der durch die β-Komponente (reparabler Zellschaden) ist (Abb. 4.15). Der α/β-Wert ist damit Ausdruck der Erholungsfähigkeit des Gewebes von einer Strahlenläsion (Reparaturvorgänge). Ein hoher α/β-Wert (7–15 Gy) charakterisiert früh reagierende Gewebe, ein niedriger α/β-Wert (1–7 Gy) langsam bzw. spät reagierende Gewebe. Eine Auswahl von experimentell bestimmten α/β-Werten ist in Tabelle 4.1 aufgeführt.

Auch für Tumoren können α/β-Werte bestimmt werden. Sie liegen zwischen 9 und 30 Gy. Eine Ausnahme ist das maligne Melanom mit einem α/β-Wert von 2,5 Gy.

Das linearquadratische Modell kann für den praktischen Vergleich zweier Fraktionierungsschemata wie folgt benutzt werden:

$$Dx = Dr \frac{\alpha/\beta + dr}{\alpha/\beta + dx}$$

[Dx: zu berechnende Gesamtdosis (neues Fraktionierungsschema), dx: Einzeldosis (neues Fraktionierungsschema), Dr: bekannte Gesamtdosis

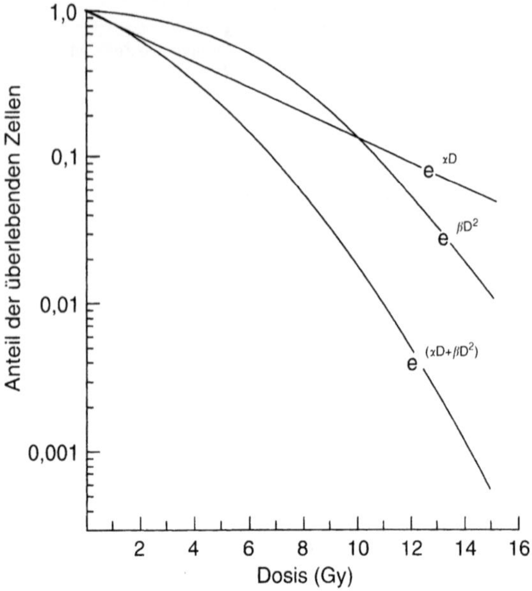

Abb. 4.14. Prinzip des linearquadratischen Modells (Nach Perez u. Brady 1987)

(altes Fraktionierungsschema), dr: Einzeldosis (altes Fraktionierungsschema)]

Beispiel: 70 Gy sollen in einer Fraktionierung von 35-mal 2 Gy gegeben werden. Limitierend sei in diesem Fall die Akutreaktion der Haut. In einem neuen Fraktionierungsschema ist eine Einzeldosis von 3 Gy vorgesehen. Um den gleichen biologischen Effekt am akut reagierenden Organ Haut zu erreichen, ist die Gesamtdosis auf 65 Gy zu reduzieren. Sie errechnet sich wie folgt:

$$Dx = 70\ \text{Gy}\ \frac{10+2}{10+3} = 65\ \text{Gy}$$

Der biologische Effekt ist, wie gezeigt, auch von der Gesamtbehandlungszeit abhängig. Dies gilt vor allem für die früh reagierenden Gewebe. Wird die Behandlungszeit verlängert, so muss die Gesamtdosis erhöht werden, um den gleichen biologischen Effekt zu erreichen. Ursache hier-

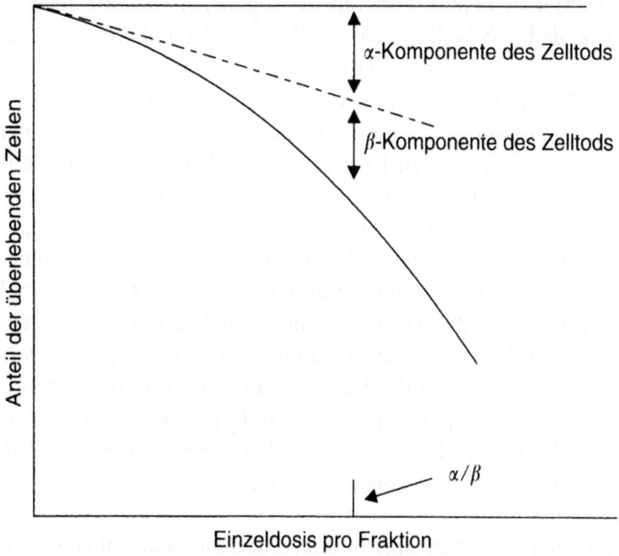

Abb. 4.15. Darstellung des α/β-Verhältnisses. (Nach Steel et al. 1983)

Tabelle 4.1. Beispiele für α/β-Werte (Photonenstrahlung). (Nach Thames u. Hendry 1987)

	Gewebe	α/β-Wert [Gy]
Frühreaktionen	Haut (Desquamation)	9,4–21
	Lippenmukosa	7,9
	Jejunum	7,1
	Kolon	8,4
	Hoden	13,9
Spätreaktionen	Haut	1,5
	Rückenmark (Lähmung)	2,5–3,4
	zervikal	4,1–5,2
	lumbal	2,1
	Gehirn (LD 50/10 Monate)	1,2
	Linse (Katarakt)	2,1–4,3
	Lunge (LD 50/Pneumonitis)	7,2–7,4
	Harnblase	2,5–3,4

für ist eine verstärkte Zellproliferation, die sog. *Repopulierung*. Sie wiederum ist v. a. dadurch bedingt, dass Zellen aus der Ruhephase in die Wachstumsphase des Zellzyklus übertreten (*Redistribution*).

Wenn die Repopulierung unerwünscht ist, z. B. bei einem (rasch wachsenden) Tumor, muss von der üblichen Fraktionierung von 5-mal 2 Gy/Woche abgewichen werden. In diesem Fall ist bei gleicher Einzeldosis die Gesamtbehandlungszeit zu verkürzen (*akzelerierte Bestrahlung*). Bei einigen Tumoren kann eine höhere Zahl von Fraktionen bei reduzierten Einzeldosen und gleicher Behandlungszeit (*Hyperfraktionierung*) günstig sein. Hyperfraktionierung bedeutet, dass 2- oder 3-mal pro Tag bestrahlt wird. Zwischen den einzelnen Fraktionen muss ein Zeitraum von >6 h liegen, um den gesunden Zellen die Reparaturvorgänge zu ermöglichen. Wenn die Einzeldosis erhöht und die Behandlungszeit verlängert wird, spricht man von *Hypofraktionierung*. Das Grundprinzip alternativer Fraktionierungsrhythmen wird in Abb. 4.16 dargestellt. Über Indikationen sowie Vor- und Nachteile wird in Tabelle 4.2 informiert.

Die genannten Fraktionierungsrhythmen beziehen sich auf eine Photonenstrahlung mit einer Dosisleistung von etwa 0,5–5 Gy/min. Sie gelten demnach nicht für dicht ionisierende Strahlung und nicht für den Fall, dass die Strahlendosis über einen längeren Zeitraum gegeben wird (*Protrahierung*, Dosisleistung 1 Gy/h). Bei der protrahierten Bestrahlung, z. B. der Low-dose-rate-Brachytherapie (s. S. 117), überleben mehr gesunde Zellen als nach Bestrahlung über einen kurzen Zeitraum. Die Ursache hierfür ist, dass während der protrahierten Bestrahlung die Reparaturvorgänge ablaufen, die Reoxygenierung einsetzt und schnell proliferierende Gewebe sich repopulieren.

4.3.2 Strahlenwirkung auf normale Gewebe und Organe

Strahlenempfindlichkeit von normalen Geweben und Zellen

Jede Strahlendosis tötet eine bestimmte Anzahl von Zellen ab. Dies wird makroskopisch erst nach der nächsten Zellteilung, die je nach Gewebeart nach Stunden bis Monaten erfolgen kann, sichtbar. Zudem wird der Zellzyklus verlängert, was zu einer verlangsamten Proliferation führt. Beim Zelltod ist zwischen dem Absterben der Zelle in der Mitose infolge von chromosomalen Veränderungen und dem programmierten Zelltod, der Apoptose, zu unterscheiden. Apoptose kommt natürlicherweise in Nor-

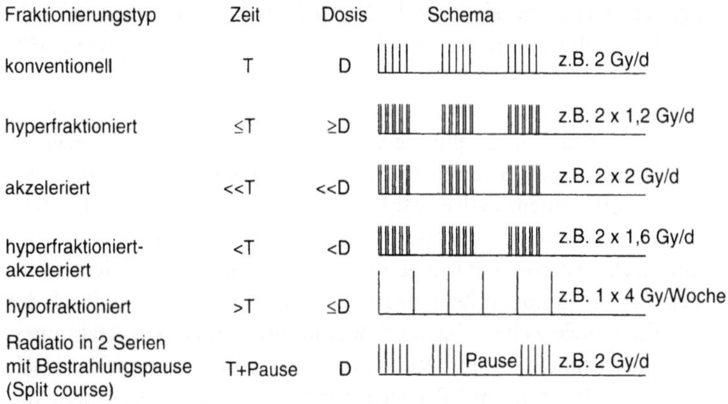

Abb. 4.16. Grundprinzip alternierender Fraktionierungsrhythmen

Tabelle 4.2. Vergleich verschiedener Fraktionierungsschemata

	Konventionell	Akzeleriert	Hypofraktioniert	Hyperfraktioniert
Geeignet für Tumoren mit folgender Wachstumsrate	Durch-schnittlich	Schnell	Langsam	Durchschnittlich
Frühreaktionen (Normalgewebe)	Übliches Maß	Stärker	Geringer	Übliches Maß oder stärker
Spätreaktionen (Normalgewebe)	Übliches Maß	Stärker	Übliches Maß oder stärker	Geringer
Vorteile	Etabliert, praktikabel, geringes Risiko	Abtötung von mehr Tumorzellen, wirkt Repopulierung entgegen, verkürzte Therapiedauer	Abtötung von mehr Tumorzellen	Begünstigt Reoxygenierung und Stammzellrepopulierung, geringeres Risiko von Spätfolgen
Nachteile	Ungeeignet für Tumoren mit sehr langsamer oder sehr schneller Proliferation	Starke Akutreaktionen zwingen nicht selten zur Therapiepause	Bei hohen Einzeldosen Gefahr von schweren Spätreaktionen	Größerer organisatorischer Aufwand

malgeweben vor, und sie kann in Normal- und in Tumorgewebe z. B. durch Bestrahlung induziert werden. Letzteres ist abhängig vom p53-Gen.

Im Gewebe reagiert nicht nur die einzelne Zelle, sondern der gesamte Zellverband. Durch interzelluläre Verbindungen tauschen die einzelnen Zellen Signale aus, z. B. durch Wachstumshormone und Inhibitoren der Zellteilung. Bei einem Zellverlust kann über diese Mediatoren das Zellwachstum im Sinne einer Repopulierung stimuliert werden.

Die Strahlensensibilität von gesunden Zellen variiert erheblich. In Geweben mit einem hohen Zellumsatz, z. B. Dünndarm, werden durch die Bestrahlung viele Zellen abgetötet, was klinisch zu akuten Reaktionen führt. Diese Frühfolgen sind durch Proliferation der Stammzellen rasch reparabel. Spätfolgen sind dagegen nur partiell zu beheben, weil die Stammzellen einen Teil ihrer Proliferationskapazität verloren haben. Es kommt zur Atrophie.

Empirische Daten zeigen, wie häufig akute und chronische Strahlenfolgen für verschiedene Gewebe und unterschiedliche Strahlendosen sind. Es ergeben sich die sog. *Toleranzdosen (TD)*. Sie gelten für die jeweilige Strahlenfolge, die mit einer bestimmten statistischen Wahrscheinlichkeit auftritt. So bedeutet die Angabe einer TD 5/5 von 50 Gy für die Hirnnekrose als Strahlenfolge, dass eine solche Nebenwirkung mit einer Wahrscheinlichkeit von 5% in einem Zeitraum von 5 Jahren beobachtet wird. In Tabelle 4.3 werden die wichtigsten Toleranzdosen aufgeführt. Diese Werte gelten für eine konventionelle Fraktionierung von 5-mal 2 Gy/Woche. Sie sind in jedem Fall als relativ anzusehen. Das bedeutet, dass für jeden Patienten individuell das Risiko einer Strahlenfolge abgeschätzt werden muss, um dann die für diesen Patienten akzeptable und zumutbare Toleranzdosis festzulegen. Beispielsweise wird man bei einem kurativ zu behandelnden Kind wesentlich strengere Maßstäbe als bei einem inkurablen erwachsenen Patienten anlegen.

Bei einer geänderten Fraktionierung gelten diese Toleranzdosen nicht mehr (s. auch Tabelle 4.2). Insbesondere spät reagierende Gewebe wie z. B. Lunge und Rückenmark reagieren gegenüber einer veränderten Fraktionierung empfindlicher als früh reagierende Gewebe wie z. B. Schleimhaut oder Dünndarm. Generell gilt, dass die Höhe der Einzeldosis ganz wesentlich das Ausmaß von Spätfolgen bestimmt; die Gesamtbehandlungszeit hat hierbei wenig Einfluss. Im Gegensatz dazu beeinflussen sowohl die Höhe der Einzeldosis als auch die Gesamtbehandlungszeit das Ausmaß der biologischen Reaktion der akut reagierenden Gewebe.

Tabelle 4.3. Toleranzdosen menschlicher Gewebe

Organ	Strahlenfolge	TD 5/5 [Gy]	TD 50/5 [Gy]	Gesamtes Organ oder Teilorgan
Hoden	Sterilisation	1	2	Ganz
Ovar	Sterilisation	2–3	6–12	Ganz
Knochenmark	Aplasie, Panzytopenie	2,5/30	4,5/40	Ganz/partiell
Linse	Katarakt	3	6	Ganz
Leber	Hepatitis	15/25	20/40	Ganz/partiell
Lunge	Pneumonitis	15/30	25/50	Ganz/100 cm^2
Niere	Nephrosklerose	15/20	20/25	Ganz/partiell
Magen	Ulkus, Perforation	45	55	100 cm^2
Darm	Ulkus, Perforation	45/50	55/65	400 cm^2/ 100 cm^2
Rückenmark	Nekrose	45	55	10 cm
Herz	Peri-, Pankarditis	45	55	50%
Großhirn	Nekrose	50	60	Ganz
Haut	Dermatitis	55	70	100 cm^2
Ösophagus	Ösophagitis, Ulkus	60	75	75 cm^2
Rektum	Ulkus, Striktur	60	80	100 cm^2
Harnblase	Schrumpfung	60	80	Ganz
Knochen (Erw.)	Fraktur, Sklerose	60	100	10 cm^2
Knochen (Kind)	Wachstumsstillstand	10	30	10 cm^2
Große Gefäße	Sklerose	>80	>100	10 cm^2
Uterus	Perforation, Nekrose	>100	>200	Ganz

Akute Strahlenfolgen

Akute Strahlenfolgen treten innerhalb von Stunden bis mehreren Wochen auf und sind durch Reparaturvorgänge komplett reversibel. Im Folgenden werden die akuten Reaktionen bei einigen wichtigen Organen beschrieben (für die chronischen Folgen s. S. 92). Sie sind, ebenso wie die chronischen Strahlenfolgen, in ihrem Ausmaß von der Größe des bestrahlten Volumens, dem Dosis-Zeit-Verhältnis (s. S. 81), der Strahlenart (s. S. 76), der Organsensibilität (Konzept der Toleranzdosis; s. S. 88), individuellen Faktoren (s. S. 81) und zusätzlichen Therapieformen wie Hyperthermie, Radiosensitizer oder Zytostatika (s. S. 80) abhängig.

Haut

Die Hautreaktion verläuft nach Applikation einer Strahlendosis von einmalig 4 Gy in drei Phasen ab: Innerhalb von Minuten bis 24 Stunden kommt es zum *Früherythem*, das 2–3 Tage anhält. Die 2. Phase mit dem *Haupterythem* beginnt 7 Tage nach Strahlenexposition und ist am 8.–10. Tag am stärksten ausgeprägt. Gelegentlich wird das *Späterythem* 6–7 Wochen nach der Bestrahlung beobachtet. Die genannten Veränderungen sind reversibel.

Nach Gabe höherer Strahlendosen, z. B. einmalig 10 Gy, tritt die akute Radiodermatitis mit teilweise irreversiblen Veränderungen auf. Die Symptome der Radiodermatitis sind Rötung (Erythem), Schuppung (Desquamation), Abhebung des Epithels bzw. Blasenbildung (trockene bzw. feuchte Epitheliolyse), Juckreiz, Schmerzen und Haarausfall (Epilation).

(Mund-)Schleimhaut

In der ersten Bestrahlungswoche keine Symptome oder Hyperämie und Ödem bei empfindlichen Patienten (z. B. Alkoholiker, Raucher, begleitende Chemotherapie, Infektionen). In der 2. Woche kommt es zu Appetitverlust, Schmerzen, veränderter Geschmacksinn, fleckige Mukositis, in der 3./4. Woche zu Schluckbeschwerden bei konfluierender Mukositis. In der 5. Woche ist das Maximum der Strahlenreaktion erreicht, die Erholung der Epithelzellen beginnt und ist 2–4 Wochen nach Bestrahlungsende abgeschlossen.

Ösophagus

10–12 Tage nach Bestrahlungsbeginn kommt es zu Schluckbeschwerden und retrosternalem Brennen. Diese Symptome verschwinden innerhalb von 1–2 Wochen nach Therapieende.

Magen

Übelkeit und Erbrechen unmittelbar nach einer Bestrahlung sind nicht selten. Bei Dosen >40 Gy können Ulzera auftreten.

Lunge

Die akute Pneumonitis tritt 2–6 Monate nach Bestrahlungsende auf und kann in Form von Husten, Auswurf und Luftnot symptomatisch werden. Sie geht im Verlauf in eine Fibrose über.

Knochenmark

Die Knochenmarkstammzellen stellen nur 0,2% aller Knochenmarkzellen und zeichnen sich durch die Fähigkeit zur unbegrenzten Reproduktion und zur Pluripotenz aus. Sie sind sehr strahlenempfindlich. Knochenmarkstammzellen besitzen aber auch eine große Regenerationskapazität, d. h. sie können sich, sofern sie eine Bestrahlung überleben, nach einer passageren Markhemmung vollständig regenerieren.

Knochenmarkstammzellen sind Vorläuferzellen aller im Knochenmark gebildeten Zelllinien (Erythrozyten, Granulozyten, Thrombozyten, Lymphozyten), die mit fortschreitender Differenzierung immer strahlenunempfindlicher sind (Ausnahme: Lymphozyten). Entsprechend der Lebens- und Generationszeit der verschiedenen Zellen gibt es im peripheren Blutbild folgende Veränderungen, die im zeitlichen Verlauf nach einer Bestrahlung auftreten (Abb. 4.17):

- Lymphopenie,
- Linksverschiebung der Granulozyten, d. h. Überwiegen der unreifen Granulozytenformen,
- Granulozytopenie,
- Thrombozytopenie,
- Anämie.

Eine Bestrahlung großer Anteile des Knochenmarks führt letztlich zur Panzytopenie mit Infektanfälligkeit und Blutungsneigung.

Dünndarm

Die Strahlenenteritis ist Folge eines Zottenverlustes und geht mit Meteorismus, Tenesmen, Blut- und Schleimabgang sowie Übelkeit und Erbrechen einher.

ZNS und Rückenmark

Nach Bestrahlung des Gehirns kann es akut, d. h. nach Stunden bis Wochen, zum Ödem mit entsprechenden Symptomen (Kopfschmerzen, Sehstörungen) kommen. Eine Bestrahlung des Rückenmarks kann ebenfalls zum Ödem, das mit neurologischen Symptomen bis hin zum Querschnittsyndrom einhergeht, führen. Die genannten Veränderungen sind vollständig reversibel.

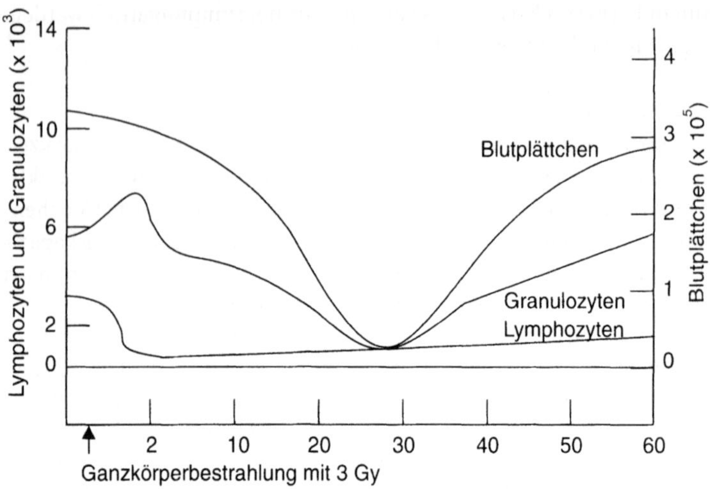

Abb. 4.17. Blutbildveränderungen nach Ganzkörperbestrahlung. (Mod. nach Sauer 1993)

Chronische Strahlenfolgen

Akute Strahlenfolgen können in chronische Folgen übergehen („consequential late effect"). Chronische Folgen werden allerdings auch ohne vorhergehende Akutreaktion beobachtet. Sie treten Wochen bis Monate bzw. Jahre nach Bestrahlungsende auf und sind nur teilweise reversibel. Beispiele sind:

Haut

Die *chronische Radiodermatitis* zeichnet sich durch Atrophie, Epilation, Hyper- und Depigmentierung, Teleangiektasien (erweiterte Hautkapillaren), Hyperkeratose (verstärkte Schuppung) und Ulzera aus.

Speicheldrüsen

Die Mundtrockenheit (Xerostomie) als Strahlenfolge tritt meist nach Bestrahlungsabschluss auf und ist kaum reversibel. Sie beeinträchtigt die Nahrungsaufnahme, verschlechtert die Mundhygiene und prädisponiert für Karies und Parodontose.

Ösophagus

Späteffekte sind u. a. durch Veränderungen der Muskelschicht bedingt und beinhalten Schluckbeschwerden, Stenosen und Ulzera.

Magen
Eine Gastritis kann 1–12 Monate und eine Dyspepsie 6 Monate bis 4 Jahre nach Bestrahlungsabschluss auftreten. Nach ca. 5 Monaten können Spätulzera und eine submukosale Fibrose zu einer Antrumfibrose und -stenose führen.

Dünndarm
Hier werden als chronische Folge Adhäsionen zwischen Darmschlingen sowie Ischämien und umschriebene Stenosen beobachtet. Sie können so ausgeprägt sein, dass ein mechanischer Ileus auftritt.

Herz
Häufigste Strahlenfolge ist die Perikarditis, die selten im ersten Jahr nach Radiatio auftritt. Wenn mehr als 50% des Herzens bestrahlt werden, liegt die Schwellendosis bei nur 20 Gy. Bei 45–50 Gy beträgt die Inzidenz ca. 11%. Die radiogene Kardiomyopathie entwickelt sich langsam über Jahre und ist Folge einer diffusen Fibrose.

Lunge
Aus der akuten Pneumonitis entwickelt sich allmählich, d. h. über Monate, eine irreversible Fibrose.

Leber
Bei Überschreitung der Toleranzdosis kommt es nach Monaten zu einem progressiven Funktionsverlust. Bei einer Dosis von 35 Gy auf das gesamte Organ kann eine tödliche radiogene Hepatitis auftreten.

Niere
Bei Überschreitung der Toleranzdosis kommt es zur Nephropathie mit arterieller Hypertonie und Anämie

Knochenmark
Die strahlenbedingte Panmyelopathie kann in eine Panmyelophthise mit der Aplasie aller Zellkomponenten des Knochenmarks münden.

Testes und Ovarien
Bereits 0,15 Gy führen beim Mann zur temporären Sterilität, eine Dosis von 2 Gy resultiert in einer jahrelangen Azoospermie. Eine dauerhafte Azoospermie tritt nach 6–8 Gy auf. Die Leydig-Zellen sind dagegen relativ wenig strahlenempfindlich.

Oozyten sind extrem strahlensensitiv und sterben im Interphasetod bereits nach 0,12 Gy. Eine dauerhafte Sterilität tritt nach 6–12 Gy auf, ferner kommt es nach diesen Dosen zur Menopause mit entsprechenden Symptomen.

ZNS und Rückenmark

Wenige Wochen bis Monate nach Bestrahlungsende (frühe Spätphase) können uncharakteristische neurologische Symptome wie Übelkeit, Erbrechen und Somnolenz auftreten. Die Symptome bilden sich innerhalb von Wochen komplett zurück. Mit dem Symptom Somnolenz geht auch die Leukoenzephalopathie einher. Sie kann in ihrer nekrotisierenden Form zu Intelligenzdefekten und schließlich zum Tode führen.

Die progrediente, oft letale Spätnekrose (späte Spätphase) tritt nach Monaten bis Jahren mit den Symptomen einer intrakraniellen Raumforderung auf.

Eine frühe Spätfolge des Rückenmarks, die transitorische Myelopathie, tritt ca. 5 Monate nach Bestrahlungsende auf. Sie geht mit Parästhesien v. a. im Rücken und den Beinen einher und bildet sich innerhalb eines Jahres zurück. Etwa 12 Monate nach Bestrahlung der Paraaortal- und Iliakalregion kann die sehr seltene, chronisch-progrediente spinale Muskelatrophie mit motorischen Ausfällen bis hin zur unteren Paraplegie auftreten.

Mit einer Latenzzeit von 1–3 Jahren gehört die chronisch-progrediente Myelopathie zu den späten Spätfolgen am Rückenmark. Nach initialen dissoziierten Sensibilitätsstörungen kommt es zu fortschreitenden schlaffen oder spastischen Paresen und gestörter Blasen- und Mastdarmfunktion. Der Endzustand der chronisch-progredienten Myelopathie ist ein Querschnittsyndrom, das durch Pneumonie, Sepsis oder Atemlähmung zum Tode führen kann.

Zweittumoren als chronische Strahlenfolge

Zu den strahleninduzierten Spätfolgen zählen auch maligne Tumoren wie Sarkome, Schilddrüsenkarzinome, Lymphome und Leukämien (s. auch 4.2.4). Die Latenzzeit beträgt Jahre bis Jahrzehnte, die kürzeste Latenzzeit hat die Leukämie mit einem Häufigkeitsgipfel zwischen 7 und 12 Jahren nach Radiatio. Ein Kausalzusammenhang mit einer Bestrahlung kann bei soliden Tumoren nur hergestellt werden, wenn der Tumor im ehemaligen Bestrahlungsfeld entstanden ist, eine jahrelange Latenzzeit vorliegt und andere Ursachen der Tumorentstehung ausgeschlossen sind. Wenn z. B. die Thoraxwand nach Operation eines Mammakarzinoms bestrahlt wurde, kann die Radiatio nicht als Ursache für ein Jahre später auftretendes Rektumkarzinom angeschuldigt werden.

Die Kombination aus Bestrahlung und Chemotherapie erhöht signifikant das Risiko eines therapieinduzierten Zweittumors. Das Risiko für einen radiogen bedingten Zweittumor beträgt z. B. beim M. Hodgkin ca. 2%. Durch die Kombination der Bestrahlung mit einer Chemotherapie vervierfacht sich das Zweittumorrisiko. Um dieses Risiko, aber nicht die Heilungschancen zu vermindern, ist man bestrebt, die Strahlen- bzw. Zytostatikadosen herabzusetzen und weniger kanzerogene chemotherapeutische Substanzen in die Behandlung einzuführen.

Klinik der Strahlenfolgen

Die Art und das Ausmaß von Strahlenfolgen am normalen Gewebe und am Tumor sind von der eingestrahlten Dosis abhängig. Während kleine Strahlendosen (<1 Gy) nur wenige Zellen abtöten, liegt bei höheren Dosen eine lineare Dosis-Wirkungs-Beziehung vor. Der entscheidende Unterschied zwischen den meisten gesunden Geweben und sich dort entwickelnden Tumoren liegt in der Reparaturfähigkeit normaler Zellen. Daraus ergibt sich die sog. *therapeutische Breite*. Sie stellt den Abstand zwischen den Dosiseffektkurven von Tumor- und Normalgewebe dar (Abb. 4.18).

Die Strahlenwirkung auf Organe hängt u. a. von der Gesamtdosis, dem zeitlichen Verteilungsmuster der Dosisapplikation (Einzeitbestrahlung, Fraktionierung, Protrahierung), der räumlichen Dosisverteilung (Größe des bestrahlten Volumens, Homogenität der Dosisverteilung innerhalb dieses Volumens), der Ausgangssituation des bestrahlten Gewebes (Alter des Patienten, Begleiterkrankungen, Vorbestrahlung) und begleitenden Behandlungen (Operation, Chemotherapie usw.) ab. Die Strahlensensibilität der einzelnen Gewebe und Organe variiert sehr (s. S. 81). Entsprechend unterschiedlich sind die Toleranzdosen. Sie können wiederum von den oben genannten Einflussfaktoren auf die Strahlenwirkung modifiziert werden.

Ganzkörperbestrahlung, Strahlenkrankheit

Oberhalb eines Schwellenwertes von 1 Gy und einem bestrahlten Körpervolumen von mehr als 30% kann es zum akuten Strahlensyndrom kommen. Bei der Ganzkörperbestrahlung liegt die mittlere letale Dosis,

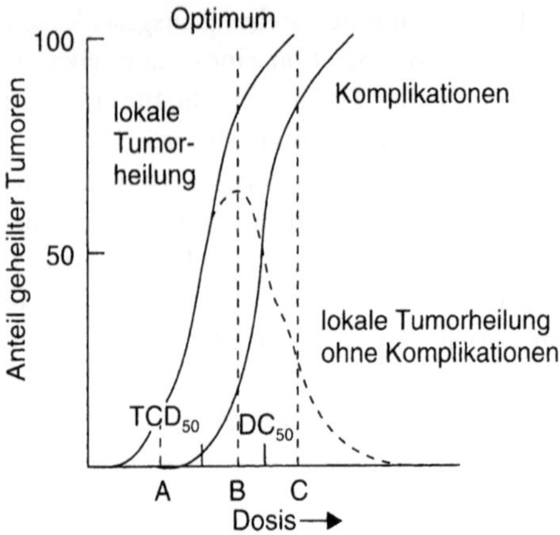

Abb. 4.18. Dosiseffektkurven für Tumor- und Normalgewebe (*TCD_{50}* Dosis für 50% Tumorheilungen, *DC_{50}* Dosis für 50% Komplikationen). (Nach Tubiana et al. 1990)

bei der 50% der Patienten innerhalb von 60 Tagen sterben (LD 50/60), bei 4,5 Gy. Die letale Dosis (LD 100) beträgt 7 Gy. In Abhängigkeit von der Dosis sind klinisch verschiedene Symptomkomplexe zu unterscheiden:

- *Prodromalsyndrom*: Es beginnt ca. 5–15 min nach Exposition und umfasst die Symptome Müdigkeit, Anorexie, Übelkeit, Erbrechen sowie nach sehr hohen Dosen zusätzlich Fieber, Blutdruckabfall, Durchfall, Kopfschmerzen und Apathie.
- *Hämatologisches Syndrom* (2,5–5 Gy): Darunter versteht man die Aplasie der Hämatopoese (Leuko-, Thrombopenie, Anämie). Sie führt nach einer Latenzzeit von 2–3 Wochen über Infektionen und Blutungen zum Tode.
- *Gastrointestinales Syndrom* (ab 5 Gy): Es tritt nach einer Latenz von 3–5 Tagen auf. Durchfälle mit Elektrolytverlust und Infektionen führen nach 10–14 Tagen zum Tode.
- *Zentralnervöses Syndrom* (ab 20 Gy): Die Latenzzeit beträgt nur Minuten bis Stunden. Unter den Symptomen Krampfanfälle, Tremor und Koma tritt nach 14–36 Stunden der Tod ein.

Das zentralnervöse Syndrom ist therapeutisch nicht zu beeinflussen. Beim gastrointestinalen Syndrom sollte mit Infusionen, Antibiose und

Ruhigstellung, beim hämatologischen Syndrom zusätzlich mit Blutersatz und ggf. Knochenmarktransplantation behandelt werden.

Im Rahmen der Leukämiebehandlung kann eine *therapeutische Ganzkörperbestrahlung* eingesetzt werden. Ziel ist die Inaktivierung der Leukämiestammzellen. Die Ganzkörperbestrahlung wird nach einer Chemotherapie als einmalige Dosis von 5–10 Gy bzw. fraktioniert 8,5–14 Gy (4–11 Fraktionen in 3–6 Tagen) gegeben. Anschließend erfolgt die Knochenmarktransplantation.

Die *konditionierende Ganzkörperbestrahlung* mit 3–4 Gy hat nicht primär das Ziel, Tumorzellen abzutöten. Sie wird vor einer Knochenmarktransplantation durchgeführt, um das körpereigene Abwehrsystem auszuschalten.

Dosislimitierend bei der Ganzkörperbestrahlung ist die Toleranz der Lunge. Die Schwellendosis für eine Pneumonitis liegt bei etwa 7 Gy (einmalig) bzw. 9 Gy (protrahiert).

Halbkörperbestrahlung

Bei ausgedehnter Metastasierung ist eine Halbkörperbestrahlung sinnvoll. Hierbei werden je nach Symptomatik bzw. Metastasenausdehnung der obere Abschnitt vom Mastoid bis zum 2. Lendenwirbelkörper oder der untere Abschnitt vom 2. Lendenwirbelkörper bis zur Mitte der Femurschäfte bestrahlt. Das Intervall zwischen oberer und unterer Halbkörperbestrahlung sollte 4–6 Wochen betragen. Die ursprünglich angegebene Dosierung mit einer einmaligen Dosis von 6 Gy für den oberen und 8 Gy für den unteren Abschnitt ist gut wirksam. Die einmalige Bestrahlung scheint aber hinsichtlich der Dauerhaftigkeit der Remission und des Ausmaßes des Schmerzeffektes einer fraktionierten Bestrahlung mit 10-mal 2,5–3 Gy unterlegen zu sein. Als Nebenwirkungen können Übelkeit, Erbrechen und Durchfall sowie Pneumonitis und Knochenmarkdepression auftreten.

4.3.3 Wirkung der Bestrahlung auf Tumoren

Grundsätzliche theoretische Überlegungen

Mit der Einführung der Dosisfraktionierung konnte der unterschiedliche Strahleneffekt auf gesundes und tumoröses Gewebe therapeutisch genutzt werden. Dennoch können nicht alle Tumoren strahlentherapeutisch lokal geheilt werden, da mit einer höheren Strahlendosis auch die

Strahlenfolgen am gesunden Gewebe zunehmen. Die therapeutische Breite, d. h. der Abstand der Dosiseffektkurven für Tumor einerseits und normales Gewebe andererseits (s. Abb. 4.18), ist also relativ schmal.

Die Strahlendosis ist dann optimal, wenn prozentual mehr Tumorheilungen als schwere Nebenwirkungen eintreten. Häufigkeit und Ausmaß von Strahlenfolgen können durch sorgfältige Bestrahlungstechnik und eine gute Begleitbehandlung des Patienten reduziert werden. Ein gewisses Maß an Nebenwirkungen ist jedoch unvermeidlich.

Proliferationskinetik maligner Tumoren

Sie kann durch folgende Parameter beschrieben werden:

- Länge des Zellzyklus (1–3 Tage).
- Wachstumsfraktion, d. h. der Anteil an Zellen, der am Zellteilungszyklus teilnimmt (0,3–100%, im Mittel 30%). Die Wachstumsfraktion wird indirekt über den Anteil der Zellen in der S-Phase (0,1–40%) bestimmt.
- Potentielle Verdopplungszeit (T^{pot}). Sie ergibt sich aus der Länge des Zellzyklus und der Wachstumsfraktion und dauert ca. 5 Tage (Variation 2–30 Tage).
- Zellverlustfaktor (ZVF). Er ergibt sich aus der Differenz zwischen potentieller und Volumenverdopplungszeit (s. nächsten Punkt):

  $$ZVF = 1 - \frac{T^{pot}}{T^{vol}}$$

  Der Zellverlust im Tumor ist groß (90–99%). Er wird verursacht durch Zelltod in hypoxischen bzw. schlecht vaskularisierten Arealen, während oder nach einer abnormalen Mitose, infolge Alterung und aufgrund von Migration der Zellen in das Blut- und Lymphgefäßsystem.
- Tumorvolumenverdopplungszeit (T^{vol}). Sie resultiert aus der um den Zellverlustfaktor bereinigten potentiellen Verdopplungszeit und beträgt ca. 40–60 Tage.

Tabelle 4.4 zeigt Beispiele für die genannten Parameter bei verschiedenen menschlichen Tumoren. Die Parameter gelten für die Gesamtpopulation von Tumorzellen innerhalb eines Tumors. Für die Therapie entscheidend sind aber nur die unbeschränkt teilungsfähigen, sog. *klonogenen Zellen*. Ihr Anteil in menschlichen Tumoren wird auf 0,01–1% geschätzt. Die Wahrscheinlichkeit der Tumorkontrolle hängt von der initialen Anzahl an klonogenen Zellen, der Strahlendosis und dem Anteil der überlebenden Zellen nach einer Bestrahlung ab. Der Anteil der überlebenden Zellen ist Ausdruck der Strahlenempfindlichkeit eines Tumors, die sogar innerhalb einer Tumorart variieren kann.

Phänomen der Repopulierung

Nach einer Bestrahlung vermehren sich die verbliebenen Tumorzellen rascher als zuvor. Dabei treten ruhende Zellen in den Teilungszyklus der Zelle (Redistribution) ein. Die Redistribution tritt v. a. bei rasch proliferierenden Tumoren, z. B. bei Pharynxkarzinomen, etwa in der 4. Behandlungswoche auf. Das verstärkte Tumorwachstum muss dann mit einer zusätzlichen Dosis, im genannten Beispiel 0,6 Gy/Tag zusätzlich, kompensiert werden. Alternativ kann die Gesamtbehandlungszeit verkürzt werden, z. B. durch eine akzelerierte Fraktionierung. Welche klinische Bedeutung die Gesamtbehandlungszeit hat, wird am Beispiel von HNO-Tumoren deutlich. Jeder Tag, um den die Therapiezeit verlängert wird, führt dazu, dass die lokale Tumorkontrolle um 0,4–2,5% absinkt. Ähnliches gilt auch für Zervixkarzinome (0,3–1,1% pro Tag schlechtere Tumorkontrolle), nicht aber z. B. für Mamma- und Prostatakarzinome, da sie eine langsamere Zellproliferation aufweisen.

Tabelle 4.4. Proliferationskinetische Charakteristika verschiedener Tumoren. (Nach Tubiana et al. 1990)

Tumorhistologie	Verdopplungszeit (Tage)	S-Phase-Anteil [%]	Wachstumsfraktion [%]	Zellverlust in [%]	Zellerneuerung pro Tag [%]	Strahlensensibilität[a] [Gy]
Embryonale Tumoren	27	30	90	94	42	25–30
Lymphome	29	29	90	94	51	35–40
Sarkome	41	3,8	11	68	5,5	85
Plattenepithelkarzinome	58	8,3	25	90	10	60–70
Adenokarzinome	83	2,1	6	71	1	60–80

[a]Mittlere Dosis für Tumorsterilisation.

Faktoren, die die Strahlensensibilität von Tumoren beeinflussen

Phänomen der Reoxygenierung

Die ungeordnete Proliferation maligner Zellen und die ungenügende Blutgefäßneubildung führen dazu, dass die Tumorzellen unzureichend mit Nährsubstraten und speziell mit Sauerstoff versorgt werden. Im Laufe des Tumorwachstums nimmt die Distanz zwischen Blutgefäß und einem großen Teil der Tumorzellen zu. In einem Abstand von 150–200 µm zur versorgenden Kapillare geht die Sauerstoffspannung im Gewebe gegen 0. Der Abstand wird schließlich so groß, dass hypoxische und anoxische, später nekrotische Tumorareale entstehen (Abb. 4.19). Der Anteil der hypoxischen Zellen in einem Tumor liegt zwischen 0 und 50%, im Durchschnitt bei 15%.

Nach einer Bestrahlung kommt es zum Phänomen der Reoxygenierung, d. h. initial hypoxische Zellen werden besser mit Sauerstoff versorgt. Der Reoxygenierung liegen mehrere Vorgänge im Tumor zugrunde, die zu verschiedenen Zeitpunkten stattfinden. Die frühe Reoxygenierung wird z. B. durch eine Migration hypoxischer Zellen in Richtung Kapillare hervorgerufen. Die späte Reoxygenierung wird dadurch verursacht, dass der Tumor infolge der Bestrahlung kleiner wird. Ein weiterer Grund liegt darin, dass nekrotische Zellen abgebaut werden und konsekutiv der Abstand zum versorgenden Blutgefäß abnimmt.

Proliferationskinetik

Tumoren mit einem hohen Anteil proliferierender Zellen und einem großen Zellverlustfaktor sind sehr strahlensensibel und damit am ehesten durch eine Bestrahlung heilbar. Während einer fraktionierten Strahlenbehandlung nimmt die Strahlensensibilität rasch wachsender Tumoren mit fortschreitender Tumorregression noch zu, da die Perfusion verbessert und damit die Reoxygenierung erleichtert wird. Bei rascher Proliferation befinden sich mehr Zellen in strahlensensiblen Zellzyklusphasen. Zudem sind die Reparaturvorgänge aufgrund des geringeren Anteils ruhender Zellen bei rasch wachsenden Tumoren weniger bedeutsam.

Anteil klonogener Tumorzellen

Er variiert unter den verschiedenen Tumoren zwischen 0,01 und 1%.

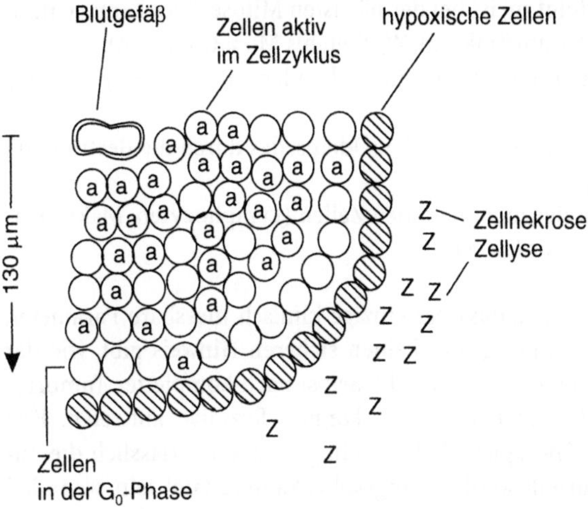

Abb. 4.19. Darstellung der Sauerstoffversorgung von Tumorzellen

Zelleigene Strahlensensibilität

Die Strahlensensibilität der Tumorentitäten variiert stark. Selbst bei gleicher histologischer Diagnose können verschiedene Tumorzelllinien eines Tumors eine unterschiedliche Strahlensensibilität aufweisen. Eine Ursache hierfür sind Unterschiede in der Erholungsfähigkeit (Reparaturvorgänge).

Wechselwirkung Wirt – Tumor

Das Immunsystem ist teilweise in der Lage, Tumorzellen zu erkennen und abzutöten. Bei zu hoher Tumorzellzahl kann es aber den Tumor in seinem Wachstum nicht aufhalten.

Neben den genannten Faktoren können Beeinträchtigungen des Gesamtorganismus die Strahlensensibilität gesunder Gewebe beeinflussen. Schlechter Ernährungszustand oder Alkoholismus beispielsweise erhöhen die Strahlensensibilität.

Veränderung der Tumorgröße nach Bestrahlung

Die Tumorgröße nach Bestrahlung wird bestimmt

- von dem Anteil der geschädigten klonogenen Zellen, die nicht mehr unbegrenzt teilungsfähig sind;
- von der Eliminationsrate der geschädigten klonogenen Zellen (die

Elimination erfolgt meist bei der nächsten Mitose. Dies kann, je nach Größe der Wachstumsfraktion, Wochen bis Monate dauern);
- von der Proliferationsrate der überlebenden vitalen Zellen, die zur Repopulierung (s. S. 99) führt;
- von dem Grad des intratumoralen Ödems, das durch die Bestrahlung verstärkt wird;
- von dem Anteil der nichtmalignen Zellen (Lymphozyten, Makrophagen usw.) im Tumor (ca. 30%).

Daraus wird ersichtlich, dass der einzige klinisch messbare Parameter, der Rückgang der Tumorgröße, keinen sicheren Hinweis gibt, wie der Tumor auf die Behandlung anspricht. Selbst nach kompletter Tumorregression am Ende der Behandlung können Rezidive auftreten. Erst 2–3 Monate nach Therapieende kann einigermaßen verlässlich die Tumorremission beurteilt werden. Umgekehrt kann es fatal sein, wenn bei schneller Tumorregression unter Therapie die Gesamtstrahlendosis reduziert wird. Selbst bei klinisch fehlendem Tumornachweis (komplette Remission) können noch 10^8 Tumorzellen vorhanden sein.

Kombination von Strahlentherapie und Chemotherapie

In der Kombinationstherapie trägt die Bestrahlung dazu bei, dass der Patient kein lokales Rezidiv erleidet. Beispielsweise liegt die lokale Rezidivrate beim kleinzelligen Bronchialkarzinom nach kompletter Remission unter Zytostase und nachfolgender Bestrahlung bei ca. 30%. Ohne Bestrahlung ist in 80% der Fälle mit Rezidiven zu rechnen.

Das Zusammenspiel von Chemo- und Strahlentherapie bei der Tumorabtötung soll anhand zweier Zahlenbeispiele (nach Tubiana et al. 1990) verdeutlicht werden: Ein Tumor von 100 g enthält ca. 10^{11} Zellen, davon 10^9 klonogene Zellen, von denen jeweils 50% durch eine Dosis von 2 Gy abgetötet werden. Für 30 Fraktionen von 2 Gy und einer Gesamtdosis von 60 Gy beträgt die statistische Wahrscheinlichkeit für eine Tumorheilung 37%. Wenn durch die Chemotherapie die Tumorzellzahl um die Hälfte reduziert wurde, was einer partiellen Remission entspricht, dann beträgt die erforderliche Gesamtdosis 58 Gy, um die gleiche Heilungswahrscheinlichkeit zu erreichen.

Wenn 90% der Tumorzellen durch die Chemotherapie abgetötet wurden, liegt die Dosis bei 54 Gy. Nur wenn eine komplette Remission, was einem Resttumor von 1 g entspricht, erzielt wurde, darf die Dosis auf 40 Gy gesenkt werden. Das zeigt, wie kritisch es ist, nach einer partiellen

Tumorreduktion durch Chemotherapie die Strahlendosis deutlich herabzusetzen.

Ein weiteres Zahlenbeispiel bezieht sich auf einen relativ wenig strahlensensiblen Tumor. In diesem Fall ist z. B. eine Einzeldosis von 3 Gy erforderlich, um 50% der Tumorzellen abzutöten. Folglich liegt die Gesamtdosis bei 90 Gy, um eine 37%ige Heilungswahrscheinlichkeit zu erreichen. Da bei einer Dosis von 90 Gy die Toleranz des gesunden Gewebes weit überschritten würde, verbietet es sich, eine solch hohe Dosis zu applizieren. Wenn es der Chemotherapie in diesem Fall gelingt, eine komplette Remission zu erzielen, liegt die erforderliche Gesamtdosis bei 60 Gy.

Bei der Wahl der zeitlichen Kombination von Strahlen- und Chemotherapie ist Folgendes zu berücksichtigen:

- Die toxischen Effekte beider Therapieformen verstärken sich am Tumor und am gesunden Gewebe oft gegenseitig. Insbesondere ist die organspezifische Toxizität einiger Zytostatika (z. B. Adriamycin – Herz, Bleomycin/Gemcitabin – Lunge, Methotrexat – ZNS) zu beachten, wenn die entsprechenden Organe im Bestrahlungsvolumen liegen.
- Wenn Chemo- und Radiotherapie sequentiell angewendet werden, kann die Therapie lange dauern und der Tumor sich repopulieren. Umgekehrt kann es bei primärer Strahlentherapie zur systemischen Metastasierung kommen. Um dieses zu vermeiden, können zunächst 2–4 Zyklen Zytostase durchgeführt werden. Daran schließt sich die Bestrahlung an.
- Tumoren können chemotherapieresistent sein oder es unter der Therapie werden. Deshalb werden möglichst Zytostatikakombinationen ohne Kreuzresistenz angewendet. Doch auch bei diesem Vorgehen können Zytostatikaresistenzen auftreten. Die Bestrahlung stellt eine nichtkreuzresistente Behandlungsform zur Chemotherapie dar. Es gibt Hinweise, dass unter bestimmten Umständen die Chemotherapie eine Strahlenresistenz und die Strahlentherapie eine Chemotherapieresistenz induzieren kann. Wenn aber ein Tumor auf eine Chemotherapie ungenügend anspricht, erlaubt dies keinen Rückschluss darauf, dass eine Bestrahlung keine Aussicht auf Erfolg hätte.

Apparative Grundlagen

5.1 Bestrahlungsgeräte

Bestrahlungsgeräte unterscheiden sich nach der Applikationsform der Strahlung (perkutan, intrakavitär bzw. interstitiell), der Eindringtiefe (Kontakt-, Oberflächen-, Halbtiefen- und Tiefentherapie) und der verwendeten Technik zur Strahlungserzeugung.

5.1.1 Röntgenbestrahlungseinrichtung

Das apparative Prinzip von Röntgentherapiegeräten (s. 2.3.1) beruht darauf, dass Elektronen zwischen der negativ geladenen Kathode und der positiv geladenen Anode durch ein elektrisches Feld beschleunigt werden. Das elektrische Feld wird via Transformator durch eine Hochspannung (10–300 kV) erzeugt. Die Hochspannung wird zwischen Kathode und Anode angelegt. Die beschleunigten Elektronen treffen auf das sog. „Target-Material" der Anode und werden abgebremst. Das Anodenmaterial besteht aus Metallen mit hohem Schmelzpunkt, z. B. Wolfram. Im Target entstehen durch die Wechselwirkung zwischen den auftreffenden Elektronen und den Metallatomen neben Wärme charakteristische Röntgenstrahlung und sog. Bremsstrahlung (s. 2.3). Die Strahlung tritt aus der Röntgenröhre, die ansonsten gegen entstehende Streustrahlung mit Blei abgeschirmt ist, durch ein sog. Fenster, z. B. aus Beryllium, aus. Der niederenergetische, therapeutisch unerwünschte Strahlenanteil wird durch Filter aus Metall absorbiert. Eine Ausnahme hiervon ist die Grenzstrahltherapie. Hierbei werden Zelluloseacetat- oder Polyäthylenfilter verwendet. Mit steigender Energie der Röntgenstrahlung muss Filtermaterial höherer Ordnungszahl eingesetzt werden. Der Nutzstrahl wird durch Metallblöcke, auch Blenden oder Kollimatoren genannt, begrenzt.

Prinzipielle Unterschiede von Röntgengeräten für die Therapie im Vergleich zu Geräten für die Diagnostik sind

- der höhere Spannungsbereich bis zu 300 keV und eine entsprechend andere Filterung für die niederenergetische Strahlung,
- ein aufwendigerer apparativer und baulicher Strahlenschutz,
- hohe Dosisleistungen trotz längerer Bestrahlungszeiten (dies erfordert einen größeren Fokus und ein aufwendigeres Kühlsystem),
- die Kollimierung des Nutzstrahlenbündels.

Die Eindringtiefe der Röntgenstrahlung wird durch die Wahl der Hochspannung (kV), des Fokus-Haut-Abstandes (FHA) und der Filterung variiert. Aufgabe der Filterung ist es, energiearme, sog. „weiche" Strahlung abzufangen. Auf diese Weise vermeidet man die unerwünschte Strahlenbelastung der oberflächlichen Hautschichten. Dabei gilt, dass mit steigender Spannung die Dicke bzw. die Ordnungszahl des gewählten Filtermaterials ansteigen muss. Entsprechend der Eindringtiefe werden Röntgentherapiegeräte zur Grenzstrahl-, Weichstrahl-, Kontakt-, Oberflächen-, Halbtiefen- und Tiefentherapie unterschieden (Tabelle 5.1).

Tabelle 5.1. Kenndaten von Röntgentherapiegeräten mit unterschiedlicher Eindringtiefe der Röntgenstrahlen

Röntgentherapiegerät	Betriebsspannung [kV]	Dosisleistung [R/min]	FHA [cm]	Halbwertschicht	Eindringtiefe [cm] 50% Isodose
Grenzstrahltherapie	5–20	bis 90	10–15	0,03 mm Al	0,02–0,08
Weichstrahltherapie	20–100	25–150	10–30	0,1–2 mm Al	0,1–2
Kontakttherapie (Chaoul)	50–60	500–1000	1,5–3	2–4 mm Al	0,4–3
Oberflächentherapie	60–100	75–150	15–30	0,7–2 mm Al	0,7–2
Halbtiefentherapie	110–140	60–125	30	4 mm Al	3
Tiefen-(Orthovolt-) therapie	150–500	40–75	50–80	2–4 mm Al	5–8

Grenzstrahl-, Weichstrahl-, Kontakt- und Oberflächentherapiegeräte werden am Patienten mit Hilfe eines Stativs eingestellt oder die Therapieröhre direkt gehalten (Abb. 5.1). Der Arzt schützt sich dabei durch ein Schutzblech oder Bleiglas am Röhrentubus, durch Bleischürzen und -handschuhe oder eine Bleiglasscheibe hinter dem Gerät bzw. vor dem Schaltpult. Auch am Patienten muss ein entsprechender Gonadenschutz angebracht werden. Am Schaltpult wird die Bestrahlungszeit eingestellt. Für die oberflächliche Bestrahlung von Tumoren in Körperhöhlen, z. B. beim Rektumkarzinom oder bei Mundhöhlenkarzinomen, stehen spezielle Körperhöhlenröhren zur Verfügung.

In Abb. 5.2 wird ein Röntgentiefentherapiegerät gezeigt. Der an der Therapieröhre angebrachte Tubus dient dazu, das Strahlenbündel nach Form und Größe zu begrenzen und den Fokus-Haut-Abstand zu definieren. Röntgenbestrahlungseinrichtungen sind fast ausschließlich zur Bestrahlung bei feststehender Röhre (Stehfeldbestrahlung) vorgesehen.

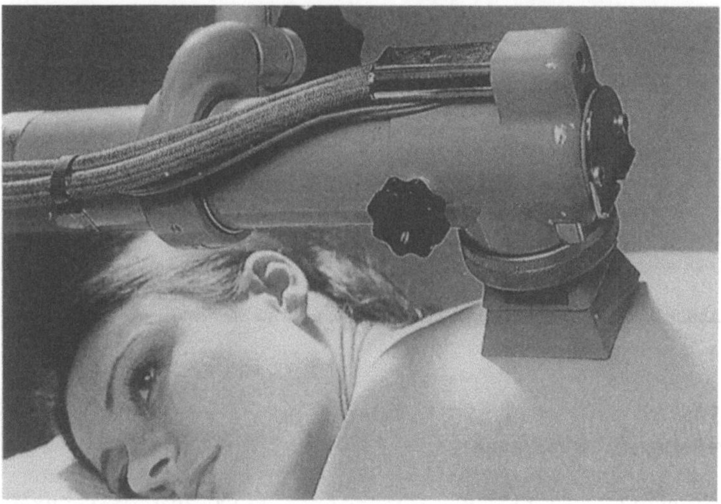

Abb. 5.1. Einstellung eines Röntgentherapiegerätes am Patienten zur Oberflächenbestrahlung (RT 100, Firma Philips)

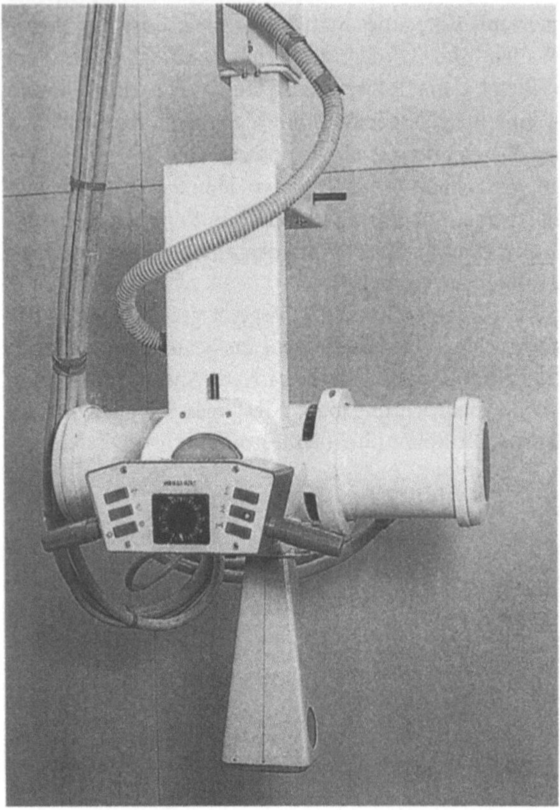

Abb. 5.2. Röntgentiefentherapiegerät (Stabilipan, Firma Siemens)

5.1.2 γ-Bestrahlungseinrichtung

Die Strahlung wird bei diesem Gerätetyp nicht künstlich wie bei Röntgengeräten, sondern durch Radionuklide erzeugt. Da nur γ-Strahlung eine größere Reichweite und Eindringtiefe besitzt, wird zusätzlich entstehende, therapeutisch nicht erwünschte α- und β-Strahlung durch entsprechendes Abschirmmaterial absorbiert. Das verwendete Nuklid muss hochenergetische γ-Strahlung emittieren, eine hohe spezifische Aktivität

Tabelle 5.2. Kenndaten von Gammabestrahlungseinrichtungen mit Cobalt- bzw. Cäsiumquelle

Eigenschaft	^{60}Co	^{137}Cs
Photonenenergien [MeV]	1,17 und 1,33	0,662
HWZ [Jahre]	5,26	30
Spez. Aktivität [Ci/g]	150–200	30–50
HWS [mm Pb]	12	6
FHA [cm]	80–100	20–40
Dosisleistung [cGy/min]	100–200	5–15
Rel. Tiefendosis 50% [cm]	10	7
Quellendurchmesser [cm]	1,5–2	3–4

und damit eine entsprechend große Dosisleistung aufweisen. Aus ökonomischen Gründen sollte das Nuklid eine möglichst lange Halbwertszeit haben.

Diese Forderungen erfüllen vor allem ^{60}Co und ^{137}Cs. Beide Nuklide werden in Reaktoren produziert. Die charakteristischen Eigenschaften dieser Nuklide und der entsprechenden Bestrahlungsgeräte sind in Tabelle 5.2 aufgelistet. Nachteilig sind bei diesen Geräten der relativ große Quellendurchmesser und der dadurch bedingte allmähliche Dosisabfall am Feldrand (sog. „Halbschatten"). Von Nachteil ist auch, dass die Quelle regelmäßig gewechselt werden muss, bei Kobalt etwa alle 5–10 Jahre.

Der prinzipielle Aufbau einer γ-Bestrahlungseinrichtung ist in Abb. 5.3 dargestellt. Die Strahlenquelle, z. B. Kobaltkügelchen, ist in eine Edelstahlkapsel eingeschlossen. Ihre Strahlung wird durch Wolfram und Blei sowie abgereichertes Uran abgeschirmt. Der Strahlerkopf enthält den sog. Quellenschieber mit Quelle, die Metallabschirmung, die Verschlussblende, die Feldbegrenzungsblenden, das Lichtvisier und den optischen Distanzanzeiger.

Im Bestrahlungsbetrieb wird die Quelle pneumatisch mittels Quellenschieber in die Bestrahlungsöffnung des Strahlerkopfes transportiert. Das Gerät (Abb. 5.4) kann sowohl für eine Stehfeldbestrahlung (feststehender Strahlerarm, sog. Gantry) als auch für Bewegungsbestrahlungen (Bewegung des Strahlerarmes während der Bestrahlung) genutzt werden. Die Feldeinstellung erfolgt direkt am Strahlerkopf. Die Bestrah-

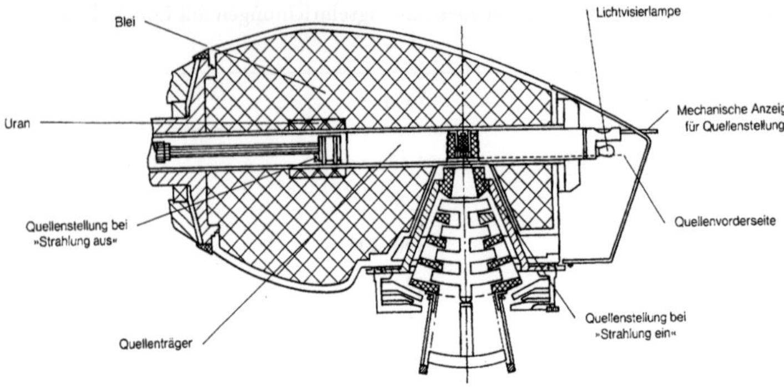

Abb. 5.3. Aufbau eines Strahlerkopfes einer γ-Bestrahlungseinrichtung (Theratron 80, Firma Philips/A.E.C.L.)

Abb. 5.4. γ-Bestrahlungsgerät (Theratron 80, Firma Philips/A.E.C.L.)

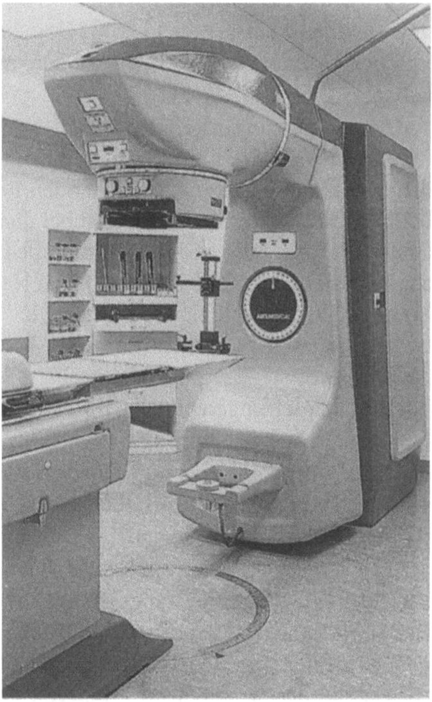

lungsparameter (Bestrahlungszeit, Steh- oder Rotationsfeld, Rotationsgeschwindigkeit etc.) werden an einem Bedienpult außerhalb des Bestrahlungsraumes eingestellt. Notschalter erlauben, im Bedarfsfall die Bestrahlung sofort zu unterbrechen.

Heute werden nur noch ^{60}Co-Geräte mit einem Fokus-Achsen-Abstand von 80 cm und mehr für die Tiefentherapie eingesetzt. Geräte mit geringerem Fokus-Achsen-Abstand oder ^{137}Cs-Geräte dürfen u. a. wegen der ungünstigen Tiefendosiskurvenverläufe nicht mehr zum Einsatz kommen.

5.1.3 Beschleunigereinrichtungen

Von medizinischer Bedeutung sind Teilchenbeschleuniger vom Typ des Kreisbeschleunigers (Betatron), des Linearbeschleunigers, des Elektronenzyklotrons (Mikrotron) und des Neutronengenerators bzw. Isochronzyklotrons. Der prinzipielle Aufbau eines Kreisbeschleunigers ist in Abb. 5.5 und der eines Linearbeschleunigers in Abb. 5.6 dargestellt. Ei-

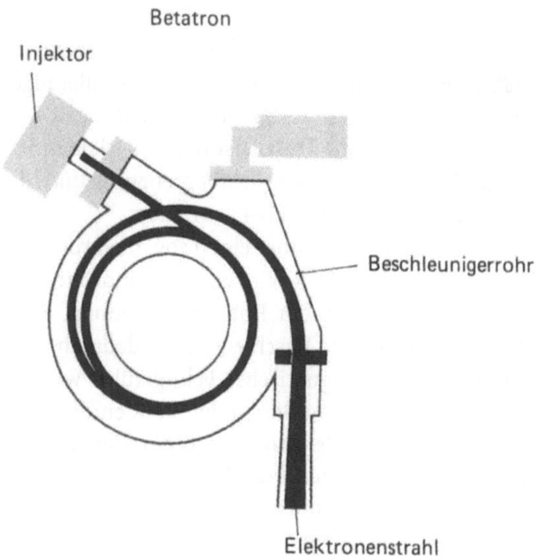

Abb. 5.5. Schematischer Aufbau eines Kreisbeschleunigers. (Aus Sauer 1984)

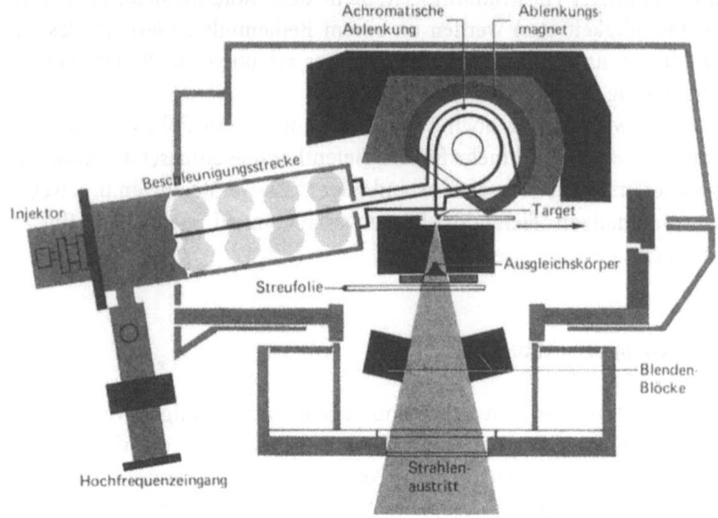

Abb. 5.6. Schematischer Aufbau eines Linearbeschleunigers. (Nach Sauer 1983)

ne Übersicht der Eigenschaften von Beschleunigern wird in Tabelle 5.3 gegeben. Der zahlenmäßig am weitesten verbreitete Linearbeschleuniger (Abb. 5.7) zeichnet sich gegenüber den Telegammaeinrichtungen und anderen Beschleunigern durch die hohe Dosisleistung, den kleinen Bestrahlungsfokus mit entsprechend scharfer Feldbegrenzung und die Möglichkeit großer Bestrahlungsfelder (bis 45×45 cm^2) aus.

Bei Beschleunigern werden Elektronen über einen sog. Elektroneninjektor mit einer Initialenergie von etwa 50 keV in eine Vakuumröhre eingespeist und dann je nach Gerätetyp in der Röhre beschleunigt. Beim *Kreisbeschleuniger* (Betatron) erfolgt die Beschleunigung dadurch, dass die Elektronen um ein wachsendes magnetisches Feld geführt werden. Mittels eines Stromimpulses in speziellen Störspulen können die Elektronen aus ihrer Bahn ausgelenkt werden und durch ein Metallfenster die Vakuumröhre verlassen. Bei den *Linearbeschleunigern* wird die Beschleunigung der Elektronen dagegen durch ein elektrisches Feld in Form einer elektromagnetischen Steh- oder einer Wanderwelle erreicht. Bei *Stehwellenbeschleunigern* werden die Elektronen stoßweise zwischen hintereinander geschalteten, zylindrischen Elektroden beschleunigt. An

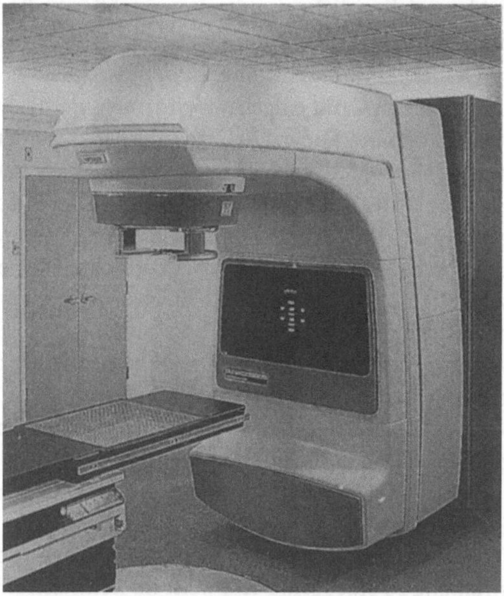

Abb. 5.7. Linearbeschleuniger (Clinac 2300, Firma Varian)

Tabelle 5.3. Charakteristische Eigenschaften von medizinischen Beschleunigern

Gerätetyp	FHA [cm]	Dosisleistung [cGy/min]	HWS [mm Pb]	Rel. Tiefendosis 50% [cm]	Energie max. [MeV]	Feldgröße [cm^2]
Betatron	80–100	40–80	14	~25	15–45	20×20
Linearbeschleuniger	80–100	100–500	15	15–20	4–25	45×45
Mikrotron	100	100–400	13	~20	5–50	40×40

diese Elektroden wird eine Hochfrequenz von etwa 3000 MHz angelegt. Bei *Wanderwellenbeschleunigern* wird die Energie per Hochfrequenz kontinuierlich zugeführt.

Das *Elektronenzyklotron (Mikrotron)* vereinigt die Bauprinzipien von Kreis- und Linearbeschleuniger. Es werden Elektronen durch elektrische

Felder auf Kreisbahnen mit immer größerem Radius beschleunigt, bis die gewünschte Energie der Elektronen erreicht ist.

Da bei Linearbeschleunigern das Beschleunigerrohr („wave guide") horizontal im Gerät eingebaut wird, muss der Elektronenstrahl zum Patienten hin um 90 oder 270 Grad umgelenkt werden. Dies wird durch einen *Bending-Magneten* erreicht. Der Magnet bewirkt auch, dass der Elektronenstrahl fokussiert und bezüglich der Elektronenenergie homogenisiert wird. Der ca. 2–3 mm breite Elektronenstrahl muss dann für die gewünschte Feldgröße aufgestreut werden. Dies erfolgt durch metallische Streufolien. Der gestreute Elektronenstrahl wird bis zur Patientenoberfläche durch rechteckige oder runde Metalltubusse mit fester oder variabler Feldgröße geleitet. Die Tubusse dienen dazu, das Feld zu begrenzen und einen Dosisabfall am Feldrand zu vermeiden. Letzteres wird dadurch erreicht, dass die Elektronen aus der Metallwand des Tubus in das Feld zurückgestreut werden.

Wird eine Photonenstrahlung gewünscht, so muss der abgelenkte Elektronenstrahl auf ein Target, d. h. ein Material hoher Ordnungszahl (z. B. Wolfram), treffen, um hier eine hochenergetische Röntgenbremsstrahlung zu erzeugen. Diese weist im Zentralstrahl die größte Intensität auf. Mit zunehmendem Abstand vom Zentralstrahl, d. h. in Richtung Feldrand, fällt die relative Dosis dagegen deutlich ab. Um die Photonenstrahlung zu homogenisieren, wird daher ein kegelförmiger Metallausgleichskörper in den Strahlengang gebracht. Die Kegelachse des Ausgleichskörpers liegt in der Mitte des Strahlenfeldes.

Der Strahlerkopf enthält neben dem Target, den Streufolien und den Ausgleichskörpern Ionisationskammern. Diese messen im Bestrahlungsbetrieb die Integraldosis und schalten das Gerät ab, wenn die gewünschte Dosis erreicht ist. Ferner befinden sich im Strahlerkopf mehrere fokussierte, d. h. der Strahlendivergenz angepasste Metallblenden, die das Strahlenfeld symmetrisch oder asymmetrisch einblenden können. Sie begrenzen das Elektronen- oder Photonenfeld und absorbieren Streustrahlung.

Beschleuniger sind geeignet, um Steh- und Rotationsfelder anzuwenden. Auch sog. dynamische Bestrahlungstechniken mit Bewegungen von Gerät und Tisch oder Blendensystem während der Bestrahlung sind möglich.

Die Bestrahlungszeiten und Feldparameter werden am Beginn einer Bestrahlungsbehandlung am Schaltpult außerhalb des Bestrahlungsraumes eingestellt. Die eingegebenen Parameter sind für den einzelnen Pati-

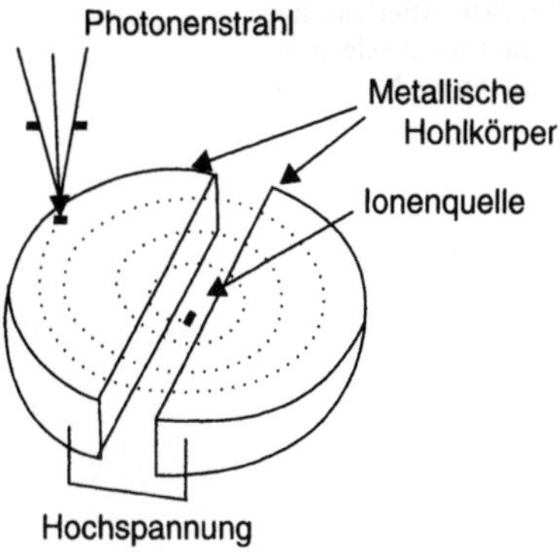

Abb. 5.8. Schematischer Aufbau eines Zyklotrons

enten jederzeit abrufbar. Sie können vom Gerät selbständig eingestellt (sog. „auto set-up"), überprüft (sog. Verifikationssystem) und auf Papier und/oder Datenträger protokolliert werden. Beschleuniger neuerer Bauart sind voll digitalisierte Geräte. Die moderne Technik garantiert dem Patienten und dem bedienenden Personal ein hohes Maß an Sicherheit. Versehentliche Doppelbestrahlungen eines Feldes oder Überschreitungen eines Dosiswertes (Gesamtdosis) sind nicht möglich.

Geräte für die Neutronentherapie sind der *Neutronengenerator* und das *Isochronzyklotron*. Beim Neutronengenerator werden schwere Wasserstoffkerne (Deuteronen $^2_1$d) beschleunigt und treffen auf ein gasförmiges Target, das überschweren Wasserstoff (Tritium $^3_1$T) enthält. Dabei entstehen neben α-Teilchen ($^4_2$He) Neutronen ($^1_0$n) mit einer Energie von etwa 15 MeV. Die Dosisleistung dieses Generators ist mit 16 cGy/min bei einem Fokus-Haut-Abstand von 80 cm gering.

Dagegen ist mit etwa 70 cGy/min die Dosisleistung beim Isochronzyklotron wesentlich höher. Der prinzipielle Aufbau des Zyklotrons ist in Abb. 5.8 dargestellt. Es besteht im Wesentlichen aus einer Ionenquelle, zwei D-förmigen metallischen Hohlkörpern und einem Target. Ein Hochfrequenz- und ein Magnetfeld bewirken, dass Ionen (z. B. Deuteronen, ab ca. 30 MeV Protonen) unter zunehmender Beschleunigung und damit Energieaufnahme auf einer spiralförmigen Bahn den Zwischenraum zwischen beiden Hohlkörpern durchlaufen. Schließlich treffen die Ionen auf ein Target (z. B. Deuterium, ab ca. 12 MeV Beryllium). Der beschleunigte Ionenstrahl kann durch Magnete fokussiert und damit über viele Meter an den gewünschten Anwendungsort geführt werden. Zyklotrone bieten auch die Möglichkeit, kurzlebige Radionuklide zu produzieren.

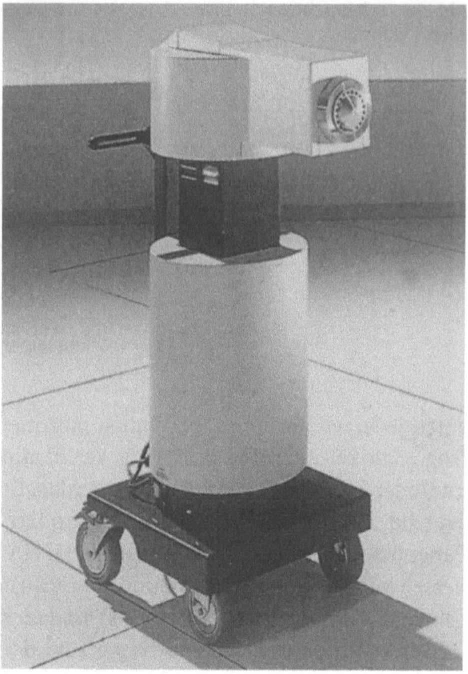

Abb. 5.9. Afterloading-Gerät (micro Selectron-HDR, Firma Nucletron)

5.1.4 Afterloading-Geräte

Afterloading-Geräte (Abb. 5.9) werden für das sog. *Nachladeverfahren* benutzt. Dabei werden zunächst spezielle Applikatoren intrakavitär (z. B. Uterus, Ösophagus), interstitiell (z. B. Prostata) oder auf der Haut platziert. Dann werden radioaktive Quellen an den gewünschten Bestrahlungsort transportiert. Die radioaktiven Quellen werden in einem strahlensicheren Behälter des Geräts aufbewahrt. Der Quellentransport erfolgt motorisch über Katheter, die an das Gerät und die Applikatoren angeschlossen sind. Insgesamt können bis zu 24 Applikatoren nacheinander befahren werden. Nach Bestrahlungsende werden die radioaktiven Quellen in den Tresor des Afterloading-Geräts zurückgefahren.

In Abb. 5.10 wird schematisch der Aufbau eines Afterloading-Geräts gezeigt. Die einzelnen Geräte unterscheiden sich in der Wahl des Radio-

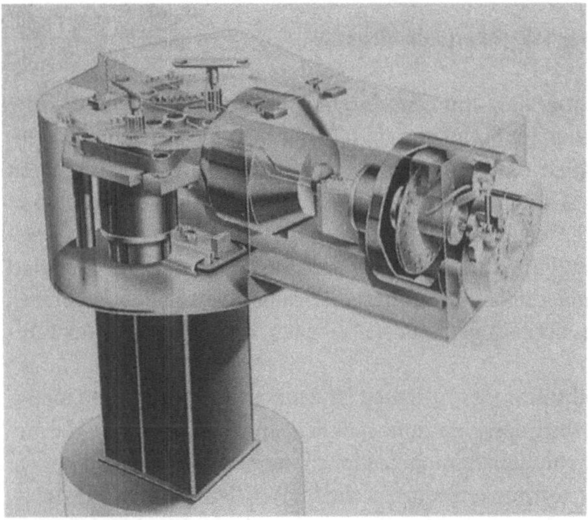

Abb. 5.10. Schematischer Aufbau eines Afterloading-Geräts (micro Selectron-HDR, Firma Nucletron)

nuklids und dessen Aktivität, der Zahl der Strahlenquellen und der Quellenposition während der Bestrahlung. Als Nuklide kommen z. B. ^{192}Ir, ^{137}Cs und ^{60}Co in Frage. Die Dosisleistung des Nuklids kann niedrig oder hoch [Low-dose-rate(LDR)- oder High-dose-rate(HDR)-Verfahren] gewählt werden, entsprechend kurz oder lang ist die Bestrahlungszeit. Die Geräte können mit einer einzelnen Strahlenquelle oder mit mehreren Strahlern ausgerüstet sein. Die Quellenposition während der Bestrahlung kann fixiert sein. Es gibt zudem Geräte, bei denen die Quellenposition schrittweise oder oszillierend wechselt. Seit einigen Jahren wird eine gepulste Brachytherapie mit HDR-Geräten eingesetzt [Pulsed-dose-rate(PDR)-Verfahren]. Die gewünschte Gesamtdosis dieser Brachytherapie wird auf mehrere kurze Einzelbestrahlungen unter der Vorstellung der gleichen strahlenbiologischen Wirkung wie beim LDR-Verfahren verteilt.

Allen Geräten gemeinsam ist der Vorteil der nicht vorhandenen Strahlenbelastung für das Bedienpersonal. Dies gilt für Applikatorpositionierung und die eigentliche Bestrahlung, da letztere computergestützt außerhalb des Bestrahlungsraumes gesteuert wird.

5.1.5
Zusatzeinrichtungen für die Strahlentherapie

Es ist sehr wichtig, dass die Lagerung des Patienten während der Bestrahlungsplanung am Simulator, im CT und der eigentlichen Strahlenbehandlung täglich reproduzierbar ist. Eine inkorrekte Lagerung kann dazu führen, dass am gesunden Gewebe eine überhöhte Dosis appliziert wird. Die andere Gefahr ist, dass im Tumor eine zu niedrige Dosis gegeben wird. Zu den Lagerungshilfen auf den ansonsten flachen Tischplatten von Simulator und Bestrahlungsgerät zählen verschiedene Formen und Größen von Kopfschalen, Kunststoffkeilen, Knierollen und Vakuumkissen.

Eine Immobilisation des Patienten ist dann erforderlich, wenn anatomisch große Bewegungsspielräume möglich sind, z. B. im Kopf-/Halsbereich. Das Spektrum der Immobilisationshilfen umfasst u. a. individuell geformte Kunststoffmasken, durchsichtige PVC-Folien bzw. Plexiglasmasken und -schalen sowie Mundhalterungen (sog. „bite block"). Eine besonders exakte Fixierung des Patienten erfordert die hochpräzise perkutane stereotaktische Einzeitbestrahlung mit hohen Einzeldosen *(Radiochirurgie)*. Hierbei wird am Patienten ein Kopfring fest an der Schädelkalotte mit Titanschrauben befestigt. Mit diesem Ring kann der Patient an den jeweiligen Tischen (CT, MRT, Bestrahlungsgerät) fest fixiert werden.

Zur Einstellung der Bestrahlungsfelder am Patienten dienen Laserprojektoren, die das Isozentrum (Schnittpunkt des Zentralstrahls mit der Geräterotationsachse, s. auch 5.2) auf die Hautoberfläche des Patienten projizieren. Zwei seitliche und eine ventrale Markierung auf der Haut reichen aus, um das Isozentrum im Körperinnern zu definieren. Die Laserprojektoren müssen jeweils am Simulator, am CT und im Bestrahlungsraum vorhanden sein, um an jedem Gerät eine identische Positionierung des Patienten zu gewährleisten.

Eine weitere Einstellhilfe ist der optische Abstandsmesser des Bestrahlungsgeräts. Mit seiner Hilfe wird der gewünschte Fokus-Haut-Abstand im Zentralstrahl eingestellt. Der sog. Gegenpunktanzeiger („back pointer") markiert den Austritt des Zentralstrahls an der Patientenseite, die dem Strahlerkopf abgewandt ist. Der Gegenpunktanzeiger wird z. B. benutzt, um dorsale Felder (Gantry 180°) einzustellen.

Die primär rechteckigen oder quadratischen Bestrahlungsfelder müssen oft entsprechend dem individuellen Zielvolumen irregulär geformt

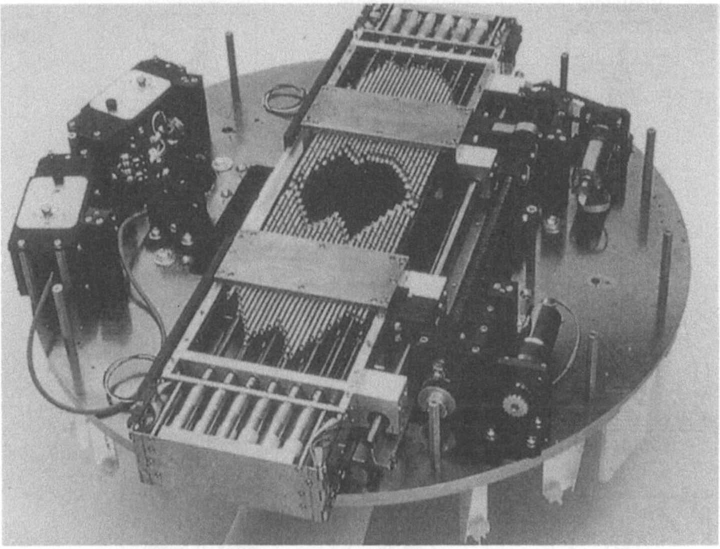

Abb. 5.11. Multi-leaf-Kollimator (Firma Varian)

werden. Dadurch wird eine günstige Dosisverteilung im Zielvolumen realisiert und gesundes Gewebe in der Umgebung geschont. Im Strahlerkopf kann mit einem Multi-leaf-Kollimator (Abb. 5.11) ein irreguläres Feld erzeugt werden. Dazu kann ein *Primärkollimatorpaar* im Strahlerkopf benutzt werden. Dieses ist in viele einzelne Lamellen, deren Position einzeln computergesteuert angewählt werden kann, unterteilt.

Alternativ dazu werden bisher individuell geformte Sekundärkollimatoren verwendet. Sie werden in eine Halterung am Strahlerkopf in den Strahlengang eingeschoben. Individualsatelliten sind 3–5 Halbwertschichten dick (ca. 6–10 cm). Sie können je nach Dicke bis zu ca. 97% der Strahlung absorbieren, sodass unter dem Block nur etwa 3% als Transmissionsdosis auftreten. Die Abschirmblöcke bestehen aus einer Metalllegierung mit niedrigem Schmelzpunkt (ca. 70 °C; Lipowitz- bzw. Wood-Metall aus Blei, Wismut, Zinn, Cadmium u. a.).

Die Blöcke werden in mehreren Schritten hergestellt (Abb. 5.12): Zunächst werden Röntgenbilder in der gewünschten Strahlengeometrie angefertigt, dann die Blockkonturen für zu schonendes Gewebe eingezeichnet und ein Negativ der Blockform hergestellt. Das Negativ wird

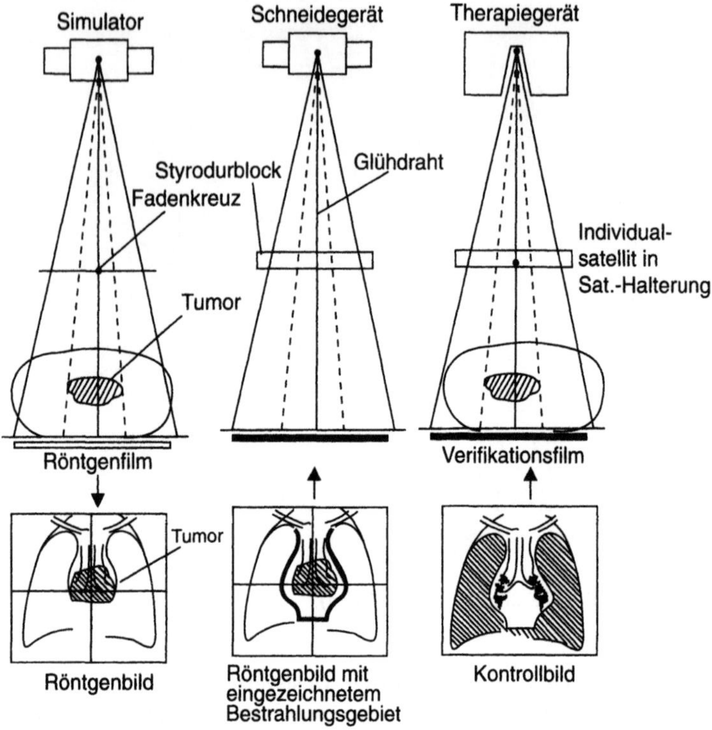

Abb. 5.12. Übersicht der Anfertigung von individuellen Abschirmblöcken. (Mod. nach Musshoff 1987)

aus einer Schaummasse (Styrodur) mit Hilfe eines Schneidegeräts geschnitten. Dann wird die negative Blockform mit einer Metalllegierung ausgegossen. Der fertige Block wird auf einer Plexiglasplatte montiert. Die Blockform entsteht am Schneidegerät dadurch, dass die auf dem Röntgenbild eingezeichneten Konturen abgefahren werden. Da dies in identischer Bestrahlungsgeometrie wie am Simulator erfolgt, resultieren Blöcke, die der Strahlendivergenz angepasst sind. Diese sog. fokussierten Blöcke führen zu einem steilen Dosisabfall am Feldrand.

Um die Dosisverteilung bei unregelmäßigen Patientenoberflächen und -durchmessern, z. B. Thorax-Hals-Übergang, zu korrigieren, können Ausgleichskörper wie Moulagen und Gewebekompensatoren verwendet werden. Moulagen bestehen aus gewebeäquivalentem Material. Sie werden direkt auf die Haut des Patienten gelegt und sind auch Träger von radioaktiven Präparaten bei der Oberflächenkontaktbestrahlung. Die Form von Gewebekompensatoren wird zunächst im Bestrahlungsplanungscomputer berechnet. Dann wird die Form computergesteuert aus Schaummasse (Styrodur) ausgefräst. Anschließend wird die Metallgussform hergestellt und diese mit geeignetem Kompensationsmaterial ausgegossen.

In den Strahlengang eingefügte *Keilfilter* (keilförmige Absorber aus Metall) dienen der Formung der Dosisverteilung im jeweiligen Bestrahlungsfeld.

Für die Verifizierung der Bestrahlungsfelder am Bestrahlungsgerät stehen elektronische *Portal-imaging-Systeme* zur Verfügung. Sie arbeiten mit Fluoreszenzschirmen oder Ionisationskammern. Die Bilder stehen nach wenigen Sekunden zur Verfügung und erlauben eine rasche Beurteilung der Feldeinstellung z. B. bei Notfällen.

5.2 Therapiesimulator

Das Zielvolumen wird am Patienten an einem speziellen Durchleuchtungsgerät, dem Simulator (Abb. 5.13), festgelegt. Das Gerät erlaubt es, nahezu alle Einstellungs- und Bewegungsmöglichkeiten des Bestrahlungsgeräts zu simulieren. Der Gerätekopf enthält eine Röntgentiefenblende und eine Metallmessblende, die die gewählte Feldgröße sichtbar macht. Wenn die Zielvolumengröße (Länge, Breite, Tiefe) ermittelt ist, werden am Gerät die einzelnen Parameter wie Winkeleinstellung, Strahlerkopfdrehung, Fokus-Haut-Abstand, Tischdrehung usw. abgelesen. Das Isozentrum wird mit zwei Röntgen-(Lokalisations-)Aufnahmen (0° + 90° oder 270°) dokumentiert. Ferner werden die bei 90°, 270° und 0° mittels Lichtzeiger oder Laser auf die Haut des Patienten projizierten Koordinaten des Isozentrums mit Farbstift markiert. Die Lagerung des Patienten und die Markierungen werden mit Polaroid-Aufnahmen dokumentiert.

Neuere Simulatoren können einzelne CT-Schichten erzeugen, die für einfache Techniken, v. a. in der Palliativtherapie, ausreichend sind.

Wird die Strahlentherapie primär am CT begonnen, dient der Simulator zur Simulation der errechneten Bestrahlungstechnik am Patienten.

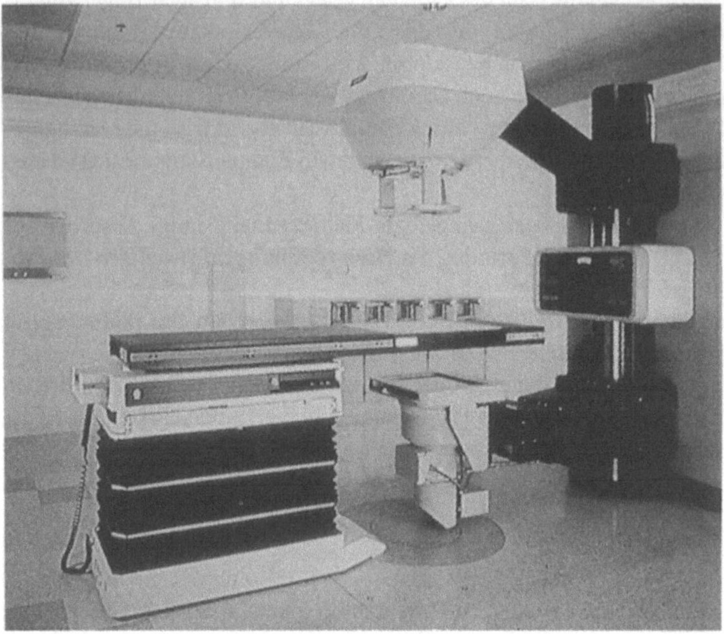

Abb. 5.13. Therapiesimulator (Ximatron, Firma Varian)

5.3 Bestrahlungsplanungssystem

Mit Hilfe von *Planungscomputern* werden die Bestrahlungstechnik und die daraus resultierende Dosisverteilung für die perkutane, intrakavitäre und interstitielle Strahlentherapie berechnet. Grundlage hierfür sind Körperquerschnitte des Patienten mit Angabe des Zielvolumens, der kritischen Organe und der Strukturen mit niedriger bzw. hoher Dichte. Heute ist es üblich, Computertomographie(CT)-Schichten zu erstellen und direkt („online") oder per Speichermedium (z. B. Floppy Disk) in den Rechner einzugeben. Auf Röntgenfilmen vorgegebene Blockkonturen (z. B. Mantelfeld) können digitalisiert werden. Grundlage der Computerrechnung sind die am Bestrahlungsgerät der jeweiligen Klinik gemessenen Basisdaten. Unter Basisdaten versteht man die Längs- und Querprofile der Dosisverteilung in einem Wasserphantom.

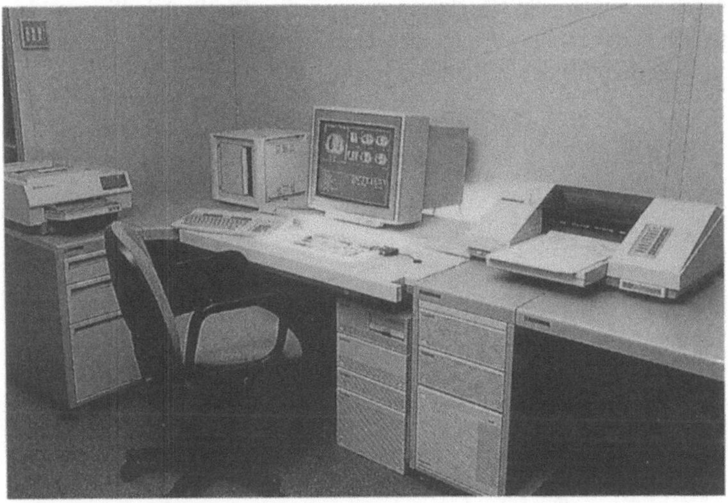

Abb. 5.14. Bestrahlungsplanungssystem (Cadplan, Firma Varian)

Der Rechner (Abb. 5.14) ermittelt die Dosisverteilung einer Bestrahlungstechnik, die vom Planer vorgegeben und schrittweise optimiert wird. Die Rechengenauigkeit hängt dabei u. a. vom Rechenraster und der Schrittweite bei Rotationsfeldern (5–10°) ab. Sie muss im Rahmen von Qualitätskontrollen am Phantom bzw. am Patienten (z. B. Messung der Linsenbelastung bei Radiatio im Kopfbereich) überprüft werden.

Die Dosisverteilung kann bei den modernen Geräten dreidimensional und in verschiedenen Ebenen (Quer- und Längsschnitt) berechnet werden. Zusätzlich ist es möglich, mehrere verschiedene Bestrahlungspläne für ein Zielvolumen, das schrittweise verkleinert wurde, zu einer Gesamtdosisverteilung zu addieren. Der fertige Isodosenplan (Isodose: Fläche bzw. Volumen gleicher Dosis, s. S. 41) und die dazugehörigen Bestrahlungsparameter werden mittels Plotter ausgedruckt und zusätzlich auf Speichermedien dokumentiert.

Für die tägliche Routine ist es in einer strahlentherapeutischen Einrichtung sinnvoll, mit einem Netzwerk ausgerüstet zu sein. In diesem sind alle Geräte für die Bestrahlungsplanung, Simulation, Durchführung der Bestrahlung und Dokumentationssysteme vernetzt. Der Datentransfer von Gerät zu Gerät wird dadurch optimiert und Übertragungsfehler durch eine manuelle Übertragung vermieden. Die Protokollierung der täglichen Bestrahlung erfolgt lückenlos. Es wird dadurch ein hohes Maß an Sicherheit für den Patienten erreicht.

Kapitel 6

Allgemeine onkologische Therapie

6.1 Überblick über die allgemeine Geschwulstlehre

Eine Geschwulst ist eine nicht rückbildungsfähige, körpereigene Zellneubildung, deren Zellen nur ihren eigenen Steuerungsmechanismen unterworfen ist. Damit unterscheidet sich die Geschwulstbildung grundsätzlich von normalen Zell- und Gewebsneubildungen wie fetales und kindliches Wachstum, Hypertrophie (z. B. Linksherzhypertrophie bei Hypertonus), Hyperplasie (z. B. Jodmangelstruma) und Regeneration (z. B. Dünndarmepithel, Wundheilung).

Bei den Geschwülsten sind in Bezug auf Dignität und damit auf die klinische Verlaufsform benigne Tumoren (z. B. Lipom, Dickdarmadenom), semimaligne (z. B. Hautbasaliom, Riesenzelltumor des Knochens) und maligne Tumoren (Sonderform: Carcinoma in situ) zu unterscheiden. Die typischen Merkmale dieser Tumoren sind in Tabelle 6.1 aufgeführt.

Tabelle 6.1. Typische Merkmale von Tumoren unterschiedlicher Dignität

Tumordignität	Benigne	Semimaligne	Maligne	Carcinoma in situ
Histologische Malignitätskriterien	–	+	+	+
Expansives Wachstum	+	(+)	–	–
Infiltratives, destruierendes Wachstum	–	+	+	–
Lymphknotenmetastasen	–	(+)	+	–
Fernmetastasen	–	(+)	+	–
Lokalrezidive	(+)	(+)	+	+

– nein; (+) gelegentlich; + häufig.

6.1.1 Einteilung der malignen Tumoren

Entsprechend der Herkunft des Gewebes unterscheidet man epitheliale Tumoren (Karzinome) von mesenchymalen Geschwülsten (Sarkome). Tumoren der lymphatischen Gewebe (Lymphome) und der Blutzellen (z. B. Leukosen) sind ebenfalls mesenchymalen Ursprungs. Histologisch werden die Tumoren nach dem Ausgangsgewebe (z. B. Nierenkarzinom, Osteosarkom, Thymom), dem Gewebetyp (z. B. Urothelkarzinom, Adenokarzinom) und dem Differenzierungsgrad eingeteilt.

6.1.2 Häufigkeit

Da ein nationales Krebsregister fehlt, existieren in Deutschland nur Schätzungen zur Krebshäufigkeit. Die jährliche Neuerkrankungsrate (Inzidenz) liegt bei ca. 350/100.000 Einwohner. Die häufigsten Tumoren bei Männern sind das Bronchialkarzinom, kolorektale Karzinome, Prostata- und Magenkarzinome. Bei Frauen sind am häufigsten das Mammakarzinom, kolorektale Karzinome und die gynäkologischen Tumoren, v. a. Zervixkarzinome. Da einige Tumoren mit der Aussicht auf Heilung behandelt werden können, andere jedoch therapeutisch kaum zu beeinflussen sind, ist die Mortalität von Krebserkrankungen je nach Tumorart sehr unterschiedlich. Für alle Tumorarten liegt sie bei etwa 60%.

6.1.3 Wachstumsverhalten in einem Organ

Charakteristisch für maligne Tumoren ist das infiltrative und destruierende Wachstum. Ein Tumor kann über die Organoberfläche hinaus wachsen und imponiert dann als exophytische Geschwulst. Die ulzeröse Form resultiert aus einer zentralen Tumornekrose, die durch ein Missverhältnis zwischen dem schnell wachsenden Tumor und der langsamer erfolgenden Gefäßneubildung bedingt ist. Die phlegmonöse oder endophytische Form breitet sich diffus infiltrierend im Organ aus.

6.1.4 Metastasierungswege

Tumorzellen können sich lymphogen, hämatogen oder per Implantation absiedeln. Während Karzinome primär meist lymphogen und später hämatogen metastasieren (Ausnahmen: Melanome, Neuroblastome), breiten sich Sarkome primär hämatogen aus (Ausnahme: Lymphome, Rhabdo- und Leiomyosarkome).

Wenn ein Tumor in Lymphgefäße einbricht, werden Tumorzellen in die für das jeweilige Organ typischen primären (regionalen), sekundären und tertiären Lymphknotenstationen abgeschwemmt. Dort können sich Lymphknotenmetastasen bilden. Gelegentlich führen atypisch verlaufende Lymphgefäße, Kollateralen oder operative bzw. tumoröse Lymphbahnblockaden dazu, dass Lymphknotenstationen übersprungen werden. Es kann ferner eine retrograde Metastasierung auftreten, die entgegengesetzt der Richtung des Lymphflusses erfolgt. Auch eine sekundär hämatogene Metastasierung via Ductus thoracicus kann vorkommen.

Hämatogene Metastasen treten zunächst im Kapillarsystem des Organs auf, das vom venösen Blut des tumortragenden Organs durchströmt wird. Entsprechend sind verschiedene Typen der hämatogenen Metastasierung zu unterscheiden (Abb. 6.1). Der Kavatyp tritt z. B. bei Kopf-/Halstumoren, Harnblasen- und Nierenkarzinomen sowie Extremitätentumoren auf. Der Pfortadertyp findet sich beispielsweise bei gastrointestinalen Tumoren (Ausnahmen: obere zwei Drittel des Ösophagus, distales Rektum). Der retrograde oder Paravertebraltyp wird durch eine Strömungsumkehr im Blutgefäß erklärt. Die Strömungsumkehr entsteht, wenn sich der intraabdominelle Druck erhöht (Husten, Pressen usw.), und führt konsekutiv zur Wirbelmetastasierung.

Implantationsmetastasen entstehen, wenn Tumorzellen innerhalb eines Hohlraums ausgesät werden. Hier sind z. B. peritoneale Ovarialkarzinommetastasen und Medulloblastommetastasen im Liquorraum zu nennen. Selten sind sog. Abklatschmetastasen durch direkten Kontakt an der gegenüberliegenden Wand eines Hohlorgans, z. B. beim Magenkarzinom. Iatrogen können intraoperativ oder, wenn auch sehr selten, bei Biopsien Tumorzellen verschleppt werden. Auf diese Weise können Narbenrezidive oder Metastasen im Biopsiekanal entstehen.

Wenn Metastasen auftreten, ist die Prognose eines Patienten u. a. abhängig von seinem Alter und seinem Allgemeinzustand, dem Zeitpunkt nach der Primärtherapie, dem histologischen Tumortyp, dem Differen-

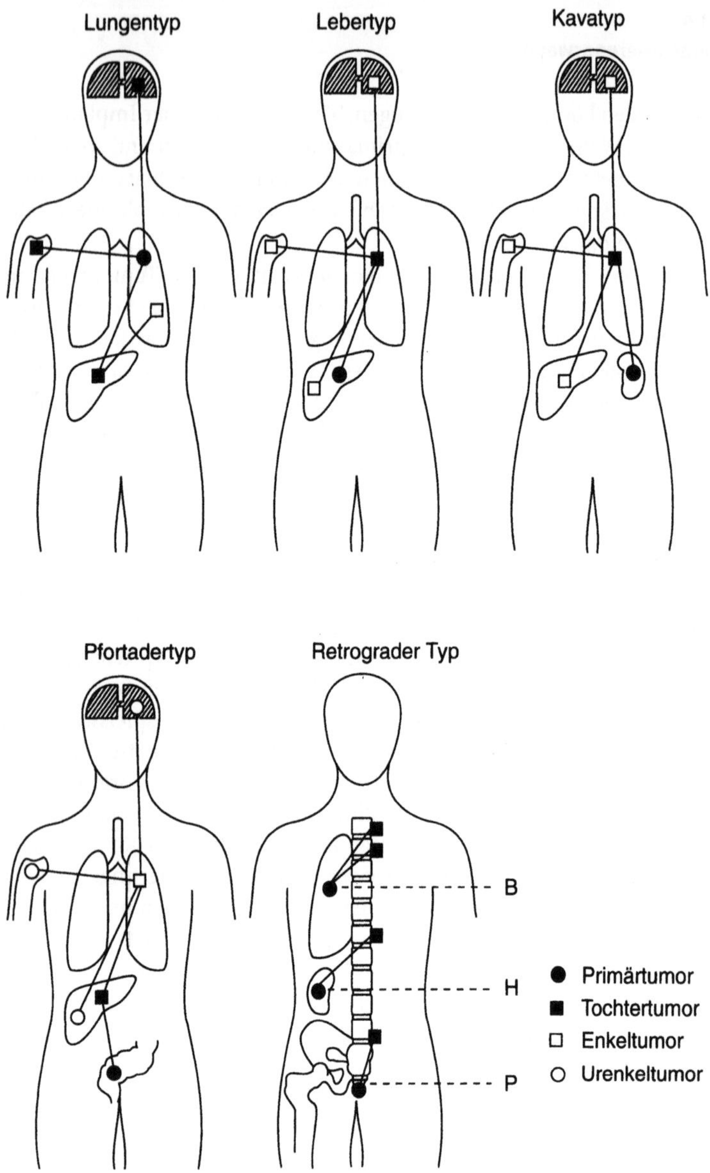

Abb. 6.1. Hämatogene Metastasierungswege (*B* Bronchuskarzinom, *H* hypernephroides Nierenkarzinom, *P* Prostatakarzinom). (Mod. nach Sauer 1993)

zierungsgrad und dem Metastasierungsort. Ebenfalls von prognostischer Bedeutung ist, ob eine Operation möglich ist bzw. wie die Metastase auf eine Hormon-, Chemo- oder Strahlentherapie anspricht. Die Lebenserwartung eines Patienten mit Metastasen variiert zwischen Wochen und mehreren Jahren. In Einzelfällen kann sogar eine Heilung erzielt werden.

6.2
Klinisches Erscheinungsbild maligner Tumoren

Tumoren wachsen für den Patienten lange Zeit unbemerkt. Gelegentlich kann eine Routineuntersuchung oder eine gezielte Krebsvorsorgeuntersuchung einen Tumor aufdecken. Der Tumor wird häufig vom Patienten erst registriert und dann diagnostiziert, wenn ein äußerlich sichtbarer Tumor, Allgemeinsymptome oder symptomatische Organfunktionsausfälle auftreten. Zu den typischen tumorbedingten Symptomen des Primärtumors, aber auch des Rezidivs, gehören v. a. die Perforation von Hohlorganen mit nachfolgender Infektion, Gefäßarrosionsblutungen, Verlegung des Organlumens (z. B. Trachea, Bronchien, Magen, Darm), Tumorkachexie und paraneoplastische Syndrome. Paraneoplastische Syndrome werden durch stoffwechselaktive Substanzen, die der Tumor produziert, hervorgerufen. Zu den paraneoplastischen Syndromen (s. auch Kap. 10) zählen Fieber, Neuropathien, Enzephalopathien, Myopathien, Störungen des Hormon- und Serumhaushalts usw. Diese Veränderungen werden v. a. beim kleinzelligen Bronchialkarzinom und malignen Lymphomen beobachtet.

Solitäre oder multiple Metastasen können u. a. im Gehirn zur Hirndrucksymptomatik, in Lunge und Pleura zu Luftnot, in der Leber zu Oberbauchbeschwerden und im Knochen zu Schmerzen und pathologischen Frakturen führen. Symptome von Fernmetastasen sind nicht selten die ersten klinischen Symptome der Tumorerkrankung.

6.3
Klinische Stadieneinteilung maligner Tumoren

6.3.1
Typing, Grading, Staging

Jeder Tumor muss histologisch klassifiziert, d. h. den einzelnen Erscheinungsformen (z. B. Karzinome, Sarkome, Lymphome) zugeordnet werden (*Typing*). Zusätzlich ist der Grad der Differenzierung festzustellen (*Grading*). Hierbei wird zwischen gut (G1), mäßig (G2), schlecht (G3) und undifferenziert oder anaplastisch (G4) unterschieden.

Ferner ist der lokale, regionale und überregionale Ausbreitungsgrad des Tumors zu bestimmen (*Staging*). Das Staging erfolgt tumorspezifisch mit einer Reihe diagnostischer Maßnahmen, z. B. Röntgenthorax, Abdomensonographie, Knochenszintigramm, Tumormarkerbestimmung usw.

6.3.2 Prinzipien der TNM-Klassifikation

Die Internationale Vereinigung gegen den Krebs (UICC) hat ein Klassifikationssystem für eine Vielzahl von Tumoren geschaffen. Dabei legt T die Ausdehnung des Primärtumors, N den Befall regionärer Lymphknoten und M das Vorhandensein von Fernmetastasen fest. Grundsätzlich bedeuten:

T0	Kein Hinweis auf einen Primärtumor
Tis	Carcinoma in situ (s. 6.1)
T1-T4	Zunehmende Größe und/oder lokale Ausdehnung des Primärtumors
N0	Kein Hinweis auf einen regionären Lymphknotenbefall
N1-3	Zunehmender Befall regionärer und ggf. juxtaregionärer Lymphknoten
M0	Kein Hinweis auf Fernmetastasen
M1	Fernmetastase(n) vorhanden

Voraussetzung für die TNM-Klassifikation eines Tumors ist, dass bestimmte Staginguntersuchungen als Minimalerfordernis vorliegen. Sind diese Untersuchungen nicht durchgeführt, ist hinter die jeweilige Kategorie ein X zu setzen (Beispiel: Bei einer histologisch gesicherten Lungenmetastase liegen keinerlei weitere Untersuchungen bzgl. Primärtumor und Lymphknoten vor: T X, N X, M 1)

Grundsätzlich ist zwischen einer prätherapeutischen, klinischen Klassifikation cTNM (inkl. diverse Untersuchungsmethoden, Biopsie und/oder chirurgischer Exploration) und einer postoperativen (therapeutische Operation), pathologisch-anatomisch gesicherten Stadieneinteilung pTNM zu unterscheiden. Rezidivtumoren können durch ein „r" gekennzeichnet werden (rTNM).

Bei der Angabe des pTNM-Stadiums ist es sinnvoll, hinzuzufügen, ob die Operation in sano (R0) oder mikro- bzw. makroskopisch non in sano (R1 bzw. R2) erfolgen konnte.

Einzelheiten der Klassifikation sind der aktuellen Auflage des TNM-Systems bzw. dem TNM-Atlas zu entnehmen.

6.3.3 Andere Klassifikationen

Bei der Klassifikation maligner Lymphome hat sich die *Stadieneinteilung nach Ann Arbor* international durchgesetzt (Tabelle 6.2). Es wird zwischen nodalem und extranodalem Befall unterschieden.

Alle Stadien werden zusätzlich in die Kategorie A bei symptomlosen Patienten und die Kategorie B bei Patienten mit folgenden Symptomen unterteilt: Fieber über 38 °C, Nachtschweiß, mehr als 10% Gewichtsverlust in den letzten 6 Monaten.

Bei kolorektalen Tumoren ist neben der TNM-Klassifikation die *Stadieneinteilung nach Dukes* üblich (Tabelle 6.3).

Bei den gynäkologischen Tumoren findet klinisch neben der TNM-Klassifikation die *Stadieneinteilung der FIGO* (Fédération Internationale de Gynécologie et d'Obstrétrique) Anwendung.

Tabelle 6.2. Stadieneinteilung nach Ann Arbor

Stadium	Tumorausdehnung
I	Befall einer einzelnen Lymphknotenregion (I) oder eines extralymphatischen Organs (I E)
II	Befall von 2 oder mehr Lymphknotenregionen auf der gleichen Seite des Zwerchfells (II) oder lokalisierter Befall extralymphatischer Organe oder Gewebe und von ein oder mehr Lymphknotenregionen auf der gleichen Seite des Zwerchfells (II E)
III	Befall von Lymphknotenregionen auf beiden Zwerchfellseiten (III), der von lokalisiertem extralymphatischen Organ- und Gewebebefall (III E) oder Milzbefall (III S) oder beidem (III E+S) begleitet sein kann
IV	Diffuser oder disseminierter Befall von einem oder mehreren extralymphatischen Organen oder Geweben mit oder ohne vergrößerte Lymphknoten

Tabelle 6.3. Stadieneinteilung nach Dukes

Stadium	Tumorausdehnung
A	Tumor reicht bis in die Muscularis propria
B	Tumor infiltriert Serosa und Perirektalfett
C	Tumor infiltriert extrarektale Gewebe und hat regionäre und juxtaregionäre Lymphknoten befallen

6.3.4 Bedeutung der Stadieneinteilungen

Die verschiedenen Klassifikationen haben gemeinsam, dass Tumoren mit einer genau definierten Ausdehnung in ein bestimmtes Stadium eingeteilt werden. Diese Tumorstadien unterscheiden sich voneinander durch eine signifikant andere Prognose. Da die Klassifikationen weltweit angewandt werden, ist es für jedes Tumorstadium möglich, therapeutische Strategien und ihre klinischen Ergebnisse zu kontrollieren und zu vergleichen. Ferner vermag die stadiengerechte Aufarbeitung der Therapieergebnisse gut behandelbare Tumoren einer bestimmten Ausdehnung zu definieren. Dieser Analyse muss sich die Suche nach geeigneten Früherkennungsmaßnahmen für diese Tumoren anschließen.

6.4 Überblick über die onkologischen Therapieformen

6.4.1 Zielsetzung

Kurative Therapie

Die Therapie mit kurativer Zielsetzung ist bestrebt, den Patienten von seinem Tumor zu heilen. Von entscheidender Bedeutung ist dabei, die möglichen Therapiemaßnahmen und ihre Indikation zu kennen, für jeden Patienten ein individuelles Behandlungskonzept zu erstellen und die einzelnen Therapieformen in Kombination bzw. in der richtigen zeitlichen Reihenfolge durchzuführen. Da die Chance der Heilung besteht, muss häufig eine intensive Therapie durchgeführt werden. Dies bedeutet, dass ein nicht unerhebliches Maß an akuten Nebenwirkungen und eventuellen Spätfolgen bewusst in Kauf genommen werden muss.

Palliative Therapie

Die palliative Therapie beschränkt sich darauf, dem Patienten mit nicht heilbarem Tumorleiden tumorbedingte Symptome, z. B. Schmerzen, Atemnot, Hirndruck, zu nehmen oder zumindest zu lindern. Auch bei Patienten, deren Tumorleiden zwar prinzipiell heilbar wäre, denen aber eine aggressive Therapie mit kurativer Intention aufgrund z. B. ihres Alters oder des Allgemeinzustandes nicht zumutbar ist, wird eine palliative Therapie angezeigt sein.

Bezüglich der Therapieformen und ihrer Kombination gilt das unter „kurative Therapie" Gesagte. Die Kunst der palliativen Therapie besteht darin, zum richtigen Zeitpunkt die den Patienten am wenigsten belastende Maßnahme zu ergreifen.

6.4.2 Therapiemöglichkeiten

Die Eckpfeiler der Krebstherapie sind die Operation, die Bestrahlung und die Chemotherapie. Andere Therapieformen wie die Lasertherapie oder die Hyperthermie haben für sich alleine keinen kurativen Effekt. Sie können aber die Wirkung der etablierten Therapiemöglichkeiten verstärken oder ergänzen (Abb. 6.2).

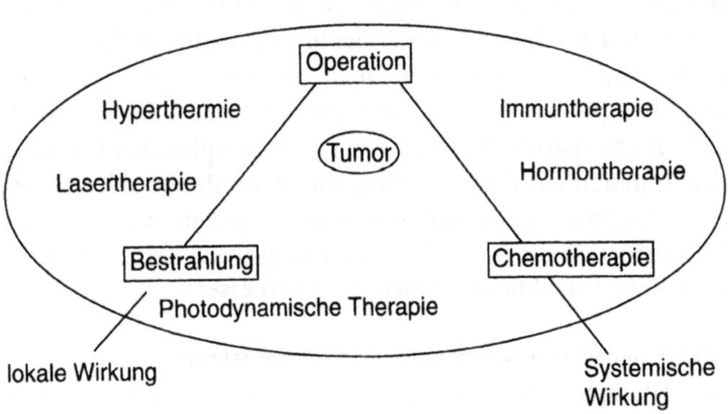

Abb. 6.2. Primäre und ergänzende Therapieformen in der Tumortherapie

Chirurgie, Strahlentherapie, Chemotherapie

Die Operation als lokale Therapiemaßnahme steht bei den meisten Tumorlokalisationen an erster Stelle in der Tumorbehandlung. Dabei wird heute nicht mehr die radikale Tumorchirurgie, sondern die funktionserhaltende Chirurgie angestrebt. Dies liegt darin begründet, dass noch andere effektive Therapieformen zur Verfügung stehen. Für die weitere Therapie und die Prognose ist es wichtig, ob der Chirurg den Tumor komplett entfernen konnte (R0-Resektion) oder ob mikro- bzw. makroskopische Tumorreste (R1- bzw. R2-Resektion) zurückbleiben mussten. Die Sicherung des lokalen operativen Erfolgs obliegt meist der Strahlentherapie, und die Chemotherapie dient der systemischen Vernichtung von Tumorzellen. Weitere Aufgaben der Chirurgie liegen in der Tumordiagnostik (Probethorakotomie, Staginglaparotomie etc. zur Histologiegewinnung), in der therapeutischen Kooperation (Katheterimplantation zur systemischen bzw. regionalen Zytostase oder für eine interstitielle Radiotherapie), in den plastisch-rekonstruktiven Verfahren nach ausgedehnter Operation oder bei Therapiefolgen und der Rezidiv- bzw. Metastasenentfernung.

Die Strahlentherapie als primäre Therapie kann oft alternativ zur Operation eingesetzt werden. Ihre wichtigsten Vorzüge gegenüber operativen Verfahren sind, dass die funktionelle und kosmetische Integrität des Patienten weitgehend bewahrt wird und ein Operationsrisiko fehlt. Nachteilig sind aber die lange Behandlungsdauer (4–7 Wochen) und die Tatsache, dass Tumorzellen, die in den Körper ausgeschwemmt wurden, therapeutisch nicht beeinflusst werden.

Letzteres zu ermöglichen ist die wichtigste Aufgabe der Chemotherapie. Nur sie kann wirksam Tumorzellen im gesamten Organismus abtöten. Die Zytostase wird daher primär bei nicht lokal behandelbaren Tumoren, z. B. Leukämien und Lymphomen, eingesetzt. Ferner hat sie als adjuvante Therapie nach Operation ± Radiatio eine klinisch-radiologisch nicht nachweisbare Metastasierung zu bekämpfen. Bei primär inoperablen Tumoren wird die Zytostase, häufig mit der Strahlentherapie kombiniert, genutzt, um den Tumor zu verkleinern. Ferner vermag sie in der Palliativsituation die Erkrankung für eine gewisse Zeit zu stabilisieren und die Lebensqualität des Patienten zu verbessern.

Lokale, lokoregionale und systemische Therapiemaßnahmen

Als lokale Therapiemaßnahmen gibt es neben der Operation und der Strahlentherapie z. B. die *Laserung*, die u. a. bei Kopf-/Halstumoren und beim Bronchialkarzinom eingesetzt wird, und die *topische Zytostatikaapplikation* u. a. bei kutanen Lymphomen. Die *Hyperthermie*, die v. a. bei oberflächlichen und tief gelegenen Rezidivtumoren angewendet wird, steht neben Operation und Radiatio als lokale, lokoregionale und systemische Maßnahme zur Verfügung.

Systemisch kann neben der Zytostase die intravenöse Gabe radioaktiver Substanzen, z. B. Radiophosphor bei Knochenmetastasen und Radioiod beim Schilddrüsenkarzinom, erfolgen. Weitere systemische Maßnahmen sind die Gabe von Hormonen, z. B. beim Mammakarzinom, von immunmodulierenden Substanzen, z. B. Interferon und Interleukin, und von Radioimmunglobulinen.

Kombinierte Therapiemaßnahmen

Aufgrund des jeweils unterschiedlichen Wirkprinzips, Wirkungsorts und Spektrums von Nebenwirkungen ist es häufig sinnvoll, Therapiemodalitäten zu kombinieren. Es muss aber bei jedem einzelnen Patienten geprüft werden, ob die jeweilige Kombinationstherapie wirksam und durchführbar ist.

Die klassische Kombination von Operation und Bestrahlung ist dann indiziert, wenn nach Operation in sano ohne weitere Behandlung eine unvertretbar hohe Zahl von lokalen Rezidiven auftreten würde. Rezidive sind schlechter behandelbar als der Primärtumor und bedingen deswegen eine ungünstigere Prognose des Patienten. Nach non-in-sano Operation mit mikroskopischem Resttumor gelingt es der Strahlentherapie in vielen Fällen, die verbliebenen Tumorzellen abzutöten und somit den Patienten zu heilen. Eine noch höhere Heilungsrate lässt sich postoperativ, abhängig vom Tumortyp, durch die Kombination von Radio- und Chemotherapie erzielen (zu den tumorbiologischen Aspekten dieser Kombination s. S. 102). Die kombinierte Therapie ist nämlich in der Lage, regional und systemisch vorhandene Tumorzellen abzutöten und damit das Metastasierungsrisiko zu senken. Ein Beispiel ist das Mammakarzinom mit Risikofaktoren, bei dem postoperativ Thoraxwand/Restmamma und Lymphabflusswege bestrahlt werden und eine Chemotherapie erfolgt.

Eine Verstärkung des tumoriziden Effekts durch die Kombination von Radiatio und Chemotherapie wird ferner bei ausgedehnten oder primär inoperablen Tumoren genutzt. Spricht der Tumor auf diese kombinierte Therapie an, kann u. U. eine lokal sanierende Operation stattfinden. Auch bei primär durch eine Operation heilbaren Tumoren wird die Kombination von Radio- und Chemotherapie eingesetzt, um die Funktion zu erhalten. Beispiele hierfür sind die Behandlung des Ösophagus-, Anal- und Harnblasenkarzinoms.

Maligne Lymphome werden in fortgeschritteneren Stadien bzw. bei Risikofaktoren zytostatisch behandelt. Um den Therapieerfolg zu sichern, sollten die initial befallenen Lymphknotenregionen bzw. Lymphome mit ungenügender Rückbildung bestrahlt werden.

Stellung der Radiotherapie im interdisziplinären Behandlungskonzept

Die Strahlentherapie kann als alleinige Behandlungsmaßnahme (*primäre Radiatio*) bei Tumoren eingesetzt werden, die strahlenempfindlich sind (z. B. maligne Lymphome). Eine alleinige Bestrahlung ist auch dann indiziert, wenn ohne Operation die gleiche Heilungschance besteht und ein besseres kosmetisches und v. a. funktionelles Ergebnis wahrscheinlich ist. Diese Indikation gilt z. B. für Spinaliome, Basaliome sowie Frühstadien des Larynx- und Prostatakarzinoms.

Die *präoperative Bestrahlung* wird mit etwa 30–60% der tumorspezifischen Vernichtungsdosis über 1–5 Wochen durchgeführt. Nach weiteren 1–5 Wochen wird operiert. Indikationen für dieses Vorgehen sind z. B. fortgeschrittene Kopf-/Halstumoren, Mamma-, Ösophagus- und Rektumkarzinome. Das Ziel einer präoperativen Bestrahlung ist,

- einen inoperablen Tumor zu verkleinern, ihn besser abgrenzen zu können und damit in ein operables Stadium zu bringen,
- Tumorzellen abzutöten, um eine operative Tumorzellverschleppung zu vermeiden, sowie
- eine bessere Tumorwirkung und geringere Strahlenfolgen im operativ nicht veränderten Gewebe.

Die *postoperative Bestrahlung* wird, je nach Strahlensensibilität des Tumors, 2–6 Wochen nach der Operation mit 20–75 Gy in einem Zeitraum von 2–8 Wochen eingesetzt. Das Ziel der postoperativen Bestrahlung ist,

- tatsächlich oder möglicherweise verbliebene Tumorzellen im Operationsgebiet abzutöten und
- Tumorzellen in manifest oder wahrscheinlich befallenen Ausbreitungswegen (regionäre Lymphwege, Liquorraum, Peritonealhöhle) zu devitalisieren.

In allen drei Therapiesituationen (primäre, prä- und postoperative Radiatio) kann die Strahlentherapie mit einer Chemotherapie kombiniert werden (s. S. 102).

6.5 Onkologische Nachsorge

6.5.1 Beurteilung des Therapieerfolges

Strahlenempfindliche Tumoren sprechen rasch auf eine Strahlentherapie an. Sie sind bereits während der Behandlung größenrückläufig und bei Therapieende nicht mehr nachweisbar. Tumoren mit mäßiger oder geringer Strahlenempfindlichkeit sind bei Therapieabschluss noch nachzuweisen und können sich innerhalb von Wochen bis Monaten komplett zurückbilden.

Für die Remissionsbeurteilung des Tumors, die klinisch und radiologisch erfolgt, hat sich folgende Einteilung durchgesetzt (s. auch Abb. 6.3):

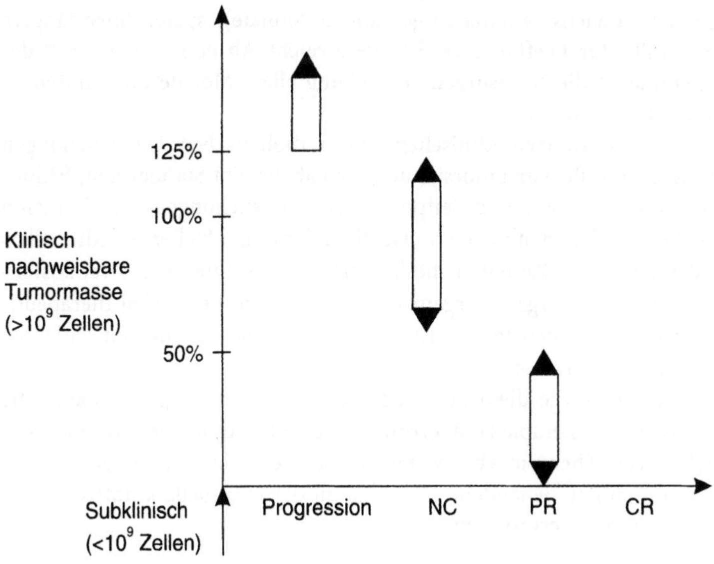

Abb. 6.3. Einteilung der Remissionsgrade in der Tumortherapie (*NC* keine Änderung, *PR* partielle Remission, *CR* komplette Remission)

Komplette Remission:	Vollständige Rückbildung aller Tumormanifestationen, mindestens über 4 Wochen anhaltend
Partielle Remission:	Rückbildung der Tumormanifestationen >50% (<100%)
Keine Änderung:	Rückbildung der Tumormanifestationen <50%
Progression:	Zunahme der Tumormanifestationen >25%

6.5.2
Früherkennung von Rezidiven und Metastasen

Das Vorurteil, dass Tumorrezidive und Metastasen kaum behandelbar sind und fast immer zum Tod des Patienten führen, ist selbst unter Medizinern verbreitet, aber falsch. Je nach Tumorlokalisation und -typ gibt es eine Reihe von therapeutischen Möglichkeiten. Sie führen unter günstigen Umständen zu einer Heilung des Krebsleidens, zumindest aber zu einer effektiven Palliation. Umso wichtiger ist es folgerichtig, lokale Rezidive und Metastasen frühzeitig zu erkennen. Dies wird durch eine konsequente, zunächst engmaschige (alle 3 Monate), später über längere Intervalle durchgeführte Nachsorge erreicht. Ab dem 2. Jahr nach der Therapie ist die Nachsorgeuntersuchung alle 6 Monate und ab dem 5. Jahr einmal jährlich.

Die notwendigen klinischen und radiologischen Untersuchungen hängen vom Primärtumorsitz und -typ ab. Es gibt Standardempfehlungen zu Art, Umfang und Zeitpunkt der Untersuchungen. Dabei müssen die Standardempfehlungen hinsichtlich des individuellen Rezidivrisikos jedes einzelnen Patienten modifiziert werden. Eine intensive, kostenträchtige Nachsorge zu organisieren, obwohl im Rezidivfall therapeutische Möglichkeiten fehlen, ist sinnlos und belastet nur den Patienten (z. B. Magenkarzinom).

Die Nachsorge dient auch dazu, den Langzeiterfolg und damit die Qualität der Therapie zu überprüfen. Sie ist ferner notwendig, um möglichst früh Therapienebenwirkungen, insbesondere Spätfolgen, zu erkennen und zu behandeln. Nur so kann der eventuelle kurative Therapieerfolg gesichert werden.

6.5.3
Erkennung, Beurteilung und Behandlung von Spätreaktionen

Während einer strahlentherapeutischen Behandlung können Nebenwirkungen auftreten, die unter konservativer Therapie rasch abheilen. Daneben kann die Radiatio Strahlenfolgen an Geweben mit niedrigen Zellteilungsraten, sog. spät reagierenden Geweben, hervorrufen. Die Strahlenfolgen sind in ihrem Schweregrad davon abhängig, wie stark die applizierte Dosis und die organ- bzw. gewebetypische Toleranzdosis differieren. Strahlenfolgen können somit nicht nur in Geweben innerhalb des Zielvolumens, sondern auch im umgebenden mitbestrahlten Gewebe auftreten. Der radioonkologisch tätige Arzt muss Strahlenfolgen diagnostizieren, von nicht bestrahlungsbedingten Erkrankungen differenzieren und behandeln können. Nur er vermag aufgrund der Kenntnis des Dosisplans und seiner speziellen Erfahrung Strahlenfolgen zu beurteilen. Dies ist auch eindeutig in den Richtlinien zum Strahlenschutz in der Medizin gesetzlich geregelt.

Kapitel 7

Allgemeine Strahlentherapie

7.1 Bestrahlungsmethoden

7.1.1 Abstandsbezogene Einteilung

Die Bestrahlungsmethoden können nach dem Abstand zwischen Strahlenquelle und zu bestrahlendem Tumor bzw. Zielvolumen eingeteilt werden (Tabelle 7.1). Die Strahlenquelle kann aus größerer Entfernung (Teletherapie, Röntgentherapie), unmittelbar am Tumor (Brachytherapie, Röntgentherapie) oder direkt in bzw. an der Zelle platziert werden (Radionuklidtherapie).

Tabelle 7.1. Abstandsbezogene Einteilung der Bestrahlungsmethoden

Abstand der Strahlenquelle zum Zielvolumen		
Groß (mehrere cm bis 1 m)	Gering (wenige mm bis cm)	Sehr gering (<1 mm)
Teletherapie	Brachytherapie	Radionuklidtherapie
Röntgenstrahlen, Telegammastrahlung, Beschleuniger-Photonenstrahlung	Umschlossene Nuklide - Oberflächenkontakttherapie - intrakavitär - interstitiell	Offene Radionuklide

Teletherapie

Bei der Teletherapie ist die Strahlenquelle in einem gewissen Abstand außerhalb des Patienten platziert. Der Abstand beträgt zwischen 40 cm und 100 cm. Es dürfen nur noch Geräte mit einem Fokus-Achsen-Abstand von >80 cm (günstigerer Tiefendosisverlauf) für die Tiefentherapie (s. unten) verwendet werden. Röntgentherapiegeräte (s. 5.1.1) und γ-Bestrahlungseinrichtungen (s. 5.1.2) sind für die Behandlung oberflächlicher und mehrere Zentimeter unter der Haut gelegener Tumoren geeignet. Ist eine hohe Durchdringungsfähigkeit der Strahlung, d. h. eine relativ flach verlaufende Tiefendosiskurve, gewünscht, so muss die Strahlung mit hohen Energien künstlich erzeugt werden. Hierzu eignen sich z. B. Linearbeschleuniger (s. 5.1.3).

Brachytherapie

Unter Brachytherapie versteht man eine Strahlenbehandlung, bei der umschlossene radioaktive Substanzen angewendet werden. Charakteristisch ist dabei die Abstrahlung einer hohen Dosis in unmittelbarer Strahlernähe. Zur Umgebung hin fällt die Dosis steil ab. Je nach gewünschter Eindringtiefe werden β- oder γ-Strahler verwendet. Zusätzlich kann durch die Form der Applikatoren die Dosisverteilung wesentlich beeinflusst werden.

Im Folgenden werden die einzelnen Applikationsformen der Brachytherapie erläutert.

Oberflächenkontakttherapie

Anstelle der klassischen Radiummoulagen werden heutzutage starre oder flexible Applikatoren, die variabel oder in vorgegebener Geometrie angeordnet sind, eingesetzt. Zudem wird die Afterloading-Technik verwendet. Ferner kann β-Strahlung umschlossener Nuklide (z. B. ^{90}Sr, ^{106}Ru) in Form der sog. β-Applikatoren therapeutisch genutzt werden. Ihr Indikationsspektrum umfasst u. a. Haut- und Konjunktivaltumoren sowie Aderhautmelanome.

Intrakavitäre Kontakttherapie

Die moderne intrakavitäre Kontakttherapie erfolgt meist im Nachladeverfahren (Afterloading-Technik), wobei verschiedene Applikatoren verwendet werden. Die Applikatoren sind starr oder flexibel, dem Hohlorgan- bzw. der Tumorform angepasst (z. B. Zervixstift, Nasopharynxsonde) und werden mit verschiedenen Nukliden manuell oder maschinell bestückt. Die verwendeten Nuklide sind ^{137}Cs, ^{60}Co und v. a. ^{192}Ir.

Interstitielle Therapie

Darunter ist die temporäre und die nur bei dieser Art von Brachytherapie mögliche permanente Implantation von Nukliden in das Gewebe zu verstehen. Zu den implantierbaren Nukliden zählen die inzwischen obsoleten Radium- und Kobaltnadeln. Auch ^{198}Au- und ^{125}I-Körner (Seeds) sowie v. a. korn- oder drahtförmige ^{192}Ir-Quellen können implantiert werden. Letztere werden bevorzugt im Afterloading-Verfahren eingesetzt. Dazu werden Hohlnadeln oder Plastikschläuche an den gewünschten Ort gebracht und in diesen die radioaktiven Nuklide platziert. Zu den Indikationen dieser Technik gehören Kopf-/Halstumoren (z. B. Mundhöhlenkarzinom, Tonsillenkarzinom), Lymphknotenmetastasen, Harnblasen-, Rektum- und Analkarzinome, das Prostatakarzinom sowie gynäkologische Karzinome (z. B. Vaginalkarzinom, Beckenwandmetastasen und -rezidive).

Radionuklidtherapie

Sie beinhaltet die Therapie mit offenen radioaktiven Substanzen. Diese reichern sich direkt in der Zelle an, z. B. bei der Radioiodtherapie, oder werden in Körperhöhlen eingebracht, z. B. in den Pleura- oder Peritonealraum. Verwendet werden v. a. α- und ß-Strahler (^{131}I, ^{198}Au, ^{32}P, ^{90}Y).

7.1.2 Zielbezogene Einteilung

Die Bestrahlungsmethoden können nach der Lage des Zielvolumens eingeteilt werden (Übersicht Tabelle 7.2).

Oberflächentherapie

Zur Therapie oberflächlich gelegener Tumoren können je nach gewünschter Eindringtiefe sog. weiche Röntgenstrahlen angewandt werden. Ihre Eindringtiefe wird durch die *Gewebehalbwerttiefe (GHWT)* charakterisiert. Sie ist die Gewebetiefe, in der die Strahlung auf 50% der Maximaldosis infolge des Energieverlustes im Gewebe reduziert wird. Zu den weichen Röntgenstrahlen gehören mit einer Energie von 10 kV die sog. *Grenzstrahlen* mit einer GHWT von ca. 1 mm. Sie werden bei Hauterkrankungen, beispielsweise bei Psoriasis oder Lichen ruber, ange-

Tabelle 7.2. Zielbezogene Einteilung der Bestrahlungsmethoden

Lage des Zielvolumens			
Oberflächlich	Tief	Interstitiell	Intrakavitär
Röntgenstrahlen	Harte Röntgenstrahlen	Umschlossene Nuklide	Röntgenstrahlen (Körperhöhlenrohr)
Grenzstrahlen	Telegamma-strahlung		Umschlossene Nuklide
Weiche Röntgenstrahlen	Beschleuniger-Photonenstrahlung, dicht ionisierende Strahlung und schwere Teilchen-strahlung		Offene Nuklide
Elektronen			
Umschlossene Nuklide			

wandt. Weiche Röntgenstrahlen höherer Energie (10–100 kV) werden zur Therapie von Hauttumoren, aber auch endokavitär bei Rektumkarzinomen oder Mundhöhlenkarzinomen eingesetzt.

Auch mit Elektronenstrahlung aus Linear- oder Kreisbeschleunigern ist eine Oberflächentherapie möglich. Die Eindringtiefe ist abhängig von der Energie und kann entsprechend gewählt werden. Die therapeutische Reichweite ist die Gewebetiefe, in der die auf das Dosismaximum normierte relative Tiefendosis 80% beträgt. Sie liegt bei ca. 1/3 der Elektronenenergie und wird in cm angegeben.

Eine Oberflächentherapie ist ferner mit umschlossenen Nukliden möglich. Beispielsweise können Ohrmuschelkarzinome mit Iridiumdrähten in Kontakt gebracht werden.

Tiefentherapie

Um Tumoren in größeren Gewebetiefen (ab ca. 5 cm) zu bestrahlen, wurden früher sog. harte Röntgenstrahlen (>100–400 KV) eingesetzt. Diese haben den entscheidenden Nachteil, dass das Dosismaximum in der Haut liegt und die Dosis in der Tiefe steil abfällt. Ein weiterer Nachteil ist, dass konventionelle Röntgenstrahlung von den einzelnen Geweben unterschiedlich stark absorbiert wird. Besonders stark werden Röntgenstrahlen im Knochen absorbiert. Dies gilt nicht für hochenergetische

Photonenstrahlung (>1 MeV, s. Abb. 3.24). Aus diesen Gründen ist es nicht mehr zulässig, konventionelle Röntgenstrahlung in der Tiefentherapie einzusetzen.

Demgegenüber haben γ-Bestrahlungseinrichtungen wesentliche Vorteile. Das derzeitige Optimum für die Tiefentherapie sind aber Beschleunigereinrichtungen. Wenn mit diesen Geräten bestrahlt wird, verschiebt sich mit zunehmender Photonenenergie das Dosismaximum in die Tiefe. Die Tiefendosiskurve nimmt entsprechend einen relativ flachen Verlauf.

Dicht ionisierende und schwere Teilchenstrahlung haben Vorteile, was die (tumor-) biologische Wirkung und den Tiefendosisverlauf (Ausnahme: Neutronen) betrifft. Ihr Einsatz ist aufgrund des technisch hohen Aufwandes jedoch nur an wenigen Zentren möglich.

Interstitielle Therapie

Wenn lokal eine hohe Dosis im Tumor und ein steiler Dosisgradient zum umgebenden gesunden Gewebe erreicht werden soll, ist es indiziert, umschlossene radioaktive Nuklide direkt im Zielvolumen zu platzieren. Die früher übliche Applikation von Radium ist aus Strahlenschutzgründen obsolet. Methode der Wahl ist heute die Spickung des zu bestrahlenden Gewebes mit Metallhohlnadeln oder Plastikschläuchen, um anschließend Nuklide, z. B. ^{192}Ir-Drähte, in diese einzubringen. Letzteres erfolgt zunehmend im sog. Nachladeverfahren (Afterloading). Nuklide können auch permanent implantiert werden, z. B. beim Prostatakarzinom. Dazu wird die gewünschte Dosisverteilung, der sich daraus ergebende Applikationsort und die Zahl der erforderlichen Seeds berechnet.

Intrakavitäre Therapie

Ein Tumor in Körperhöhlen kann gezielt bestrahlt werden. Beispielsweise kann mit Röntgenstrahlung eines Körperhöhlenrohrs ein Rektumkarzinom bestrahlt werden. Eine andere Möglichkeit besteht wie z. B. beim Kollumkarzinom darin, umschlossene Nuklide in die Körperhöhle einzubringen. Tumoren in Körperhöhlen können auch ungezielt bestrahlt werden. Als Beispiel sei die (inzwischen obsolete) Radiogoldbestrahlung der Peritonealhöhle beim Ovarialkarzinom genannt.

7.2 Bestrahlungstechniken

Eine optimale Dosisverteilung zur Durchführung einer Strahlentherapie ist nur unter Ausnutzung aller technischen Möglichkeiten realisierbar. Es muss demnach eine geeignete Bestrahlungstechnik gewählt werden, die zu der gewünschten Dosisverteilung führt. Eine Bestrahlungstechnik setzt sich aus verschiedenen Teilkomponenten zusammen.

7.2.1 Bestrahlungstechniken mit unterschiedlicher Strahlenqualität

Durch eine geeignete Wahl der Strahlenqualität kann eine Dosisverteilung wesentlich beeinflusst werden.

Photonenstrahlen

Mit konventionellen Röntgenstrahlen [10 kV (Grenzstrahlen) bis 300 kV] und ultraharten Röntgenstrahlen (4–42 MeV) können praktisch alle Gewebetiefen erreicht werden, sodass diese Strahlenqualitäten in Abhängigkeit von der Energie der Strahlung von der Oberflächen- bis zur Tiefentherapie eingesetzt werden können. Für die Tiefentherapie dürfen aufgrund der physikalischen Absorptionsverhältnisse im Vergleich zu früheren Jahren allerdings nur noch ultraharte Röntgenstrahlen zur Anwendung kommen (Abb. 7.1).

Die γ-Strahlung des künstlichen Radioisotops ^{60}Co (1,25 MeV) wird für die Halbtiefen- und Tiefentherapie eingesetzt, die des ^{137}Cs (0,66 MeV) für die Halbtiefentherapie. Beide Isotope finden außerdem Anwendung in der intrakavitären und interstitiellen Therapie (Brachytherapie, Afterloading-Verfahren). In den letzten Jahren sind diese beiden Isotope zunehmend durch ^{192}Ir abgelöst worden (HDR-Afterloading-Therapie, s. S. 116). Dagegen wird die γ-Strahlung des Radiums nicht mehr genutzt, da aus Strahlenschutzgründen (keine Möglichkeit der Afterloading-Therapie) dieses Radioisotop in der Strahlentherapie nicht mehr eingesetzt werden darf.

Korpuskularstrahlen

Von den Korpuskularstrahlen werden aufgrund ihrer physikalischen Absorptionsverhältnisse (Aufbaueffekt, steiler Dosisabfall zur Tiefe) schnelle Elektronen aus Beschleunigeranlagen am häufigsten angewendet (Abb. 7.2). Sie werden sowohl in der Oberflächen- als auch in der

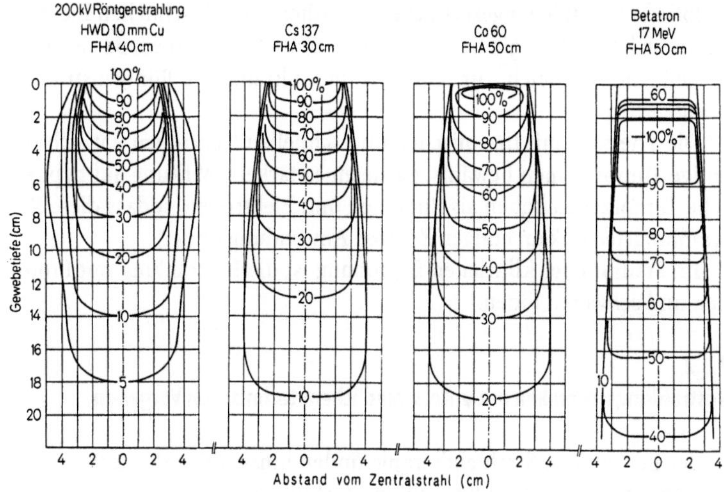

Abb. 7.1. Beispiel für Isodosen unterschiedlicher Energie. (Aus Vieten u. Wachstum 1970)

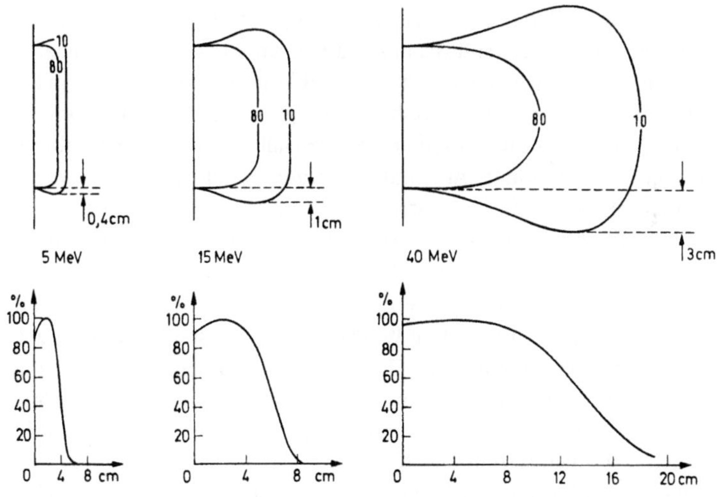

Abb. 7.2. Abhängigkeit des Tiefendosiskurvenverlaufes von der Energie (Elektronenstrahlung)

Halbtiefentherapie eingesetzt. Die Tiefentherapie mit schnellen Elektronen sehr hoher Energie hat sich nicht durchsetzen können, da sie keine Vorteile im Vergleich zur Therapie mit ultraharten Röntgenstrahlen bringt.

Die Therapie mit thermischen und schnellen Neutronen hat sich für einige Tumorformen bewährt, da sie eine stärkere Wirkung auf hypoxische Tumorzellen haben als Photonen und Elektronen, sodass diese Bestrahlungstechnik an einigen Zentren Anwendung findet.

Im Stadium der klinischen Erprobung ist die Bestrahlung mit Protonen und schweren Ionen.

7.2.2 Bestrahlungstechniken mit unterschiedlichem technischen Vorgehen

In der perkutanen Strahlentherapie finden hinsichtlich des technischen Vorgehens verschiedene Bestrahlungstechniken Anwendung.

Stehfeldbestrahlung

Die Stehfeldbestrahlung mit einem Einzelfeld stellt die einfachste Bestrahlungstechnik dar, erfordert jedoch eingehende Kenntnisse über den Kurvenverlauf der Tiefendosis in Abhängigkeit von der Strahlenqualität und den gegebenen geometrischen Bestrahlungsbedingungen, wenn keine individuelle Dosisverteilungsberechnung vorliegt. Die Einstellung des Bestrahlungsfeldes am Patienten für eine Halbtiefen- oder Tiefentherapie sollte jedoch immer am Simulator erfolgen (s. dort) bzw. durch eine Verifikationsaufnahme am Bestrahlungsgerät kontrolliert werden.

Eine Abschätzung der Dosisverteilung wird schon erheblich erschwert, wenn eine Gegenfeldtechnik mit zwei Bestrahlungsfeldern vorgenommen wird (Abb. 7.3). Die Zentralstrahlen der beiden Felder können auch in einem bestimmten Winkel zueinander stehen, wenn es z. B. die Körperkrümmung oder die Lage des Zielvolumens erfordert (z. B. Zangenbestrahlung bei der Mammakarzinomtherapie, der Bestrahlung von Hirntumoren und die Anwendung von 2 schrägen Feldern bei der Wirbelkörpermetastasenbestrahlung).

Häufig werden Mehrfeldertechniken, z. B. mit drei Feldern (Abb. 7.4) oder mit vier Feldern als sog. Box-Technik bei der Bestrahlung von Tumoren im kleinen Becken (Abb. 7.5) eingesetzt. Bei komplizierten dreidimensionalen Zielvolumina werden auch Techniken mit bis zu 8 Feldern

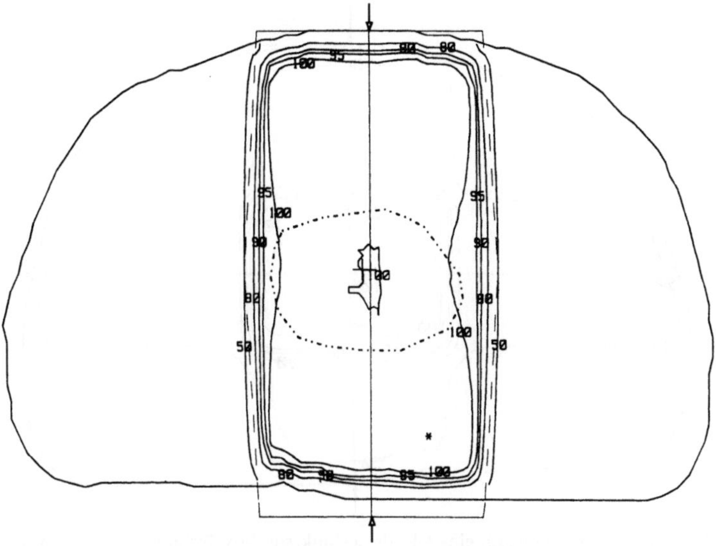

Abb. 7.3. Dosisverteilung bei Gegenfeldern (–··–·· = Zielvolumen)

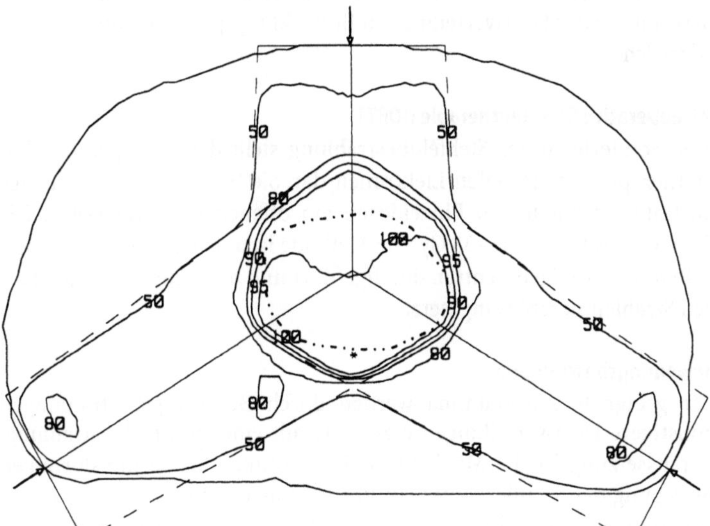

Abb. 7.4. Dosisverteilung für eine Dreifeldertechnik (–··–·· = Zielvolumen)

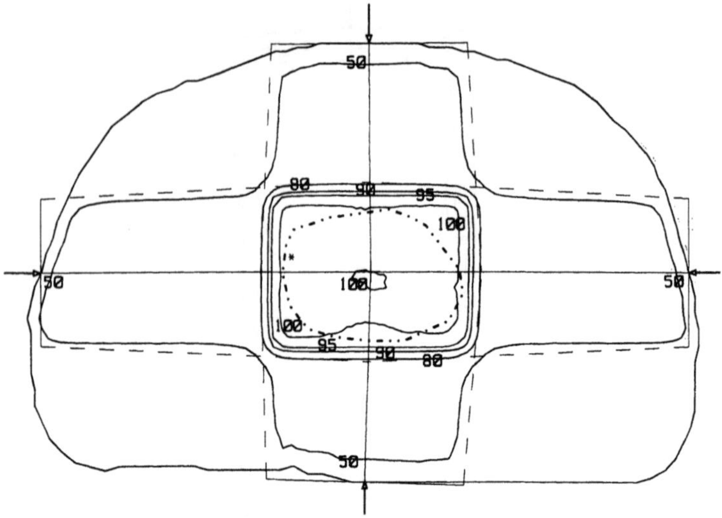

Abb. 7.5. Dosisverteilung für eine 4-Feldertechnik, sog. Box-Technik (–··–·· = Zielvolumen)

angewendet (HNO-Tumoren). Diese Mehrfeldertechniken machen eine Berechnung der Dosisverteilung im Bestrahlungsplanungscomputer unerlässlich.

Intraoperative Strahlentherapie (IORT)

Eine Sonderform der Stehfeldbestrahlung stellt die intraoperative Radiotherapie mit schnellen Elektronen dar. Sie beinhaltet die einmalige Bestrahlung mit hohen Einzeldosen am offenen Operationssitus. Die Einzeitdosis beträgt 15–35 Gy. Die Methode ist aufwendig und wird deshalb nur in wenigen Zentren durchgeführt und meist nur in der palliativen Strahlentherapie eingesetzt.

Bewegungsbestrahlung

Für geeignete Zielvolumina werden durch Bewegungsbestrahlungen günstigere Dosisverteilungen erzielt als mit einer Stehfeldbestrahlung. Voraussetzung ist die Möglichkeit der kontinuierlichen kreisförmigen Bewegung des Strahlerkopfes um das Isozentrum. Es wird dann von einer *Rotationsbestrahlung* gesprochen. Die Drehachse des Gerätes liegt im Patienten. Das ist mit allen Kobaltgeräten und Linearbeschleunigern

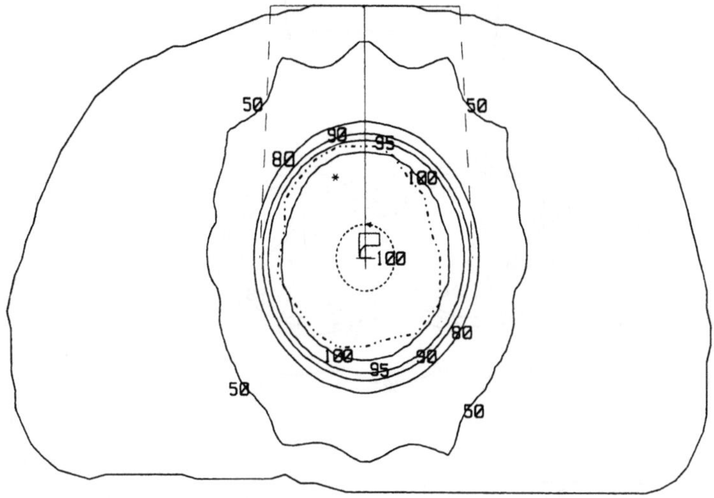

Abb. 7.6. Dosisverteilung bei Vollrotation (–··–·· = Zielvolumen)

möglich, selbst ältere Röntgentiefentherapiegeräte boten schon die Möglichkeit der Rotationsbestrahlung.

Die Größe des Bestrahlungswinkels kann von wenigen Graden bis zur Vollrotation reichen (Abb. 7.6). Bei der Bewegung des Strahlerkopfes um den Patienten können auch zwei Winkelbereiche bestrahlt werden, es wird dann von einer bisegmentalen Rotationsbestrahlung gesprochen. Zusätzlich kann die Strahlerkopfbewegung über 2 und mehr Achsen erfolgen (Abb. 7.7). Bei Beschleunigern durchläuft der Strahlerkopf exakt einmal während der Bestrahlung den gesamten zu bestrahlenden Winkelbereich. Dies wird durch eine Anpassung der Dosisleistung des Gerätes an die Größe des Bestrahlungswinkels bei konstanter Drehgeschwindigkeit bzw. durch eine unterschiedliche Drehgeschwindigkeit bei konstanter Dosisleistung erreicht. Bei den meisten Kobaltgeräten wird der Winkel, in dem bestrahlt wird, zweimal durchlaufen. Man spricht dann auch von einer *Pendelbestrahlung*. Da die Dosisleistung konstant ist, kann nur durch eine unterschiedliche Drehgeschwindigkeit gewährleistet werden, dass der Winkel vom Gerät vollständig durchlaufen wird.

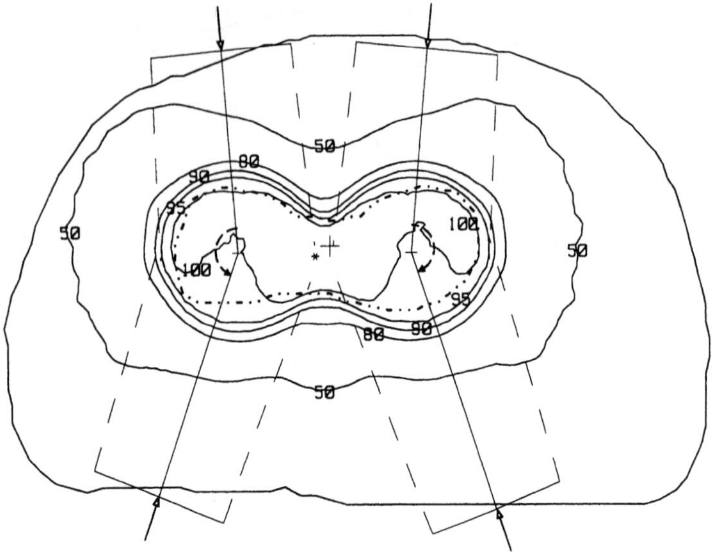

Abb. 7.7. Dosisverteilung bei bisegmentaler Bewegungsstrahlung (–··–·· = Zielvolumen)

Exzentrische Stehfeld- und Rotationsbestrahlung

Sowohl bei Stehfeld- als auch bei Rotationsbestrahlungen kann der Strahlerkopf aus der 0°-Stellung ausgelenkt werden und in dieser Position eine exzentrische Bestrahlung vorgenommen werden. Eine Auslenkung des Strahlerkopfes ist nur bei Kobaltgeräten möglich; bei Linearbeschleunigern ist für diese Bestrahlungstechnik eine asymmetrische Blende (s. S. 114) notwendig.

Bei der Stehfeldbestrahlung wird diese Technik insbesondere zur Feldgrenzenanpassung bei mehreren Einzelfeldern angewendet, wenn diese aneinander gereiht werden und Feldüberschneidungen vermieden werden müssen.

Bei der Rotationsbestrahlung kann eine äußere Körperschale mit dieser Technik erfasst werden (Abb. 7.8). Die Anwendung dieser Techniken an Kobaltgeräten ist problematisch, da die Winkeleinstellung der Auslenkung meist nicht digital erfolgt und eine fehlerhafte Auslenkung von 0,5–1° völlig veränderte geometrische Bestrahlungsverhältnisse und damit eine geänderte Dosisverteilung bewirkt.

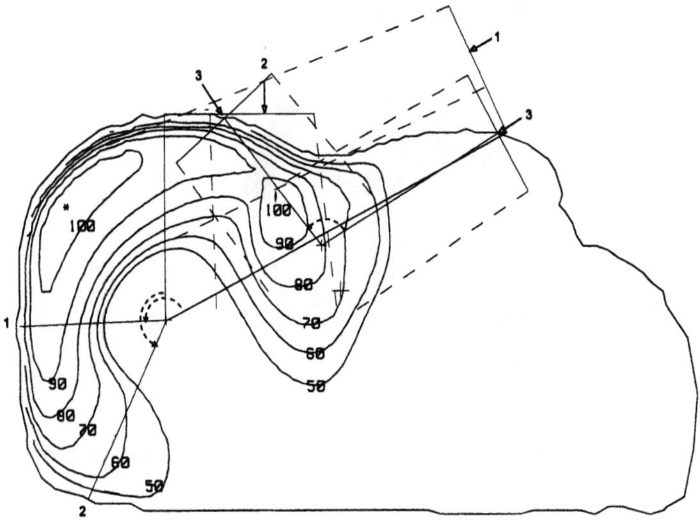

Abb. 7.8. Dosisverteilung für die tangentiale Bewegungsbestrahlung eines Mammakarzinoms über 2 Winkel (*1, 2*) mit zusätzlicher Bewegungsbestrahlung für die gleichseitigen parasternalen Lymphabflusswege (*3*)

Stereotaktische Stehfeld- und Rotationsbestrahlung

Eine weitere Sonderform der Bewegungsbestrahlung stellt die perkutane stereotaktische Rotationsbestrahlung dar (Abb. 7.9). Nach einer Rotationsbestrahlung oder Vollrotationsbestrahlung wird der Patiententisch um einen bestimmten Winkel, z. B. 15°, um eine senkrechte Achse im Isozentrum gedreht, die im Zentralstrahl des Gerätes in 0°-Position liegt. Die Tischdrehungen können bis +90° oder −90° erfolgen. Diese Techniken erfordern eine exakte Immobilisation des Patienten, die umso genauer sein muss, je kleiner das Zielvolumen und je größer die verabfolgte Dosis ist (s. S. 118). Notwendiges Zubehör für die stereotaktische Bestrahlung sind Kopfhalteringe und Spezialtubusse für die u. U. nur wenige Quadratmillimeter großen Bestrahlungsfelder (Abb. 7.10).

Für irregulär getrennte Zielvolumina werden (zunehmend) noncoplanare Stehfelder eingesetzt, nachdem die Möglichkeit geschaffen wurde, kleinste Felder individuell zu kollimieren (Individualabsorber, Mikro-multi-leaf-Kollimator).

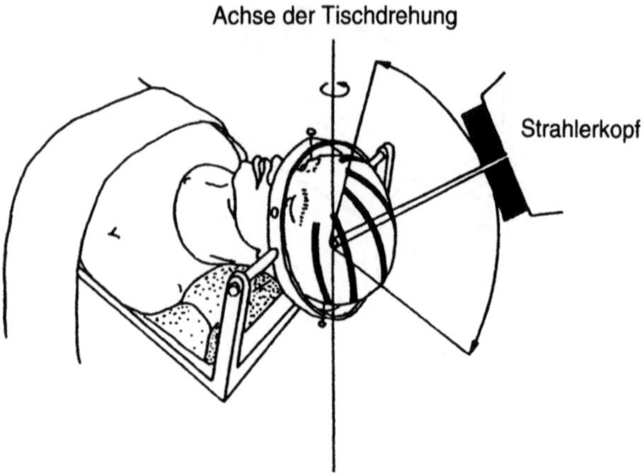

Abb. 7.9. Perkutane stereotaktische Bewegungsbestrahlung. (Nach Pozza et al. 1991)

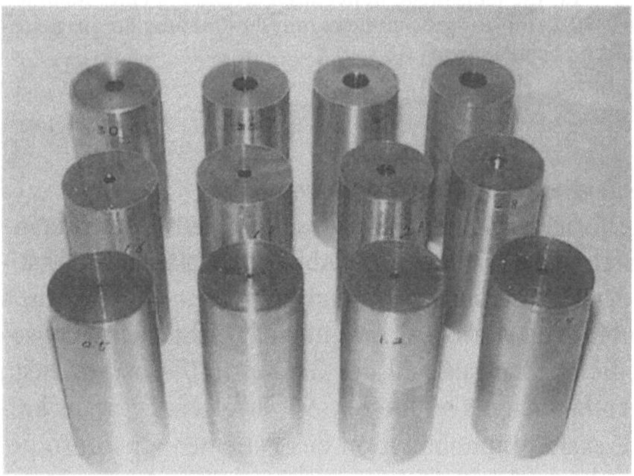

Abb. 7.10. Bestrahlungstubusse für die kleinvolumige stereotaktische Bewegungsbestrahlung

Bestrahlungsfelder mit irregulären Feldgrenzen – Satellitentechnik

An Bestrahlungsgeräten lassen sich lediglich rechteckige oder quadratische Felder einstellen, sodass nur in sehr seltenen Fällen Feldgröße und zu bestrahlendes Zielvolumen in ihrer Form übereinstimmen. Die Feldgrenzen sind größer als das Zielvolumen, was zwangsläufig zu einer Mitbestrahlung von gesundem Gewebe in der Umgebung führt. Um gesundes Gewebe oder Risikoorgane abzuschirmen, werden Absorber aus Metall (Wolfram, Wood-Metall) in den Strahlengang gebracht (Abb. 7.11).

Um die tägliche Arbeit zu erleichtern und zur besseren Genauigkeit der täglichen Einstellung werden Individualsatelliten (s. S. 119) aus einer Metalllegierung (Wood-Metall) gegossen. Am bekanntesten ist die Verwendung von individuellen Satelliten beim Mantelfeld und dem umgekehrten Y-Feld bei der Bestrahlung von malignen Lymphomen (Abb. 7.12).

Abb. 7.11. Individueller Abschirmblock für ein Mantelfeld

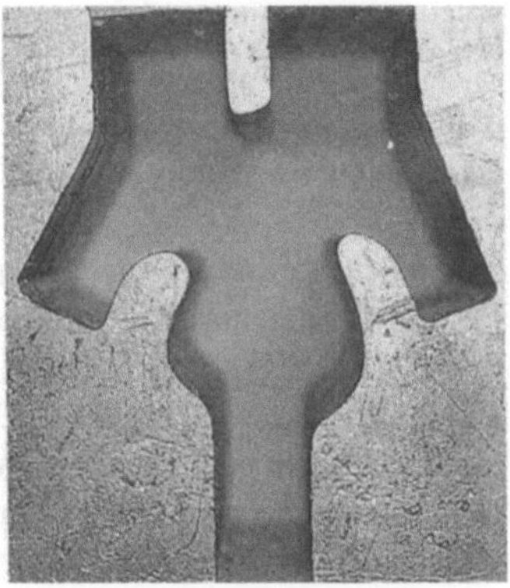

Abb. 7.12. Individueller Abschirmblock für ein umgekehrtes Y-Feld

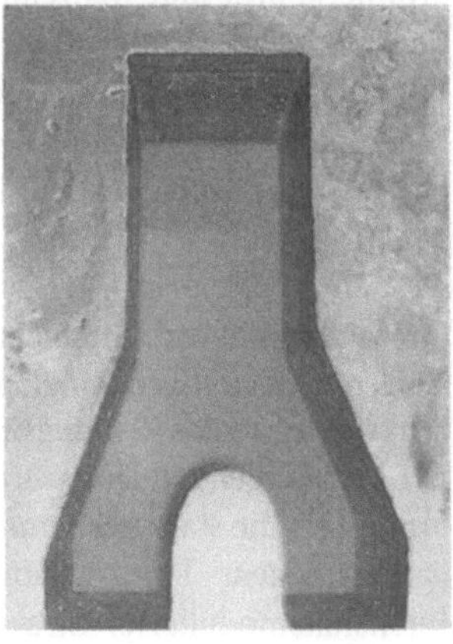

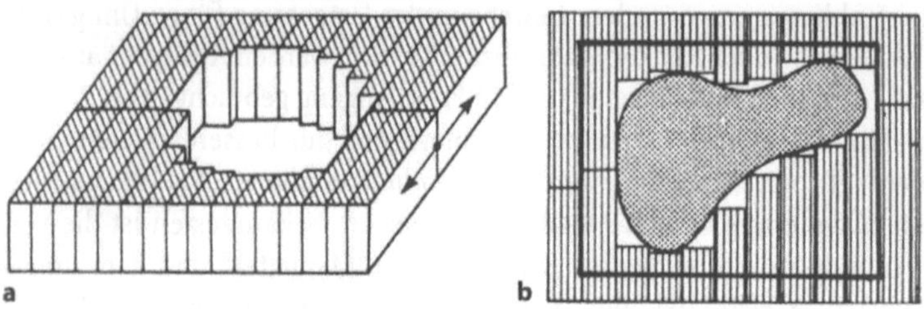

Abb. 7.13 a,b. Multilleaf-Kollimator. **a** Prinzip, **b** Anpassung an ein Zielvolumen

Die Satellitentechnik wird zunehmend vom so genannten Multi-leaf- oder Segment-Kollimator (s. S. 119) ersetzt (Abb. 7.13). Damit entfallen das umständliche Gießen und tägliche Anbringen am Strahlerkopf bei etwa 60–80% der Individualsatelliten.

Dynamische Bestrahlungstechniken

Mit der Einführung der Computertomographie in die Bestrahlungsplanung ist es möglich geworden, ein Zielvolumen dreidimensional im Patienten abzugrenzen. Das hat zur Entwicklung von dynamischen Bestrahlungstechniken geführt. Dreidimensionale Zielvolumina sind bis auf seltene Ausnahmen irregulär geformt, sodass aus jeder Blickrichtung ein anderer Zielvolumenquerschnitt resultiert. Das Bestrahlungsfeld muss sich diesem jeweiligen Querschnitt anpassen. Bei einer dynamischen Bestrahlungstechnik findet diese Anpassung während der Bewegung des Strahlerkopfes und während der Bestrahlung je nach Einstrahlwinkel des Bestrahlungsfeldes statt (Abb. 7.14). Das erfordert ein hohes Maß an Genauigkeit bei der Bestrahlungsplanung und Steuerung des Linearbeschleunigers. Bisher waren nur Rechteckfelder bei dieser Technik steuerbar, jetzt aber auch der Multi-leaf-Kollimator mit irregulären Feldgrenzen.

Intensitätsmodulierte Strahlentherapie (IMRT)

Eine mit derzeitigen Möglichkeiten optimale Anpassung der Bestrahlungsfelder an das Planungszielvolumen führt nicht in allen Fällen zu einer befriedigenden Dosisverteilung. Dies trifft insbesondere für Zielvolumina zu, die stark gekrümmt sind oder in der Nähe von kritischen Organen liegen. Eine Lösung dieses Problems bietet der Einsatz intensitätsmodulierter Strahlenfelder. Hierbei wird die Intensität der

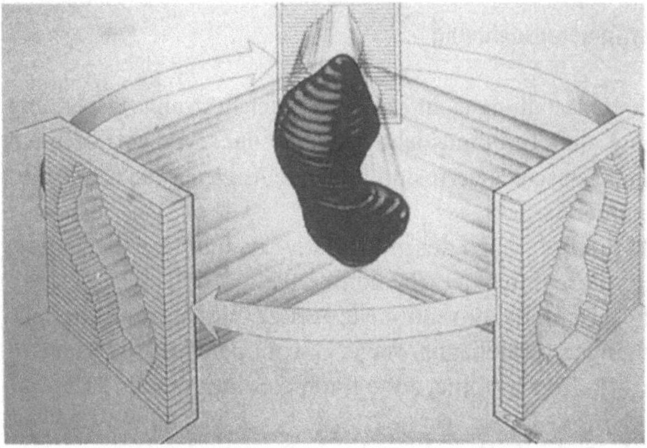

Abb. 7.14. Dynamische Bestrahlungstechnik mit Multi-Leaf-Kollimator (Firma Varian)

Photonenstrahlung während der Bestrahlung kontinuierlich, dem Planungszielvolumen angepasst, variiert. Die Anwendung dieser Methode erfordert eine aufwendige Bestrahlungsplanung, die sich von der bisherigen Planung grundlegend unterscheidet, da Intensitätsprofile für die einzelnen Bestrahlungsfelder erstellt werden müssen (*inverse Planung*). Die Intensitätsmodulation kann mit individuellen Kompensatoren oder Multi-leaf-Kollimatoren erreicht werden.

7.3 Bestrahlungsplanung

Die strahlentherapeutische Behandlung eines Patienten erfordert eine individuelle Planung, die im Wesentlichen zwei Aufgabenbereiche, nämlich die medizinische und die physikalische Bestrahlungsplanung, umfasst. Die medizinische beinhaltet nach einer interdisziplinären Beurteilung der Tumorerkrankung und einer klaren Indikationsstellung durch den Radioonkologen mehrere Teilschritte. Für die Indikationsstellung sind eindeutige klinische Angaben einschließlich der klinischen oder pathologischen Tumorklassifikation, Angaben über vorangegangene und evtl. noch geplante Therapien erforderlich.

7.3.1 Bestimmung der Tumorausdehnung

Nach der Indikationsstellung steht am Beginn der Bestrahlungsplanung die Bestimmung der Tumorausdehnung und der evtl. vorliegenden Lymphknotenmetastasen. Hierzu sind folgende Angaben für den Strahlentherapeuten unerlässlich:

- klinischer Befund, v. a. auch der präoperative Befund bzw. die Tumorausdehnung vor Beginn einer Chemotherapie;
- bildgebende Verfahren: konventionelle Röntgenbilder, konventionelle KM-Darstellungen (Ösophagus, Magen-Darm, Gefäße), Computertomographie, MR-Tomographie, Sonographie, Szintigraphie, PET-Aufnahmen;
- endoskopische Befunde (Ösophagoskopie, Bronchoskopie);
- Operationsbericht;
- pathohistologische Beurteilung des Operationspräparates.

Die für den einzelnen Patienten notwendigen Angaben sind von der jeweiligen Tumorlokalisation und von den evtl. vorangegangenen Therapien abhängig. Besonders wichtig sind prätherapeutische Befunde und Dokumentationen der Tumorausdehnung, wenn postoperativ oder nach einer zytostatischen Therapie eine Strahlentherapie angeschlossen werden muss. Eine sichere Abgrenzung des Zielvolumens ist ohne diese prätherapeutischen Angaben nicht möglich.

7.3.2 Erstellung der Patiententopographie

Nach der Ermittlung der Tumorausdehnung kann festgelegt werden, in welchem Körperabschnitt die Strahlentherapie und damit die Zielvolumenfestlegung erfolgen soll. Um das Zielvolumen zu erfassen, muss die Patiententopographie exakt erstellt werden. Das früher gebräuchlichste Verfahren war die Anfertigung von Patientenquerschnitten auf zeichnerischem Wege. Diese Methode ist durch die breite Anwendung der Computertomographie in der Bestrahlungsplanung verlassen worden.

Die neueste Simulatorgeneration ist in der Lage, durch eine rotierende Durchleuchtung, ähnlich wie bei der Computertomographie, anatomische Querschnitte zu erstellen. Sie können für die weitere Bestrahlungsplanung verwendet werden. Dieses Vorgehen ist sinnvoll, wenn der

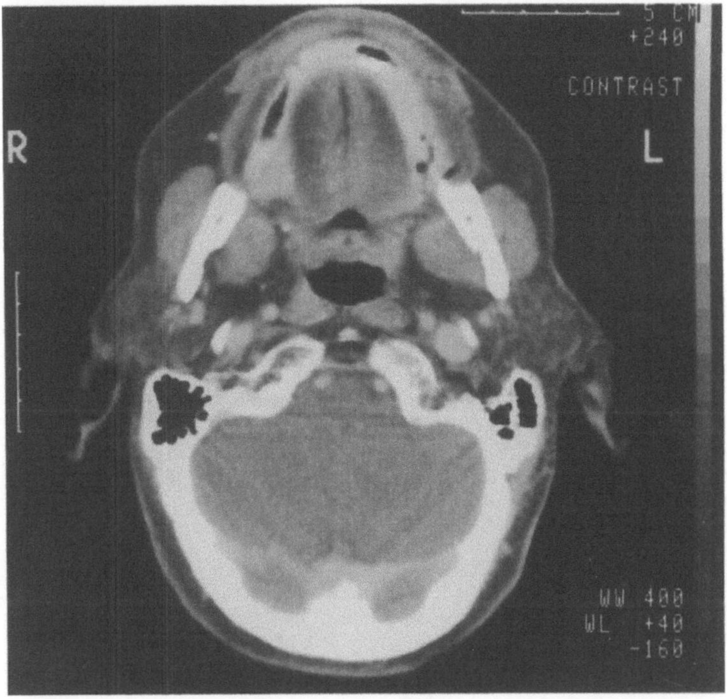

Abb. 7.15. CT-Schicht mit normaler Anatomie

Patient schwer zu lagern ist, Notfälle keine CT-Planung möglich machen oder bei weniger komplizierten Zielvolumina nur wenige Schichten benötigt werden.

Die derzeit exakteste Darstellung der Patientenanatomie und -topographie ist mit der Computertomographie erreichbar. Ihre Anwendung in der Bestrahlungsplanung hat gegenüber allen bisherigen Verfahren ganz entscheidende Vorteile. Der Strahlentherapeut erhält erstmals unverzerrte anatomische Transversalschnitte des menschlichen Körpers mit einer exakten, lückenlosen und damit auch dreidimensionalen Abbildung der normalen Anatomie und Topographie. Bei den meisten Tumormanifestationen ist der Tumor ebenfalls darstellbar.

Das Problem der Abbildung von normalen oder pathologisch veränderten Lymphknoten wird durch dieses Schnittbildverfahren allerdings

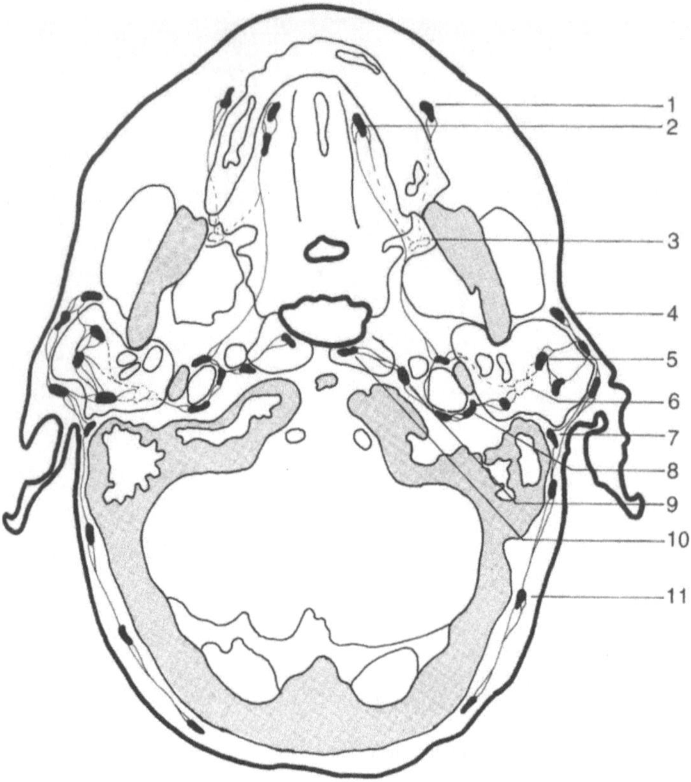

Abb. 7.16. CT-Schicht mit Lymphknotentopographie. *1* Mandibuläre Lymphknoten (Lk), *2* sublinguale Lk, *3* sumandibuläre Lk, *4* oberflächliche und tiefe präaurikuläre Parotis-Lk, *5* tiefe intraglanduläre Parotis-Lk, *6* tiefe infraaurikuläre Parotis-Lk, *7* mastoidale Lk, *8* anteriore und laterale obere juguläre Lk, *9* laterale retropharyngeale Lk, *10* mediale retropharyngeale Lk, *11* okzipitale Lk

nicht gelöst. Lymphknoten können erst ab einer Größe von mehr als 5 mm abgebildet werden. Ein Lymphknoten, der in einer Größe von mehr als 1,5 cm nachweisbar ist, muss nicht tumorbefallen sein. Andererseits schließt ein normal großer Lymphknoten, der nur gelegentlich zu erfassen ist, eine Metastasierung nicht aus, sodass bei bestimmten Tumorlokalisationen in Abhängigkeit vom Stadium auch der normale Lymphabfluss in das Zielvolumen (s. S. 161) miteinbezogen werden muss.

Die normalen Lymphabflussgebiete lassen sich im CT indirekt anhand der normalen topographischen Anatomie erfassen (Abb. 7.15 und 7.16). Die Computertomographie bietet damit alle notwendigen Voraussetzungen, ein Zielvolumen sowohl in einer Transversalschicht als auch dreidimensional zu erfassen (s. S. 167).

Die seit einigen Jahren in der Diagnostik eingesetzte Kernspintomographie findet auch in der Bestrahlungsplanung Anwendung. Die Schichten können bisher nicht wie bei der CT direkt in einem Planungsrechner verarbeitet werden, sie bieten jedoch bessere Möglichkeiten der Tumorerfassung bei Hirn-, Weichteil- und gynäkologischen Tumoren als bei CT-Schichten.

Es wird daran gearbeitet, CT-Schichten und Kernspintomographien exakt zu fusionieren, um alle Informationen für die Planung auszunutzen. In diese Entwicklung werden auch bei geeigneten Tumorlokalisationen PET-Untersuchungen einbezogen.

7.3.3
Abgrenzung des Zielvolumens

In den Anfängen der Strahlentherapie war es üblich, von einem zu bestrahlenden Herd und einer Herddosis zu sprechen. Heute hat sich allgemein durchgesetzt, ein Zielvolumen anzugeben, in dem die verordnete Dosis wirksam werden soll. In vereinfachter Form beinhaltet das Zielvolumen: Tumorvolumen, potentielle Tumorausläufer (Sicherheitszone), Lymphknotenmetastasen und die regionalen Lymphabflussgebiete. Die Empfehlungen der ICRU (International Commission on Radiation Units and Measurements), die mehrere Zielvolumina unterscheidet (Abb. 7.17), sind allgemein anerkannt:

- *Hauptvolumen* („gross target volume“, GTV): Es umfasst den makroskopisch sichtbaren oder anderweitig nachweisbaren Tumor.
- *Klinisches Zielvolumen* („clinical target volume“, CTV): Dieses beinhaltet den sichtbaren Tumor einschließlich suspekter (subklinischer) Tumorregionen (z. B. Sicherheitssaum um das GTV oder den regionalen Lymphabfluss, wenn er mitbehandelt werden muss). Das CTV basiert auf einem klinischen Konzept. Im CTV soll die verordnete Dosis wirksam werden.
- *Planungszielvolumen* („planning target volume“, PTV): Das Planungszielvolumen ist eine Erweiterung des CTV um einen Sicher-

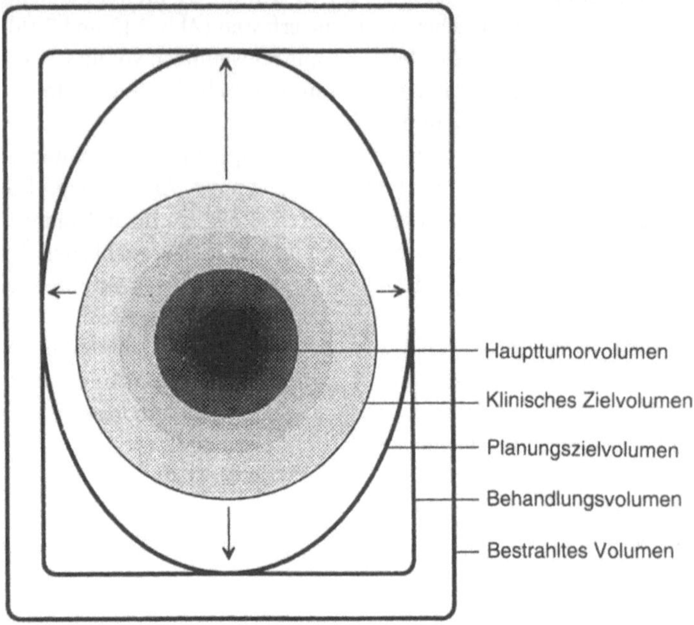

Abb. 7.17. ICRU-Zielvolumen (Nach ICRU Report 1993)

heitssaum, der Bewegungen des Zielvolumens (z. B. Atmung), Patientenbewegungen oder eine sich möglicherweise ändernde Form und Lage von Organen (z. B. Harnblase, Rektum) berücksichtigt [„internal margin" (M), „internal target volume" (ITV)]. Daraus resultiert, dass dieser Sicherheitssaum unterschiedlich breit sein und auch eine andere Form als das CTV haben kann. Zusätzlich müssen eventuelle Variationen der Patientenpositionierung, mechanische Ungenauigkeiten der Bestrahlungsgeräte, dosimetrische Ungenauigkeiten, Übertragungsfehler vom CT und Simulator zur Bestrahlungseinrichtung und menschliche Faktoren einfließen [„set-up margin" (SM)]. Das PTV setzt sich demnach aus CTV + ITV + SM zusammen.

- *Behandlungsvolumen* („treated volume", TV): Es ist das behandelte Volumen, das von der gewünschten Isodose, die repräsentativ für die Tumorvernichtung oder Palliation ist, umschlossen werden soll, ohne ein Maß vertretbarer Nebenwirkungen zu überschreiten.

- *Bestrahltes Volumen* („irradiated volume“, IV): Das bestrahlte Volumen ist größer als das Behandlungsvolumen. Es erhält eine Dosis, die repräsentativ in Beziehung zur normalen Gewebetoleranz ist.

Zusätzlich ist es notwendig, Risikoorgane und Risikobereiche anzugeben, in denen eine Maximaldosis (Toleranzdosis) nicht überschritten werden soll.

Zu Beginn jeder Bestrahlungsplanung muss das Zielvolumen im Patienten in seiner Ausdehnung lokalisiert und auf Transversalschichten, die für die physikalische Bestrahlungsplanung verwendet werden können, dokumentiert werden. Dies ist allerdings nicht bei jeder Tumor- oder Metastasenlokalisation notwendig. Es ergeben sich aus diesem Grunde verschiedene Möglichkeiten der Zielvolumenfestlegung.

Ist ein Zielvolumen durch Inspektion oder Palpation zugänglich und die Tiefenausdehnung bekannt oder abschätzbar, so kann ohne weitere Zielvolumenlokalisation eine Einstellung des Bestrahlungsfeldes am Bestrahlungsgerät erfolgen. Dies trifft z. B. für primäre Hauttumoren oder oberflächlich gelegene Haut- oder Lymphknotenmetastasen sowie für Bestrahlungen von Arthrosen zu. Zielvolumina können auch ein gesamtes Organ wie beispielsweise das Gehirn beinhalten. Bei Hirnmetastasen wird das gesamte Gehirn bestrahlt und damit ist das Zielvolumen bekannt. Hier können die Bestrahlungsfelder nach äußeren Orientierungspunkten (Augenbraue, Tragus) eingestellt werden. Wenn der Liquorraum vollständig erfasst werden soll, ist eine Einstellung unter Durchleuchtung notwendig.

Wenn die Zielvolumina in größerer Tiefe liegen oder unregelmäßig geformt sind, ist das Zielvolumen am Therapiesimulator festzulegen. Das trifft auch zu, wenn Risikoorgane oder -bereiche besonders berücksichtigt werden müssen.

Die Zielvolumenlokalisation an einem Simulator beginnt mit einer exakten Lagerung in einer täglich reproduzierbaren Position. Immobilisationshilfen haben sich nützlich erwiesen, wenn das Zielvolumen im Kopf-Hals-Bereich lokalisiert oder der Patient unruhig ist. Bei der Immobilisation des Kopfes oder des Halses werden zwei Techniken, die Gesichtsmaske und der Bite-Block, eingesetzt.

Zur Anfertigung der Gesichtsmaske wird der Patient in einer entsprechenden Haltevorrichtung für die Maske gelagert und unter Durchleuchtung am Simulator der Kopf und Hals in eine exakte Bestrahlungslage gebracht. In dieser Position wird dann die Maske angefertigt (Abb. 7.18).

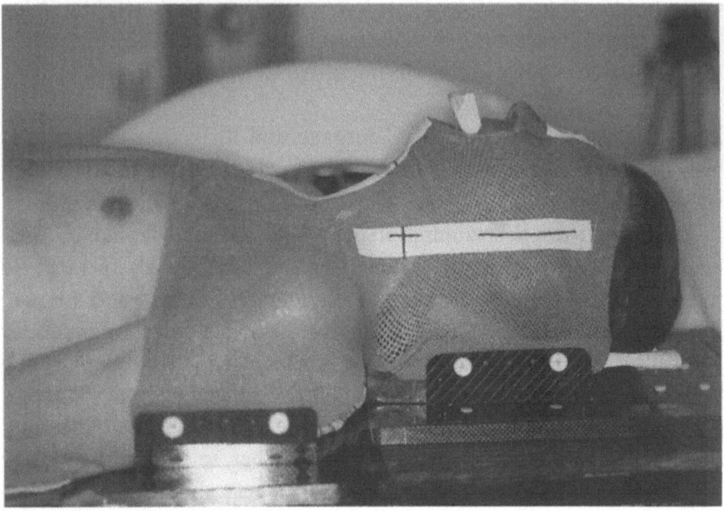

Abb. 7.18. Gesichtsmaske zur Immobilisation

Vorteil dieses Verfahrens ist, dass alle Hilfsmarkierungen zur täglichen Einstellung auf der Maske erfolgen können. Als nachteilig erweist sich die evtl. notwendige Neuanfertigung der Maske, wenn ein Tumor sich zurückbildet oder eine postoperative Gesichts- oder Halsschwellung sich verringert, sodass der Patient nicht mehr ausreichend immobilisiert ist.

Beim Bite-Block beißt der Patient während der Bestrahlung auf einen Gebissabdruck. Auch hier wird nach Anfertigung des Abdruckes der Patient unter Durchleuchtung exakt gelagert. Dann wird der Abdruck über ein Gelenk fixiert (Abb. 7.19) und in einer Halterung befestigt. Bei dieser Technik kann sofort auf eine sich verändernde Situation reagiert werden, ohne dass ein neuer Bite-Block angefertigt werden muss. Markierungen oder Tätowierungen auf der Haut bleiben allerdings notwendig.

Bei den Immobilisationsverfahren muss der Patient täglich in die gleiche Lagerungsposition gebracht werden, damit Gesichtsmaske oder Bite-Block sich mühelos in der entsprechenden Halterung befestigen lassen. Von den Patienten können problemlos im CT Schichten zur Bestrahlungsplanung angefertigt werden. Die Lagerungshilfen sind so beschaffen, dass sie auf den CT-Bildern keine beeinträchtigenden Artefakte erzeugen, die die Abbildungsqualität verschlechtern.

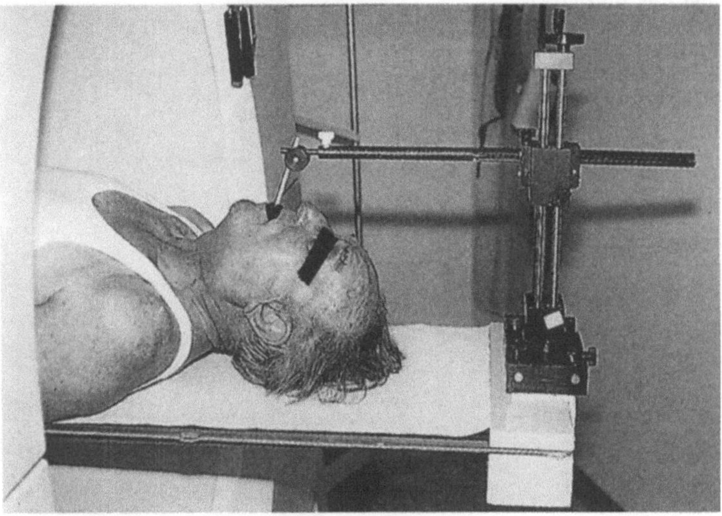

Abb. 7.19. Patientenfixation mit einem Bite-Block (Mundhalterung)

Bei Kindern oder unruhigen Patienten haben sich Vakuumkissen sehr bewährt. Diese Kissen sind aus Kunststoff und mit einem Granulat gefüllt. Nach der Lagerung des Patienten auf diesen Kissen in Bestrahlungsposition wird den Kissen die Luft entzogen. Durch das entstehende Vakuum wird das Granulat aneinander gepresst. Das Kissen wird dadurch hart, und der Patient kann täglich in dieser Schale reproduzierbar gelagert werden.

Nach der Lagerung und evtl. Immobilisation folgt die Zielvolumenfestlegung im Patienten. Wenn das Zielvolumen in seiner genauen Ausdehnung bekannt ist, kann unter Durchleuchtung bei einfachen Bestrahlungstechniken (Einzelstehfeld, Gegenfelder) die Feldgröße direkt eingestellt werden, z. B. bei Knochenmetastasen in den Extremitäten. Unter Durchleuchtung können auch irregulär geformte Felder bzw. Ausblockungen von Organen festgelegt werden. Beispiele sind hier die Ganzschädelbestrahlung bei der Leukämie oder die Leber- und Nierenblöcke bei einer Ganzabdomenbestrahlung von Non-Hodgkin-Lymphomen.

Kann ein Zielvolumen nicht auf diese Weise lokalisiert oder muss eine kompliziertere Bestrahlungstechnik (irreguläres Zielvolumen, Risikoor-

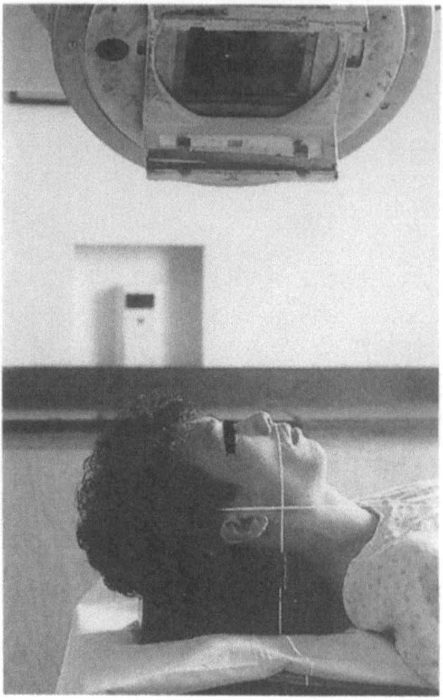

Abb. 7.20. Isozentrische Markierungspunkte am Patienten. Projektion des Isozentrums mit Laserlicht auf die Haut des Patienten (Gammex Lasers Comp.)

gane) gewählt werden, dann sind transversale Körperquerschnitte zu erstellen. Ist nur eine Schnittebene für die Berechnung der Dosisverteilung notwendig (T1-Larynxkarzinom, Wirbelkörpermetastase), so ist ein zeichnerisch bzw. ein mit dem Simulator angefertigter Körperquerschnitt ausreichend.

Der Einsatz der Computertomographie ist notwendig und sinnvoll, wenn mehrere Querschnitte oder, zur lückenlosen Erfassung des Zielvolumens, eine vollständige CT-Bildserie benötigt werden. Um die Körperquerschnitte für die physikalische Bestrahlungsplanung verwenden zu können, müssen am Patienten Markierungspunkte (Isozentrum) angebracht sein. Sie müssen auch auf der entsprechenden CT-Schicht ersichtlich sein. Am Simulator, CT und am Bestrahlungsgerät isozentrisch angebrachte Laserprojektoren, die an allen Geräten eine identische Lagerung des Patienten ermöglichen (Abb. 7.20), sind Voraussetzung für diese Art der Bestrahlungsplanung.

Von den gewählten Bestrahlungsfeldern oder dem vorgegebenen Isozentrum müssen, ohne Veränderung der Patientenlage, Dokumentationsaufnahmen angefertigt werden. Schließlich sind von der Lagerung und den Markierungen Fotos notwendig. Dokumentationsaufnahmen und Fotos sind Bestandteil des Bestrahlungsplanes.

7.3.4 Festlegung des Zielvolumens im CT

Die Abgrenzung eines Zielvolumens kann in CT-Schichten auf zwei Wegen erfolgen. Der übliche Weg ist die Vorlokalisation an einem Simulator mit Anbringung von Markierungen und die anschließende Anfertigung von CT-Schichten in Bestrahlungsposition durch die interessierende Körperregion. Dieses Vorgehen ist immer dann zu empfehlen, wenn die exakte Bestrahlungsposition erst am Simulator festgelegt werden kann.

Diagnostische CT-Schichten können für die Bestrahlungsplanung verwendet werden, wenn eine isozentrische Markierung am Patienten angebracht wurde und diese auf einer Schicht zu sehen ist, und die Untersuchung auf einer planen Tischplatte erfolgte. Die CT-Schichten müssen exakte Transversalschichten sein. Eine geringe Neigung der Gantry kann vom Planungsrechner nicht bearbeitet werden. Die Tischplatte muss wie beim Bestrahlungstisch eben sein. Eine gewölbte Platte ermöglicht keine genaue Bestrahlungsplanung. Beide Verfahren setzen voraus, dass am Simulator, dem Computertomographen und dem Bestrahlungsgerät Licht- oder Laserprojektoren vorhanden sind, um exakte Markierung am Patienten anbringen zu können.

Je nach Zielvolumen, Behandlungsziel und Bestrahlungstechnik sind für die Bestrahlungsplanung nur einige Schichten oder eine lückenlose CT-Serie erforderlich (dreidimensionale Planung). In jede CT-Schicht wird das für diese Schicht zutreffende Zielvolumen eingezeichnet. Hierbei müssen alle zur Verfügung stehenden Angaben über den Tumor und Metastasen, Kenntnisse über das Infiltrationsverhalten des Tumors und die Ausbreitung über die Lymphabflusswege mit berücksichtigt werden.

Im Einzelnen wird so vorgegangen, dass der sichtbare Tumor mit einem Sicherheitssaum, der von der Tumorlokalisation und dem Wachstumsverhalten abhängig ist, umgeben wird. So ist für maligne Gliome ein Sicherheitssaum von 2 cm um den sichtbaren Tumor notwendig (Abb. 7.21). Bei guter Fixation des Kopfes entspricht das klinische Zielvolumen dem Planungszielvolumen. Bei einem Prostatakarzinom muss

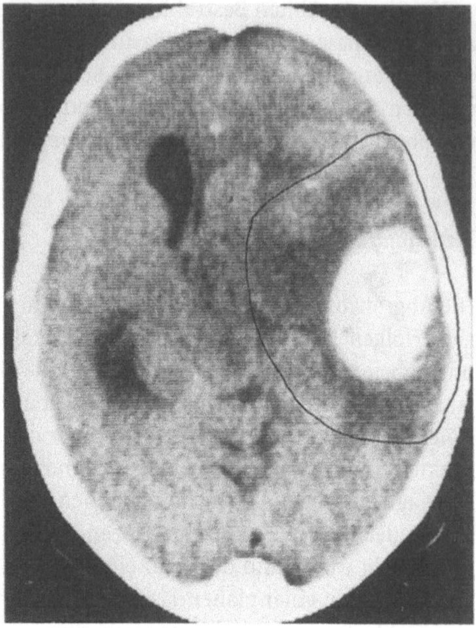

Abb. 7.21. Planungszielvolumen eines Grad-II-Glioms

kein Sicherheitssaum gewählt werden, wenn der Tumor auf die Prostata beschränkt ist, hier muss allerdings entschieden werden, ob die Samenbläschen in das Zielvolumen mit einbezogen werden sollen oder nicht. Mögliche Bewegungen der Organe und damit auch des Tumors müssen ebenfalls berücksichtigt werden (Lunge, Harnblase, Magen, Prostata).

Bei Bronchialkarzinomen oder Kopf-Hals-Tumoren ist der Lymphabfluss in das Zielvolumen einzuschließen (Abb. 7.22). Die mitzubestrahlenden Regionen werden bei Kenntnis des Metastasierungsverhaltens des betreffenden Tumors anhand der normalen Anatomie ermittelt. Je unregelmäßiger ein Zielvolumen möglicherweise ist, umso mehr CT-Schichten sind für die Planung notwendig. Nur dann kann auch mit einer entsprechenden Bestrahlungstechnik auf dieses Zielvolumen reagiert werden (Satellitentechnik, Multi-leaf-Kollimator).

Ein dreidimensionales Zielvolumen kann nur ermittelt werden, indem eine CT-Sequenz lückenlos aneinander gereiht wird (Abb. 7.23). Die modernen Bestrahlungsplanungssysteme sind in der Lage, die Dosisverteilung dreidimensional zu berechnen und auch entsprechend allseitig

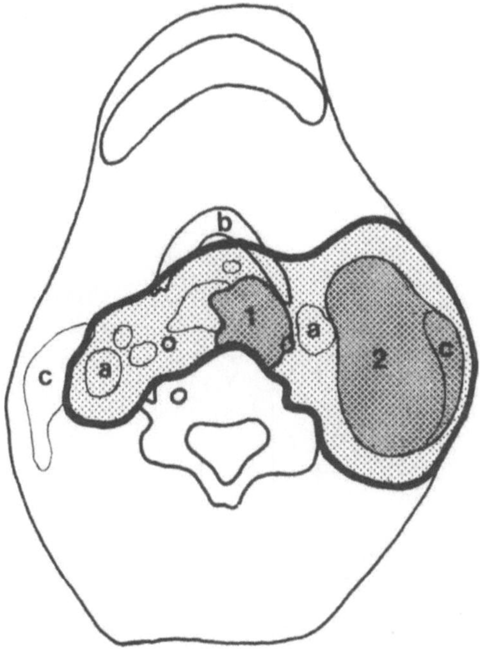

Abb. 7.22. Planungszielvolumen eines metastasierten Tonsillenkarzinoms mit Lymphabflusswegen (*1* Tonsillentumor, *2* Lymphknotenmetastase, *a* Halsgefäße, *b* Zungenbein, *c* M. sternocleidomastoideus)

darzustellen. Ein wesentlicher Vorteil der CT-Planung ist, dass zusätzlich Risikoorgane oder -bereiche in exakter topographischer Beziehung zum gewählten Zielvolumen erfasst werden, sodass diese in der Dosisverteilungsberechnung unmittelbar mit berücksichtigt werden können. Bei allen Zielvolumenabgrenzungen im CT muss zusätzlich entschieden werden, ob das klinische Zielvolumen dem Planungszielvolumen entspricht oder das klinische Zielvolumen zum Planungszielvolumen erweitert werden muss (s. oben). Nach der Festlegung der Zielvolumina in den einzelnen CT-Schichten wird mit Hilfe dieser CT-Bilder die Dosisverteilung im Planungscomputer berechnet.

Eine CT-Bestrahlungsplanung sollte generell vorgenommen werden bei irregulären Zielvolumina, bei Zielvolumina, die unter Durchleuchtung nur schwer zu erfassen sind (z. B. Hirntumoren), bei besonderer Berücksichtigung von Toleranzgrenzen und bei Zielvolumina, die in Körperregionen mit großen Gewebeinhomogenitäten lokalisiert sind (z. B. Becken, Thorax).

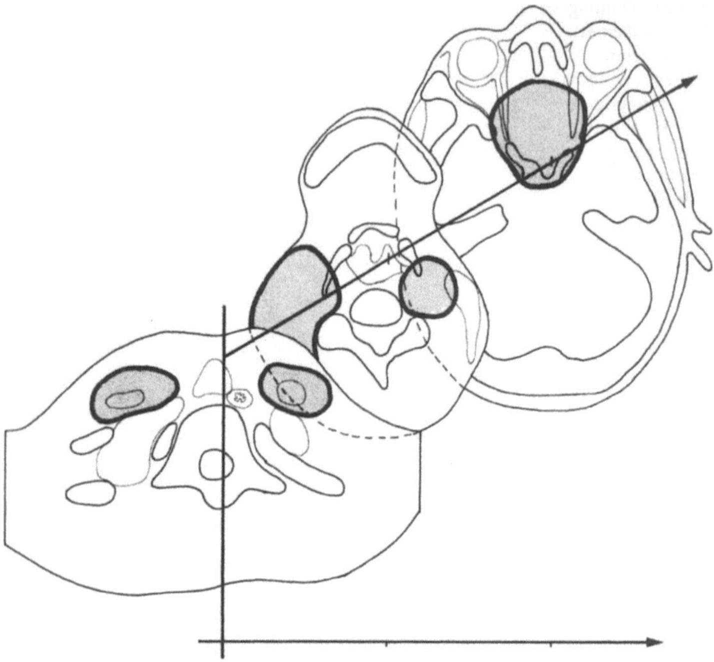

Abb. 7.23. Planungszielvolumen in mehreren CT-Schichten

7.3.5 Zielvolumenerfassung mit MRT

In den letzten Jahren wird zunehmend die Kernspintomographie in der Bestrahlungsplanung eingesetzt. Sie hat im Vergleich zur Computertomographie zwei wesentliche Nachteile: Die dargestellte Anatomie ist nicht verzerrungsfrei, und es können keine Gewebeinhomogenitäten berücksichtigt werden. Sie bietet aber auch Vorteile. Es können Körperregionen in sagittalen und koronaren Ebenen abgebildet und bestimmte Tumoren besser dargestellt werden. Daher wird sie besonders bei Hirntumoren, Weichteiltumoren und gynäkologischen Tumoren neben der CT zur Zielvolumenfestlegung herangezogen. Neueste Entwicklungen versuchen für die Bestrahlungsplanung CT-Bilder mit MR-Bildern und PET-Aufnahmen exakt zu fusionieren, um alle Informationen für die medizinische Planung zu erhalten. Die Berechnung der Dosisverteilung wird ausschließlich in CT-Schichten vorgenommen.

7.3.6
Festlegung kritischer Organe

Bei jeder Bestrahlungsplanung muss neben der Zielvolumenabgrenzung entschieden werden, ob in dem gesamten bestrahlten Volumen Risikoorgane oder -bereiche definiert werden müssen, in denen eine vorzugebende Toleranzdosis nicht überschritten werden darf. Diese Organe oder Bereiche werden z. B. in der CT-Schicht ebenso gekennzeichnet wie das Zielvolumen selbst.

In Abhängigkeit von der zu applizierenden Gesamtdosis kann jedes Organ oder Gewebe zum Risikobereich werden. Zu den wichtigsten Risikoorganen gehören die Gonaden, das Rückenmark, das Gehirn, die Augenlinsen, die Lungen, der Dünndarm, die Nieren und die Leber. Die Höhe der Toleranzdosis (s. S. 86) hängt von verschiedenen Faktoren wie Einzeldosis, Gesamtdosis, Fraktionierungsrhythmus, bestrahltes Volumen, Bestrahlungsdauer usw. ab.

7.3.7
Dosisbegriffe für die Strahlentherapie

Für das gegenseitige Verständnis in der Strahlentherapie ist es notwendig, bestimmte Dosisbegriffe zu definieren, um Strahlenqualitäten, Bestrahlungstechniken und Behandlungsmethoden miteinander vergleichen zu können (Abb. 7.24).

Einfallsdosis. Die Einfallsdosis ist die an der Körperoberfläche des Patienten im Zentralstrahl frei Luft gemessene Dosis ohne Anwesenheit des Patienten. Es ist also eine Dosismessung frei Luft bei gleichem Fokus-Haut-Abstand (FHA) wie bei der Bestrahlung. Unter einer Dosismessung frei Luft wird eine Messung ohne Anwesenheit eines Streustrahlen erzeugenden Körpers verstanden. Die Einfallsdosis ist kleiner als die Oberflächendosis.

Oberflächendosis. Die Oberflächendosis wird wie die Einfallsdosis an der Hautoberfläche des Patienten im Zentralstrahl gemessen, jedoch bei Anwesenheit des Patienten, sodass die aus dem Patienten zurückgestrahlte Streustrahlung (Streuzusatzdosis) miterfasst wird. Sie ist demnach größer als die Einfallsdosis.

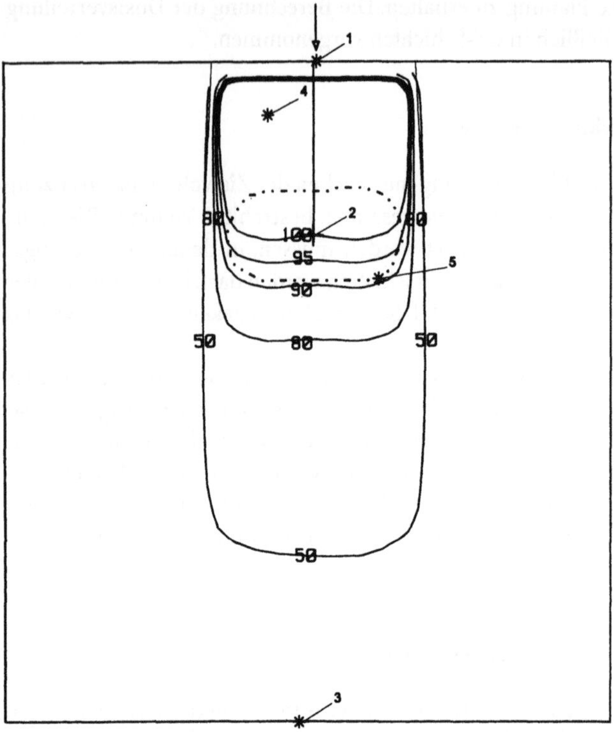

Abb. 7.24. Übersicht über Dosisbegriffe: *1* Oberflächendosis, *2* Dosis im Normierungspunkt = ICRU-Referenzdosis, *3* Austrittsdosis, *4* Maximaldosis außerhalb des PTV, *5* Maximaldosis im PTV, -··-·· = PTV

Austrittsdosis. An der Oberfläche der Körperaustrittsstelle des Zentralstrahls wird die Austrittsdosis gemessen. Sie kann erhebliche Größen annehmen, sodass sie z. B. bei Gegenfeldern in der Bestrahlungsplanung immer mit berücksichtigt werden muss bzw. in der täglichen Routine die Strahlenaustrittsfelder beobachtet werden müssen.

Streuzusatzdosis. Sie ist die Dosis, die in einem Körper nicht durch direkte Einwirkung von Primärstrahlung erzeugt wird. Dieser Begriff wird nur für Photonen verwendet. Bei Photonenstrahlen niederer Energie wird die Strahlung in alle Richtungen gestreut, sodass auch eine Rückstreuung zur Oberfläche erfolgt (Rückstreufaktor) und zur Oberflächendosis beiträgt. Bei höheren Energien wird die Streuung zunehmend in Richtung des Nutzstrahlenbündels gestreut und erhöht dadurch die Dosis unter der Oberfläche (Aufbaueffekt).

Maximaldosis im Zielvolumen ($D_{z, max}$). Sie ist der Maximalwert der Energiedosis (D_{Vmax}) im bestrahlten Planungszielvolumen. Die maximale Dosis außerhalb des Zielvolumens sollte im Allgemeinen nicht höher als die im Zielvolumen sein.

Bei einem einzelnen Stehfeld kann sie in Abhängigkeit von der Energie an der Oberfläche oder durch den Aufbaueffekt bei höheren Energien in der Tiefe nachweisbar sein. Bei mehreren Stehfeldern oder bei Bewegungsbestrahlungen kann die Maximaldosis nur in einem Bestrahlungsplanungscomputer anhand einer Dosisverteilung ermittelt werden. Nach der ICRU 50 soll die Maximaldosis im Zielvolumen nicht mehr als +7% der Dosis im Referenzpunkt betragen (s. unten).

Minimaldosis im Zielvolumen ($D_{z, min}$). Mit ihr wird die geringste Energiedosis (D_{Vmin}) im Planungszielvolumen angegeben. In der klinischen Praxis wird ein minimaler Dosisbereich (Isodose) festgelegt, der am Zielvolumenrand nicht unterschritten werden soll. Nach den Richtlinien der ICRU 50 soll die Minimaldosis im Zielvolumen nicht weniger als –5% der Dosis im Referenzpunkt betragen.

Referenzdosis (D_R). Sie ist die Energiedosis, die für die physikalische Dosisverteilung im klinischen Zielvolumen als repräsentativ angesehen wird.

Referenzdosispunkt. Die Referenzdosis wird in einem Referenzdosispunkt (Referenzpunkt) angegeben. Bei der Festlegung des Referenzpunktes sollen die allgemeinen Regeln nach den ICRU-Richtlinien befolgt werden. Der Referenzpunkt soll z. B. für die physikalische Dosisverteilung relevant sein, im zentralen Bereich des klinischen Zielvolumens und in oder in der Nähe des Zentralstrahles oder Isozentrums liegen. Die Dosis in diesem Punkt wird gleich 1 oder 100% gesetzt. Nach den Richtlinien der ICRU 50 sollen die Dosisabweichungen (Homogenität) innerhalb des Zielvolumens nicht mehr als +7% und –5% betragen.

Grenzdosis (kritische Organdosis). Für Risikoorgane oder -bereiche ist eine Grenzdosis (früher Toleranzdosis) anzugeben (TD5/5, TD50/5, s. S. 88). Bei der Beurteilung eines Bestrahlungsplanes muss zusätzlich berücksichtigt werden, ob das gesamte Organ oder nur Teilbereiche mit dieser Dosis belastet werden. Teile eines Organs können z. B. durchaus eine höhere Dosis als die Grenzdosis für das gesamte Organ erhalten, ohne dass die Funktion des Organs beeinträchtigt wird. Dies trifft aber nur zu, wenn im übrigen Organ die Grenzdosis nicht erreicht wird. Für bestimmte Organe darf auch in Teilbereichen die Grenzdosis nicht überschritten werden, wenn Störungen lebenswichtiger Funktionen vermieden werden sollen. Dies gilt besonders für das Gehirn und Rückenmark.

Dosisspitze (D_{hs}). Maximalwert der Energiedosis im bestrahlten Körper, aber außerhalb des Planungszielvolumens. Eine Dosisspitze liegt vor, wenn der Maximalwert die Referenzdosis im Planungszielvolumen überschreitet.

Dosis-Volumen-Histogramm (DVH). Das Dosis-Volumen-Histogramm gibt graphisch den Volumenanteil an, der mindestens eine bestimmte Dosis erhält. Es dient der besseren Bewertung von physikalischen Dosisverteilungen und hat die günstigste Aussagekraft bei der 3D-Dosisverteilungsberechnung.

7.3.8
Festlegung der Bestrahlungstechnik

Nach der Festlegung des Zielvolumens und eventueller Risikobereiche ist die medizinische Bestrahlungsplanung zunächst abgeschlossen.

Die Bestrahlungstechnik kann unmittelbar am Bestrahlungsgerät oder am Simulator festgelegt werden, dies trifft jedoch nur für Stehfeldbestrahlungen mit einem Stehfeld zu (z. B. Gelenkbestrahlung bei Arthrose, Knochenmetastasen, Hautmetastasen). Ausnahmen bilden z. B. Gegenfelder bei der Ganzschädelbestrahlung von Hirnmetastasen.

Rotationsbestrahlungen und kompliziertere Stehfeldtechniken bzw. Kombinationen von Stehfeld- und Rotationsbestrahlungen sollten generell anhand von anatomischen Querschnitten festgelegt und berechnet werden. Dazu wird ein Bestrahlungsplanungsrechner (s. S. 123) verwendet. Ziel der physikalischen Planung ist, eine günstige Bestrahlungstechnik und eine daraus resultierende möglichst optimale Dosisverteilung zu ermitteln. In diesen Planungsvorgang können Angaben der vorangegangenen Simulation, wie besondere Lagerungen oder Armhaltungen, die auf den Querschnitten oder CT-Bildern nicht zu sehen sind, aber die Bestrahlungstechnik nachteilig beeinträchtigen, einfließen. Diese Ermittlung von Bestrahlungstechniken erfordert ein hohes Maß an Kenntnis-

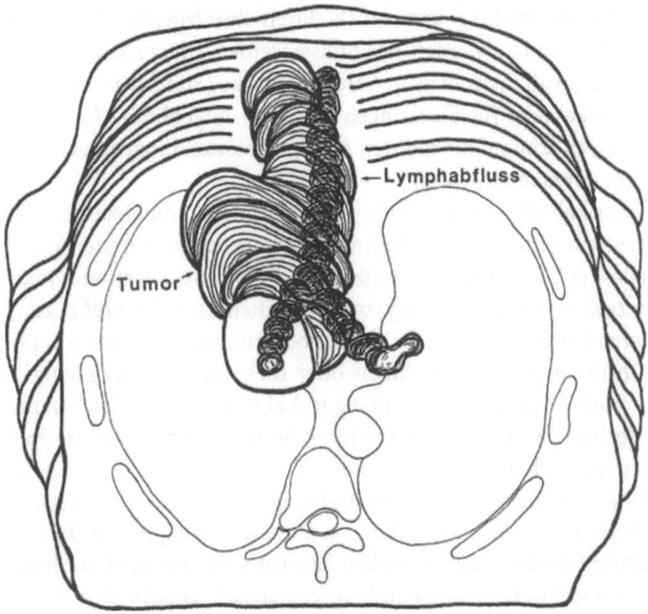

Abb. 7.25. Irreguläres Planungszielvolumen bei einem Bronchialkarzinom

sen über die technischen Möglichkeiten der Bestrahlungsgeräte und fundierte Vorstellungen, wie die Dosisverteilung beeinflusst werden kann, wenn technische Bestrahlungsparameter während der Planung verändert werden.

Eine optimale Bestrahlungstechnik und Dosisverteilung im Querschnitt der Zentralstrahlebene gelingt in den meisten Fällen. Die Berechnung wird komplizierter, wenn die Ermittlung der Dosisverteilung in mehreren Ebenen des Zielvolumens ermittelt werden muss und sich die Körperkonturen und die Lage des Zielvolumens oder kritischer Organe ändern. Noch schwieriger wird es, wenn das Zielvolumen eine irreguläre Form annimmt (Abb. 7.25). Moderne Bestrahlungsplanungsrechner sind bei der Vorgabe eines dreidimensionalen Zielvolumens in der Lage, auch eine dreidimensionale Dosisverteilung zu berechnen.

Die Ermittlung der Bestrahlungstechnik bezieht sich z. B. nicht nur auf die Wahl der Anzahl von Stehfeldern, der Größe des Winkels bei der

Rotationsbestrahlung oder der Kombination von beiden Techniken, sondern die Dosisverteilung kann auch durch Zusatzgeräte, die in den Strahlengang gebracht werden, beeinflusst werden. Hierzu gehören Keilfilter, Ausgleichsfilter, Moulagen, Abschirmblöcke (Standard- oder individuelle Blöcke) oder Ausblockungen (z. Nieren, Augenlinse). An Linearbeschleunigern können die meisten Abschirmblöcke durch einen Multileaf-Kollimator ersetzt werden (s. S. 119).

Die physikalische Bestrahlungsplanung ist ein komplizierter, sich wechselseitig beeinflussender Optimierungsvorgang. Jede Änderung der Geometrie der Bestrahlungstechnik (z. B. Feldgröße, Rotationswinkel) oder die zusätzliche Anwendung von Hilfsmitteln (s. S. 163) führt zu einer anderen Dosisverteilung, die sofort überprüft werden muss, um evtl. erneute Änderungen vorzunehmen oder diese wieder rückgängig zu machen. Dieser Optimierungsvorgang ist bei komplizierten Zielvolumina und Techniken zeitraubend, moderne Bestrahlungsplanungsrechner verkürzen die Rechenzeiten erheblich.

Ergebnis der physikalischen Bestrahlungsplanung ist eine Bestrahlungstechnik mit einer entsprechenden Dosisverteilung bzw. es können auch mehrere Bestrahlungstechniken alternativ zur Auswahl vorliegen. Mediziner und Physiker müssen dann gemeinsam entscheiden, welche Bestrahlungstechnik angewendet werden soll und welcher Kompromiss ggf. eingegangen werden muss, da nicht in allen Fällen eine optimale Dosisverteilung erreicht werden kann. Hilfreich bei der Entscheidungsfindung sind Dosis-Volumen-Histogramme (DVH), mit deren Hilfe räumliche Dosisverteilungen quantitativ beschrieben und verglichen werden können. Das gilt für Zielvolumen und Risikoorgane. Das integrale oder kumulative DVH stellt den Volumenanteil dar, der mindestens eine bestimmte Dosis erhält. Die Dosis, absolut in Gy oder relativ (bezogen auf die Referenzdosis), wird auf der horizontalen Achse und der Volumenanteil auf der vertikalen Achse aufgetragen (Abb. 7.26). Bei der Entscheidung für eine Bestrahlungstechnik stehen medizinische Gesichtspunkte im Vordergrund. Die physikalische Planung ist abgeschlossen, wenn man sich für eine bestimmte Bestrahlungstechnik entschieden hat.

7.3.9 Übertragung der Bestrahlungstechnik auf den Patienten

Die ermittelte Bestrahlungstechnik muss auf den Patienten zur Einstellung übertragen werden. Diese Übertragung wird vom Arzt, Physiker

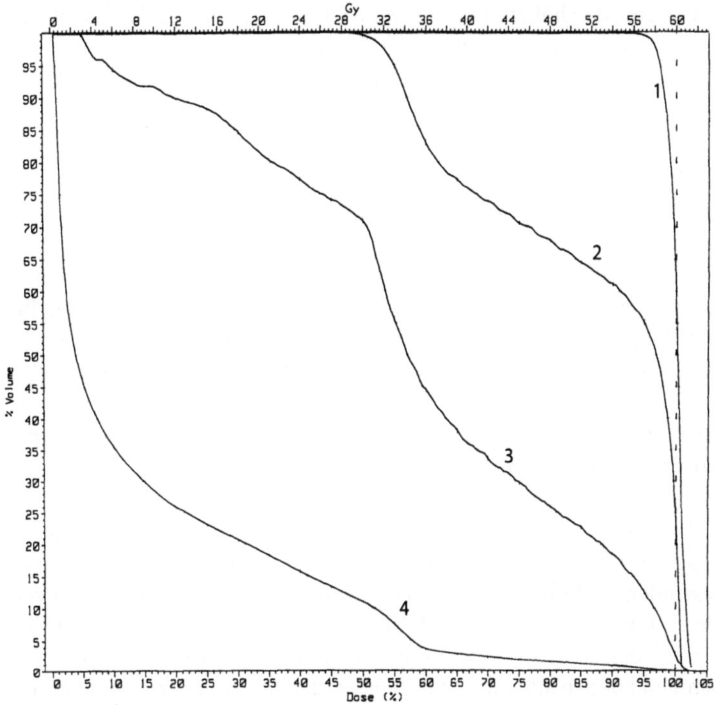

Abb. 7.26. Dosis-Volumen-Histogramm am Beispiel einer Mehrfeldertechnik beim Prostatakarzinom. *1* Planungszielvolumen (PTV), *2* Harnblase, *3* Rektum, *4* alle gesunden Gewebe außerhalb des PTV

und MTRA gemeinsam vorgenommen. Bei der Simulator- oder CT-Planung werden am Patienten Markierungen angebracht, mit deren Hilfe die Bestrahlungstechnik am Simulator isozentrisch eingestellt werden kann. Notwendige Verlagerungen des Planungsisozentrums müssen von diesem ausgehen. Die einzelnen Felder der Bestrahlungstechnik werden unter Durchleuchtung kontrolliert und mit Röntgenaufnahmen dokumentiert. Die Markierungspunkte am Patienten zur Lagerung des Patienten und Einstellung der Technik müssen eindeutig angebracht und mit Fotos dokumentiert werden. Zusätzlich sind im Bestrahlungsplan Immobilisationshilfen eindeutig und ebenfalls mit Foto zu dokumentieren.

Diese Übertragung der berechneten Bestrahlungstechnik auf den Patienten kann auch prinzipiell am Bestrahlungsgerät erfolgen. Sie führt aber durch den höheren Zeitaufwand zu einer geringeren Auslastung des Gerätes, sodass die Einstellung am Simulator vorteilhafter erscheint. Unabhängig davon muss die erste Bestrahlungssitzung („Ersteinstellung“ am Bestrahlungsgerät) von Arzt, Physiker und MTRA überprüft werden.

7.3.10 Dokumentation der Bestrahlungsfelder

Die am Simulator angefertigten Röntgenaufnahmen der Bestrahlungsfelder dienen der weiteren Kontrolle der Einstellung während der Bestrahlung. Am Bestrahlungsgerät können Verifikationsaufnahmen gemacht werden. Sie besitzen keine große Kontrastauflösung, reichen aber zur Kontrolle aus. Bei Unsicherheiten muss die Technik am Simulator überprüft werden. Je komplizierter eine Bestrahlungstechnik ist, umso häufiger müssen Verifikationsaufnahmen angefertigt oder Einstellkontrollen am Simulator vorgenommen werden.

Neuere Bestrahlungsgeräte verfügen über ein elektronisches Portalimaging-System. Dieses erstellt während der Bestrahlung nach wenigen Sekunden ein Feldkontrollbild auf einem Monitor. Durch sofortigen Vergleich mit den vorhandenen Feldkontrollaufnahmen kann unmittelbar entschieden werden, ob die Lagerung des Patienten exakt ist. Diese Aufnahmen können ständig wiederholt werden. Es ist dadurch möglich, die Bestrahlungsfelder bei unruhigen Patienten während der Bestrahlung besser zu kontrollieren. Die mit diesem System gewonnenen Bilder können als Hardcopy dokumentiert werden.

7.3.11 Dokumentation in der Strahlentherapie

Zur medizinischen Bestrahlungsplanung gehört das exakte Anlegen und Führen einer Kranken- oder Bestrahlungsakte. In dieser muss die vollständige Krankengeschichte einschließlich aller erhobenen Befunde enthalten sein. Die Indikationsstellung muss eindeutig nachvollziehbar sein. Das Aufklärungsgespräch des behandelnden Arztes mit dem Patienten wird schriftlich festgehalten.

Für die eigentliche Bestrahlung sind die Zielstellung, die tägliche Einzeldosis und die Gesamtdosis anzugeben. Ebenfalls sind die Fraktionierung und evtl. Bestrahlungspausen festzuhalten. Außerdem müssen alle notwendigen Kontrolluntersuchungen bezüglich der zu erwartenden

Nebenwirkungen, aber auch zur Kontrolle der Tumorrückbildung angegeben werden. Die schriftlichen Anweisungen für die MTRA, die vom Arzt und Physiker abzuzeichnen sind, müssen klar und eindeutig sein und evtl. durch Fotos oder Zeichnungen ergänzt werden. Die tägliche Bestrahlung wird mit den wichtigsten Parametern schriftlich fixiert und abgezeichnet (Arzt, MTRA). Der gesamte Bestrahlungsverlauf ist in der Akte zu dokumentieren. Die Bestrahlungsdokumentation endet mit einer epikritischen Zusammenfassung.

Der weitere Krankheitsverlauf wird durch die strahlentherapeutische Nachsorge festgehalten. Diese Nachsorge dient nicht der Tumornachsorge, sondern der Beobachtung und Erfassung von Strahlenfolgen und deren Behandlung, da hierfür der Strahlentherapeut verantwortlich ist. Die Nachsorge ist auch notwendig, um die Qualität der Behandlung (Überlebenszeit, Rezidiv, Behandlungsfolgen) überprüfen zu können. Hierzu dient neben der Erfassung der Nebenwirkungen auch die des weiteren Krankheitsverlaufes. Der Strahlentherapeut ist hier auf die Übermittlung von Befunden der Tumornachsorge der mitbehandelnden Kollegen angewiesen, wenn er keine eigene Tumornachsorge betreiben kann.

Spezielle Strahlentherapie

8.1 Grundprinzipien

Die Indikation zu einer strahlentherapeutischen Behandlung kann nur vom Strahlentherapeuten gestellt werden, da dieser allein für die Bestrahlung verantwortlich ist. Für die Indikationsstellung ist ein eingehendes Studium aller Krankheitsbefunde erforderlich. Falls diese nicht ausreichend sind, müssen u. U. Untersuchungen nachgeholt werden. Hierzu gehören häufig bildgebende Verfahren, z. B. um den postoperativen Zustand im evtl. zu bestrahlenden Gebiet zu kennen (Resttumor, anatomische Verhältnisse), aber auch die histologische Sicherung von Metastasen, wenn die Erstbehandlung des Tumors mehrere Jahre zurückliegt. Es ist notwendig, die Indikation interdisziplinär abzusprechen bzw. die strahlentherapeutische Behandlung sinnvoll in ein interdisziplinäres Gesamtbehandlungskonzept einzufügen, da sich in den letzten Jahren Kombinationen von Therapieformen als günstig erwiesen haben.

Die Bestrahlung muss vorbereitet werden, dazu gehören die eindeutige Lokalisation und die Bestimmung der Ausdehnung des Tumors oder des ehemaligen Tumorgebietes, evtl. einschließlich der Lymphabflusswege. Das Planungszielvolumen und die kritischen Organe müssen abgegrenzt werden. Dies wird am günstigsten mit einem Simulator und einem Planungs-CT realisiert. In Abhängigkeit von der Lokalisation und der Größe des Planungszielvolumens wird eine geeignete Bestrahlungstechnik ermittelt. Es muss bei der Bestrahlungsplanung gewährleistet werden, dass der Patient täglich reproduzierbar gelagert werden kann. Dies ist u. U. nur mit Immobilisationstechniken (Gesichtsmaske, Vakuumkissen) zu erreichen.

Die notwendige Einzel- und Gesamtdosis und die Fraktionierung sind von der Histologie des Tumors, der Lokalisation, dem Behandlungsziel, von vorangegangenen Behandlungen (Operation, Chemotherapie), vom Ausmaß des Bestrahlungsvolumens und von eventuellen Zusatzbehandlungen (Zytostatika, Hyperthermie) abhängig. Handelt es sich um eine zweite strahlentherapeutische Behandlung, ist selbstverständlich die Dosis der Erstbehandlung mit zu berücksichtigen.

Durch die Strahlentherapie entstehen, wie auch bei anderen onkologischen Therapieverfahren (Operation, Chemotherapie), Nebenwirkungen, die vor Beginn der Behandlung abgeschätzt werden müssen. Bei zu erwartenden stärkeren Nebenwirkungen müssen ggf. Einzel- und Gesamtdosis danach ausgerichtet werden. Dies gilt auch für Kombinationen mit Zytostatika und der Hyperthermie.

Der gesamte Behandlungsplan ist nach Fertigstellung eingehend mit dem Patienten zu besprechen, v. a. hinsichtlich der evtl. zu erwartenden akuten Nebenwirkungen und Spätfolgen. Das Aufklärungsgespräch ist schriftlich in der Krankenakte zu dokumentieren. Der Patient muss mit seiner Unterschrift in die strahlentherapeutische Behandlung einwilligen.

Die tägliche Bestrahlung ist ärztlich zu kontrollieren. Der Patient muss zur Erkennung von Nebenwirkungen beobachtet und zusätzlich, wenn notwendig, müssen Blutbildkontrollen und bildgebende Untersuchungen zur Beurteilung der Tumorrückbildung veranlasst werden. Letzteres ist erforderlich, um bei einem sich rasch verkleinernden Tumor die Bestrahlungstechnik entsprechend anzupassen.

Neben der ärztlichen besteht eine gesetzliche Pflicht, eine strahlentherapeutische Nachsorge durchzuführen, da nur der Verursacher akute Nebenwirkungen und eventuelle Spätfolgen richtig beurteilen kann.

8.2 Tumoren des Kopf-Hals-Bereiches

Etwa 5% aller bösartigen Tumoren sind im Kopf-Hals-Bereich lokalisiert. Männer sind häufiger betroffen als Frauen (1,75:1). Diese Tumoren werden bevorzugt bei Menschen im höheren Lebensalter diagnostiziert, das Altersmaximum liegt bei 60 Jahren.

Tumoren im Kopf-Hals-Bereich treten nicht selten zeitgleich mit Tumoren der Atemwege und des Ösophagus auf. Es muss deshalb immer nach einem eventuellen Zweittumor gesucht werden, um die günstigste Therapiestrategie zu wählen.

Operation, Strahlentherapie und Chemotherapie sowie deren Kombinationen gelten heute als anerkannte Therapiemodalitäten. Die Therapiekonzepte werden zunehmend zu multimodalen Konzepten entwickelt. Das gilt besonders für die simultane Radiochemotherapie. Eine Indikation für die postoperative Radiochemotherapie bei Mundhöhlen-, Pharynx- und Larynxkarzinomen besteht z. Z. nach R1/2-Resektionen, bei ≥2 befallenen Lymphknoten und bei extrakapsulärem Tumorwachstum. Bei der definitiven Radiochemotherapie führt die hyperfraktionierte Strahlentherapie zu einer besseren lokalen Tumorkontrolle.

Die adäquate Therapie ist abhängig von der Lokalisation des Tumors; darum werden im Folgenden die wichtigsten Tumoren getrennt behandelt. Hierzu gehören insbesondere die Tumoren der Mundhöhle und Nasennebenhöhlen sowie die Tumoren des Naso-, Oro- und Hypopharynx und die Larynxkarzinome.

8.2.1 Mundhöhlenkarzinome (ICD-O C 02–C 06)

Allgemeine Übersicht

Die Tumoren der Mundhöhle sind an der Schleimhaut der Ober- und Unterlippe, der Wangenschleimhaut, am oberen und unteren Alveolarfortsatz, der Gingiva, dem harten Gaumen, den vorderen zwei Drittel der Zunge einschließlich der Unterseite und dem Mundboden lokalisiert. Sie umfassen 2–3% aller Karzinome, Männer sind häufiger betroffen als Frauen (5:1). Die höchste Inzidenz wird im 6. und 7. Lebensjahrzehnt beobachtet.

Symptome. Nicht heilendes Ulkus, Fremdkörpergefühl, „tumoröse“ Schwellung in der Mundhöhle; Schmerzen und Fötor treten erst bei fortgeschrittenen Tumoren auf.

Diagnostik. Inspektion, Palpation, PE zur histologischen Sicherung, Sonographie, Panendoskopie (synchroner Zweittumor), CT und MRT.

Histologie. Mehr als 90% der Tumoren sind Plattenepithelkarzinome mit einem Überwiegen der gut differenzierten Formen. Seltener sind Basalzellkarzinome oder Adenokarzinome anzutreffen.

Lokalisation. Die häufigste Lokalisation ist die Zunge, weniger häufig die Alveolarfortsätze und der Mundboden. Selten werden Tumoren am harten Gaumen oder der Wangenschleimhaut gesehen.

Ausbreitung. Die Tumoren weisen meist ein endophytisches und weniger ein exophytisches Wachstum auf. Sie neigen zur Invasion in die Um-

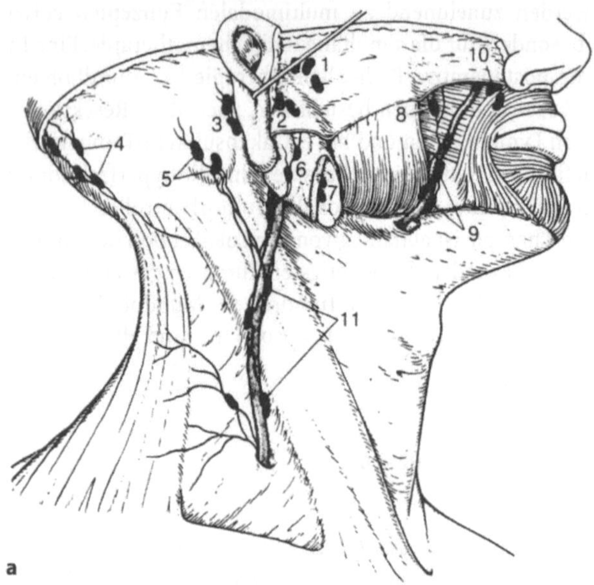

a

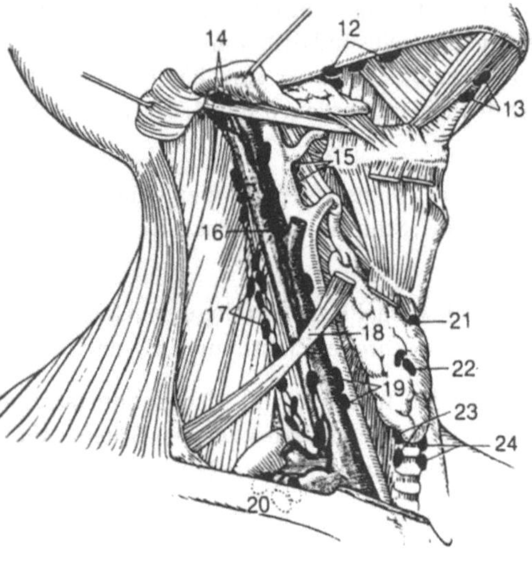

b

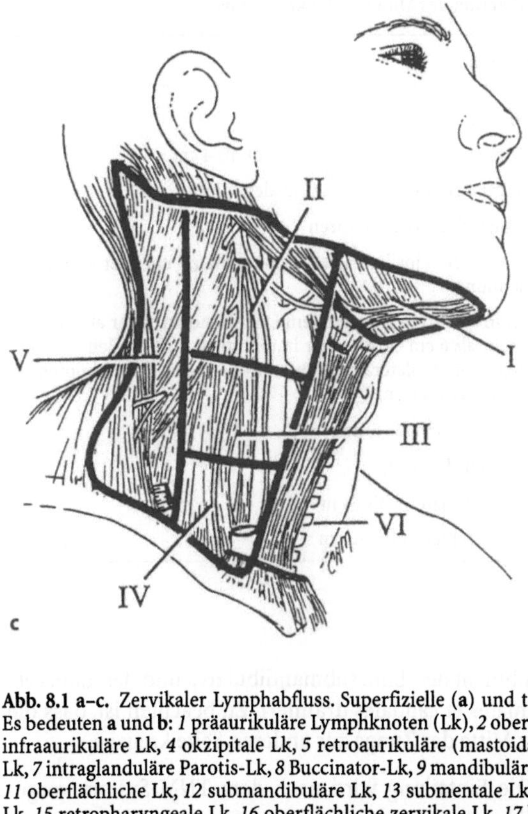

Abb. 8.1 a–c. Zervikaler Lymphabfluss. Superfizielle (**a**) und tiefe (**b**) Lymphknoten. Es bedeuten **a** und **b**: *1* präaurikuläre Lymphknoten (Lk), *2* oberflächliche Parotis-Lk, *3* infraaurikuläre Lk, *4* okzipitale Lk, *5* retroaurikuläre (mastoidale) Lk, *6* tiefe Parotis-Lk, *7* intraglanduläre Parotis-Lk, *8* Buccinator-Lk, *9* mandibuläre Lk, *10* nasolabiale Lk, *11* oberflächliche Lk, *12* submandibuläre Lk, *13* submentale Lk, *14* jugulodigastrische Lk, *15* retropharyngeale Lk, *16* oberflächliche zervikale Lk, *17* laterale juguläre Lk, *18* juguloomohyoidale Lk, *19* anteriore juguläre Lk, *20* supraklavikuläre Lk, *21* prälaryngeale Lk, *22* thyroidale Lk, *23* paratrachelae Lk, *24* prätracheale Lk (nach Feneis 1988); **c**: topographische Anatomie des Level-Systems nach Robbins et al.; Level I a: submentale Lymphknoten, Level I b: submandibuläre Lymphknoten, Level II a und b: kraniale juguläre Lymphknoten, III: mittlere juguläre Lymphknoten, IV: kaudale juguläre Lymphknoten, V a und b: Lymphknoten des hinteren Halsdreiecks, VI: Lymphknoten des vorderen Kompartiments

gebung (Weichteile, Knochen). Lymphknotenmetastasen können zu mehr als 50% zum Zeitpunkt der Diagnose nachgewiesen werden. Eine hämatogene Metastasierung ist selten.

Lymphabfluss. Der Lymphabfluss der Mundhöhle erfolgt in die Lnn. submandibulares, Lnn. submentales, Lnn. sublinguales, Lnn. cervicales profundi craniales und die Lnn. retropharyngeales (Abb. 8.1). Die Zunge

Tabelle 8.1. TNM-Klassifikation des Mundhöhlenkarzinoms

Stadium	Stadiendefinition
T1	Tumorgröße 2 cm oder weniger
T2	Tumorgröße mehr als 2 cm, aber nicht mehr als 4 cm
T3	Tumor mehr als 4 cm in der größten Ausdehnung
T4	Tumor infiltriert Nachbarstrukturen
N1	Metastase in solitärem ipsilateralen Lymphknoten, 3 cm oder weniger in der Ausdehnung
N2	Metastase(n) in solitärem ipsilateralem Lymphknoten, mehr als 3 cm, aber nicht mehr als 6 cm Größe, oder in multiplen ipsilateralen Lymphknoten oder in bilateralen oder kontralateralen Lymphknoten, jeweils nicht größer als 6 cm
N2a	Ipsilateral solitär >3 cm bis 6 cm
N2b	Ipsilateral multiple bis 6 cm
N2c	Bilateral und kontralateral bis 6 cm
N3	Metastasen in Lymphknoten >6 cm

Grading: G1–G4.

wird von den Lnn. submentales, Lnn. submandibulares und den Lnn. cervicales profundi craniales et caudales drainiert. Zu beachten ist, dass die Lymphbahnen in der Mitte der Zunge zur anderen Seite kreuzen.

Stadieneinteilung. Die Einteilung wird nach dem TNM-System vorgenommen (Tabelle 8.1).

Prognosefaktoren. Tumorstadium, Histologie.

Behandlungsstrategien

Operation. Bei allen Tumorlokalisationen sollte die primäre Operation angestrebt werden. Das Ausmaß der Operation des Tumors und der Lymphabflusswege richtet sich nach der Ausdehnung des Tumors und dem Lymphknotenstatus. Die Halslymphknoten werden in Form einer selektiven „neck dissection" (N0) oder als radikale „neck dissection" (N+) vorgenommen. Der Umfang der „neck dissection" ist vom Lymphknotenstatus abhängig (sog. Level-Chirurgie, s. Abb. 8.1). Viele Patienten haben zum Zeitpunkt der Diagnose einen fortgeschrittenen Tumor, sodass die Operation nicht die erste Therapiemaßnahme ist.

Strahlentherapie. Die Strahlentherapie kann primär kurativ, dann meist als adjuvante Maßnahme, oder palliativ eingesetzt werden und wird nur bei den sehr frühen Stadien nicht angewendet. Ausnahme ist hier das kleine T1-Karzinom der beweglichen Zunge, das auch durch eine alleinige Strahlentherapie geheilt werden kann. Hierbei kommt neben der perkutanen Strahlenbehandlung zusätzlich die interstitielle Strahlentherapie zum Einsatz (s. unten). Die Lymphabflusswege werden im Allgemeinen beidseits bestrahlt.

Chemotherapie. Als alleinige und kurative Therapie wird sie nicht angewendet. In Kombinationstherapien wird sie sowohl kurativ als auch palliativ eingesetzt. Wirksame Substanzen sind Cisplatin oder Carboplatin, 5-Fluorouracil (5-FU), Mitomycin und die Taxane. Die häufigsten Kombinationen sind die von Cisplatin und 5-FU. In Kombination mit der Strahlentherapie wird auch Cisplatin als Monosubstanz verabreicht.

Kombinationstherapien. Die alleinige Operation ist nur im Stadium T1 N0 ausreichend und führt zu guten Ergebnissen. Die meist fortgeschrittenen Tumoren mit Lymphknotenmetastasen erfordern ein kombiniertes Vorgehen. Primär noch operable Tumoren sollten operiert und nachbestrahlt werden. Letzteres geschieht heute meist mit der zusätzlichen Gabe von Zytostatika (Cisplatin, 5-FU). Folgendes therapeutisches Vorgehen ist sinnvoll:

Nach primärer Operation wird bei Tumoren ≥pT2, pN2 und N3, Lymphknotenkapseldurchbruch und Lymphangiosis carcinomatosa bestrahlt. Gleichzeitig besteht die Indikation zur adjuvanten Chemotherapie. Im Stadium pT2 cN0 kann eine Radiotherapie angeschlossen oder beobachtet werden. Bei Vorliegen eines pN1-Stadiums ist die postoperative Therapie fakultativ. Alle fortgeschrittenen Stadien ab T2 N1 können alternativ zur Operation unter dem Gesichtpunkt der Organerhaltung mit einer Radiochemotherapie behandelt werden.

Bei lokaler oder allgemeiner Inoperabilität sollte eine Radiochemotherapie durchgeführt und nach Abschluss der Behandlung eine Operation von eventuellen Tumor- oder Metastasenresten diskutiert werden.

Perkutane Strahlentherapie

Zielvolumen, kritische Organe

Voraussetzung für eine exakte Planung ist ein CT des Gesichtsschädels und des Halses. Zur genauen Zielvolumenfestlegung sind das diagnosti-

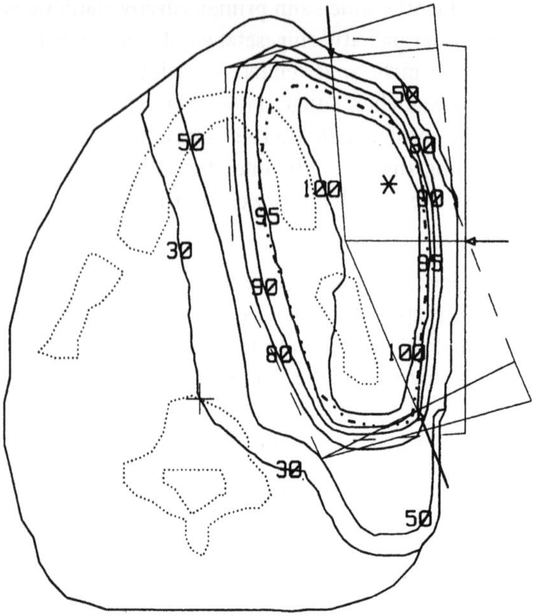

Abb. 8.2. Wangenkarzinom: Beispiel einer 3-Felder-Stehfeldtechnik (–··–·· = Zielvolumen)

sche CT oder MRT, der Operationsbericht bzw. histopathologische Befund mit Angabe der Radikalität der Operation erforderlich.

Zielvolumen. Es richtet sich nach der primären Tumorausdehnung und muss mindestens einen zusätzlichen Sicherheitssaum von 2 cm haben. In das Zielvolumen sind die oberen homolateralen zervikalen Lymphknoten entsprechend dem Lymphabfluss der Primärtumorregion mit einzubeziehen. Wenn der Tumor die Mittellinie erreicht oder überschreitet, sind auch die kontralateralen Lymphknoten zu erfassen. Bei metastatischem Befall der Lymphknoten oder großen Tumoren (T 3/4) ist es notwendig, die Lymphabflusswege bis zur Supraklavikulargrube zu bestrahlen. Dies gilt auch, wenn keine „neck dissection" vorgenommen wurde.

Kritische Organe. Rückenmark, Speicheldrüsen, Mandibula.

Bestrahlungsplanung und Dosierung

Lagerung. Rücken, Arme neben dem Körper, Immobilisation des Kopfes.

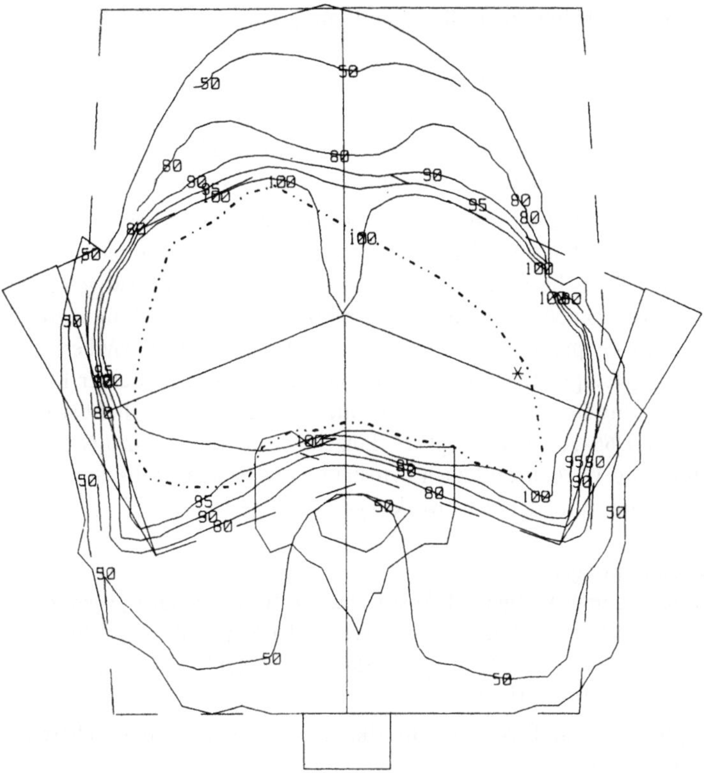

Abb. 8.3. Mundhöhlentumor: Beispiel einer Mehrfeldertechnik mit Keilfilter (–··–·· = Zielvolumen)

Simulatorplanung. Sie erfolgt wie beim Nasopharynxkarzinom (s. 8.2.3). Bei Zungen- oder Mundbodentumoren kann der harte Gaumen dadurch geschont werden, dass ein Beißkeil die Zunge nach kaudal verdrängt. Bei der Lagerung sollte der Hals gestreckt sein, damit der Unterkiefer möglichst senkrecht zur Tischebene lokalisiert ist und Wirbelsäule/Spinalkanal parallel zur Tischebene verlaufen.

Bestrahlungstechniken. Die zu wählende Bestrahlungstechnik richtet sich nach der Ausdehnung des Zielvolumens. Kleine und einseitig gelegene Zielvolumina können mit zueinander gewinkelten Feldern bestrahlt werden (Abb. 8.2). Wenn der Tumor die Mittellinie überschreitet, sind seitliche Gegenfelder sinnvoll. Wenn der Lymphabfluss dorsal der

Wirbelkörperhinterkante liegt, sind zur Schonung des Rückenmarkes Mehrfeldertechniken notwendig, die nur in einem Planungsrechner ermittelt werden können (Abb. 8.3). Bei allen Zielvolumina sollte die Möglichkeit der schrittweisen Zielvolumenverkleinerung (Shrinking-field-Technik) geprüft und die Dosisverteilung durch Keilfilter oder individuelle Ausblockungen dem Zielvolumen angepasst werden.

Dosierung. Für die primäre Radiotherapie sind Dosen bis zu 70 Gy im Referenzpunkt notwendig, Lymphknotenmetastasen werden mit der gleichen Dosis bestrahlt, für nicht befallene Lymphabflusswege genügt eine Dosis von 50 Gy. Bei der hyperfraktionierten Bestrahlung wird mit 2-mal 1,2 Gy pro Tag bis zu einer Gesamtdosis von 70–76 Gy bestrahlt. Bei der postoperativen adjuvanten Therapie genügen bei einer R0-Resektion eine Dosis von 60 Gy, nach einer R1/2-Resektion erhöht sich die Dosis auf 66–70 Gy. Die tägliche Einzeldosis beträgt 1,8–2,0 Gy, 5-mal pro Woche. Werden zusätzlich Zytostatika gegeben, muss die Gesamtdosis u. U. aufgrund der Nebenwirkungen verringert werden.

Nebenwirkungen

Akute Nebenwirkungen. Mukositis, Stomatitis, Pharyngitis, verminderter Speichelfluss, Schmerzen im Bereich der Schleimhäute, Schluckbeschwerden, Geschmackstörungen, Hautrötung, Epilation der Barthaare, Pigmentierung der Haut.

Prophylaxe. Mundhygiene, kein Alkohol und Nikotin, keine scharf gewürzten Speisen.

Therapie. Mundspülungen (s. 10.4).

Spätfolgen. Mundtrockenheit Parodontose und Karies; latente Hypothyreose, wenn der Hals beidseits bestrahlt wird; Osteoradionekrose der Mandibula (selten); Hautveränderungen (Pigmentierung, Atrophie, Teleangiektasien).

Brachytherapie

Die Brachytherapie wird als interstitielle Therapie bei kleinen Tumoren der frei beweglichen Zunge und der Lippe in der Primärtherapie eingesetzt. Es werden z. B. ^{125}I-Seeds, die in den Tumor implantiert werden, verwendet. Alternativ wird der Tumor mit Hohlnadeln gespickt und mit dem Afterloading-Verfahren behandelt. Zunehmenden Einsatz findet die Brachytherapie bei der Behandlung von Rezidiven der Zunge, des Mundbodens, der Wangenschleimhaut und Rezidiven von Lymphknotenme-

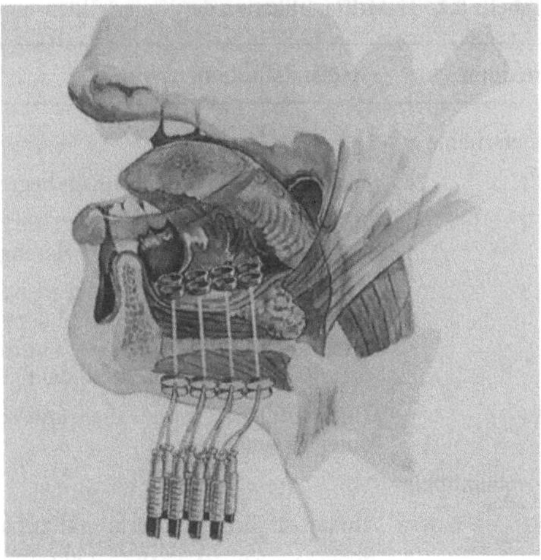

Abb. 8.4. Mundbodenkarzinom: Brachytherapie eines Rezidivs (Firma Nucletron)

tastasen, wenn eine Radiatio in der Primärtherapie erfolgt ist. In diesen Fällen werden operativ Applikatorsonden in das Rezidiv implantiert, und anschließend wird mit einem Afterloading-Gerät eine fraktionierte Therapie vorgenommen (Abb. 8.4). Kleinvolumig können damit je nach Vorbelastung Dosen von 30–40 Gy appliziert werden.

Ergebnisse

In den frühen Stadien ohne Lymphknotenmetastasen beträgt die 5 – Jahres-Überlebensrate je nach Lokalisation bis zu 90%. Große Tumoren (T3/4) oder Lymphknotenmetastasen verschlechtern die Prognose deutlich auf weniger als 30% (18–60%).

Nachsorge

Eine regelmäßige Nachsorge mit Inspektion und Palpation der Mundhöhle und des Halses ist unerlässlich.

8.2.2 Tumoren der Nasenhöhle und Nasennebenhöhlen (ICD-O C 31.0,1)

Allgemeine Übersicht

Karzinome in diesen Regionen sind selten (0,3–1% aller Malignome). Männer sind nur geringfügig häufiger betroffen als Frauen, der Altersgipfel liegt bei 60–70 Jahren.

Tabelle 8.2. TNM-Klassifikation der Kieferhöhlen- und Siebbeinhöhlenkarzinome

Stadium	Stadiendefinition
Kieferhöhle	
T1	Tumor auf antrale Schleimhaut begrenzt
T2	Tumor arrodiert oder destruiert die Infrastruktur einschl. des harten Gaumens und/oder mittleren Nasengangs
T3	Tumor infiltriert eine der folgenden Strukturen: Wange, Subkutangewebe, dorsale Wand der Kieferhöhle, Boden oder mediale Wand der Orbita, Fossa infratemporalis, Fossa pterygopalatina, Sinus ethmoidalis
T4	Tumor infiltriert intraorbitale und/oder andere Strukturen als die unter T3 genannten
Siebbeinhöhle	
T1	Tumor auf Siebbein beschränkt mit oder ohne Knochenarrosien
T2	Tumor breitet sich in Nasenhöhle aus
T3	Tumor breitet sich in vorderer Orbita und/oder Kieferhöhle aus
T4	Tumor mit intrakranieller Ausbreitung, Ausbreitung in die Orbita, Befall von Sinus sphenoidalis und/oder Stirnhöhle und/oder Nasenhaut
N	s. Mundhöhlenkarzinome, Tabelle 8.1

Grading: G1–G 4.

Symptome. Die Tumoren verursachen erst spät, d. h. wenn sie in Nachbarstrukturen eingedrungen sind, Symptome. Dies gilt nicht für Tumoren der Nasenhöhle, die früh zur behinderten Nasenatmung führen. Weitere Symptome sind: Fötor, blutiger Schnupfen, Wangenschwellung oder Vorwölbung des Gaumens, Protrusio bulbi, Doppelbilder. Selten ist eine Lymphknotenvergrößerung das erste Symptom.

Diagnostik. HNO-ärztliche Untersuchung, Endoskopie mit Biopsie (evtl. offene PE), Röntgenübersicht des Schädels, Tomogramm, CT Gesichtsschädel einschl. Schädelbasis, MRT.

Histologie. Mehr als 80% der Tumoren sind Plattenepithelkarzinome, etwa 10% sind maligne Lymphome. Seltener werden Adenokarzinome und ganz selten Sarkome nachgewiesen.

Lokalisation. Die Tumoren können in der Nasenhöhle, aber auch allen

Nebenhöhlen lokalisiert sein. Sie treten einseitig auf, erfassen jedoch häufig, bis auf die Kieferhöhle, die Gegenseite. Selten werden Tumoren in den Stirnhöhlen beobachtet.

Ausbreitung. Die Tumoren wachsen lange lokal, zerstören dann die knöcherne Begrenzung und dringen in Nachbarstrukturen ein (Weichteile, Orbita, Schädelbasis). Sie metastasieren lymphogen (10–15%), aber wesentlich seltener als die übrigen Kopf-Hals-Tumoren. Lymphknotenmetastasen treten erst in fortgeschrittenen Stadien auf, besonders wenn die hinteren Siebbeinzellen und die Schädelbasis befallen sind. Hämatogene Metastasen werden sehr selten nachgewiesen.

Lymphabfluss. Der Lymphabfluss erfolgt in die Lnn. submandibulares, Lnn. cervicales profundi craniales (Nase) et caudales (NNH) und die Lnn. retropharyngeales.

Stadieneinteilung. In der TNM-Klassifikation existiert bisher nur eine Einteilung für die Kieferhöhle und die Siebbeinhöhle, nicht für die Nasenhaupthöhle (Tabelle 8.2).

Prognosefaktoren. Histologie, Tumorstadium, Alter des Patienten.

Behandlungsstrategien

Operation. Therapie der Wahl ist die Operation. Dies trifft insbesondere für die seltenen frühen Stadien zu. Lokal fortgeschrittene Tumoren bedürfen einer kombinierten Therapie (s. unten). Eine „neck dissection" wird nur bei nachgewiesenen Lymphknotenmetastasen durchgeführt.

Strahlentherapie. Sie kann prä- oder postoperativ und bei inoperablen Tumoren auch als alleinige Therapie vorgenommen werden.

Chemotherapie. Sie hat bisher keine Indikation in der Primärtherapie dieser Tumorlokalisationen.

Kombinationstherapie. Kleine, auf die Nase oder Nasennebenhöhlen beschränkte Tumoren können durch eine Operation geheilt werden. Alle übrigen Tumoren müssen zusätzlich bestrahlt werden. Häufigste Form ist die postoperative Strahlentherapie. Sie sollte bei allen Tumorkategorien >T2, bei histologisch nachgewiesenen Lymphknotenmetastasen und nach einer non-in-sano-Resektion (R1, R2) erfolgen. Präoperativ wird die Strahlentherapie selten eingesetzt, obwohl die Ergebnisse ermutigend waren. Bei Inoperabilität können die Tumoren primär bestrahlt werden.

Perkutane Strahlentherapie

Zielvolumen, kritische Organe

Zielvolumen. Das Zielvolumen sollte generell mit Hilfe von CT-Schichten ermittelt werden. Es beinhaltet die befallene Höhle einschließlich der knöchernen Begrenzung. Ist eine benachbarte Höhle mitbefallen, muss diese vollständig in das Zielvolumen miteinbezogen werden. Bei den Tumoren der Nase und Nasennebenhöhlen werden nur befallene Lymphabflusswege bestrahlt. Lediglich bei primärer Tumorausbreitung nach lateral in die Wange oder kaudal in die Mundhöhle werden die Lymphknotenstationen adjuvant bestrahlt.

Kritische Organe. Augenlinse, Gehirn, Tränendrüse.

Bestrahlungsplanung und Dosierung

Lagerung. Rücken, Arme neben dem Körper, Immobilisation des Kopfes. Je nach Lokalisation des Primärtumors sollte der Kopf so gelagert werden, dass möglichst wenige kritische Bereiche in den zu erwartenden Bestrahlungsfeldern liegen.

Simulatorplanung. Sie kann wie beim Nasopharynxkarzinom (s. 8.2.3) erfolgen.

Bestrahlungstechniken. Die Lokalisation und Ausdehnung der Tumoren führen meist zu komplizierten Zielvolumina, für die keine Standardtechniken angegeben werden können. Die Bestrahlungstechniken sollten immer im Planungscomputer ermittelt werden. Häufig kommen zwei Felder von ventral und der Seite mit Ausblockungen zur Anwendung. Die Shrinking-field-Technik hat sich in diesem Bereich bewährt.

Dosierung. Bei einer präoperativen Bestrahlung werden 50 Gy gegeben. Postoperativ ist adjuvant eine Dosis von 60 Gy notwendig, bei R1/2-Resektion oder primärer Strahlentherapie bis zu 70 Gy. Die Lymphabflusswege erhalten adjuvant (N0) 50 Gy, bei positiven Lymphknoten und „neck dissection" 60 Gy und bei alleiniger Strahlentherapie von Metastasen 70 Gy.

Nebenwirkungen

Akute Nebenwirkungen. Rhinitis, Mukositis, Pharyngitis, Mundtrockenheit, Störungen des Riech- und Geschmacksempfindens.

Prophylaxe. Mundhygiene, kein Alkohol und Nikotin, keine scharf gewürzten Speisen.

Therapie. Mundspülungen (s. 10.4).

Spätfolgen. Rhinitis sicca, Mundtrockenheit, Parodontose, Karies.

Brachytherapie

Die Brachytherapie ist primär nur bei den Nasenhöhlentumoren einsetzbar, z. B. bei einer lokalen Aufsättigung der Tumordosis durch einen Boost. Sie ist auch indiziert, wenn die Kieferhöhlen eröffnet bzw. eine Exenteratio orbitae vorgenommen wurde. Es werden dann Moulagentechniken eingesetzt.

Ergebnisse

Ergebnisse in Abhängigkeit vom Tumorstadium werden kaum angegeben.

Für alle Lokalisationen insgesamt werden 5-Jahres-Überlebensraten von 30–45% mitgeteilt.

Nachsorge

Die Nachsorge muss kontinuierlich erfolgen. Neben Inspektion der Nase und Nasennebenhöhlen sind CT-Untersuchungen dieser Region, Palpation und Sonographie der Halslymphknotenregionen erforderlich.

8.2.3 Nasopharynxkarzinome (ICD-O C 11)

Allgemeine Übersicht

Nasopharynxkarzinome sind selten, nur 2% aller Kopf-Hals-Tumoren sind in dieser Region lokalisiert. Der Altersgipfel liegt im 5.–7. Lebensjahrzehnt, es werden aber auch junge Patienten befallen. Männer erkranken häufiger als Frauen (2:1). Die Nasopharynxregion ist die häufigste Lokalisation von okkulten Tumoren bei Halsmetastasen mit unbekanntem Primärtumor.

Symptome. Behinderte Nasenatmung, blutig-seröser Nasenausfluss und Hörstörungen gehören zur klassischen Symptomtrias. Sie sind aber meist Ausdruck eines schon fortgeschrittenen Tumorleidens. Pathologische Halslymphknotenvergrößerungen sind frühzeitig zu beobachten und nicht selten das erste Symptom. Bei Lymphknotenmetastasen am Hals mit unbekanntem Primärtumor wird im Verlauf der Primärtumor bis zu 30% im Nasopharynx gefunden. Hirnnervenausfälle sind ein seltenes Symptom und weisen auf einen Einbruch in die Schädelbasis hin.

Diagnostik. Inspektion (Postrhinoskopie) und Palpation der Lymphabflusswege, Endoskopie des Nasopharynx, Sonographie der Halsregion, CT (Kopf-Hals-Region), MRT, Röntgenthorax, histologische Sicherung durch PE, Labor: Routine und Epstein-Barr-Virus-Titer (lymphoepitheliales Karzinom), Ausschluss von Fernmetastasen (Leber, Lunge, Knochen).

Histologie. Bis zu 90% der Nasopharynxkarzinome sind epithelialen Ursprungs, die übrigen sind v. a. Sarkome und maligne Lymphome. Häufigster Tumor ist das Plattenepithelkarzinom (30–70%); weniger häufig sind mit bis zu 20% lymphoepitheliale Karzinome und relativ selten undifferenzierte bzw. anaplastische Karzinome, Transitionalzell- und Adenokarzinome. Primär extranodale Non-Hodgkin-Lymphome lassen sich in bis zu 20% im Nasopharynx nachweisen.

Lokalisation. Die Tumoren entstehen im Nasopharynx und können ein- und beidseits, aber auch mittelständig (Rachenhinterwand und -dach) lokalisiert sein.

Ausbreitung. Das Tumorwachstum kann lokal beschränkt bleiben. Meist dringt jedoch der Tumor in Nachbarstrukturen ein, insbesondere in die Schädelbasis, Keilbeinhöhle, die Nasenhaupthöhlen und den Oropharynx, seltener in die Orbita. Nasopharynxkarzinome metastasieren früh-

Tabelle 8.3. TNM-Klassifikation des Nasopharynxkarzinoms

Stadium	Stadiendefinition
T1	Tumor auf den Nasopharynx begrenzt
T2	Tumor breitet sich auf Weichteile des Oropharynx und/oder Nasenhöhle aus
T3	Tumor infiltriert Knochenstrukturen und/oder Nasennebenhöhlen
T4	Tumor mit intrakranieller Ausbreitung und/oder Befall von Hirnnerven, Fossa infratemporalis, Hypopharynx, Augenhöhle
N1	Metastase/n in unilateralen Lymphknoten über der Supraklavikulargrube, <6 cm in größter Ausdehnung
N2	Metastase/n in bilateralen Lymphknoten über der Supraklavikulargrube, <6 cm in größter Ausdehnung
N3a	Metastase/n in Lymphknoten >6 cm
N3b	Ausdehnung in die Supraklavikularregion

Grading: G1–G4.

zeitig lymphogen in die Halslymphknoten. Bis zu 70% der Patienten weisen zum Zeitpunkt der Diagnosestellung Halslymphknotenmetastasen auf. Hämatogene Metastasen sind zu Behandlungsbeginn kaum zu beobachten, im weiteren Krankheitsverlauf in der Lunge und Skelettsystem.

Lymphabfluss. Zum regionalen Lymphabfluss gehören die Lnn. retropharyngeales und die Lnn. cervicales profundi craniales.

Stadieneinteilung. Die Stadieneinteilung wird nach dem TNM-System vorgenommen (Tabelle 8.3).

Prognosefaktoren. Histologie, Tumorstadium.

Behandlungsstrategien

Aufgrund der engen anatomischen Verhältnisse gestalten sich die Behandlungsmöglichkeiten schwierig und erfordern eine intensive interdisziplinäre Zusammenarbeit.

Operation. Die operativen Möglichkeiten sind wegen der anatomischen Enge beschränkt. Eine Operation des Primärtumors wird nur in den wenig fortgeschrittenen Stadien an einzelnen Kliniken vorgenommen. Zervikale Lymphknotenmetastasen können operiert werden, dies sollte aber erst nach einer Radiotherapie erfolgen, da durch eine alleinige Metastasenoperation als erste Behandlungsmaßnahme der Primärtumor weiter metastasieren kann und durch die Durchtrennung der Lymphabflusswege atypische Metastasenlokalisationen auftreten können.

Strahlentherapie. Nasopharynxkarzinome sind therapeutisch eine Domäne der Strahlentherapie. Bestrahlt werden sowohl der Primärtumor als auch die Lymphabflusswege. In den frühen Stadien kann die Radiatio kurativ eingesetzt werden, in den fortgeschrittenen Stadien kann mit alleiniger Radiatio seltener eine Heilung erzielt werden.

Chemotherapie. Eine primäre Chemotherapie kommt nur bei den malignen Lymphomen in Betracht (s. S. 377). Bei fortgeschrittenen Tumoren oder Rezidiven kann eine Cisplatin-haltige Polychemotherapie erwogen werden. Bei EBV-assoziierten Tumoren wird versucht, durch eine β-Interferontherapie nach Abschluss der Primärtherapie und Erreichen einer Vollremission die Rezidivquote zu senken.

Kombinationstherapie. Nach primärer Radiotherapie und kompletter Remission des Primärtumors ist bei vergrößerten Restlymphknoten eine operative Entfernung notwendig. Von einer beidseitigen „neck dissection" nach primärer Radiotherapie und kompletter Remission wird abgeraten. Bei großen Lymphknotenmetastasen (N3) kann eine „neck dissection" vor der Radiotherapie sinnvoll sein. Die alleinige Operation eines kleinen Primärtumors mit und ohne „neck dissection" erfordert eine postoperative Strahlentherapie. In fortgeschrittenen Stadien ist die Radiochemotherapie indiziert. Wenn nach dieser Therapie Restlymphknoten verbleiben, ist eine operative Entfernung sinnvoll.

Perkutane Strahlentherapie

Zielvolumen, kritische Organe

Grundlage der Zielvolumenfestlegung sind das CT des Gesichtsschädels und des Halses.

Zielvolumen. Es umfasst den gesamten Nasopharynx einschließlich der Flügelgaumengruben, der angrenzenden Schädelbasis mit den posterioren Siebbeinzellen, der knöchernen Begrenzung des hinteren Drittels der Orbita und der Kieferhöhle und dem hinteren Drittel des Nasenseptums. Bei einer Infiltration in die Schädelbasis ist die Hypophyse bzw. die Suprasellarregion miteinzubeziehen. Nach kaudal werden der weiche Gaumen, die obere Tonsillenregion und die lateroposteriore Wand des Oropharynx mit erfasst.

Aufgrund der Häufigkeit von manifesten oder okkulten Lymphknotenmetastasen ist der Lymphabfluss an beiden Halsseiten bis zur Supraklavikularregion einschließlich der retroaurikulären und lateralen Halslymphknoten in das Zielvolumen mit einzubeziehen. Im Bereich des Nasopharynx und oberen Oropharynx müssen die retro- und parapharyngealen Lymphabflusswege mit bestrahlt werden.

Kritische Organe. Schädelbasisnahe Hirnanteile, Medulla oblongata, Chiasma opticum, Augenlinsen.

Bestrahlungsplanung und Dosierung

Lagerung. Rückenlage, Arme neben dem Körper, Immobilisation des Kopfes.

Simulatorplanung. Unter Durchleuchtung exakte Ausrichtung des Kopfes entsprechend den anatomischen Gegebenheiten und evtl. erforderlichen Bestrahlungstechniken mit anschließender Immobilisation (Gesichtsmaske, Bite-Block). Festlegung eines reproduzierbaren Isozentrums (z. B. WK-Vorderkante) im Bereich des Nasopharynx, Doku-

Abb. 8.5. Nasopharynxkarzinom: 3-Feldertechnik (-..-.. = Zielvolumen)

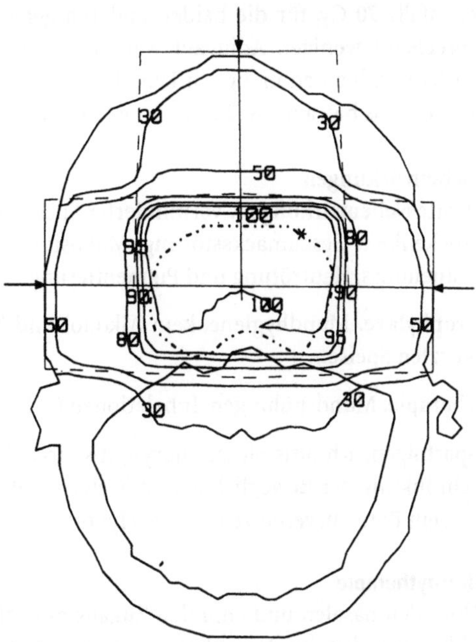

mentation mit Röntgenaufnahmen in 2 Ebenen, Markierung der Punkte am Patienten. Anfertigung eines Planungs-CT in Bestrahlungsposition mit Darstellung der Markierungen. Festlegung des Zielvolumens in den einzelnen CT-Schichten.

Bestrahlungstechniken. Die meist komplizierten Bestrahlungstechniken sollten immer in einem Planungscomputer berechnet werden, um eine vollständige Erfassung des Zielvolumens durch die gewählte Technik und einen exakten Feldanschluss zu gewährleisten. Im Nasopharynx hat sich eine 3-Feldertechnik mit 2 seitlichen Feldern und einem Feld von ventral bewährt (Abb. 8.5). Die Lymphabflusswege können meist mit dorsoventral opponierenden Feldern erfasst werden. Ausgedehnte Metastasen oder eine nuchale Metastasierung machen u. U. kompliziertere Techniken erforderlich.

Dosierung. Die Primärtumorregion benötigt eine Dosis von 65–70 Gy, für lymphoepitheliale Karzinome liegt die Dosis etwas niedriger bei 60–66 Gy. Maligne Lymphome benötigen eine Dosis von 40–50 Gy je nach Größe des Tumors. Die Dosis für befallene Lymphknoten beträgt ebenfalls 70 Gy, für die beiden anderen genannten Tumorformen entsprechend weniger. Adjuvant werden bei allen epithelialen Tumoren 50 Gy und bei den malignen Lymphomen 40 Gy appliziert. Die tägliche Einzeldosis beträgt 1,8–2,0 Gy, 5-mal pro Woche.

Nebenwirkungen

Akute Nebenwirkungen. Verminderter Speichelfluss, Mund- und Nasentrockenheit, Geschmacksstörung, Mukositis, Pharyngitis, verminderter Tränenfluss, Hautrötung und Pigmentierung.

Prophylaxe. Mundhygiene, kein Alkohol und Nikotin, keine scharf gewürzten Speisen.

Therapie. Mundspülungen, Inhalationen (s. 10.4).

Spätfolgen. Rhinitis sicca, Pharyngitis sicca, Parodontose, Karies, Einschränkung der Beweglichkeit im Kiefergelenk bei Dosen über 60 Gy in diesem Bereich, vereinzelt latente Hypothyreosen.

Brachytherapie

Über den nasalen und enoralen Zugang zum Nasopharynx können Applikatorsonden im Nasopharynx positioniert und eine Afterloading-Therapie mit einem HDR-Gerät, das z. B. mit einer ^{192}Ir-Quelle versehen

Abb. 8.6. Nasopharynxkarzinom: Afterloading-Therapie (Firma Nucletron)

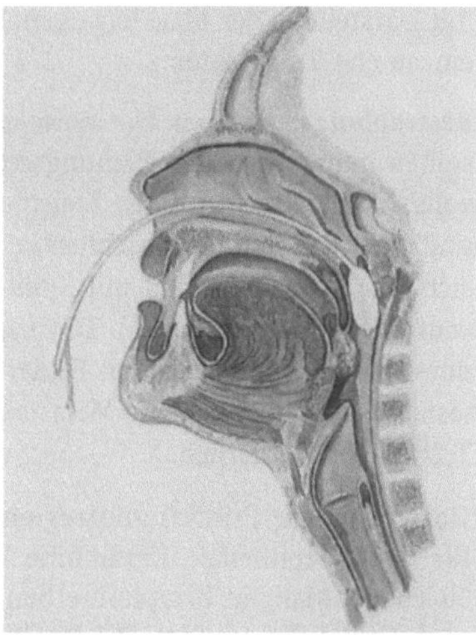

Tabelle 8.4. 5-Jahres-Überlebensrate beim Nasopharynxkarzinom

Histologie	5-Jahres-Überlebensrate [%]
Plattenepithelkarzinom	20–45
Lymphoepitheliales Karzinom	50–75
Maligne Lymphome	40–50

ist, durchgeführt werden (Abb. 8.6). Diese Technik kann sowohl bei der Primärtherapie zur lokalen Dosisaufsättigung oder bei der Rezidivbehandlung eingesetzt werden, wenn keine perkutane Radiatio mehr möglich ist. Die Afterloading-Sitzungen können mehrmals stattfinden, die Einzeldosen betragen 2 Gy, die Gesamtdosis 50 Gy. Insbesondere in der Primärtherapie kann die Lokalrezidivrate durch eine lokale Aufsättigung der Tumordosis verbessert werden.

Ergebnisse

Die durchschnittlichen 5-Jahres-Überlebensraten aller Patienten liegen bei 35–45%. Patienten ohne regionäre LK-Metastasen haben eine statistisch signifikant bessere Prognose als die mit Metastasen (50% vs. 30%). In Abhängigkeit von der Histologie haben die lymphoepithelialen Karzinome die günstigste Prognose (Tabelle 8.4).

Nachsorge

Regelmäßige Nachsorgeuntersuchungen sind notwendig, um Rezidive oder regionäre Metastasen frühzeitig zu erkennen. Zu den Nachsorgeuntersuchungen gehören Inspektion, Palpation, Endoskopie, Sonographie, Röntgenthorax, CT-Gesichtsschädel, Labordiagnostik (Ebstein-Barr-Virustiter beim undifferenzierten Karzinom).

8.2.4 Oropharynxkarzinome (ICD-O C 01; C 05.1,2; C 09.0,1,9; C 10.0,2,3)

Allgemeine Übersicht

Oropharynxkarzinome sind häufiger als Nasopharynxkarzinome, sie machen bis zu 5% aller Tumoren in der Kopf-Hals-Region aus. Männer sind häufiger betroffen als Frauen (4:1). Der Häufigkeitsgipfel liegt im 5. und 6. Lebensjahrzehnt.

Symptome. Schluckstörungen, Fremdkörper- oder Globusgefühl, Heiserkeit, Fötor, Schmerzen, Lymphknotenschwellung am Hals.
Diagnostik. Inspektion, Palpation, Endoskopie mit PE, Sonographie des Halses, Ausschluss von Fernmetastasen (Lunge, Leber, Knochen), Panendoskopie zum Ausschluss eines evtl. Zweittumors (Ösophagus, Lunge), Röntgenthorax, evtl. CT oder MRT.

Histologie. In dieser Region sind fast ausschließlich Plattenepithelkarzinome (>90%) lokalisiert, in wenigen Fällen werden adenoidzystische Karzinome oder Adenokarzinome gefunden. In der Tonsille und dem Zungengrund können auch maligne Non-Hodgkin-Lymphome lokalisiert sein, häufiger in der Tonsille als im Zungengrund.

Lokalisation. Die meisten Tumoren entstehen in der Tonsille, weniger häufig gehen sie vom Zungengrund aus. Selten sind die Rachenhinterwand oder der weiche Gaumen die primäre Lokalisation.

Ausbreitung. Die Tumoren können lokal beschränkt bleiben, nicht selten greifen sie jedoch, je nach Lokalisation des Primärtumors, auf Nachbarstrukturen über (frei bewegliche Zunge, Parapharyngealraum, Trigonum retromolare, Hypopharynx, Nasopharynx, Larynx). Die Metastasierung erfolgt lymphogen schon frühzeitig. Bis zu 70% der Patienten haben zum Zeitpunkt der Diagnose Lymphknotenmetastasen; dies trifft auch für die frühen Stadien T1 und T2 zu (>40%). Hämatogene Metastasen sind selten (Lunge, Knochen, Leber).

Lymphabfluss. Zu den regionalen Lymphknoten gehören die Lnn. submandibulares und die Lnn. cervicales profundi (Lnn. jugulodigastrici).

Stadieneinteilung. Sie wird nach dem TNM-System vorgenommen (Tabelle 8.5).

Prognosefaktoren. Tumorstadium.

Behandlungsstrategien

Operation. Die Operation des Primärtumors und der regionalen Lymphabflusswege ist die Methode der Wahl. Dies gilt insbesondere für die frühen Stadien T1–2N0. In den fortgeschrittenen Stadien ist eine alleinige Operation nicht mehr ausreichend, hier sind Kombinationstherapien erforderlich (s. unten). Bei Nachweis von Lymphknotenmetastasen ist eine „neck dissection“ immer notwendig (sog. Level-Chirurgie, s. Abb. 8.1), im N0-Stadium kann evtl. abgewartet werden.

Tabelle 8.5. TNM-Klassifikation des Oropharynxkarzinoms

Stadium	Stadiendefinition
T1	Tumor 2 cm oder weniger in größter Ausdehnung
T2	Tumor >2 cm, aber nicht >4 cm in größter Ausdehnung
T3	Tumor mehr als 4 cm in größter Ausdehnung
T4	Tumor infiltriert Nachbarstrukturen, wie z. B. M. pterygoideus, Unterkiefer, harter Gaumen, Außen-(Skelett-)muskel der Zunge, Larynx
N	s. Mundhöhlenkarzinome, Tabelle 8.1

Grading: G1–G 4.

Strahlentherapie. Die Bestrahlung kann einen Tumor im frühen Stadium beseitigen; diese Therapieform wird bei Kontraindikationen zur Operation eingesetzt. Die primäre Strahlentherapie in fortgeschrittenem Stadium wird zunehmend als Kombinationstherapie durchgeführt.

Chemotherapie. Bei malignen Lymphomen (s. S. 377) ist stadienabhängig u. U. die primäre Chemotherapie indiziert, bei den soliden Tumoren wird die Zytostase nur als Palliativmaßnahme oder in Kombination mit der Radiatio eingesetzt. Als Zytostatika kommen v. a. Cisplatin, 5-FU, Ifosfamid und die Taxane infrage.

Kombinationstherapie. Nach primärer Operation sollten Karzinome im Stadium pT1–4 der Uvula und des Gaumenbogens, Karzinome im Stadium pT2–4 der Tonsille und des Zungengrundes nachbestrahlt werden. Bei operativ nachgewiesenen Lymphknotenmetastasen oder einer Lymphangiosis carcinomatosa im Primärtumor erfolgt ebenfalls eine Bestrahlung der Lymphabflusswege. Zunehmend wird bei postoperativ nachgewiesenen Lymphknotenmetastasen (>2 Lymphknoten) eine Radiochemotherapie empfohlen. Inoperable Tumoren werden mit einer Kombination von hochdosierter, hyperfraktionierter Radiatio und Chemotherapie (z. B. Cisplatin u. 5FU) behandelt und eine Operation evtl. angeschlossen. Vor der Radiochemotherapie kann bei großen Tumoren eine operative Tumorverkleinerung (z. B. Laserung) sinnvoll sein.

Perkutane Strahlentherapie

Zielvolumen, kritische Organe

Grundlage für die Zielvolumenfestlegung sind prä- und ggf. postoperative CT-Schichten des Gesichtsschädels und Halses.

Zielvolumen. Die Ausdehnung richtet sich in erster Linie nach der Größe des Primärtumors und dessen Lokalisation. Bei einem kleineren Tonsillentumor umfasst es die Tonsillenregion einschließlich des weichen Gaumens und die hinteren Anteile des harten Gaumens, die Rachenhinterwand, den Zungengrund nach kaudal bis zum Zungenbein. Bei Zungengrundtumoren muss der harte und weiche Gaumen nicht mit erfasst werden, jedoch das mittlere Drittel der Zunge je nach Ausdehnung des Primärtumors, die Rachenhinterwand und nach kaudal die Valleculae epiglotticae.

Bei Lymphknotenmetastasen wird der Lymphabfluss der erkrankten Seite bis zur Supraklavikularregion bestrahlt. Wenn der Primärtumor die Mittellinie überschreitet oder im Zungengrund lokalisiert ist, müssen beidseits die Lymphabflusswege bestrahlt werden. Nach einer „neck dissection" und dem Ausschluss tumorbefallener Lymphknoten reicht eine Bestrahlung der Lymphwege bis in Höhe des Zungenbeines aus.

Kritische Organe. Rückenmark.

Bestrahlungsplanung, Dosierung

Lagerung. Rückenlage, Arme neben dem Körper, Immobilisation des Kopfes.

Simulatorplanung. Sie erfolgt wie bei einem Nasopharynxkarzinom (s. 8.2.3). Das vorläufige Isozentrum wird sinnvollerweise an eine WK - Vorderkante etwa in Höhe des Zungengrundes gelegt.

Bestrahlungstechniken. Eine geeignete Bestrahlungstechnik wird am Planungsrechner ermittelt. Vielfach werden noch Gegenfelder angewendet, wenn beide Halsseiten bestrahlt werden müssen (Abb. 8.7). Das Feld wird ab einer Dosis von 40 Gy dorsal verkürzt, um eine Überschreitung der Toleranzdosis im Rückenmark zu vermeiden. Dies wird problematisch bei einer Lymphknotenmetastasierung oder Tumorausdehnung, die die Wirbelkörpergrenzen nach dorsal überschreitet. In diesen Fällen werden diese Regionen mit Elektronen aufgesättigt.

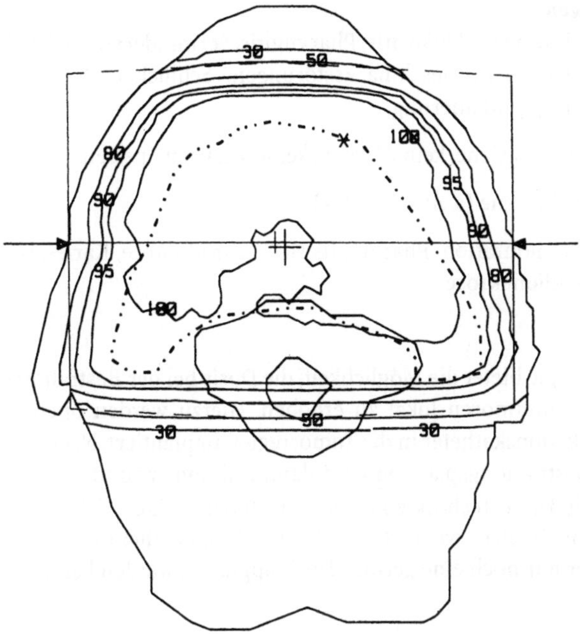

Abb. 8.7. Oropharynxkarzinom: Gegenfeldtechnik (-··-·· = Zielvolumen)

Besser ist in diesen Situationen eine Mehrfeldertechnik, um Über- oder Unterdosierungen zu vermeiden (s. Abb. 8.3). Wenn die CT-gestützte Bestrahlungsplanung konsequent angewandt und ausgenutzt wird, führen die irregulären Zielvolumina zwangsläufig zu Mehrfeldertechniken. Bei allen Techniken sollte die Möglichkeit einer Shrinking-field-Bestrahlung geprüft werden.

Dosierung. Die Dosierung richtet sich nach der evtl. vorangegangenen Therapie. In sano resezierte Tumorregionen erhalten 50 Gy, R1- oder R2-resezierte 60 Gy, wenn gleichzeitig Chemotherapie gegeben wird, ansonsten 60–70 Gy. Zur alleinigen Strahlentherapie werden 70 Gy und in der Kombination mit Chemotherapie mindestens 60 Gy benötigt. Bei hyperfraktionierter Radiatio werden 2-mal 1,2 Gy pro Tag bis zu einer Gesamtdosis von 70–76 Gy gegeben. Auf adjuvant bestrahlte Lymphabflusswege werden 50 Gy, auf befallene 60–70 Gy je nach Ausgangssituation (Metastasengröße, zusätzliche Chemotherapie) appliziert. Die tägliche Dosis beträgt 1,8–2,0 Gy, 5-mal pro Woche.

Nebenwirkungen

Akute Nebenwirkungen. Mukositis, Pharyngitis, verminderter Speichelfluss, Mundtrockenheit, Geschmacksstörungen, Schluckbeschwerden, Hautrötung und -pigmentierung.

Prophylaxe. Mundhygiene, kein Alkohol, keine scharfen Speisen.

Therapie. Mundhygiene (s. Abschn. 10.4).

Spätfolgen. Hautinduration, Pharyngitis sicca, Parodontose, Karies, selten eine Osteoradionekrose.

Brachytherapie

Die Brachytherapie bietet die Möglichkeit, die Dosis bei der Bestrahlung von Zungengrundtumoren lokal zu erhöhen. Hierzu werden operativ mehrere Applikationskatheter in die Tumorregion implantiert. Nach entsprechender Bestrahlungsplanung wird dann fraktioniert und kleinvolumig bestrahlt. Diese Technik eignet sich auch bei der Rezidivbehandlung in diesem Bereich, wenn die perkutane Strahlentherapie ausgeschöpft ist oder nur noch eine geringe Dosis appliziert werden kann.

Ergebnisse

Zungengrundtumoren. Die 5-Jahres-Überlebensraten der alleinigen perkutanen Strahlentherapie sind schlecht (T1/2-Tumoren <60%). Die Kombination von Operation und Radiatio ergibt deutlich bessere Ergebnisse (T1/2-Tumoren <80%). Ähnliche Resultate sind auch mit der Kombination von perkutaner und interstitieller Strahlentherapie zu erreichen.

Die Ergebnisse für die T3- und T4-Tumoren sind nach einer Kombinationsbehandlung deutlich ungünstiger und liegen unter 30%. Die Prognose ist ebenfalls schlechter, wenn Lymphknotenmetastasen vorliegen (N0>65%, N+ 15–50% für alle T-Stadien).

Tonsillentumoren. Die Ergebnisse von retrospektiven Analysen nach alleiniger Strahlentherapie sind in Tabelle 8.6. wiedergegeben.

Auch beim Oropharynxkarzinom wird die Prognose bei nachgewiesenen Lymphknotenmetastasen schlechter. Als Ergebnis einer randomisierten Studie (RTOG 73–03) hat sich gezeigt, dass die postoperative Strahlentherapie bei fortgeschrittenen Tumoren mit 61% 5-Jahresüberlebenszeiten die günstigsten Resultate erbringt, im Vergleich zur präoperativen oder alleinigen Radiatio mit 47% und 39%.

Tabelle 8.6. 5-Jahres-Überlebensrate bei Tonsillentumoren

T-Stadium	5-Jahres-Überlebensrate [%]
T1	85–95
T2	65–90
T3	50–65
T4	6–30

Nachsorge

Eine regelmäßige Nachsorge ist notwendig zum Rezidiv- und Metastasenausschluss, aber auch zur Suche nach Zweittumoren v. a. im Pharynx, Larynx, Ösophagus und Bronchialsystem.

Nachsorgeuntersuchungen: Inspektion, Palpation, Endoskopie, Röntgenthorax, Sonographie des Halses, CT, Routinelabor.

8.2.5 Hypopharynxkarzinome (ICD-0 C 12, C 13)

Allgemeine Übersicht

Die Hypopharynxkarzinome gehören zu den selteneren Tumoren, sie machen weniger als 0,5% aller Tumoren und 5–10% der HNO-Tumoren aus. Männer sind häufiger betroffen als Frauen mit einem Verhältnis von 8:1. Der Altersgipfel liegt bei 50–70 Jahren.

Symptome. Langes symptomloses Wachstum; uncharakteristische Symptome sind Fremdkörpergefühl, unklare Schluckbeschwerden, Kratzen im Hals. Schmerzen und Lymphknotenschwellungen am Hals sind Zeichen eines fortgeschrittenen Tumorleidens.

Diagnostik. Klinische Untersuchung, Endoskopie mit Biopsie, Panendoskopie zum Ausschluss eines synchronen Zweittumors, Halssonographie, CT des Halses, ggf. MRT, Röntgenthorax, Abdomensonographie, Knochenszintigraphie.

Histologie. Mehr als 95% aller Tumoren sind mäßig differenzierte Plattenepithelkarzinome, selten werden andere Karzinome oder Sarkome angetroffen.

Tabelle 8.7. TNM-Klassifikation des Hypopharynxkarzinoms

Stadium	Stadiendefinition
T1	Tumor auf einen Unterbezirk des Hypopharynx beschränkt und <2 cm in größter Ausdehnung
T2	Tumor infiltriert mehr als einen Unterbezirk oder einen benachbarten Bezirk oder >2–4 cm in größter Ausdehnung, ohne Fixation des Hemilarynx
T3	Tumor misst >4 cm in größter Ausdehnung, Fixation des Hemilarynx
T4	Tumor infiltriert Nachbarstrukturen wie Knorpel oder Weichteile des Halses, Muskeln, Schilddrüse, Ösophagus
N	s. Mundhöhlenkarzinome, Tabelle 8.1

Grading: G1–G4.

Lokalisation. Häufigste Lokalisation ist der Sinus piriformis (60%), weniger häufig die Postkrikoidregion (30%) und selten die Pharynxhinterwand (10%).

Ausbreitung. Hypopharynxkarzinome neigen zur raschen Ausbreitung in die Umgebung, v. a. in den Larynx, den Oropharynx, den Ösophagus und die Halsweichteile. Schon frühzeitig ist eine Lymphknotenmetastasierung zu beobachten (60–70% bei der Erstuntersuchung), Fernmetastasen (Lunge, Knochen, Leber) treten seltener auf.

Lymphabfluss. Zu den regionalen Lymphknotenstationen gehören die Lnn. cervicales anteriores, Lnn. cervicales profundi, Lnn. paratracheales und die Lnn. retropharyngeales.

Stadieneinteilung. Sie erfolgt nach der TNM-Klassifikation (Tabelle 8.7).

Prognosefaktoren. Tumorstadium.

Behandlungsstrategien

Operation. Operable Tumoren sollten mit gleichzeitiger „neck dissection" (sog. Level-Chirurgie, s. Abb. 8.1) primär operiert werden. Das Ausmaß der Operation ist von der Ausdehnung des Tumors abhängig (einseitiger oder beidseitiger Befall). Die meisten Patienten haben zum Zeitpunkt der Diagnose meist ein fortgeschrittenes Tumorstadium, sodass die Operation nicht die erste Therapiemaßnahme ist.

Strahlentherapie. Die Strahlentherapie wird sowohl postoperativ als auch bei inoperablen Tumoren eingesetzt, jedoch nicht mehr als alleinige Therapie, sondern in Kombination mit einer Chemotherapie.

Im Stadium T1 N0 kann bei Kontraindikation zur Operation eine primäre Bestrahlung durchgeführt werden. Zur Organerhaltung kann bei notwendiger Laryngektomie eine primäre Radiochemotherapie angeboten werden mit der Option der Salvageoperation bei einem Rezidiv.

Chemotherapie. Eine alleinige Chemotherapie wird nur bei inoperablen Tumoren oder Rezidiven vorgenommen, wenn keine andere Therapiemaßnahmen möglich sind. Die verschiedenen Polychemotherapien enthalten fast immer Platindevirate.

Kombinationstherapien. Aufgrund der schlechten Prognose und des häufig fortgeschrittenen Tumorleidens ist in den meisten Tumorstadien eine postoperative Strahlentherapie notwendig. Sie ist angezeigt in den Stadien pT3–4 pN0 und den Stadien pT1–4 pN1–3. Im Stadium pT2 pN0 und bei Vorliegen einer Lymphangiosis carcinomatosa kann sie erwogen werden.

Bei primär operierten Tumoren mit Lymphknotenmetastasen wird postoperativ eine Radiochemotherapie durchgeführt, wobei sich Cisplatin bewährt hat. Primär inoperable Tumoren werden ebenfalls mit einer Radiochemotherapie behandelt. Nach einer Dosis von 50 Gy kann erneut die Operationsmöglichkeit überprüft werden und bei Inoperabilität wird bis zur vollen Tumordosis bestrahlt.

Perkutane Strahlentherapie

Zielvolumen, kritische Organe

Grundlage der Zielvolumenfestlegung sind CT-Aufnahmen des Gesichtsschädels und des Halses, der endoskopische Befund oder die operativ festgestellte Ausdehnung.

Zielvolumen. Bei Tumoren des Sinus piriformis und der Postkrikoidregion muss der gesamte Hypopharynx erfasst werden, nach kranial werden die Valleculae, der Zungengrund und die Pharynxseiten- und -hinterwand, nach kaudal der Ösophaguseingang einbezogen. Nach Laryngektomie ist das Tracheostoma mit zu bestrahlen. Die beidseitigen Lymphabflusswege müssen bis zur Supraklavikularregion mit berücksichtigt werden, wobei je nach Ausdehnung des Tumors und der Metastasen auch die oberen zervikalen Lymphknoten erfasst werden müssen. Bei Tumoren des Sinus piriformis und der Pharynxhinterwand müssen die retropharyngealen Lymphknoten erfasst werden, da sie in mehr als 40% befallen sind.

Kritische Organe. Rückenmark.

Bestrahlungsplanung, Dosierung

Lagerung. Rückenlage, Arme neben dem Körper, Immobilisation des Kopfes.

Simulatorplanung. Das Vorgehen entspricht dem bei einem Nasopharynxkarzinom (s. 8.2.3). Das Isozentrum zur Planung wird sinnvollerweise an eine WK-Vorderkante in Höhe des Hypopharynx gelegt.

Bestrahlungstechniken. Die Bestrahlungstechniken entsprechen vom Prinzip her den Techniken bei der Bestrahlung von Oropharynxtumoren (s. 8.2.4). Die zu wählende Technik sollte sich an dem vorgegebenen Zielvolumen orientieren, sodass meist Mehrfeldertechniken eingesetzt werden, wenn ausreichend gesundes Gewebe geschont werden soll. Die Möglichkeit der Shrinking-field-Technik sollte angewendet werden.

Dosierung. Nach kompletter operativer Tumorentfernung werden 60 Gy, nach R1/2-Resektion bis zu 70 Gy, bei gleichzeitiger Gabe von Zytostatika ggf. weniger gegeben. Primär zu bestrahlende Tumoren erhalten 70 Gy. Die Lymphabflusswege werden adjuvant mit 50 Gy, befallene je nach Ausgangssituation (Metastasengröße, zusätzliche Chemotherapie) mit 60–70 Gy bestrahlt. Die tägliche Einzeldosis beträgt 1,8–2,0 Gy.

Nebenwirkungen

Akute Nebenwirkungen. Pharyngitis, Ösophagitis, Laryngitis, Trockenheit der Pharynxschleimhaut, Schluckbeschwerden, Hautrötung und -pigmentierung.

Prophylaxe. Mundhygiene, kein Alkohol und Nikotin, keine scharf gewürzten Speisen.

Therapie. Mundspülungen (s. 10.4).

Spätfolgen. Pharyngitis sicca, Parodontose, Karies, latente Hypothyreose.

Brachytherapie

Aufgrund der anatomischen Lokalisation des Hypopharynx kommt die Brachytherapie bei der Behandlung nicht in Frage.

Ergebnisse

Angaben über Heilungsraten für alle Tumorlokalisationen insgesamt schwanken zwischen 12% und 41% für die 5-Jahres-Überlebensraten. Kleine Tumoren des Sinus piriformis haben eine 5-Jahresüberlebenschance nach Operation und auch nach alleiniger Radiatio von 70%, bei größeren Tumoren und Lymphknotenmetastasen liegt sie bei 20%.

Weniger günstig ist die Prognose für Tumoren der Postkrikoidregion mit 40% für kleine Tumoren ohne Metastasen. Für alle übrigen Stadien ist die 5-Jahres-Überlebensrate 15%. Die schlechteste Prognose haben Tumoren der Pharynxhinterwand mit 5-Jahres-Überlebensraten von 14–33% für alle Stadien.

Nachsorge

Die Nachsorge erfolgt in gleicher Weise wie bei den Oropharynxtumoren (s. 8.2.4).

8.2.6 Larynxkarzinome (ICD-0 C 32.0,1,2, C10.1)

Allgemeine Übersicht

Von allen malignen Tumoren sind 1–2% im Larynx lokalisiert, sie sind damit der häufigste Tumor im HNO-Bereich (40–50%). Männer sind wesentlich häufiger betroffen als Frauen (20:1), der Altergipfel liegt bei 50–70 Jahren.

Symptome. Klassisches und damit Leitsymptom ist die chronische Heiserkeit, die schon im frühen Stadium auftreten kann. Außerdem werden häufiges Räuspern, Veränderung der Stimmlage, Hämoptysen und Schmerzen beobachtet. Lymphknotenschwellungen treten bei Spätstadien auf.

Diagnostik. Inspektion, Palpation, Laryngoskopie, Panendoskopie (Zweittumor im Ösophagus!), Sonographie des Halses, CT oder MRT des Larynx und Halses bei ausgedehnten Tumoren.

Histologie. Die Plattenepithelkarzinome überwiegen deutlich (95%), sehr selten sind Adenokarzinome, Sarkome und Melanome.

Lokalisation. Die einzelnen anatomischen Regionen sind unterschiedlich häufig betroffen. 65–70% der Tumoren sind in der Glottis, 15–30% in der Supraglottis und nur wenige (bis 5%) in der Subglottis lokalisiert. Sie können ein- oder beidseitig auftreten.

Ausbreitung. Glottiskarzinome wachsen in Richtung vordere und hintere Kommissur und gehen dann auf andere Strukturen (Supraglottis, Subglottis) über. Fortgeschrittene Tumoren infiltrieren das Knorpelgerüst und die Muskulatur. Supraglottische Karzinome neigen zur Ausbreitung in den Zungengrund und Pharynx.

Lymphknotenmetastasen werden bei den glottischen Tumoren erst ab dem Stadium T 2 mit etwa 10% und in den fortgeschritteneren bis zu 50% gesehen. Supra- und subglottische Tumoren metastasieren dagegen frühzeitiger, in 30–70% der Fälle muss mit Lymphknotenmetastasen gerechnet werden, in 15% der Fälle bilateral. Fernmetastasen werden nur selten beobachtet.

Lymphabfluss. Der Larynx verfügt über ein sehr dichtes Lymphgefäßsystem. Eine Ausnahme ist die Glottisebene, was auch die geringere Metastasenhäufigkeit erklärt. Supra- und Subglottis haben getrennte Lymphabflusswege, die Grenze bildet die Plica vocalis. Es besteht keine scharfe Mittellinientrennung, eine Drainage zur Gegenseite ist möglich. Die Lymphe der supraglottischen Tumoren fließt zu den oberen tiefen Halslymphknoten und infrahyoidalen Lymphknoten, die der subglottischen Tumoren zu den prälaryngealen, paratrachealen, supraklavikulären und tiefen Halslymphknoten. Zu den regionären Lymphknoten des Larynx gehören insgesamt die Lnn. cervicales profundi, Lnn. infrahyoidales, Lnn. praelaryngeales, Lnn. praetracheales, Lnn. paratracheales und Lnn. supraclaviculares.

Stadieneinteilung. Die Stadieneinteilung erfolgt nach dem TNM-System, wobei zwischen den drei Hauptlokalisationen unterschieden wird (Tabelle 8.8).

Prognosefaktoren. Lokalisation (subglottische ungünstigste, glottische Tumoren günstigste Prognose), Tumorstadium.

Behandlungsstrategien

Operation. Das Ausmaß der Operation richtet sich nach dem Tumorstadium. Kleine glottische Tumoren (T1) werden endolaryngeal, z. B. laserchirurgisch, entfernt, bei größeren wird eine funktionserhaltende Ope-

Tabelle 8.8. TNM-Klassifikation des Larynxkarzinoms

Stadium	Stadiendefinition
Supraglottisch	
T1	Auf ein Unterbezirk begrenzt, normale Stimmbandbeweglichkeit
T2	Tumor infiltriert mehr als einen benachbarten Unterbezirk der Supraglottis oder Glottis oder eines Areals außerhalb der Supraglottis, ohne Fixation des Larynx
T3	Auf Larynx begrenzt mit Stimmbandfixation und/oder Infiltration des Postkrikoidbezirkes oder präepiglottisches Gewebe
T4	Infiltration durch den Schildknorpel u./o. breitet sich in die Weichteile des Halses, die Schilddrüse und/oder den Ösophagus aus
Glottis	
T1	Auf Stimmband begrenzt, normale Beweglichkeit
T1a	Ein Stimmband befallen
T1b	Beide Stimmbänder befallen
T2	Ausbreitung auf Supra- oder Subglottis u./o. eingeschränkte Stimmbandbeweglichkeit
T3	Auf den Larynx begrenzt, Stimmbandfixation
T4	Infiltration des Schildknorpels u./o. Ausbreitung außerhalb des Larynx
Subglottis	
T1	Auf Subglottis begrenzt
T2	Ausbreitung auf Stimmband, mit normaler oder eingeschränkter Beweglichkeit
T3	Auf Larynx begrenzt, Stimmbandfixation
T4	Infiltration von Ring- oder Schildknorpel u./o. Ausbreitung außerhalb des Larynx
N	s. Mundhöhlenkarzinom, Tabelle 8.1

Grading: G1–G4.

ration angestrebt (Kehlkopfteilresektionen, Hemilaryngektomie). Fortgeschrittene Tumoren werden mittels Laryngektomie behandelt. Halslymphknotenmetastasen werden in Form einer „neck dissection" (sog. Level-Chirurgie, s. Abb. 8.1) operiert.

Strahlentherapie. Kleine Tumoren (T1) können mit gleich gutem Ergebnis wie die Operation bestrahlt werden, ebenfalls können T2-Tumoren funktionserhaltend strahlentherapeutisch behandelt werden. In fortgeschritteneren Stadien wird die Bestrahlung postoperativ und bei sehr ausgedehnten Tumoren (T4) als Palliativmaßnahme eingesetzt, wenn keine Operation erfolgt ist.

Chemotherapie. Die alleinige Chemotherapie wird nur in der Palliativtherapie und bei Rezidiven eingesetzt. Zusätzlich wird sie in Kombination mit der Radiatio angewendet.

Kombinationstherapien. Bei alleiniger Operation von T1/2-Tumoren ist keine Zusatztherapie in Form einer postoperativen Bestrahlung bei negativem Lymphknotenstatus notwendig; dies gilt auch für die alleinige Radiatio in diesen Stadien. Alternativ zur Laryngektomie kann eine primäre Radiochemotherapie mit dem Ziel der Heilung bei gleichzeitigem Erhalt der Stimmfunktion vorgenommen werden. Im Rezidivfall ist die Laryngektomie als Rettungschirurgie möglich.

Die postoperative Strahlentherapie ist indiziert bei supraglottischen Tumoren ab dem Stadium pT3 und/oder pN1–3, außerdem bei glottischen Tumoren im Stadium pT4 und/oder pN2–3, in Erwägung gezogen werden sollte sie in den Stadien pT2–3 und/oder pN1. Subglottische Karzinome werden generell nachbestrahlt.

Liegen Lymphknotenmetastasen vor, wird meist eine Kombination mit einer Chemotherapie (Cisplatin) durchgeführt. Ebenfalls wird eine Radiochemotherapie bei primär inoperablen Tumoren angewendet.

Perkutane Strahlentherapie

Zielvolumen, kritische Organe

Für die Zielvolumenfestlegung bilden prä- und postoperative CT-Schichten des Larynx und Halses die Grundlage.

Zielvolumen. Für T1- und T2-Tumoren der Glottis beinhaltet das Zielvolumen den gesamten Larynx. Eine Mitbestrahlung der Lymphabflusswege ist insbesondere bei den T1-Karzinomen nicht erforderlich. Bei allen größeren Tumoren richtet sich die Größe des Zielvolumens nach der Tumorausdehnung, beinhaltet aber mindestens den gesamten Larynx bzw. postoperativ die Larynxregion. Bei laryngektomierten Patienten muss das Tracheostoma im Zielvolumen liegen, da es häufig Ausgangspunkt eines Rezidivs ist. Dies trifft insbesondere bei einer Tumorausbreitung in die Subglottisregion zu.

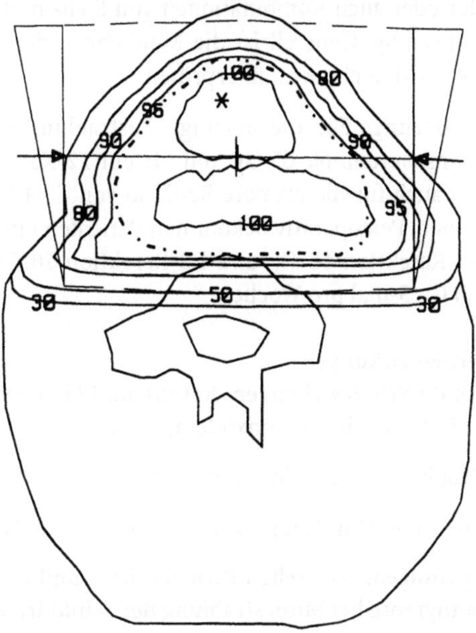

Abb. 8.8. Larynxkarzinom: 2 Feldertechnik mit Keilfilter (–··–·· = Zielvolumen)

Wenn die Lymphabflusswege bestrahlt werden sollen, müssen in dieses Zielvolumen die Halslymphknoten vom Unterkieferwinkel bis in die Supraklavikularregion einbezogen werden. Generell werden beide Halsseiten bestrahlt. Bei subglottischen Karzinomen ist der Lymphabfluss im oberen Mediastinum mitzubestrahlen.

Kritische Organe. Rückenmark.

Bestrahlungsplanung, Dosierung

Lagerung. Rückenlage, Arme neben dem Körper, Immobilisation des Kopfes.

Simulatorplanung. Sie wird wie bei den Nasopharynxkarzinomen (s. 8.2.3) durchgeführt.

Bestrahlungstechniken. Lediglich bei den kleinen Stimmbandkarzinomen können Stehfeldstandardtechniken angewendet werden. Bewährt haben sich 2 schräge Felder von vorn links und rechts (jeweils 45°) mit Keilfilter. Alle weiteren Zielvolumina erfordern eine Planung mit CT und Bestrahlungsplanungsrechner (Abb. 8.8). Meist werden mehrere Stehfelder oder auch Kombinationen von Steh- und Bewegungsbestrahlungen notwendig. Generell ist die Möglichkeit der Anwendung einer Shrinking-field-Technik zu überprüfen.

Dosierung. Für die alleinige Bestrahlung eines T1-Stimmbandkarzinoms werden 60–65 Gy und für ein T2-Karzinom 70 Gy benötigt. Dies gilt auch für die primäre Radiatio von T3/4-Karzinomen aller Lokalisationen. Postoperativ bekommen Patienten mit einer R0-Resektion 60 Gy, R1-Resektion 66 Gy und R2-Resektion 70 Gy. Die Einzeldosis beträgt 2,0 Gy, 5-mal pro Woche.

Nebenwirkungen

Akute Nebenwirkungen. Rötung und Pigmentierung der Haut, Pharyngitis, Laryngitis, Larynxödem, Heiserkeit.

Prophylaxe. Mundhygiene, kein Alkohol und Nikotin.

Therapie. Mundspülungen, Inhalationen (s. Abschn. 10.4).

Spätfolgen. Sehr selten Perichondritis und Knorpelnekrose. Latente Hypothyreose bei Mitbestrahlung der Schilddrüsenregion.

Ergebnisse

Kleine Stimmbandkarzinome können sowohl durch Operation als auch durch Strahlentherapie in 80–90% der Fälle geheilt werden. Patienten mit einem Rezidiv nach Strahlentherapie haben durch eine Operation eine gute Prognose. Fortgeschrittene Tumoren mit und ohne Lymphknotenmetastasen haben eine 5-Jahres-Überlebensrate von 50–60%. Die Prognose der supraglottischen Tumoren ist in den frühen Stadien ähnlich günstig. Für T1-Tumoren werden für beide Therapieformen mehr als 80% erreicht, für T2-Tumoren 60–70%, für T3-Tumoren 60% (Operation + Radiatio), für T4-Tumoren weniger als 50% (für Operation und/oder Radiatio). Die ungünstigsten Resultate werden bei den subglottischen Karzinomen erzielt, hier werden die 5-Jahres-Überlebensraten mit 30–50% für alle Stadien angegeben. Mit einer primären Radiochemotherapie kann bei ca. 2/3 der Patienten der Larynx und damit die Stimmfunktion erhalten werden.

Nachsorge

Regelmäßige Inspektion des Kehlkopfes und des Halses, Sonographie des Halses, Röntgenthorax.

8.3
Tumoren des Auges und der Orbita (ICD-O C69.0)

Allgemeine Übersicht

Primäre maligne Tumoren des Auges und der Orbita sind seltene Erkrankungen. Das Aderhautmelanom hat eine Inzidenz von 0,6–0,8/100.000 Einwohner, das Retinoblastom von 6/100.000 Lebendgeborenen. Aufgrund ihrer Seltenheit sollten diese Tumoren in Zentren behandelt werden, was insbesondere für das Retinoblastom zutrifft. Die häufigste maligne okuläre Tumormanifestation sind die Aderhautmetastasen. Die Therapie der Augenlidkarzinome unterscheidet sich nicht von der der Hautkarzinome.

Symptome. Sichtbarer Tumor (Augenlid, Konjunktiva), Funktionseinschränkung des Auges (intraokulärer Tumor), Fehlstellung des Auges, Exophthalmus, Kompression des N. opticus (Tumoren der Orbita), Leukokorie (helles Aufleuchten der Pupille beim Retinoblastom).

Diagnostik. Inspektion, Palpation, augenärztliche Untersuchung, Laboruntersuchungen, Ophthalmoskopie, Ultraschall, Fluoreszenzangiographie, CT, MRT, evtl. bioptische Sicherung (Feinnadelbiopsie), Lumbalpunktion.

Histologie. Das maligne Melanom ist der häufigste primäre Augentumor, das Retinoblastom der häufigste im Kindesalter. Karzinome (Plattenepithel-, Basalzell- und Adenokarzinome) und Sarkome (Rhabdomyosarkome) treten seltener auf. Maligne Lymphome müssen von den reaktiven lymphatischen Hyperplasien (Pseudolymphome) unterschieden werden.

Lokalisation. Die Tumoren sind intraokular, an der Konjunktiva, dem Augenlid, den Tränendrüsen und im Weichgewebe der Orbita lokalisiert.

Ausbreitung. Eine hämatogene und lymphogene Metastasierung ist möglich, aber selten. Das maligne Melanom metastasiert lymphogen erst bei sekundärem Befall der Orbita, hämatogen erst sehr spät nach der Primärtherapie (Leber, Lunge, Knochen). Das Retinoblastom kann beidseits auftreten, sich entlang des Sehnervs ausbreiten und zum intrakraniellen Befall führen (trilaterales Retinoblastom).

Lymphabfluss. Der Lymphabfluss der Augenlider, Tränendrüsen, Ductus nasolacrimalis und der Konjunktiva erfolgt in die Lnn. submandibula-

Tabelle 8.9. TNM-Klassifikation der Tumoren des Auges und der Orbita

Stadium	Stadiendefinition
TNM-Klassifikation des Augenlidkarzinoms (ICD-O C44.1)	
T1	Tumor jeder Größe, ohne Tarsusinfiltration; bei Lokalisation am Lidrand ≤ 5 mm
T2	Tarsusinfiltration, bei Lokalisation am Lidrand >5 mm, aber <10 mm
T3	Tumor befällt das Augenlid in voller Dicke, bei Lokalisation am Lidrand >10 mm
T4	Tumor infiltriert Nachbarstrukturen
Grading: G1–G4	
Die pT-Kategorien entsprechen den T-Kategorien.	
TNM-Klassifikation der Konjunktivakarzinome (ICD-O C69.0)	
T1	Tumor ≤ 5 mm
T2	Tumor >5 mm, ohne Infiltrtaion der Nachbarstrukturen
T3	Tumor infiltriert Nachbarstrukturen
T4	Tumor infiltriert Orbita
Grading: G1–G4	
Die pT-Kategorien entsprechen den T-Kategorien.	
TNM-Klassifikation des malignen Melanoms der Konjunktiva (ICD-O C69.0)	
T1	Tumor(en) der Conjunctiva bulbi, einen Quadranten oder weniger einnehmend
T2	Tumor(en) der Conjunctiva bulbi, mehr als einen Quadranten einnehmend
T3	Tumor(en) des Fornix der Konjunktiva und/oder der Lidkonjunktiva und/oder der Karunkel
T4	Infiltration von Augenlid, Hornhaut und/oder Orbita
Grading: G1–G3	
Die pT-Kategorien entsprechen nicht den T-Kategorien.	
TNM-Klassifikation des malignen Melanoms der Uvea (ICD-O C69.3,4)	
Iris	
T1	Tumor begrenzt auf Iris
T2	Tumor befällt einen Quadranten oder weniger, mit Infiltratation in den vorderen Kammerwinkel
T3	Tumor befällt mehr als einen Quadranten, mit Infiltration des vorderen Kammerwinkels, Ziliarkörper und/oder Chorioidea

Tabelle 8.9. *Fortsetzung*

Stadium	Stadiendefinition
T4	Tumor mit extraokulärer Ausbreitung
Ziliarkörper	
T1	Tumor begrenzt auf Ziliarkörper
T2	Tumor infiltriert in vordere Augenkammer und/oder Iris
T3	Tumor infiltriert Chorioidea
T4	Tumor mit extraokulärer Ausbreitung
Chorioidea	
T1	Tumor ≤10 mm in größter Ausdehnung und mit ≤3 mm Erhabenheit
T1a	Tumor ≤7 mm in größter Ausdehnung und ≤2 mm Erhabenheit
T1b	Tumor>7 mm in größter Ausdehnung und >2 mm Erhabenheit
T2	Tumor >10 mm, aber <15 mm in größter Ausdehnung und >3 mm, aber <5 mm Erhabenheit
T3	Tumor >15 mm in größter Ausdehnung und mit >5 mm Erhabenheit
T4	Tumor mit extraokulärer Ausbreitung
Grading: G1–G3	
Die pT-Kategorien entsprechen den T-Kategorien.	
TNM-Klassifikation des Retinoblastoms (ICD-O C69.2)	
T1	Tumor(en) begrenzt auf 25% der Retina oder weniger
T2	Tumorbefall >25%, aber <50% der Retina
T3	Tumorbefall >50% der Retina und oder Infiltration jenseits der Retina, aber noch intraokulär
T3a	Tumorbefall >50% der Retina und/oder Tumorzellen im Glaskörper
T3b	Tumorbefall der Papille
T3c	Tumorbefall von vorderer Augenkammer und/oder Uvea
T4	Tumor mit extraokulärer Ausbreitung
T4a	Tumor infiltriert retrobulbären N. opticus
T4b	Sonstige extraokuläre Ausbreitung
Die pT-Kategorien entsprechen nicht den T-Kategorien.	
TNM-Klassifikation der Orbitasarkome (ICD-O C69.6)	
T1	Tumor <15 mm in größter Ausdehnung
T2	Tumor >15 mm in größter Ausdehnung

Tabelle 8.9. *Fortsetzung*

Stadium	Stadiendefinition
T3	Tumor jeder Größe mit diffuser Infiltration des Orbitagewebes und/oder knöcherne Wände der Orbita
T4	Tumor infiltriert über die Orbita hinaus in die benachbarten NNH und/oder in die Schädelhöhle
Grading: G1–G4	
Die pT-Kategorien entsprechen den T-Kategorien.	
TNM-Klassifikation der Tränendrüsenkarzinome (ICD-O C69.5)	
T1	Tumor <2,5 cm in größter Ausdehnung, beschränkt auf Tränendrüse
T2	Tumor <2,5 cm in größter Ausdehnung, Infiltration des Periost der Fossa glandulae lacrimalis
T3	Tumor >2,5 cm, aber <5 cm in größter Ausdehnung
T3a	Tumor begrenzt auf Tränendrüse
T3b	Tumor infiltriert Periost der Fossa glandulae lacrimalis
T4	Tumor >5 cm in größter Ausdehnung
T4a	Tumor infiltriert orbitales Weichgewebe, N. opticus oder Augapfel, jedoch keine Knocheninfiltration
T4b	Tumor infiltriert orbitales Weichgewebe, N. opticus oder Augapfel, zusätzlich Knocheninfiltration
Grading: G1–G4	
Die pT-Kategorien entsprechen den T-Kategorien.	

res, Lnn. parotidei superficiales und profundi. Die Lymphe des Ductus lacrimalis wird auch retropharyngeal in die Lnn. cervicales profundi und die der Konjunktiva vor allem auch nach präaurikulär in die Lnn. praeauriculares und die Lnn. cervicales abgeleitet.

Stadieneinteilung. Die Stadieneinteilung der Tumoren des Auges und der Orbita erfolgt nach der TNM-Klassifikation (Tabelle 8.9). Das Retinoblastom wird außerdem in die Stadien I–V nach Reese, die Lymphome werden entsprechend der Ann-Arbor-Klassifikation eingeteilt (s. 6.3.3).

Die Definition der N-Kategorien sind für alle Augentumoren gleich, eine Ausnahme bildet lediglich das maligne Melanom des Augenlides (Tabelle 8.10).

Prognosefaktoren. Tumorstadium.

Tabelle 8.10. N-Kategorien der Augentumoren

Stadium	Stadiendefinition
N0	Keine regionären Lymphknotenmetastasen
N1	Regionäre Lymphknotenmetastasen

Die pN-Kategorien entsprechen den N-Kategorien.

Behandlungsstrategien

Operation. Tumoren der Augenlider und der Tränendrüsen werden primär operiert, ebenfalls die Tumoren der epibulbären Regionen. Eine Enukleation des Auges bei einem intraokulären malignen Melanom wird nicht mehr in jedem Fall durchgeführt, da die verbesserte konservative Therapie zu gleichen Ergebnissen führt und das Auge erhalten werden kann. Ebenso wird bei Melanomen der Iris und des Ziliarkörpers versucht, bulbuserhaltend zu operieren. Bei lokal fortgeschrittenen einseitigen Retinoblastomen wird das Auge enukleiert, bei beidseitigem Befall das Auge mit dem lokal fortgeschritteneren Tumor. Bei sehr kleinen und nicht peripher gelegenen Tumoren wird auch eine Laser- oder Kryotherapie als alleinige Therapie vorgenommen.

Strahlentherapie. Bei nicht radikal operierten Tumoren (R1/R2-Resektion) kommt die Strahlentherapie postoperativ zur Anwendung, aber auch primär bei inoperablen Tumoren oder malignen Lymphomen. Eingesetzt wird sie als perkutane Bestrahlung mit Photonen oder Elektronen oder als Brachytherapie mit hochenergetischen Elektronen und weichen Photonenstrahlen. In wenigen Zentren wird die Möglichkeit einer Protonen- oder Helium-Ionen-Bestrahlung erprobt.

Chemotherapie. Eine alleinige Chemotherapie wird bei diesen Tumorlokalisationen nicht eingesetzt, beim Rhabdomyosarkom wird sie sequentiell oder simultan mit der Radiatio vorgenommen. In Risikofällen ist die Chemotherapie im Anschluss an die Primärbehandlung eines Retinoblastoms indiziert.

Kombinationstherapien. Die postoperative Strahlentherapie ist bei allen nicht radikal operierten malignen Tumoren notwendig, eine Radiochemotherapie wird beim Rhabdomyosarkom der Orbita erforderlich.

Perkutane Strahlentherapie

Zielvolumen, kritische Organe

Das Zielvolumen bei Tumoren des Augenlides und der Konjunktiva wird durch den sichtbaren Tumor bestimmt, bei Tumoren anderer Lokalisation wird das Zielvolumen CT-gestützt ermittelt.

Zielvolumen

- Tumoren des Augenlides und der Konjunktiva: sichtbarer Tumor mit einem Sicherheitsabstand von 5–10 mm;
- intraokuläres Melanom: sichtbarer Tumor;
- Retinoblastom: klinisch fassbarer Tumor bei unilateralem Befall. Bei bilateraler Ausdehnung die gesamte Retina und abhängig von der Tumorausdehnung den Glaskörper und die vordere Augenkammer;
- Rhabdomyosarkom: gesamte Orbita.

Kritische Organe. Augenlinse, Konjunktiva, Tränendrüsen, Sehnerv, wachsender Knochen.

Bestrahlungsplanung, Dosierung

Lagerung. Rückenlage, Arme neben dem Körper, Immobilisation des Kopfes. Letzteres ist besonders wichtig für die Bestrahlung von Retinoblastomen bei Kindern, die deshalb in Narkose durchgeführt wird.

Simulatorplanung. Exakte Ausrichtung des Kopfes unter Durchleuchtung und Anfertigung einer Gesichtsmaske zur Immobilisation, ggf. auch andere Immobilisationshilfe (z. B. Bite-Block). Vorgabe eines evtl. Isozentrums an einer knöchernen Struktur (z. B. Vorderkante 1. HWK), Markierung auf der Maske oder dem Patienten. Anfertigung eines Planungs-CT in Bestrahlungsposition und Festlegung des Zielvolumens in den einzelnen CT-Schichten.

Bestrahlungstechniken. Zur vollständigen Erfassung des Zielvolumens und Schonung kritischer Organe ist in jedem Fall eine computergestützte Bestrahlungsplanung notwendig. 3-D-Bestrahlungstechniken sind zu bevorzugen. Resultat der Planung sind meist mehrere nonkoplanare und kollimierte Stehfelder. Aufgrund der kleinen Zielvolumina und der engen anatomischen Strukturen ist der Einsatz eines MLC nicht immer möglich und der Einsatz individuell gegossener Abschirmblöcke ist erforderlich.

Die Anwendung von Augenschalen zur Schonung der Augenlinse ist bei der Bestrahlung von Augenlidtumoren unerlässlich (eine der wenigen Situationen in der Strahlentherapie, bei der der Strahlenschutz hinter dem zu bestrahlenden Tumor möglich ist).

Auf die spezielle Bestrahlungstechnik beim Retinoblastom soll nicht näher eingegangen werden, da sie speziellen Behandlungszentren vorbehalten bleibt. Notwendig ist eine hochpräzise Bestrahlungstechnik mit mehreren Stehfeldern bei gleichzeitiger Schonung der Augenlinse und der vorderen Augenkammer.

Dosierung

- Tränendrüsenkarzinome: 60–65 Gy in 6–8 Wochen;
- malignes Melanom: nach en-bloc-Exzision 50 Gy in 5 Wochen;
- Retinoblastom: 35–50 Gy je nach Tumorstadium in 4–6 Wochen;
- Rhabdomyosarkom: 50–60 Gy, in Kombination mit Chemotherapie 45–50 Gy in 5–7 Wochen;
- maligne Lymphome (Stadium IE): 30–40 Gy, je nach Histologie, in 4–5 Wochen, die sehr seltenen intraokulären Lymphome benötigen 40–50 Gy. Bei ZNS-Beteiligung Ganzschädelbestrahlung mit 40–45 Gy;
- Pseudolymphome: 16–20 Gy in 2 Wochen;
- Aderhautmetastasen: 30–40 Gy.

Die Einzeldosis beträgt 1,8–2,0 Gy, 5-mal pro Woche. Das Rhabdomyosarkom wird hyperfraktioniert bestrahlt mit Einzeldosen von 2-mal 1,2 Gy pro Tag 5-mal in der Woche.

Nebenwirkungen

Die zu erwartenden Nebenwirkungen sind abhängig von dem bestrahlten Volumen und der applizierten Dosis.

Akute Nebenwirkungen. Intraokuläre Blutungen, Konjunktivitis, Hornhautulzera.

Spätfolgen. Linsentrübung, Strahlenretinopathie, retinale Vaskulopathie, Optikusneuropathie, Erblindung, selten Skleranekrosen und Sekundärglaukome, Zweittumoren nach Retinoblastombehandlung.

Brachytherapie

Eine Alternative zur Operation oder perkutanen Strahlentherapie bei der Behandlung von kleinen Tumoren ist die Brachytherapie. Eingesetzt wird sie bei Melanomen der Aderhaut, Tumoren der bulbären Konjunktiva und Retinoblastomen.

Zur Anwendung kommen ^{106}Ru, ^{192}I, ^{125}I und seltener ^{90}Sr. Therapeutisch genutzt werden die hochenergetische β-Strahlung und weiche Photonenstrahlen. Je nach Lokalisation des Tumors haben die Applikatoren unterschiedliche Formen, um die Dosisverteilung den anatomischen Gegebenheiten anzupassen bzw. einen optimalen Strahlenschutz für das gesunde Gewebe zu gewährleisten.

Dosierung

- Aderhautmelanome: 100 Gy an der Tumorspitze, Kontaktdosis an der Sklera >700 Gy für Tumoren bis zu einer Dicke von 5 mm (^{106}Ru-Applikatoren). Für größere Tumoren bis zu einer Tumorhöhe von 15 mm eignen sich ^{125}I-Applikatoren (Photonenstrahlen), um eine bessere Dosisverteilung zu erreichen, die Dosis an der Tumorspitze soll 90–100 Gy betragen;
- Rhabdomyosarkom: 50 Gy an der Tumorspitze (^{106}Ru- und ^{125}I-Applikatoren);
- Retinoblastom: 50 Gy an der Tumorspitze (Applikatorwahl wie beim Aderhautmelanom).

Ergebnisse

Die Prognose des Retinoblastoms hängt von der Ausbreitung der Erkrankung ab. Nach Ausnutzung der Kombinationstherapien liegen die Heilungschancen bei 30–100% (5-Jahres-Überlebensrate). Bei bilateralem Befall kann in 75% der Fälle ein Auge erhalten werden.

Die Überlebensraten beim Aderhautmelanom liegen bei 45–87% (5-Jahres-Überlebensrate) je nach Größe des Tumors. Durch den Einsatz der Brachytherapie kann in 80–90% das betroffene Auge erhalten bleiben.

Die Rezidivrate nach Bestrahlung von Aderhautmetastasen beträgt <10%, in 50–80% der Fälle wird der Visus verbessert oder erhalten.

Nachsorge

Die Nachsorge liegt hauptsächlich in den Händen eines erfahrenen Ophthalmologen, aber auch bei den mitbeteiligten Fachdisziplinen (Strahlentherapeut, Pädiater, Hämatoonkologe).

8.4 Tumoren des ZNS (ICD-O C 70, 71)

Allgemeine Übersicht

Tumoren des Gehirns gehören zu den seltenen Tumoren des Erwachsenenalters, sie machen 1–5% aller Malignome aus. Die Häufigkeitsgipfel liegen bei 15–24 Jahren und 60–75 Jahren.

Primäre Tumoren des Rückenmarkes sind selten und meist benigne, sodass nicht näher auf sie eingegangen werden soll.

Symptome. Epileptische Anfälle können viele Jahre den durch einen Hirntumor bedingten neurologischen Ausfällen oder psychischen Störungen vorausgehen. Zeichen eines gesteigerten Hirndruckes mit Kopfschmerzen, Erbrechen, Bewusstseinsstörungen und Stauungspapille können erste Hinweise auf einen raumfordernden Prozess sein.

Diagnostik. Eingehende Anamnese und klinische Untersuchung einschließlich eines ausführlichen neurologischen Status. Wichtigste bildgebende Verfahren sind CT und MRT, zerebrale Angiographie zum Ausschluss von Gefäßmissbildungen. Stereotaktische oder offene PE, wenn keine primäre Operation. Liquorpunktion bei Verdacht auf meningeale Aussaat.

Histologie. Die histologische Klassifizierung der Tumoren des Zentralnervensystems erfolgt nach der WHO-Klassifikation. Danach werden unterschieden:

I *Tumoren des neuroepithelialen Gewebes*
(Astrozytäre, oligodendrogliale und ependymale Tumoren, gemischte Gliome, Tumoren des Plexus chorioideus, neuroepitheliale Tumoren unsicheren Ursprungs) Astrozytom, Glioblastom, Oligodendrogliom, Ependymom, Oligoastrozytom, Plexuspapillom

II *Neuronal und neuronal-glial gemischte Tumoren*
Gangliozytom, Ästhesioneuroblastom

III *Tumoren des Epiphysenparenchyms*
Pineoblastom, Pineozytom

VI *Embryonale Tumoren*
Medulloblastom, Neuroblastom, PNET

V *Tumoren der kranialen Nerven*
Schwannom, Neurofibrom

VI *Tumoren meningothelialer Zellen*
Meningeom
VII *Mesenchymale nichtmeningotheliale Tumoren*
VIII *Primär melanozytische Läsionen*
IX *Tumoren unsicherer Histogenese*
X *Lymphome und hämatopoetische Neoplasien*
XI *Keimzelltumoren*

Lokalisation. Nach ihrer Lokalisation werden die Hirntumoren in supra- und infratentorielle und Tumoren des Hirnstammes eingeteilt.

Ausbreitung. Hirntumoren können in benachbarte Hirnstrukturen infiltrieren, selten jedoch in angrenzende Gewebe (Schädelbasis). Lymphogene Metastasen sind nicht möglich, Fernmetastasen werden äußerst selten beobachtet, jedoch eine Ausbreitung in die Liquorräume (maligne Hirntumoren, Lymphome). Es sind in dieser Situation Tumorzellen oder auch spinale Metastasen mit entsprechenden Symptomen nachzuweisen. Die Häufigkeit von spinalen Metastasen wird unterschiedlich angegeben, für intrakranielle Ependymome (Kinder) schwanken die Angaben von 0–38%.

Lymphabfluss. Hirngewebe besitzt keinen Lymphabfluss.

Stadieneinteilung. Die Klassifikation von Hirntumoren, die 1992 erstmals in die TNM-Klassifikation aufgenommen wurde, ist in der neuesten Ausgabe von 1997 nicht mehr enthalten. Sie war nicht sehr hilfreich für eine prognostische Aussage. Entscheidend ist die Tumorhistologie und die Lokalisation und weniger die Tumorgröße.

Prognosefaktoren. Histologie, Grading, Lokalisation, Alter, Karnofsky-Index, neurologischer Status, Ausmaß der Operation.

Behandlungsstrategien

Die Behandlung von Hirntumoren ist entscheidend von der Histologie und dem Grading abhängig, sie sind Grundlage einer rationalen Therapie, sodass immer, mit oder ohne Tumorresektion, eine histologische Sicherung angestrebt werden muss. Bei benignen Hirntumoren (WHO-Grad I) erfolgt nach einer möglichst radikalen Operation keine weitere Therapie. Bei semibenignen Tumoren (WHO-Grad II) wird unter besonderen Gesichtspunkten (s. unten) eine postoperative Radiatio angeschlossen und bei malignen (WHO-Grad III und IV) wird in Abhängigkeit von der Histologie eine postoperative Strahlentherapie und Chemotherapie durchgeführt.

Operation. Die operative Behandlung ist bei den hirneigenen Tumoren die Methode der Wahl. Das Ausmaß der Operation ist von der Dignität und der Lokalisation des Tumors sowie von dem individuellen Risiko für den Patienten (Allgemeinzustand, Alter, neurologisches und internistisches Risiko) abhängig. Unter kurativer Zielsetzung wird die Totalexstirpation des Tumors angestrebt. Dies trifft insbesondere für die Grad-I und -II-Tumoren zu. Ist bei malignen Gliomen eine radikale Entfernung nicht möglich, wird eine operative Tumorverkleinerung vor der Strahlentherapie angestrebt. Die Operation kann aber auch dazu dienen, Funktionsstörungen oder Hirndruck zu beseitigen.

Strahlentherapie. Die Strahlenbehandlung ist nach der Operation die wirksamste Behandlungsmodalität. Für die Indikation zur Bestrahlung eines Hirntumors ist die histologische Klassifizierung einschließlich des Gradings entscheidend, weniger die Lokalisation und Ausdehnung. Bei den Grad-III- und -IV-Gliomen ist die Strahlentherapie etabliert. Bei den Grad-II-Gliomen ist die Radiatio bei Vorliegen folgender Kriterien sinnvoll: postoperativ bei symptomatischen Patienten oder progredientem Verlauf sowie nach inkompletter Tumorresektion. Umstritten ist die Indikation postoperativ bei asymptomatischen Patienten.

Die Bestrahlung wird meist postoperativ eingesetzt. Nur bei inoperablen Tumoren und bei malignen Lymphomen wird primär bestrahlt.

Chemotherapie. Bisherige Studien haben ergeben, dass von einer Chemotherapie nur Patienten mit spezifischen Histologien, geringem Alter und gutem Allgemeinzustand profitieren. Hierzu gehören besonders die Oligodendrogliome und anaplastische Astrozytome. Eine häufig eingesetzte Polychemotherapie ist das PCV-Schema (CCNU, Procarbazin, Vincristin). In jüngerer Zeit wird eine Kombination von Ifosfamid, Carboplatin und Etoposid erprobt.

Bei primären Lymphomen des ZNS wird zusätzlich zur Strahlentherapie eine Kombinationstherapie mit Procarbazin, Vincristin und BCNU oder Methotrexat durchgeführt.

Kombinationstherapien. Je höher das Grading des Hirntumors ist, umso eher wird eine Kombinationsbehandlung von Operation und Strahlentherapie sowie bei den Grad-III- und -IV-Tumoren eine zusätzliche Chemotherapie vorgenommen.

Perkutane Strahlentherapie

Zielvolumen, kritische Organe

Zielvolumen. Die Zielvolumenfestlegung erfolgt anhand von CT- oder MR-Bildern, wobei die präoperative Ausdehnung des Tumors entscheidend ist. Bei supra- und infratentoriellen Tumoren wird bei den Grad-III- und IV-Tumoren zu dem im CT sichtbaren Tumor einschließlich Ödem eine Sicherheitszone von 2 cm, im MR ebenfalls von 2 cm hinzugenommen. Bei Grad-II-Tumoren wird die Sicherheitszone je nach Histologie auf bis zu 0,5 cm verringert. Bei Tumoren im Gehirnstamm und der Medulla oblongata gelten diese Regeln nicht, bei diesen Lokalisationen wird der sichtbare Tumor mit einem schmalen Sicherheitssaum als Zielvolumen gewählt.

Eine Ganzhirnbestrahlung wird bei multiplen Hirnmetastasen, primären ZNS-Lymphomen, Leukämien und Meningeosis carcinomatosa notwendig.

Das gesamte Gehirn einschließlich der Liquorräume als Zielvolumen (Neuroachse) ist bei Medulloblastomen, Ependymomen, den supratentoriellen Pinealistumoren und PNET indiziert.

Besteht die Indikation zur stereotaktischen Einzeitbestrahlung, wird nur der sichtbare Tumor als Zielvolumen gewählt.

Risikoorgane. Gesundes Hirngewebe einschließlich N. opticus, Chiasma, Hirnstamm, Hypophyse, Medulla oblongata, N. opticus, Augenlinsen.

Bestrahlungsplanung und Dosierung

Lagerung. Rückenlage, exakte Immobilisation des Kopfes (Gesichtsmaske, Bite-Block, Stereotaxiering).

Simulatorplanung. Festlegung der Zielvolumengrenzen mit anschließender Anfertigung von CT-Schichten zur genauen Zielvolumenabgrenzung.

Bestrahlungstechniken. Bei großen Zielvolumina kommen gewichtete Gegenfelder, um 90° gewinkelte Stehfelder (Abb. 8.9) oder auch Mehrfeldertechniken meist mit zusätzlichen Abschirmblöcken oder Multi-leaf-Kollimator zur Anwendung. Je zentraler ein Tumor liegt und je kleiner er ist, umso mehr werden Bewegungsbestrahlungen bis zu perkutanen stereotaktischen Bestrahlungstechniken eingesetzt (Abb. 8.10). Diese ist eine hochpräzise Bestrahlungstechnik, bei der der Kopf exakt mit einem Stereotaxiering fixiert wird. Kleinste Volumina von wenigen Millimetern

Abb. 8.9. Hirntumor: Beispiel einer 2-Felder-Stehfeldtechnik mit Keilfilter und Ausblockung (-··-·· = Zielvolumen)

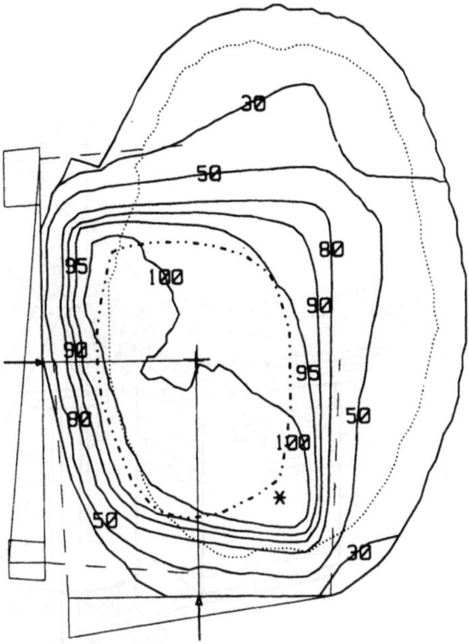

Durchmesser können so im Gehirn mit einer hohen Einzeldosis oder fraktioniert bestrahlt werden.

Für die Planung einer Ganzschädelbestrahlung sind keine zusätzlichen CT-Schichten notwendig, die Feldgrenzen können am Simulator exakt mit Ausblockungen festgelegt werden. Die Bestrahlung der Neuroachse (Gehirn und Spinalkanal) ist beim Medulloblastom und beim Ependymom bei infratentoriellem Sitz wegen der Gefahr intraspinaler Metastasen notwendig.

Dosierung. Die tägliche Einzeldosis sollte 2,0 Gy nicht überschreiten, üblich sind heute Dosierungen von 1,8–2,0 Gy. Bei schlechtem Allgemeinzustand wird alternativ eine akzelerierte Bestrahlung eingesetzt (z. B. 12- bis -14-mal 3,0 Gy). Für Kinder gelten altersabhängig noch niedrigere Einzeldosen. Lediglich bei der Ganzschädelbestrahlung von Hirnmetastasen haben sich Einzeldosen von täglich 3,0 Gy bewährt. Bestrahlt wird 5-mal pro Woche. Die Dosis für die Einzeittherapie beträgt 5–20 Gy (bezogen auf die 80% Isodose zielvolumenumschließend). Die Gesamtdosis richtet sich nach der vorliegenden Histologie. Danach ergeben sich folgende Gesamtdosen:

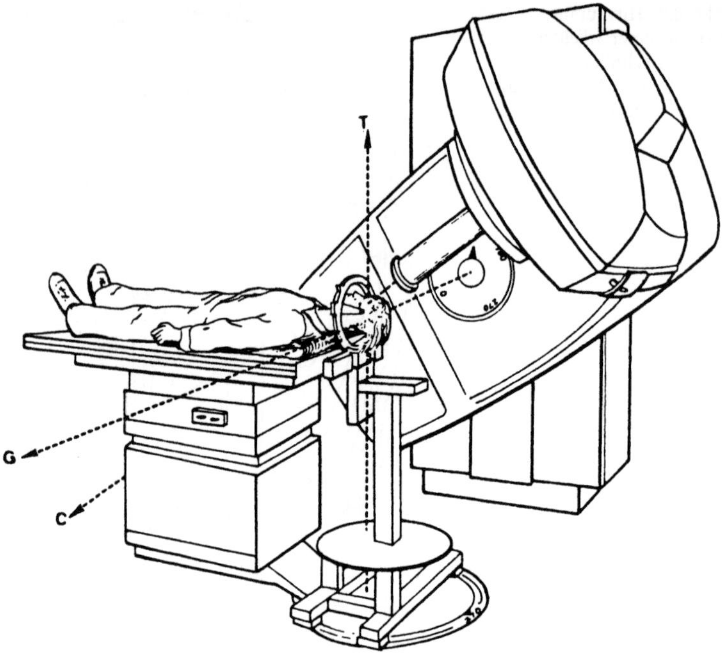

Abb. 8.10. Schematische Darstellung der parkutanen stereotaktischen Bestrahlungstechnik (Rotationsachsen: *G* Gantry, *T* Tisch, *C* Zentralstrahl)

Gliome II:	54 Gy
Gliome III:	60 Gy
Glioblastom:	60 Gy
Hirnstammgliome:	55 Gy
Ependymom:	55 Gy, Spinalkanal 35 Gy
Medulloblastom:	55 Gy, Spinalkanal 35 Gy
Kraniopharyngeom	60 Gy
malignes Lymphom:	45 Gy + 15 Gy Boost
Leukämie:	8–24 Gy
Meningeom III:	60 Gy
Hypophysenadenom:	45–50 Gy
Akustikusneurinom:	12–20 Gy (einzeitig)
Hirnmetastasen:	30–40 Gy 15–20 Gy (einzeitig)

Nebenwirkungen

Aufgrund der modernen Bildgebung ist heute die Tumorerfassung und damit die Zielvolumenabgrenzung im Gehirn wesentlich exakter als vor einigen Jahren, sodass das umgebende gesunde Gewebe erheblich besser geschont werden kann. Die Nebenwirkungen haben sich dadurch deutlich verringert. Die Nebenwirkungen am Gehirn können nach ihrer zeitlichen Reihenfolge unterschieden werden (s. auch S. 94).

Akute Phase. Hirndrucksteigerung (Vaskulitis, Ödembildung), u. U. schon nach wenigen Tagen, Haarausfall, Hautrötung.

Frühe Spätphase. Übelkeit, Erbrechen nach mehreren Wochen, uncharakteristische neurologische Symptome (Somnolenz, Lethargie).

Späte Spätphase. Hirnnekrose (bei suffizienten Techniken und Dosierungen selten).

Brachytherapie

Die Brachytherapie kann bei Hirntumoren in zwei Formen erfolgen:
1. stereotaktisch geführte Implantation von radioaktiven Seeds,
2. Afterloading-Therapie nach operativ eingelegten Applikatorsonden.

Die Therapie mit Seeds (im Allgemeinen ^{125}I-Seeds) ist nur bei kleinen Tumoren bis zu einem Durchmesser von 2 oder 3 cm sinnvoll. In früheren Jahren blieben die Seeds im Hirngewebe liegen, es erfolgte also eine permanente Bestrahlung. Diese Methode wird zunehmend verlassen, und die Seeds werden nur temporär bis zum Erreichen der gewünschten Dosis im Tumor belassen. Die mit dieser Technik erreichten Dosen gehen bis zu 120 Gy in der Referenzisodose. Am häufigsten eingesetzt wird diese Methode bei Grad-II-Gliomen und bei Hypophysenadenomen.

Bei größeren Tumoren, v. a. Grad-III- und Grad-IV-Gliomen und Tumorrezidiven nach vorangegangener Bestrahlung, können Applikatorsonden eines Afterloading-Gerätes in die Tumorregion gelegt und anschließend mit einer High-dose-rate ^{192}Ir-Quelle eine fraktionierte Bestrahlung vorgenommen werden (Abb. 8.11). Die Sonden können bis zu 10 Tage liegen, sodass eine Vielzahl von Fraktionen möglich sind. Die Einzeldosis bei dieser Therapie beträgt bis zu 5 Gy. Bisherige Erfahrungen aus randomisierten Studien in der Primärbehandlung von malignen Gliomen in Kombination mit einer perkutanen Strahlentherapie ergeben eine Verbesserung des medianen Überlebens um mehrere Monate.

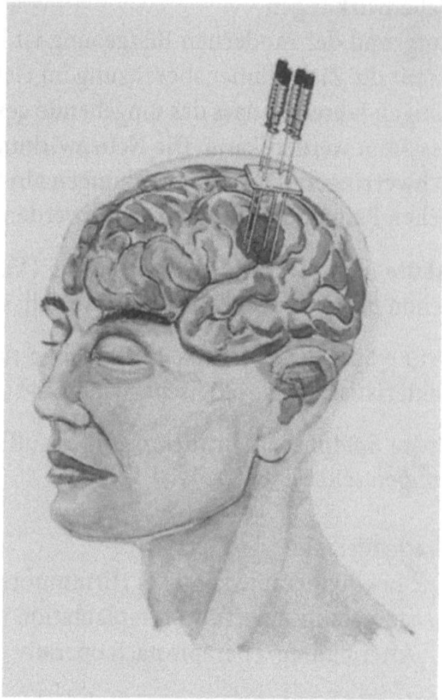

Abb. 8.11. Afterloading-Therapie eines Hirntumors (Firma Nucletron)

Rezidivbehandlung

Rezidive treten bei malignen Gliomen häufig auf. Die weitere Behandlung muss individuell erfolgen. Die Patienten können einer Reoperation unterzogen werden. Zusätzlich besteht die Möglichkeit der Chemotherapie und einer Strahlentherapie.

Ergebnisse

Durch eine zusätzliche Strahlentherapie zu einer Operation kann bei den meisten Tumoren die Rezidivrate deutlich gesenkt werden (Tabelle 8.11).

HGH-produzierende Hypophysenadenome weisen bis zu 90% eine Normalisierung 2–4 Jahre nach Radiatio auf, ACTH-produzierende bis zu 80% 2 Jahre nach Radiatio.

Nachsorge

Die Nachsorge sollte gemeinsam von Neurologen, Neurochirurgen und Strahlentherapeuten durchgeführt werden. Aufgabe der Nachsorge ist

Tabelle 8.11. Überlebensraten bzw. Überlebenszeit (ÜLZ) bei Hirntumoren

Tumor	ÜLR [%] nach Operation bzw. ÜLZ in Monaten	ÜLR [%] nach Operation + Rad	Bemerkung
Kraniopharyngeom	-	80	-
Meningeome	>40	80	-
Lymphome	0	0–30	Nur Radiatio + Chemotherapie
Gliome II	10–40	40–80	Supratentorielle Gliome
Gliome III/IV	4–5 Mon	9–12 Monate	-
Anaplastische Astrozytome	27 Mon bis 3 Jahre		-
Anaplastische Olidendrogliome	5–6 Jahre		+ Chemotherapie

die Überprüfung des Therapieeffektes, die weitere Betreuung der Patienten, der frühe Nachweis von Spätfolgen, insbesondere einer Hirnnekrose (evtl. Operation). Ein Rezidiv sollte frühzeitig erkannt werden, um eine Rezidivtherapie einzuleiten, wenn diese sinnvoll erscheint.

8.5 Schilddrüsenkarzinome (ICD-O C 73)

Allgemeine Übersicht

Schilddrüsenkarzinome gehören zu den seltenen malignen Tumoren, ihr Anteil beträgt etwa 0,5–1% aller Krebserkrankungen (Inzidenz in Deutschland: 3–4/100.000 Einwohner). Sie können in allen Altersgruppen auftreten, es finden sich jedoch Häufigkeitsgipfel im 2. und 3. sowie im 7. und 8. Lebensjahrzehnt. Frauen sind häufiger betroffen als Männer (2,5:1). Einzig anerkannter Risikofaktor ist eine Radiatio oder eine Strahlenexposition der Halsregion, insbesondere wenn sie im Kindesalter erfolgte.

Symptome. Isoliert auftretender Knoten v. a. bei jungen Männern (bei Frauen meist gutartig) und Kindern. Eine Frühdiagnose ist kaum möglich, allgemeine Tumorsymptome treten kaum oder sehr spät auf. Spätsymptome sind eine schlecht abgrenzbare, unverschiebliche und derbhöckrige Struma, Heiserkeit (Rekurrensparese), aufgehobene Schluckverschieblichkeit, zervikale Lymphknotenvergrößerungen, Stridor, Luftnot, Horner-Symptom-Komplex.

Diagnostik. Anamnese, körperliche Untersuchung (Palpation!), Sonographie, Szintigraphie, Feinnadelpunktion, histologische Abklärung, Röntgenthorax, CT-Hals/Thorax, Laboruntersuchungen (u. a. FT_3, FT_4, TSH, Thyreoglobulin, Serum-Kalzitonin und CEA bei medullärem Karzinom).

Bei medullärem Karzinom Ausschluss einer endokrinen Adenomatose bzw. MEN. (z. B. Phäochromozytom) vor einer Operation.

Histologie. 95% aller malignen Schilddrüsentumoren sind Karzinome. Die Klassifizierung beruht auf den Vorschlägen der WHO:

1. Epitheliale Tumoren (90%):
   - follikuläres Karzinom,
   - papilläres Karzinom,
   - Plattenepithelkarzinom,
   - undifferenziertes (anaplastisches) Karzinom
   - medulläres (C-Zell-) Karzinom;
2. Maligne nicht epitheliale Tumoren (1%): v. a. Sarkome;
3. sonstige maligne Tumoren (5%): Karzinosarkome, Hämangioendotheliome, Teratome, maligne Lymphome;
4. Metastasen anderer Primärtumoren (4%).

Lokalisation. Schilddrüsenkarzinome treten als solitäre Knoten unterschiedlicher Größe auf, es wird aber auch ein diffuses Wachstum beobachtet.

Ausbreitung. Kleinere Tumoren wachsen lokal und auf die Schilddrüse beschränkt, bei größeren Tumoren ist ein infiltratives Wachstum in andere Organe (Trachea, Ösophagus, Larynx, Halsweichteile) möglich, insbesondere bei anaplastischen Karzinomen.

Die Metastasierung erfolgt lymphogen und hämatogen, wobei papilläre Karzinome eher lymphogen und follikuläre eher hämatogen metastasieren. Lymphknotenmetastasen sind vor allem in den zervikalen Lymphknoten (weniger häufig beim follikulären Karzinom), bei fortgeschrittenen Tumoren auch in den oberen mediastinalen Lymphknoten nachzuweisen. Hämatogene Metastasen treten bevorzugt in der Lunge und den Knochen auf.

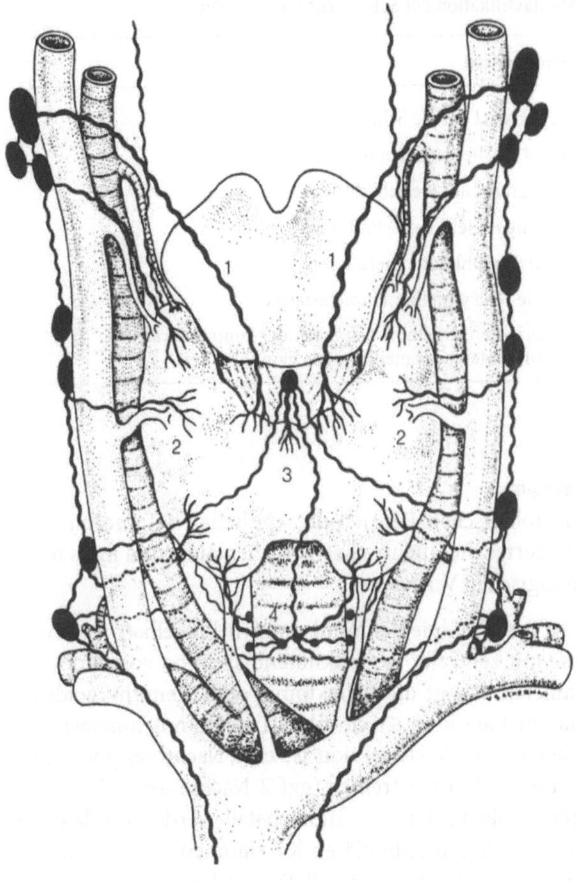

Abb. 8.12. Lymphabflusswege der Schilddrüse. (*1, 2* tiefe juguläre Lymphknoten, *3, 4* prä- und paratracheale Lymphknoten). (Nach Ackerman u. Del Regato 1970)

Lymphabfluss. Regionäre Lymphdrainage in die Lnn. cervicales anteriores, die Lnn. paralaryngeales, prä- und paratracheales und thyreoidei sowie die Lnn. cervicales profundi craniales und caudales (Abb. 8.12).

Stadieneinteilung. Die Stadieneinteilung erfolgt nach der TNM-Klassifikation (Tabelle 8.12).

Prognosefaktoren. Histologie, Tumorstadium, Alter.

Tabelle 8.12. TNM-Klassifikation der Schilddrüsenkarzinome

Stadium	Stadiendefinition
T1	<1 cm, begrenzt auf die Schilddrüse
T2	Größe 1–4 cm, begrenzt auf die Schilddrüse
T3	>4 cm, begrenzt auf die Schilddrüse
T4	Ausbreitung jenseits der Schilddrüse
N1	Regionäre Lymphknotenmetastasen
N1a	Ipsilaterale Halslymphknotenmetastasen
N1b	Bilaterale, in der Mittellinie gelegene oder kontralaterale Halslymphknoten oder mediastinale Lymphknoten

Grading: G1–G4.

Behandlungsstrategien

Die einzelnen histologischen Formen der epithelialen Tumoren erfordern ein differenziertes therapeutisches Vorgehen aufgrund ihres unterschiedlichen biologischen Verhaltens.

Operation. Sie ist die Therapie der Wahl und wird regelhaft als (totale) Thyreoidektomie mit zentraler Lymphknotendissektion vorgenommen. Nur im Ausnahmefall erfolgt die Lobektomie oder Hemithyreoidektomie (bei papillärem Karzinom ≤1 cm ohne Lymphknotenmetastasen). Nach R2- und auch einer R1-Resektion ist eine Nachresektion unumgänglich. Erst bei völliger Tumorfreiheit (ggf. 2. Nachresektion) sollte die Radioiodtherapie erfolgen. Bei V. a. Tumorbefall werden die lateralen Lymphknoten bei papillären/follikulären Karzinomen entfernt, bei medullären Karzinomen erfolgt dies generell. Die mediastinale Lymphknotendissektion erfolgt befundabhängig.

Radioiodtherapie. Neben der Operation ist bei iodspeichernden Tumoren die Radioiodtherapie die wichtigste Maßnahme. Ihre Aufgabe ist die Elimination verbliebenen Tumorgewebes und von Schilddrüsenrestgewebe. Weitere Einzelheiten s. unten.

Nach einer Thyreoidektomie ist eine lebenslange Substitution mit Schilddrüsenhormonen notwendig, bei differenzierten Schilddrüsenkarzinomen mit dem Ziel der Suppression der TSH-Sekretion (papilläre und follikuläre Karzinome wachsen abhängig vom TSH).

Strahlentherapie. Eine alleinige Strahlentherapie wird palliativ beim undifferenzierten Schilddrüsenkarzinom und bei Metastasen eingesetzt, ansonsten ist die Bestrahlung Teil eines interdisziplinären Therapiekonzepts. Sie wird bei iodaufnehmenden Tumoren erst nach einer Radioiodtherapie begonnen.

Unbestrittene Indikationen für eine perkutane Radiatio sind beim differenzierten Karzinom lokale Inoperabilität, insbesondere bei Rezidivtumoren und ausgedehnte Lymphknotenmetastasen. Kontrovers diskutiert wird ihr Einsatz bei pT4-Tumoren, kleinen Lymphknotenmetastasen oder Lymphknotenmetastasen ohne Kapseldurchbruch. Die Radiatio erscheint in diesen Situationen sinnvoll, da die alleinige Radioiodtherapie bei kleineren Tumornestern nicht ausreichend ist. Letzteres liegt darin begründet, dass aufgrund der Reichweite von β-Strahlen, bezogen auf die einzelne Tumorzelle, der größere Teil der Dosis außerhalb der Tumorzellen appliziert wird.

Nach Operation eines medullären Karzinoms ist der Wert einer adjuvanten Bestrahlung unbewiesen.

Kurativ wird die perkutane Radiatio auch eingesetzt bei den seltenen nichtepithelialen Tumoren (Sarkome, Lymphome) und beim Plattenepithelkarzinom.

Chemotherapie. Die Chemotherapie wird in der Primärtherapie, außer in Kombination mit Radiatio beim undifferenzierten Karzinom, nicht eingesetzt. In der Palliativtherapie kommen Adriamycin und/oder Cisplatin zur Anwendung.

Kombinationstherapien. Die wichtigste Kombination besteht aus Operation und Radioiodtherapie. In Abhängigkeit von der Tumorausbreitung und der Histologie ist ggf. eine zusätzliche Strahlentherapie erforderlich. Bei undifferenzierten Karzinomen wird versucht, operativ den Tumor zu verkleinern und eine Radiochemotherapie anzuschließen. Für die einzelnen histologischen Formen kann folgendes therapeutisches Vorgehen empfohlen werden:

Papilläres Karzinom

Lobektomie. Tumor <1 cm, Alter <40 Jahre, keine regionären Lymphknotenmetastasen, keine Nachbehandlung notwendig. Dieses Vorgehen ist umstritten, da der sensitive Tumormarker Thyreoglobulin (TG) in der Nachsorge nicht herangezogen werden kann. Vielerorts wird deshalb die primäre Thyreoidektomie durchgeführt.

Totale Thyreoidektomie. Tumor >1 cm, Alter >40 J., regionäre Metastasen („neck dissection")

Radioiodtherapie. 3 bis 6 Wochen nach der Operation, nach 3–4 Monaten evtl. Wiederholung der Radioiodtherapie bis zur vollständigen Eliminierung des Restgewebes oder Metastasen.

Perkutane Strahlentherapie. Bei Überschreiten der Schilddrüsenkapsel (T4-Tumoren) und/oder regionären Metastasen.

Bei Rezidiv erneute Operation und Radioiodtherapie, bis deren Optionen ausgeschöpft sind; bei nichtoperablen Befunden oder nichtspeicherndem Tumorgewebe oder Metastasen perkutane Strahlentherapie.

Follikuläres Karzinom

Totale Thyreoidektomie auch bei Tumoren <1 cm, ansonsten Therapie wie beim papillären Karzinom.

Medulläres Karzinom

Totale Thyreoidektomie mit Lymphknotenentfernung, bei ausgedehntem Lymphknotenbefall radikale „neck dissection" bzw. Erweiterung des operativen Eingriffes. Bei postoperativ erhöhtem Kalzitoninspiegel muss eine weitere Tumorsuche erfolgen und ggf. nochmals operiert werden. Sowohl der Einsatz der perkutanen Strahlentherapie bei Lymphknotenbefall als auch der der Radioiodtherapie ist umstritten. Bei negativem Tumorbefund evtl. Versuch einer Radioiodtherapie (Behandlung der C-Zellen durch eine Umgebungsbestrahlung).

Anaplastisches Karzinom

Möglichst radikale Operation mit anschließender perkutaner Strahlentherapie in Kombination mit Chemotherapie. Eine Radioiodtherapie ist hier sinnlos.

Radioiodtherapie

Eine ablative Radioiodtherapie ist bei allen radioiodspeichernden Schilddrüsenkarzinomen zur vollständigen Eliminierung von Restschilddrüsengewebe und von Metastasen notwendig. Zu den nicht radioiodspeichernden Karzinomen gehören die medullären und undifferenzierten Karzinome.

Die Radioiodtherapie erfolgt 4–6 Wochen postoperativ (TSH >30 mU/l) beim papillären und follikulären Karzinom (Ausnahme: papilläres Karzinom pT1a). Die Radioiodtherapie ist nur effektiv, wenn keine Iodkontamination vorliegt (Uriniodmessung). Die eingesetzte ^{131}I-Aktivität hängt ab von der Größe des Schilddrüsenrestes und vom Stadium. Voraussetzung ist die Unterlassung einer postoperativen Hormonsubstitution, um so die endogene TSH-Stimulation zu erhöhen und damit eine optimale Radioiodaufnahme zu erreichen. Die erste Radioiodtherapie sollte so hoch dosiert werden, dass danach kein Tumor mehr nachweisbar ist. Falls in der Kontrolluntersuchung weiterhin iodspeicherndes Gewebe nachweisbar ist, wird die Behandlung wiederholt. Bei Metastasen werden hohe Aktivitäten (>12 GBq ^{131}I) appliziert.

Nebenwirkungen

Akut: evtl. geringe Leuko- und Thrombozytopenie, Schwellung der Speicheldrüsen, Geschmacksstörungen, Gastritis. Diese Veränderungen sind schnell rückläufig.

Chronisch: Sicca-Syndrom durch Speicheldrüsenfibrose, erhöhtes Leukämierisiko.

Perkutane Strahlentherapie

Zielvolumen, kritische Organe

Zielvolumen. Schilddrüsenregion einschließlich des regionären Lymphabflusses und der Lymphknoten im oberen Mediastinum.

Risikoorgane. Larynx, Rückenmark, Lunge.

Bestrahlungsplanung und Dosierung

Lagerung. Rückenlage, gestreckter Hals, Immobilisation mit Gesichtsmaske oder Mundhalterung.

Simulatorplanung. Aufgrund der schwierigen Anatomie und Topographie sollte generell eine CT-gestützte Bestrahlungsplanung erfolgen. Festlegung des wahrscheinlichen Zielvolumens und eines vorläufigen Isozentrums (z. B. WK-Vorderkante) unter Durchleuchtung und Anbringung von Markierungen am Patienten oder an der Maske.

Bestrahlungstechniken. Für diese Körperregion werden Stehfeldtechniken mit ventralen und dorsalen Feldern (Abb. 8.13), aber auch Teilrotationen und Elektronenfelder eingesetzt. Auf die Möglichkeit der Abschirmung von gesundem Gewebe (obere Lungenanteile bei Mitbestrahlung des Mediastinums) muss geachtet werden.

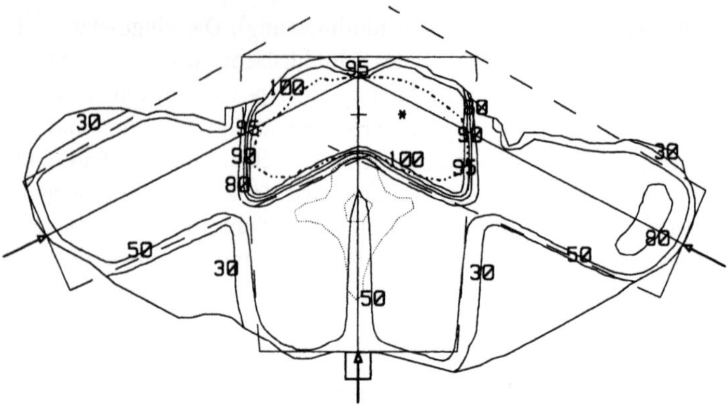

Abb. 8.13. Stehfeldbestrahlung der Schilddrüsenregion (–··–·· = Zielvolumen)

Dosierung. Einzeldosis 2 Gy, 5-mal pro Woche, Gesamtdosis 50–60 Gy, in der Primärtumorregion 60–70 Gy. In Ausnahmefällen, z. B. undifferenziertes Karzinom, wird akzeleriert oder hyperfraktioniert, z. B. mit 2-mal 1,6 Gy/Tag, bestrahlt.

Nebenwirkungen

Hautrötung, feuchte Epitheliolyse besonders bei anaplastischen Karzinomen in Kombination mit Zytostatika, Pharyngitis, Tracheitis, Ösophagitis.

Ergebnisse

Die Prognose ist für alle Schilddrüsenkarzinome bis auf die des anaplastischen Karzinoms günstig, die 5-/10-Jahres-Überlebensraten zeigt Tabelle 8.13.

Beim papillären Karzinom ändert ein Lymphknotenbefall die Prognose nicht (im Gegensatz zum follikulären Karzinom). Fernmetastasen und höheres Alter (Frauen >50 J., Männer >40 J.) verschlechtern die Prognose. Die perkutane Strahlentherapie führt bei allen differenzierten organüberschreitenden Karzinomen zu einer Verbesserung der Überlebensrate.

Nachsorge

Die Nachsorge ist notwendig zur Kontrolle der Thyroxin-Substitution und zum Nachweis von Rezidiven und/oder Metastasen v. a. bei den differenzierten Karzinomen (mit ^{131}I-Ganzkörperszintigaphie). Der Thy-

Tabelle 8.13. 5- und 10-Jahres-Überlebensraten beim Schilddrüsenkarzinom

Histologie	5-Jahres-Überlebensrate [%]	10-Jahres-Überlebensrate [%]
Papilläres Karzinom	90	80–90
Follikuläres Karzinom	60–85	75
Medulläres Karzinom	50–60	40
Anaplastisches Karzinom	<10	0

reoglobulinbestimmung kommt als sensitiver Tumormarker eine besondere Bedeutung zu. Eine erneute Behandlung bei Rezidiven ist prognostisch günstig.

Bei medullären Karzinomen werden Kalzitonin-Spiegel und CEA im Serum kontrolliert.

8.6 Bronchialkarzinome (ICD-0 C 34)

Allgemeine Übersicht

Das Bronchialkarzinom gehört zu den häufigsten Tumoren, die Inzidenz beträgt 106 pro 10.000 Einwohner (Männer zu Frauen 4,8:1) für das nichtkleinzellige und 27 auf 100.000 (Männer zu Frauen 4,4:1) für das kleinzellige Karzinom. Der Unterschied in der Inzidenz bei Männern und Frauen wird immer geringer, erklärbar durch den zunehmenden Nikotinabusus von Frauen. Raucher haben ein bis zu 30fach höheres Risiko als Nichtraucher, an einem Bronchialkarzinom zu erkranken. Der Altersgipfel liegt bei 60–70 Jahren, wobei bei Patienten mit kleinzelligem Karzinom der Altersgipfel etwas früher liegt (60–65 Jahre) als bei Patienten mit nichtkleinzelligem Karzinom (65–70 Jahre).

Symptome. Aufgrund des langsamen Tumorwachstums werden Frühsymptome kaum beobachtet. Ein uncharakteristisches Symptom ist trockener Reizhusten. Chronisch rezidivierende Pneumonien, insbesondere bei Rauchern, und Hämoptysen können frühe Alarmzeichen sein. Meist führen Spätsymptome wie Thoraxschmerzen, Hämoptoe, Retentionspneumonien, allgemeine Symptome einer Tumorerkrankung (Inappetenz, Gewichtsverlust) oder Sekundärsymptome durch Metastasen den Patienten zum Arzt.

Diagnostik. Anamnese, allgemeine körperliche Untersuchung, Labordiagnostik, Röntgenthorax in 2 Ebenen, CT-Thorax, Sputumzytologie, Bronchoskopie, Oberbauchsonographie, CT-Abdomen, Skelettszintigraphie, CT-Schädel (beim kleinzelligen Karzinom oder vor geplanter Operation).

Eventuell sind noch weiterführende diagnostische Maßnahmen notwendig, z. B. FDG-PET zum Lymphknotenstaging.

Histologie. Die histologische Einteilung erfolgt nach den Richtlinien der WHO. Grundsätzlich wird zwischen kleinzelligen und nichtkleinzelligen Karzinomen unterschieden. Im Einzelnen werden folgende histologische Formen nachgewiesen:

	Häufigkeit [%]
1. Nichtkleinzellige Karzinome:	
– Plattenepithelkarzinom	48
– Adenokarzinom	15
– Großzelliges Karzinom	8
– Anaplastisches Karzinom	7
2. Kleinzelliges Karzinom	20
3. Alveolarzellkarzinom	2

Lokalisation. Häufigste Lokalisationen sind die Segment- und Subsegmentbronchien, seltener sind die Bronchialkarzinome in der Lungenperipherie anzutreffen (bis zu 20%), und am seltensten sind sie im Hauptbronchus lokalisiert. Bronchioloalveoläre Karzinome entstehen in den Bronchiolen bzw. Alveolarsepten.

Ausbreitung. Das Bronchialkarzinom wächst infiltrativ und kann in alle Nachbarstrukturen einwachsen, auch außerhalb des Thoraxraumes wie z. B. der Pancoast-Tumor (Infiltration von Rippen, Armplexus). Die Metastasierung erfolgt lymphogen in die peribronchialen, hilären, mediastinalen und supraklavikulären Lymphknoten sowie die der Skalenusgruppe. Hämatogene Metastasen sind vorzugsweise in Gehirn, Leber, Nebenniere und Knochen lokalisiert, wobei das kleinzellige Karzinom deutlich früher zur Fernmetastasierung neigt als das nichtkleinzellige.

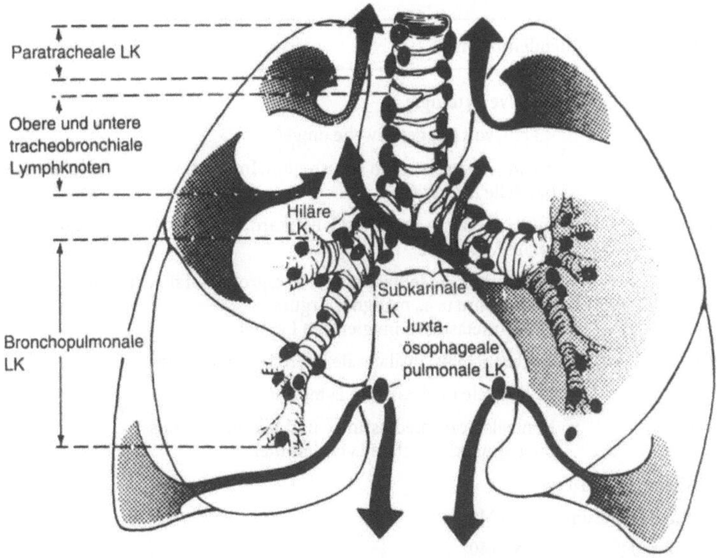

Abb. 8.14. Lymphabflusswege des Bronchialsystems. *LK* Lymphknoten. (Nach Fletcher 1980)

Lymphabfluss. Der Lymphabfluss erfolgt in die Lnn. mediastinales posteriores mit den bronchopulmonalen (hilären), tracheobronchialen und paratrachealen Lymphknoten sowie in die Lnn. mediastinales anteriores (Abb. 8.14). Ebenfalls werden die Skalenus- und supraklavikulären Lymphknoten mit in den regionären Lymphabfluss einbezogen (N3).

Stadieneinteilung. Die Klassifizierung der Tumorausbreitung für das nichtkleinzellige Karzinom erfolgt nach der TNM-Klassifikation entsprechend den Richtlinien der UICC. Das American Joint Commitee on Cancer Staging (AJCC) unterscheidet, aufbauend auf der TNM-Klassifikation, ein Stadium 0–IV (Tabelle 8.14).

Für das kleinzellige Karzinom gibt es ferner die Einteilung in Limited Disease (LD) und Extensive Disease (ED):

- *Limited Disease:* Tumorbefall eines Hemithorax, ipsilaterale hiläre, supraklavikuläre und mediastinale Lymphknoten, kontralaterale mediastinale Lymphknoten, evtl. vorhandene Atelektase, Rekurrens- und/oder Phrenikusparese, kleiner Winkelerguss.

Tabelle 8.14. TNM/AJCC-Klassifikation des Bronchialkarzinoms

Stadium und Stadiendefinition	
T X	Positive Zytologie
T1	<3 cm, von Lungengewebe umgeben
T2	>3 cm, Ausbreitung in Hilusregion, Invasion von viszeraler Pleura, partielle Atelektase
T3	Infiltration von Brustwand, Perikard, mediastinale Pleura u. a., totale Atelektase
T4	Infiltration in Mediastinum, Herz, große Gefäße, Trachea, Speiseröhre u. a., maligner Erguss Tumormetastasen im gleichen Lappen
N1	Peribronchiale, ipsilaterale hiläre Lymphknoten
N2	Ipsilaterale mediastinale Lymphknoten
N 3	Kontralaterale mediastinale und hiläre, Skalenus- oder supraklavikuläre Lymphknoten
Stadiengruppierung	
Okkultes Stadium	TX N0 M0
Stadium 0	Tis N0 M0
Stadium IA	T1 N0 M0
Stadium IB	T2 N0 M0
Stadium IIA	T1 N1
Stadium IIB	T2 N1, T3 N0
Stadium IIIA	T1 N2 M0, T2 N2 M0, T3 N1–2, M0
Stadium IIIB	T1–4 N3 M0, T4 N0–3 M0
Stadium IV	T1–4 N0–3 M1

Grading: G1–G4.

- *Extensive Disease:* Alle Stadien, die über den Befall des Hemithorax hinausgehen, z. B. kontralaterale hiläre und supraklavikuläre Lymphknoten, Thoraxwandinfiltration, Pleuritis carcinomatosa, Lymphangiosis carcinomatosa, V.-cava-superior-Syndrom, Fernmetastasen.

Prognose: Stadium, Alter, Karnofsky-Index, Gewichtsverlust.

Behandlungsstrategien

Das nichtkleinzellige und kleinzellige Bronchialkarzinom unterscheiden sich grundlegend in ihrer Behandlungsstrategie, sodass diese getrennt dargestellt werden.

Nichtkleinzelliges Bronchialkarzinom

Operation. Als Therapie der Wahl sollte immer die Operation als kurative Maßnahme angestrebt werden. Die Resektionsquote beträgt nur 20–30% aller diagnostizierten nichtkleinzelligen Bronchialkarzinome.

Als primär kurativ operabel gelten die Stadien I/II, abhängig vom Ausmaß der Tumorinfiltration in Nachbarstrukturen auch das Stadium IIIA. Ein chirurgischer Eingriff unter palliativen Gesichtspunkten kann bei Tumorblutungen, poststenotischen Komplikationen oder unbeherrschbaren Schmerzen indiziert sein.

Strahlentherapie. Die Indikation zur kurativen Strahlentherapie von Bronchialkarzinomen bei operablen Tumoren (Stadium I/II) besteht, wenn eine Operation verweigert wird oder aus internistischen Gründen nicht möglich ist.

Die Strahlentherapie kann auch als adjuvante Maßnahme nach einer Operation (s. unten, Kombinationstherapien) eingesetzt werden. Eine Bestrahlungsindikation in palliativer Absicht liegt bei nicht resektablen Tumoren mit und ohne Lymphknotenmetastasen vor (Stadien IIIB, IV).

Chemotherapie. Eine Chemotherapie kann als alleinige palliative Maßnahme bei symptomatischen Patienten (Karnofsky Index >60%) im Stadium IV als Mono- oder Kombinationstherapie durchgeführt werden. Sie verbessert tumorbedingte Symptome um 50–60% und führt zu einer Verbesserung des medianen Überlebens um zwei Monate. In multimodalen Therapiekonzepten primär inoperabler Tumoren (Stadien IIIA, IIIB) werden mit einer kombinierten Radiochemotherapie Vollremissionen des Primärtumors bis zu 20% und des Lymphknotenbefalls bis 80% sowie Resektionsraten von 50–70% erreicht. Geeignete Zytostatika sind Ifosfamid, Cisplatin, Vindesin, Mitomycin, Adriamycin, Etoposid, und Gemcitabine.

Kombinationstherapien. Da nur in den Stadien I/II nach R0 Resektion durch die alleinige Operation eine Heilung möglich ist, sind meist multimodale Konzepte nötig. Unabhängig vom Tumorstadium besteht die Indikation zur postoperativen Radiatio nach inkompletter (R1/2) Resektion sowie bei fortgeschrittenen Stadien IIIA/IIIB unabhängig vom Resektionsstatus. Über eine adjuvante Bestrahlung im Stadium II ist individuell zu entscheiden.

Primär inoperable Tumoren (Stadium III) werden, um eine Resektabilität zu erreichen, mittels Radiochemotherapie behandelt. Ist danach eine Operation nicht möglich, erfolgt eine Aufsättigung der Strahlendosis.

Der Wert einer postoperativen Chemotherapie ist noch ungeklärt, daher sollte sie nur in klinischen Studien durchgeführt werden. Insgesamt ist folgendes therapeutisches Vorgehen möglich:

Indikationen zur postoperativen Radiatio:

Stadium I	R0 Resektion	Keine Bestrahlungsindikation
Stadium II	R0 Resektion	Fakultative Bestrahlungsindikation
Stadium I–IIIB	R1/2 Resektion	Radiatio von Tumorrest und Mediastinum
Stadium IIIA/IIIB	R0 Resektion	Radiatio des Mediastinums
Stadium IIIA	Pleura parietalis befallen	Radiatio von ehemaliger Tumorregion und Mediastinum

Indikation zur Radiatio bei inoperablen Tumoren oder Operationsverweigerern:

Stadium I/II	Radiatio von Mediastinum und Primärtumor, Boost auf Primärtumor
Stadium IIIA, IIIB inoperabel	Neoadjuvante Radiochemotherapie, bei fehlender Resektabilität Aufsättigung der Strahlendosis
Stadium IV	Palliative Radiatio oder alleinige Chemotherapie (Karnofsky-Index >60%), sonst supportive Therapie

Pancoast-Tumor (M0): Das therapeutische Vorgehen ist uneinheitlich. Empfohlen wird eine präoperative Radiochemotherapie mit 40–50 Gy und nachfolgend die Operation. Diese wird unmittelbar nach Radiochemotherapie oder einem therapiefreien Intervall von 4–5 Wochen durchgeführt. Nach Resektion sowie weiter bestehender Inoperabilität Aufsättigung der Tumorregion, bei Lymphknotenbefall zusätzliche Nachbestrahlung des Mediastinums.

Kleinzelliges Bronchialkarzinom

Operation. Die Operation kann zur Verbesserung der Prognose beitragen. Sie kommt jedoch nur in den frühen Stadien I/II als Teil eines multimodalen Therapiekonzepts zur Anwendung (s. unten).

Strahlentherapie. Kleinzellige Bronchialkarzinome sind strahlensensibel und können durch eine Radiatio völlig zerstört werden. Die Strahlentherapie kann jedoch als lokale Therapiemaßnahme keine okkulten Fernmetastasen behandeln, sodass immer eine Kombinationstherapie mit Zytostatika notwendig wird (s. unten).

Chemotherapie. Wegen des guten Ansprechens ist eine Kombinationschemotherapie der Standard. Bekanntestes Schema ist das ACO-Schema (Cyclophosphamid, Adriamycin, Vincristin). Andere Zytostatika-Kombinationen mit geringerer Toxizität sind das ACE- (EVA-)Schema (Adriamycin, Cyclophosphamid, Etoposid), das IE- (IVP-16-)Schema (Ifosfamid, Etoposid) und das CEV-Schema (Cyclophosphamid, Etoposid, Vincristin). Die Chemotherapie führt meist zu einer raschen Tumorverkleinerung. Bei ungenügendem Ansprechen nach 1–2 Zyklen muss ein anderes Schema gewählt oder die Strahlentherapie früher begonnen werden (s. unten).

Kombinationstherapien. Nach primärer Operation eines kleinzelligen Bronchialkarzinoms (Stadium I/II) ist in jedem Fall eine 4 Zyklen umfassende Polychemotherapie anzuschließen. Bei Lymphknotenbefall folgt eine Radiatio des Mediastinums. Inoperable Patienten mit „Limited Disease" (Stadium IIIA/IIIB) erhalten zunächst 4–6 Zyklen einer zytostatischen Therapie z. B. mit dem ACO-Schema. Nach Abschluss dieser Behandlung muss eine lokale Strahlentherapie des Primärtumors und der Lymphknotenmetastasen angeschlossen werden, da sonst mit einer hohen lokalen Rezidivrate gerechnet werden muss. Neuere Daten lassen auf eine Verbesserung der Therapieergebnisse durch eine simultane Radiatio mit Cisplatin-haltigen Chemotherapieprotokollen schließen.

Spricht der Primärtumor schlecht auf die Chemotherapie an, sollte mit der lokalen Strahlentherapie eher begonnen werden. Metastasenfreie Patienten nach kompletter Tumorrückbildung erhalten abschließend eine adjuvante Schädelbestrahlung. Dies gilt auch für operierte Patienten.

Im Stadium „Extensive Disease" (Stadium IV) wird eine weniger intensive Therapie durchgeführt. Hier richtet sich das Vorgehen nach dem Allgemeinzustand des Patienten und der evtl. bestehenden Symptomatik. Die Chemotherapie steht im Vordergrund. Eine Bestrahlung wird bei symptomatischem Primärtumor oder bei symptomatischen Fernmetastasen simultan zur Chemotherapie oder sequentiell vorgenommen. Initial kann die Strahlentherapie bei oberer Einflussstauung oder Totalatelektase der Lunge eingesetzt werden.

Perkutane Strahlentherapie

Zielvolumen, kritische Organe

Für eine exakte Festlegung des Zielvolumens ist ein Planungs-CT unerlässlich, da nur in diesem das Zielvolumen exakt erfasst werden kann.

Zielvolumen. Das notwendige Ausmaß des Zielvolumens ist umstritten, je nach Einstellung des Therapeuten zur Gesamttherapie (kurative oder generell palliative Maßnahme?).

Das Zielvolumen bei operierten nichtkleinzelligen Tumoren umfasst die Primärtumorregion nur, wenn der Tumor in die Pleura parietalis oder die Thoraxwand eingebrochen ist. Es wird dann der entsprechende Anteil der Thoraxwand bzw. Pleura bestrahlt. Die Lymphabflusswege werden nur bei Vorliegen von Lymphknotenmetastasen bestrahlt. Das Zielvolumen richtet sich nach dem Ausmaß des Befalles, es umfasst die ipsilateralen hilären, mediastinalen und subkarinalen Lymphknoten, bei ausgedehntem Befall auch die kontralateralen. Die adjuvante Einbeziehung der ipsilateralen supra- und infraklavikulären Lymphknoten hat keinen eindeutigen Vorteil erbracht und ist nur bei Tumoren im Oberlappen oder ausgedehntem mediastinalem Befall indiziert.

Inoperable Tumoren erfordern ein etwas anderes Vorgehen. Wird ein kuratives Ziel angestrebt, beinhaltet das Zielvolumen den sichtbaren Tumor mit einer ausreichenden Sicherheitszone (mikroskopische Tumorausläufer) und die Lymphabflusswege in gleicher Weise wie beim postoperativen Vorgehen, auch bezüglich der supraklavikulären Lymphknoten. Das Zielvolumen bei der Boostbestrahlung z. B. des Primärtumors richtet sich ebenfalls nach der sichtbaren Tumorausdehnung einschließlich eines Sicherheitssaumes.

Werden kleinzellige Karzinome in kurativer Absicht nach abgeschlossener Zytostatika-Behandlung bestrahlt, so muss die ehemalige Tumorausdehnung im Zielvolumen berücksichtigt werden, die Lymphabflusswege werden entsprechend den nichtkleinzelligen Karzinomen bestrahlt, die Supraklavikularregion nur elektiv.

Kritische Organe. Rückenmark, gesunde Lunge, Herz.

Bestrahlungsplanung und Dosierung

Lagerung. Rückenlage, Arme seitlich neben dem Körper oder über dem Kopf, Knierolle.

Bestrahlungsplanung. Zur exakten Erfassung der Anatomie, optimalen Schonung von Risikoorganen sowie zur Berücksichtigung der Gewebeinhomogenitäten im Thorax ist eine CT-Planung unerlässlich. In den einzelnen CT-Schichten wird die Zielvolumenausdehnung festgelegt und die Dosisverteilung dreidimensional berechnet.

Bei Patienten, die für eine CT-Planung nicht gelagert werden können, oder bei onkologischen Notfällen (obere Einflussstauung, plötzliche Totalatelektase) ist eine Simulatorplanung zur Festlegung des Zielvolumens, der Bestrahlungstechnik und Feldkonformation sinnvoll.

Bestrahlungstechniken. Die Zielvolumenerfassung in mehreren Ebenen führt zu irregulären Zielvolumina. Daraus resultiert, dass zahlreiche Bestrahlungstechniken zur Anwendung kommen, eine zwingende Standardtechnik kann nicht angegeben werden. Problematisch ist die Anwendung von dorsoventralen Gegenfeldern, wenn nicht vor Beginn der Strahlentherapie die Bestrahlungstechnik oder -techniken für die vorgesehene Gesamtdosis berechnet werden. Bewährt haben sich Stehfeldtechniken mit und ohne Keilfilter (s. Abb. 8.15), wobei eine exakte Anpassung der Feldgrenzen an das Zielvolumen durch die zusätzliche Anwendung von Abschirmblöcken oder Multi-leaf-Kollimatoren für das gesunde Gewebe erreicht werden kann (Abb. 8.16). Bei geeigneter Lage des Zielvolumens kann auch eine Stehfeldbestrahlung mit einer Bewegungsbestrahlung kombiniert werden (Abb. 8.17).

Dosierung. Die Höhe der Gesamtdosis richtet sich nach der Zielsetzung. Postoperativ werden adjuvant 50–60 Gy gegeben, bei R 1/2 Resektion 66–70 Gy. Inoperable Tumoren werden kurativ mit 70 Gy, befallene Lymphknoten ebenfalls mit 70 Gy, adjuvante Regionen mit 50–60 Gy bestrahlt. Für eine palliative Behandlung ist eine Dosis von 40–50 Gy ausreichend. Eine präoperative Bestrahlung wird meistens in Kombination mit einer Chemotherapie durchgeführt, notwendig ist eine Dosis von 40–50 Gy, nach der über eine Operation entschieden werden sollte, wie z. B. beim Pancoast-Tumor. Die hyperfraktioniert-akzelerierte Dosisapplikation kann zu einer Verbesserung der Therapieergebnisse führen. Hierbei ist auf eine Verminderung der Gesamtdosis zu achten!

Das kleinzellige Karzinom erfordert eine Dosis von 50–60 Gy, auch bei kompletter Remission nach Chemotherapie. Die adjuvante Schädelbestrahlung wird mit 30 Gy vorgenommen. Die tägliche Einzeldosis beträgt 1,8–2,0 Gy und wird 5-mal pro Woche gegeben.

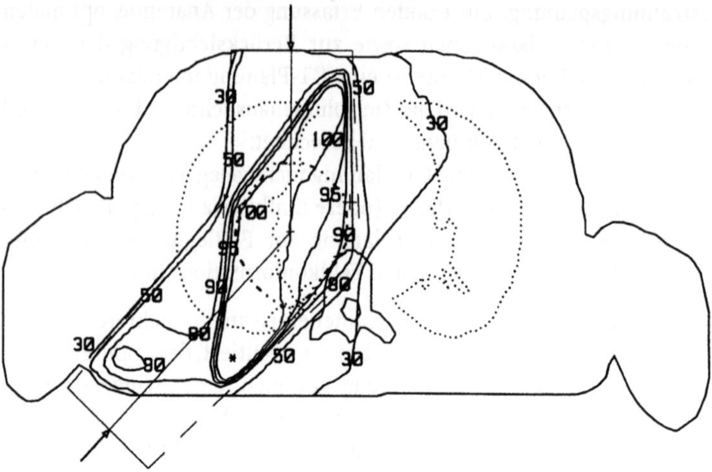

Abb. 8.15. Bronchialkarzinom: Beispiel einer 2-Felder-Stehfeldtechnik (–··–·· = Zielvolumen)

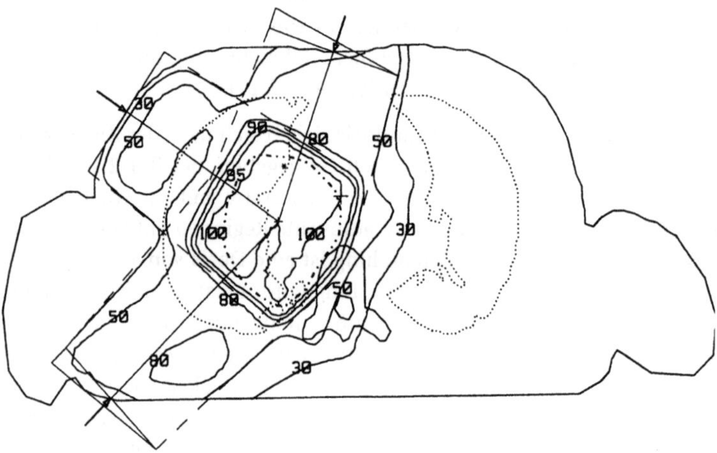

Abb. 8.16. Bronchialkarzinom: Beispiel einer Mehrfeldertechnik (–··–·· = Zielvolumen), Abschirmblöcke nicht dargestellt

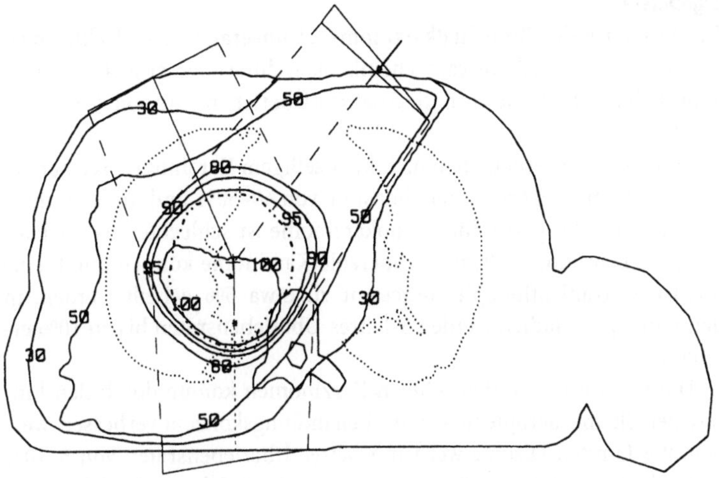

Abb. 8.17. Bronchialkarzinom: Kombination von Stehfeld- und Bewegungsbestrahlung (–··–·· = Zielvolumen)

Nebenwirkungen

Akute Nebenwirkungen. Hautrötung, Pigmentierung, Strahlenpneumonitis, -ösophagitis, -tracheitis, Myokarditis, Perikarditis.

Therapie. Pneumonitis: Antibiotika, Kortison; Ösophagitis: Analgetika, Antazida, Spasmolytika (s. 10.4).

Spätfolgen. Strahlenfibrose der Lunge, Einschränkung der Lungenfunktion, Ösophagusverengung, Perikarderguss.

Brachytherapie

Die Brachytherapie kann auch bei Tumoren im Bronchialsystem eingesetzt werden. Anwendung findet sie insbesondere bei Rezidivtumoren, wenn ein endoluminales Wachstum nachzuweisen ist. Bewährt hat sich eine laserchirurgische Verkleinerung des Tumors mit anschließender Brachytherapie im Afterloading-Verfahren. Auch nach 70 Gy Vorbelastung können kleinvolumig noch 20–30 Gy in Einzeldosen von 5 Gy appliziert werden. Bei der Primärtherapie von inoperablen Tumoren liegen bisher nur wenige Erfahrungen vor, sodass hierzu keine allgemein gültigen Therapierichtlinien existieren.

Ergebnisse

Die Prognose des Bronchialkarzinoms ist unverändert schlecht. Angaben über die Überlebenswahrscheinlichkeit differieren erheblich, für alle Bronchialkarzinome wird die 5-Jahres-Überlebensrate von 8–13% angegeben.

Patienten mit resektablem nichtkleinzelligem Karzinom erreichen im Stadium I eine 5-Jahres-Überlebensrate von 40–50% und im Stadium II von 30%. Die Prognose für Adenokarzinome ist schlechter als für Plattenepithelkarzinome. Primär inoperable Karzinome können durch eine intensive Strahlentherapie insgesamt zu etwa 5% geheilt werden, in den günstigen Stadien werden 5-Jahres-Überlebensraten bis zu 10% erreicht.

Die Prognose von kleinzelligen Karzinomen konnte durch den Einsatz der Chemotherapie im Gesamtbehandlungskonzept verbessert werden. Bei Limited Disease werden 5-Jahres-Überlebensraten von 5–10% angegeben, nur operable Patienten weisen eine 5-Jahres-Überlebensrate von 40–50% auf. Patienten mit Extensive Disease haben kaum eine Langzeitüberlebenschance, die mediane Überlebenszeit beträgt 10–12 Monate.

Nachsorge

Die Nachsorge richtet sich nach der vorangegangenen Therapie. Nach kurativer Therapie sollte sie engmaschiger sein, um vor allem auch Nebenwirkungen rechtzeitig zu erkennen und zu behandeln. Die Nachsorge gilt deshalb weniger der frühzeitigen Erkennung von Rezidiven oder Metastasen, da in diesen Fällen nur selten eine erneute kurative Therapie angeboten werden kann.

Neben der Anamnese und der klinischen Untersuchung kommen je nach Erfordernissen Laboruntersuchungen, bildgebende Verfahren und endoskopische Untersuchungen zum Einsatz.

8.7 Ösophaguskarzinom (ICD-O C 15)

Allgemeine Übersicht

Das Ösophaguskarzinom ist mit 2–3% aller malignen Tumoren relativ selten. Histologisch handelt es sich meist um Plattenepithel- oder Adenokarzinome. Die Inzidenz variiert weltweit je nach geographischer Lage extrem. Beispielsweise beträgt die Inzidenz des Ösophaguskarzinoms beim Mann in Deutschland 4–5 auf 100.000 Einwohner und in der chinesischen Provinz Henan 436 auf 100.000 Einwohner. Männer im 6. bis 7. Lebensjahrzehnt sind bevorzugt betroffen (Männer:Frauen 4:1). In den westlichen Ländern hat die Inzidenz des Adenokarzinoms des Ösophagus in den letzten Jahrzehnten deutlich zugenommen. Als Risikofaktor für die Entwicklung eines Adenokarzinoms gilt der so genannte Barrett-Ösophagus, bei dem durch chronischen gastroösophagealen Reflux eine intestinale Epithelmetaplasie im distalen Ösophagus entstanden ist.

Symptome. Führende Symptome sind zunehmende Schluckbeschwerden und teilweise massiver Gewichtsverlust. Die Anamnese geht meist über 3–4 Monate. Fortgeschrittene Tumoren können Symptome u. a. infolge von Gefäßarrosionen, Rekurrenslähmung, Pleuraerguss oder ösophagotrachealer bzw. -bronchialer Fistel verursachen.

Diagnostik. Anamnese, körperliche Untersuchung, Bariumbreischluck, Endoskopie inkl. histologischer Sicherung, Endosonographie, CT-Thorax, bei suprabifurkalem Tumor Sonographie/CT des Halses, bei infrabifurkalem Adenokarzinom Laparoskopie. Zum Metastasenausschluss zusätzlich Röntgen-Thorax, Abdomensonographie, CT-Oberbauch. Ausschluss eines Zweitkarzinoms (HNO-Untersuchung, Bronchoskopie).

Histologie. Plattenepithelkarzinome 60–80%, Adenokarzinome ca. 20–40%, andere <5%.

Lokalisation. Je nach Bezug zum Tracheobronchialsystem werden zervikale (bis 18 cm ab Zahnreihe), suprabifurkale (18–24 cm ab Zahnreihe) und infrabifurkale Ösophaguskarzinome (24–40 cm ab Zahnreihe) unterschieden. Makroskopisch gibt es exophytisch, ulzerös, stenosierend und infiltrierend-submukös wachsende Tumoren (Abb. 8.18).

Ausbreitung. Aufgrund der fehlenden Serosa des Ösophagus durchbricht der Tumor nach kurzer Zeit die Ösophaguswand, um dann in das Mediastinum und das ausgedehnte periösophageale Lymphgefäßsystem einzuwachsen. Typisch für das Ösophaguskarzinom ist weiterhin eine intramurale, submuköse Ausbreitung entlang der Lymphbahnen. Fernmetastasen bestimmen nicht den primären klinischen Verlauf. Sie lassen sich aber in Autopsien in bis zu 90% nachweisen und sind bevorzugt in Lunge und Leber lokalisiert.

Lymphabfluss. Der regionale Lymphabfluss (Abb. 8.19) erfolgt im zervikalen Segment des Ösophagus in tiefe zervikale Lymphknoten (vordere

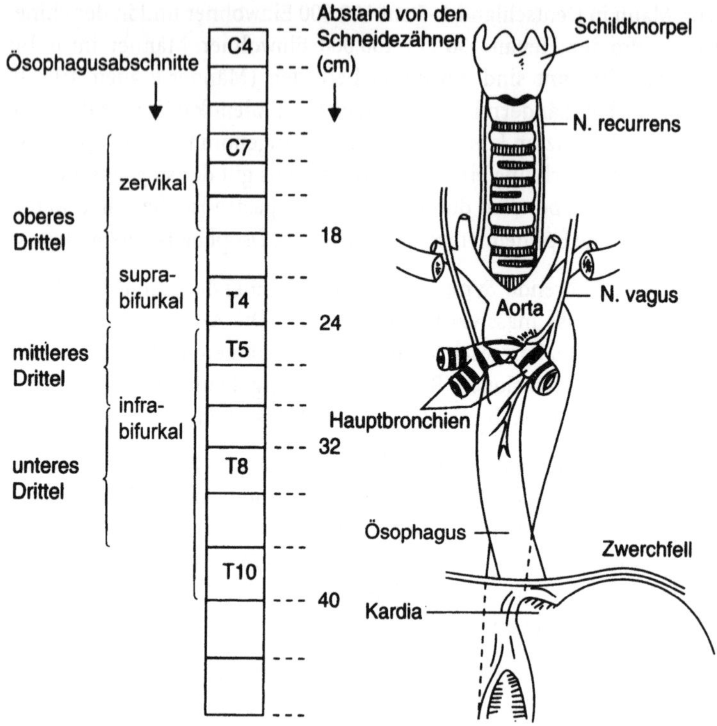

Abb. 8.18. Anatomische Einteilung der Ösophagusabschnitte (Mod. nach Moss u. Cox 1988)

und laterale jugulare sowie retropharyngeale Lymphknoten) und in Höhe des Aortenbogens zu den paratrachealen Lymphknoten. Im Segment zwischen Aortenbogen und Pulmonalvenen wird die Lymphe zu den hinteren mediastinalen Lymphknoten und im kaudalen Segment zu den Lymphknoten des Truncus coeliacus transportiert. Es ist zu beachten, dass der Lymphabfluss sowohl nach kranial als auch nach kaudal erfolgt. Somit besteht in jeder Höhe des Ösophagus das Risiko von Lymphknotenmetastasen (Tabelle 8.15).

Stadieneinteilung. Das Erkrankungsstadium wird nach der TNM-Klassifikation eingeteilt (Tabelle 8.16).

Prognosefaktoren. Tumorstadium, Lokalisation (oberes Drittel: ungünstigere Prognose), Nachweis einer Fistel, Längsausdehnung des Tumors

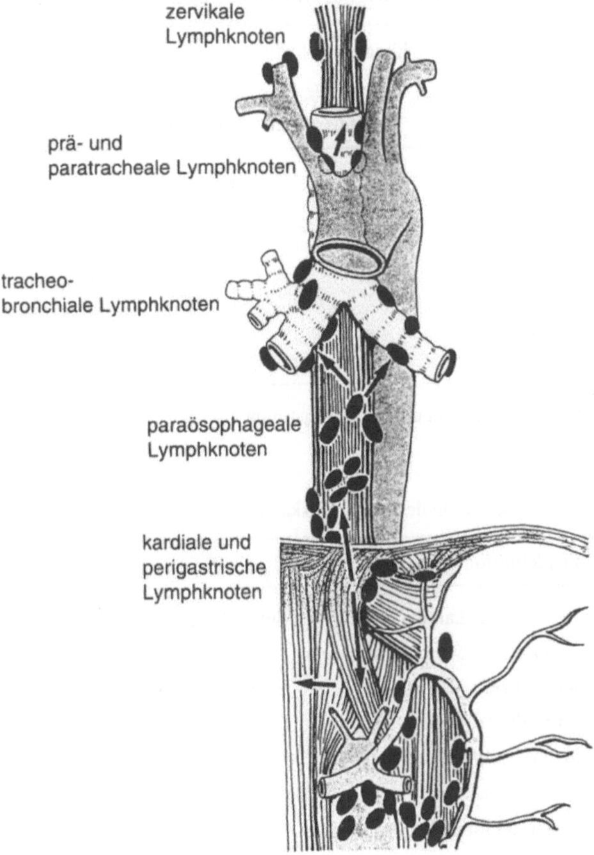

Abb. 8.19. Lymphabflusswege des Ösophagus. Die *Pfeile* geben die Hauptrichtung des Lympabflusses an. (Nach Husemann 1986)

(<5 cm: bei 40% lokale Tumorausdehnung, bei 35% Fernmetastasen; >5 cm: bei 10% lokale Tumorausdehnung, bei 70% Fernmetastasen), Gewichtsverlust und Lebensalter.

Behandlungsstrategien

Die bisher schlechten Ergebnisse in der Behandlung des Ösophaguskarzinoms sind durch folgende Faktoren bedingt:

Tabelle 8.15. Tumorsitz und Lokalisation von Lymphknotenmetastasen

Lokalisation (Primärtumor)	Befall der Lymphknoten [%]			
	Zervikal/oberes Mediastinum	Mittleres Mediastinum	Unteres Mediastinum	Abdominal
Zervikal	6	–	69[a]	9
Oberes Mediastinum	29	27	29	32
Mittleres Mediastinum	11	21	18	40
Unteres Mediastinum	10	14	27	70

[a] Dieser Wert gilt für mittleres und unteres Mediastinum.

Tabelle 8.16. TNM-Klassifikation des Ösophaguskarzinoms

Stadium	Stadiendefinition
T 1	Tumor infiltriert Lamina propria oder Submukosa
T 2	Tumor infiltriert Muscularis propria
T 3	Tumor infiltriert Adventitia
T 4	Tumor infiltriert Nachbarstrukturen
N 1	Regionäre Lymphknotenmetastasen
M 1	Fernmetastasen
Für Tumoren des unteren thorakalen Ösophagus:	
M1a	Metastase(n) in zöliakalen Lymphknoten
Für Tumoren des oberen thorakalen Ösophagus	
M1a	Metastase(n) in zervikalen Lymphknoten
M1b	Andere Fernmetastasen

1. Anatomische Besonderheiten (fehlende Serosa, ausgedehntes periösophageales Lymphgefäßsystem, topographische Nähe zu Trachea, Bronchien und großen mediastinalen Gefäßen).
2. Langes asymptomatisches Tumorwachstum und daher fortgeschrittene Tumorstadien zum Zeitpunkt der Diagnose. 35% aller Patienten

mit Ösophaguskarzinom haben zum Zeitpunkt der Diagnose einen lokal fortgeschrittenen Tumor oder Fernmetastasen. Bei 65% der Patienten erscheint klinisch die Erkrankung lokal begrenzt, sodass eine potentiell kurative Therapie durchgeführt wird. Im weiteren Verlauf wird aber bei 45% dieser Patienten eine weiter fortgeschrittene Tumorausdehnung als ursprünglich angenommen festgestellt.

3. Schlechter Allgemeinzustand und Tumorkachexie vieler Patienten. Eine aggressive Therapie wird dadurch undurchführbar.

Die genannten Ursachen für die bisher unzureichenden Ergebnisse sprechen dafür, lokal (Operation bzw. Radiatio) und systemisch (Zytostase) zu behandeln:

- Bei kleinem Tumor, Lokalisation im distalen/mittleren Drittel und gutem Allgemeinzustand wird vorzugsweise operiert.
- Bei lokaler und allgemeiner Inoperabilität, bei internistischen Risikofaktoren und bei Operationsverweigerern kommt alternativ zur Operation v. a. die kombinierte Radiochemotherapie in Frage.

Abb. 8.20 zeigt die therapeutischen Optionen im Flussdiagramm.

Operation. Nur bei umschriebener Tumorausdehnung und gutem Allgemeinzustand kann mit kurativem Ziel operiert werden. Technisch werden eine en-bloc-Resektion mit weitem Sicherheitssaum, eine Ösophagogastrostomie retrosternal bzw. posteromediastinal oder eine Jejunum- bzw. Koloninterposition durchgeführt. Die Operationsmortalität liegt bei 5–10%. Bei Tumorlokalisation im zervikalen Ösophagus ist die Operationsindikation restriktiv zu stellen, da die erforderliche Ösophagolaryngektomie einen stark mutilierenden Eingriff darstellt und schlechte Langzeitergebnisse aufweist.

Patienten mit Risikofaktoren wie mäßiger bis schlechter Allgemeinzustand, kardiorespiratorische Erkrankungen oder Leberzirrhose sollten nicht operiert werden. Die Operationsletalität dieser Patienten ist größer als der mögliche therapeutische Gewinn. Die Operationsletalität bei mäßig bzw. stark erhöhtem Risiko beträgt 15% bzw. 38%.

Strahlentherapie. Nur bei umschriebener Tumorausdehnung (T1) und ausreichendem Allgemeinzustand kann eine alleinige kurative Strahlentherapie durchgeführt werden. Relative Kontraindikationen: Fisteln in Trachea oder Bronchialsystem.

Bei primär inoperablen Tumoren kann durch die Bestrahlung eine lokale Tumorkontrolle erreicht werden. Dennoch kommt es häufig zu Re-

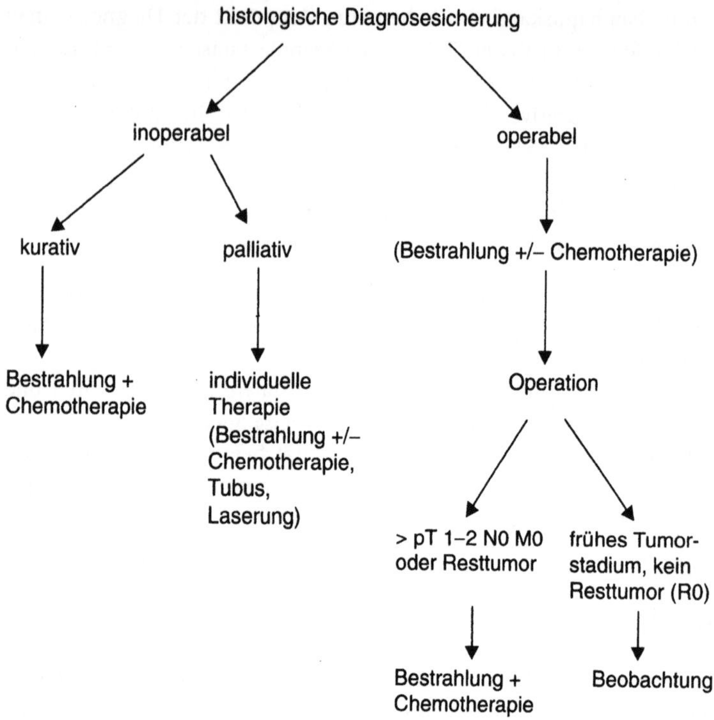

Abb. 8.20. Flussdiagramm der therapeutischen Optionen beim Ösophaguskarzinom

zidiven. Die Remissions- und Überlebensraten nach kombinierter Radiochemotherapie sind signifikant höher als nach alleiniger Radiatio (s. Kombinationstherapien).

Chemotherapie. Tumorremissionen bis zu etwa 50% können z. B. mit Cisplatin, 5-Fluorouracil, Etoposid, Paclitaxel und Vindesin, meist in Kombination, erzielt werden.

Kombinationstherapien

Operation und Radiatio. Eine postoperative Bestrahlung ist bei fraglichem bzw. sicherem Tumorrest indiziert und sollte bei ausreichendem Allgemeinzustand des Patienten mit einer Chemotherapie kombiniert werden. Der Wert einer adjuvanten postoperativen Radiatio ist nicht gesichert.

Operation und Chemotherapie. Bisher konnte beim primär resektablen Ösophaguskarzinom kein Überlebensvorteil durch eine präoperative Chemotherapie im Vergleich zu einer alleinigen Operation nachgewiesen werden. Eine adjuvante Chemotherapie ist beim Ösophaguskarzinom nicht indiziert.

Radiatio und Chemotherapie. Bei inoperablen Patienten in gutem Allgemeinzustand sollte bei kurativer Therapieintention eine Radiochemotherapie (z. B. mit 2 Zyklen 5-Fluorouracil und Cisplatin, Woche 1+5) durchgeführt werden.

Chemotherapie und Bestrahlung +/- Operation. Bisher konnte nicht eindeutig bewiesen werden, dass durch eine präoperative Radiochemotherapie beim lokal fortgeschrittenen, aber noch resektablen Ösophaguskarzinom bessere Überlebensraten erzielt werden können als mit alleiniger Operation. Die bisher vorliegenden Ergebnisse der 3-Jahres-Überlebensraten (bis zu 36%) sind allerdings vielversprechend. Die theoretischen Vorteile eines multimodalen Therapiekonzepts sind:

- Steigerung der Resektionsrate und Verbesserung der lokalen Kontrolle durch Verkleinerung des Primärtumors,
- systemische Behandlung von Mikrometastasen,
- im Falle des Ansprechens Rückbildung der Dysphagie, Gewichtszunahme und präoperative Verbesserung des Allgemeinzustandes.

Palliative Therapie. Ziel ist vor allem die Wiederherstellung der Nahrungspassage. Als Maßnahmen stehen zur Verfügung: Bestrahlung (perkutan oder in Afterloading-Technik), Tubusimplantation, Lasertherapie, perorale Dilatation, perkutane Gastroenterostomie (PEG), Chemotherapie, laparoskopische Anlage einer Ernährungsfistel (Witzelfistel).

Eine palliative Tumorresektion sollte unterbleiben, da die Lebensqualität des Patienten in den verbleibenden Monaten stark eingeschränkt ist.

Perkutane Strahlentherapie

Zielvolumen, kritische Organe

Voraussetzungen für die Zielvolumenfestlegung sind prä- und postoperativ Bariumbreischluck und CT-Thorax sowie der endoskopische Befund.

Zielvolumen. Es umfasst den Primärtumor mit einem Sicherheitssaum von je 5 cm nach kranial und kaudal sowie die jeweiligen regionalen Lymphabflussgebiete (s. S. 255). Bei suprabifurkaler Tumorlokalisation sollten die supraklavikulären und bei distaler die zöliakalen Lymphknoten mitbestrahlt werden. Der Sicherheitssaum bei der lokalen Aufsättigung (Boost) sollte mindestens 2 cm betragen.

Kritische Organe. Lunge, Herz, Rückenmark.

Bestrahlungsplanung und Dosierung

Lagerung. Rückenlage, Arme über dem Kopf.

Simulatorplanung. Festlegung der Zielvolumenlänge unter Gabe von Bariumbrei oder Gastrografin (Abb. 8.21), alternativ CT-Planung.

Bestrahlungstechniken. Palliativ u. U. opponierende Stehfelder, sonst individuell nach CT-Planung, z. B. 2 Stehfelder von schräg dorsal + ein Stehfeld von ventral (Abb. 8.22), 2 Teilrotationen, Kombination aus Stehfeldern + Teilrotation. Häufig ist die Verwendung von Individualkollimatoren aufgrund des irregulär geformten Zielvolumens und des schrägen Wirbelkanalverlaufes notwendig.

Dosierung. Gesamtdosis 60–70 Gy, 5-mal 2 Gy/Woche. Verkleinerung des Zielvolumens und Umplanung nach 50 Gy. Bei simultaner Chemotherapie muss die Einzeldosis u. U. reduziert werden, auch die Gesamtdosis kann auf 50–60 Gy herabgesetzt werden. Bei präoperativer Radiochemotherapie sind u. U. 36–40 Gy ausreichend.

Bei palliativer Zielsetzung 40–50 Gy, je nach Effekt und Verträglichkeit.

Nebenwirkungen

Akute Nebenwirkungen. Zunächst Verstärkung der Schluckbeschwerden durch bestrahlungsbedingte Symptome wie Ödem oder Ösophagitis, Pneumonitis.

Therapie. Antazida, Kamillentee usw., bei Verdacht auf zusätzlichen Soorbefall Antimykotikum (Nystatin). Behandlung der Unterernährung mit konsequenter enteraler (Sondenkost) oder parenteraler Kalorienzufuhr; Kortison + Antibiotika bei Pneumonitis (Einzelheiten s. Abschn. 10.4).

Die meisten Komplikationen sind weniger therapie- als vielmehr tumorbedingt. Wenn z. B. Trachea oder Bronchien tumorös infiltriert sind,

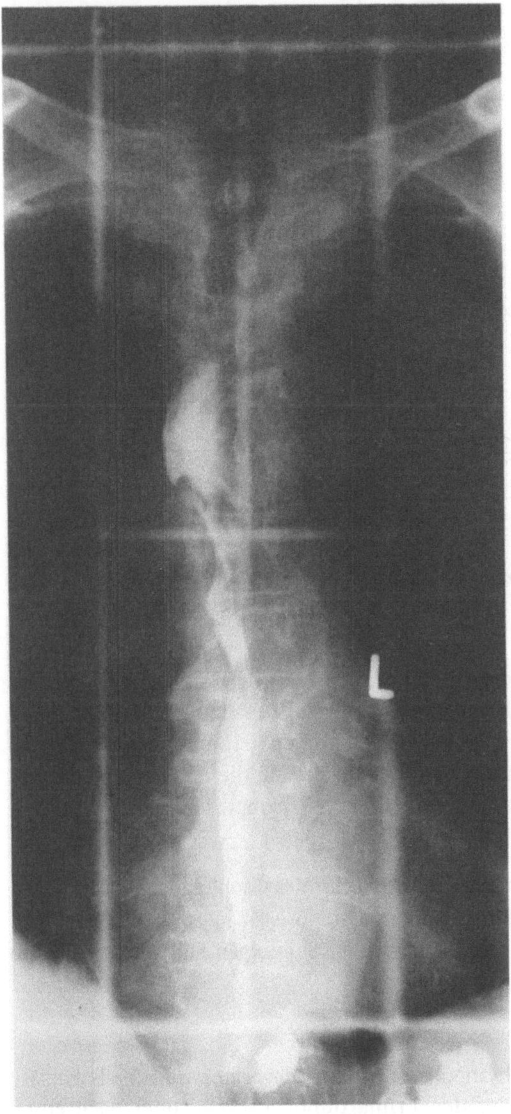

Abb. 8.21 Ösophaguskarzinom: Festlegung der Länge des Planungszielvolumens (Simulationsaufnahme)

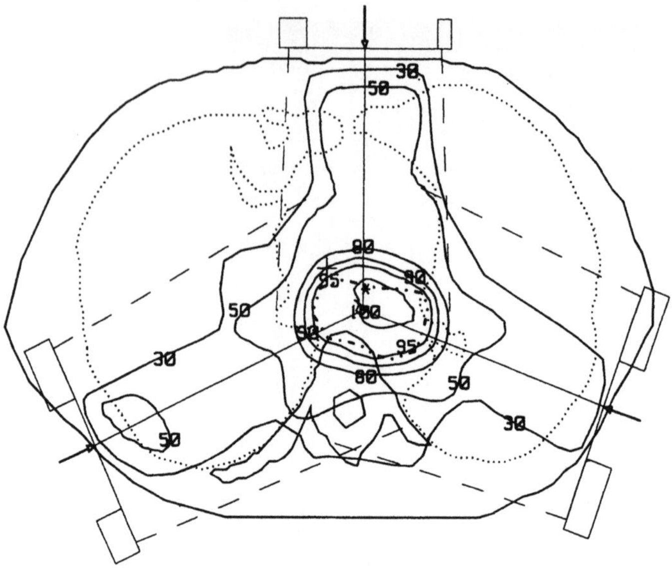

Abb. 8.22. Ösophaguskarzinom: 3-Feldertechnik mit Abschirmblöcken (–··–·· = Zielvolumen)

kann durch die Tumorregression während der Therapie eine ösophagotracheale bzw. -bronchiale Fistel entstehen. Die Häufigkeit einer Fistel oder einer – durch Gefäßarrosion bedingten – Hämorrhagie während oder nach der Bestrahlung liegt bei 10–20%. In diesen Fällen ist die Bestrahlungsbehandlung zu beenden und rein symptomatisch zu therapieren.

Spätfolgen. Narbige Stenose bzw. Striktur des Ösophagus, die u. U. einer Dilatation bedürfen. Eine Ösophagusstenose ist in 50% tumorbedingt und somit keine Strahlenfolge. Weitere Spätfolgen sind umschriebene Lungenfibrose und Perikarditis.

Brachytherapie

Die intrakavitäre Brachytherapie im Nachladeverfahren kann als Aufsättigungsdosis (Boost) auf den Primärtumor während oder nach einer perkutanen Bestrahlung eingesetzt werden. Auch unter palliativer Zielsetzung mit oder ohne perkutane Bestrahlung ist eine Brachytherapie sinnvoll.

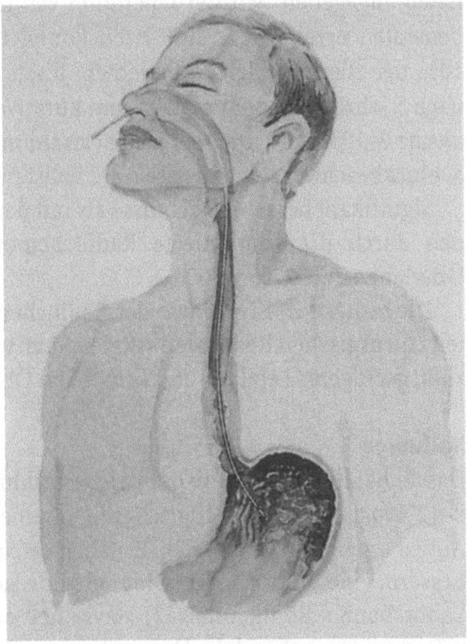

Abb. 8.23. Ösophaguskarzinom: Afterloading-Therapie (Firma Nucletron)

Das technische Vorgehen besteht zunächst darin, dass eine Magensonde unter Simulatordurchleuchtung in den Ösophagus eingeführt wird. Mit Hilfe einer zweiten, in das Lumen der Magensonde vorgeschobenen Applikatorsonde wird anhand von Metallmarkierungen in definierten Abständen, z. B. 1 cm, die erforderliche Bestrahlungslänge festgelegt. Die Applikatorsonde kann auch endoskopisch eingebracht werden. Nachdem die Dosisverteilung und die notwendige Verweildauer der radioaktiven Quelle berechnet worden sind, wird in Afterloading-Technik bestrahlt (Abb. 8.23).

Dosierung. Kurativ 1- bis 2-mal 5–7 Gy in 1 cm Abstand von Quellenmitte im HDR-Verfahren („high dose rate") bei gleichzeitiger Reduktion der perkutanen Dosis; palliativ 2- bis 3-mal 5–7 Gy im HDR-Verfahren ± perkutane Radiatio.

Ergebnisse

Die Behandlungsergebnisse beim Ösophaguskarzinom sind schlecht. Die mediane Überlebenszeit wird in repräsentativen Studien mit 12 Monaten angegeben. Mit der Operation werden folgende 5-Jahres-Überlebensraten erreicht: ca. 20% nach kompletter Tumorresektion und ca. 10% bei allen operierten Patienten. Nach alleiniger Bestrahlung leben nach 5 Jahren in Abhängigkeit vom kurativen oder palliativen Therapieansatz 0–10% der Patienten. Die Bestrahlung vermag aber in 60–80% die Schluckbeschwerden teilweise oder vollständig zu beseitigen.

Signifikant bessere Ergebnisse als mit der alleinigen Bestrahlung werden durch die kombinierte Radiochemotherapie erreicht (5-Jahres-Überlebensrate 27% vs. 0%).

Die bisherigen Ergebnisse der Radiochemotherapie sind mit den besten chirurgischen Resultaten vergleichbar, und dies bei akzeptabler Toxizität, geringerer Letalität und Erhalt von Organ und Funktion.

Nachsorge

Das Behandlungsergebnis ist bei Bestrahlungsende und nach weiteren 8–12 Wochen röntgenologisch zu dokumentieren. Im Übrigen ist die Aufgabe der Nachsorge, den Ernährungszustand des Patienten zu verbessern, eine Tumorprogression aufzudecken (klinische Untersuchung, Laborchemie, Röntgenthorax) sowie neu auftretende Symptome abzuklären und zu behandeln. Dazu gehören z. B. die Dilatation einer Striktur und die Bestrahlung einer schmerzhaften oder stabilitätsgefährdenden Knochenmetastase.

8.8 Magen- und Dünndarmkarzinome (ICD-0 C 16, C 17)

8.8.1 Magen

Allgemeine Übersicht

Als Risikofaktoren für die Entstehung eines Magenkarzinoms gelten bestimmte Ernährungsfaktoren (z. B. Nitrosamine), chronisch atrophische Gastritis, Morbus Menetrier, genetische Faktoren und eine Magenresektion in der Anamnese. Die Inzidenz des Magenkarzinoms ist in den letzten Jahren weltweit deutlich rückläufig. Sie beträgt in Deutschland etwa 30/100.000 Einwohner für das männliche Geschlecht und 13/100.000 Einwohner für das weibliche Geschlecht.

Symptome. Uncharakteristische Beschwerden: Völlegefühl, Inappetenz, Leistungsknick und Oberbauchbeschwerden. Spätsymptome: Gewichtsverlust, Anämie, Aversion gegen Fleisch und Teerstühle. Bei kardianahem Tumorsitz kann es zu einer Dysphagie, bei pylorusnahem Sitz zu einer Magenausgangsstenose kommen.

Diagnostik. Anamnese, körperliche Untersuchung, Labor, Tumormarker (CEA, CA 19–9, CA 72–4), Gastroskopie mit Biopsien, Endosonographie, Röntgenthorax, Abdomensonographie, CT-Abdomen, Laparoskopie mit Lavage zum Ausschluss einer Peritonealkarzinose und zur Beurteilung der lokalen Tumorausbreitung. Die Röntgenuntersuchung des Magens mit Barium hat an Bedeutung verloren.

Histologie. Adenokarzinome 90%, dabei entsprechen papilläre, tubuläre und muzinöse Adenokarzinome dem intestinalen Typ und Siegelringzellkarzinome dem diffusen Typ in der Klassifikation nach Lauren. In ca. 10% liegen adenosquamöse Karzinome, Plattenepithelkarzinome, undifferenzierte Karzinome, Sarkome oder Lymphome vor.

Lokalisation. Magenkorpus 40%, oberes Magendrittel (Kardia und Fundus) 30%, unteres Magendrittel (Antrum und Pylorus) 20%, gesamter Magen 10%. Die kleine Kurvatur ist häufiger betroffen als die große. Frühkarzinome kommen bevorzugt im distalen Magendrittel vor.

Ausbreitung. Während Magenkarzinome vom intestinalen Typ meist gut abgegrenzt wachsen, neigen Karzinome des diffusen Typs zu weitflächiger Infiltration der Submukosa mit frühzeitigem Einbruch in Serosa und subseröse Lymphgefäße. Bei fortgeschrittenen Tumoren kann es zu einer Peritonealkarzinose kommen. Nach peritonealer Aussaat können Abklatschmetastasen z. B. an den Ovarien (Krukenberg-Tumor) entstehen. Weiterhin ist eine Infiltration der Nachbarorgane Leber, Pankreas, Milz, Kolon transversum und Netz per continuitatem möglich.

Lymphabfluss. Regionäre Lymphknoten sind die perigastrischen Lymphknoten entlang der großen und kleinen Kurvatur (Kompartiment I) sowie die Lymphknoten entlang den Aa. gastrica sinistra, hepatica communis, lienalis und des Truncus coeliacus einschließlich der hepatoduodenalen Lymphknoten (Kompartiment II). Lymphknotenmetastasen in den paraaortalen, retropankreatischen und mesenterialen Lymphknoten gelten als Fernmetastasen (Kompartiment III). Bei Magenfrühkarzinomen (Tis und T1) kommen bereits bei 5% (Tumor auf die Mukosa begrenzt) bzw. 20% (Tumor infiltriert die Submukosa) Lymphknotenmetastasen vor (Abb. 8.24).

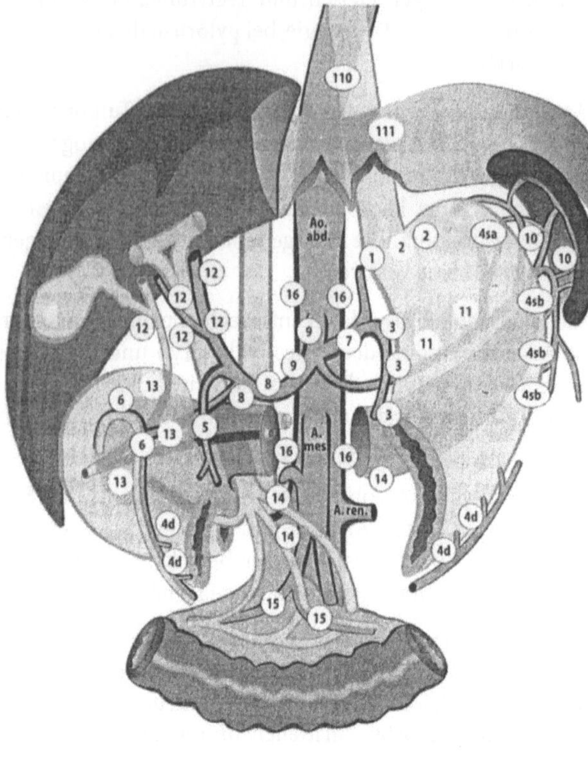

Abb. 8.24. Lymphabflusswege des Magens entsprechend der Klassifikation der Japanese Research Society for Gastric Cancer. *1* rechts parakardial; *2* links parakardial; *3* kleine Kurvatur; *4* große Kurvatur; *4sa* Aa. gastricae breves; *4sb* A. gastroepiploica sinistra; *4d* A. gastroepiploica dextra; *5* kranial des Pylorus; *6* kaudal des Pylorus; *7* A. gastrica sinistra; *8* A. hepatica communis; *9* Truncus coeliacus; *10* Milzhilus; *11* A. lienalis; *12* Lig. hepatoduodenale; *13* hinter dem Pankreaskopf; *14* Mesenterialwurzel; 15 A. colica media; *16* Aorta abdominalis; *110* paraösophageal kaudal; *111* Zwerchfell. (Aus Siewert 1998)

Stadieneinteilung. Das Stadium wird nach dem TNM-System eingeteilt (Tabelle 8.17).

Prognosefaktoren. Tumorstadium, Resektionsstatus, Lymphknotenratio (Verhältnis der Anzahl tumorbefallener Lymphknoten zu der Anzahl chirurgisch entfernter Lymphknoten).

Tabelle 8.17. TNM-Klassifikation des Magenkarzinoms

Stadium	Stadiendefinition
Tis	Carcinoma in situ
T1	Tumor infiltriert Lamina propria oder Submukosa
T2	Tumor infiltriert Muscularis propria oder Subserosa
T3	Tumor penetriert Serosa (viszerales Peritoneum)
T4	Tumor infiltriert benachbarte Strukturen
N0	Keine regionären Lymphknotenmetastasen
N1	Metastasen in 1–6 regionären Lymphknoten
N2	Metastasen in 7–15 regionären Lymphknoten
N3	Metastasen in mehr als 15 regionären Lymphknoten
M0	Keine Fernmetastasen
M1	Fernmetastasen vorhanden

Grading: G1–G4.

Behandlungsstrategien

Operation. Wenn bei lokoregionär begrenzten Tumoren eine R0-Resektion möglich ist, sollte primär immer eine Operation durchgeführt werden, da sie das einzige kurative Therapiekonzept darstellt. Die radikale Operation umfasst eine Gastrektomie sowie eine systematische Lymphadenektomie einschließlich Resektion des großen und kleinen Netzes und bei ausgedehnten Tumoren im proximalen Magen zusätzlich eine Splenektomie. Eine subtotale Magenresektion ist nur bei Tumoren vom intestinalen Typ im mittleren und distalen Magendrittel ausreichend, wenn ein Sicherheitsabstand von 5 cm eingehalten werden kann.

Strahlentherapie. Die *perkutane* Strahlentherapie kommt prä- oder postoperativ sowie bei lokal oder allgemein inoperablen Patienten zum Einsatz. Aufgrund der Strahlensensibilität der umliegenden Organe ist es in der Regel nicht möglich, bei großer Tumormasse eine kurative Strahlendosis zu applizieren. Die *intraoperative Strahlentherapie* (IORT) wird entweder allein oder in Kombination mit einer postoperativen perkutanen Strahlentherapie nach R0- oder R1-Resektion durchgeführt. Der Einsatz der IORT ist allerdings experimentell.

Chemotherapie. Bei lokal inoperablen und/oder metastasierten Magenkarzinomen ist eine palliative Chemotherapie indiziert. Wirksame Substanzen sind u. a. 5-Fluorouracil, Adriamycin, Cisplatin, Etoposid und Taxol. Meist wird die Chemotherapie als Kombinationschemotherapie durchgeführt. Häufig eingesetzte Kombinationen sind 5-Fluorouracil plus Leukovorin, FAMTX (5-Fluorouracil, Adriamycin, Methotrexat), EAP (Etoposid, Adriamycin, Cisplatin) und ELF (Leukovorin, Etoposid, 5-Fluorouracil).

Kombinationstherapien

Operation und Chemotherapie. Die Chemotherapie kommt präoperativ bei lokal fortgeschrittenen, nichtresektablen Magenkarzinomen zum Einsatz, um eine Operabilität zu erreichen. Der Wert einer adjuvanten oder additiven alleinigen Chemotherapie nach Operation ist nicht erwiesen. Nach R2-Resektion mit messbarem Resttumor kann versucht werden, durch eine Chemotherapie eine Tumorverkleinerung und sekundäre Resektabilität zu erreichen.

Operation, Bestrahlung und Chemotherapie. Durch eine adjuvante Radiochemotherapie nach R0-Resektion von Magenkarzinomen der Stadien IB bis IVA kann im Vergleich zur alleinigen Operation nach neuesten Ergebnissen wahrscheinlich eine Überlebensverlängerung erreicht werden.

Operation und Bestrahlung. Die Kombination aus intraoperativer und postoperativer perkutaner Bestrahlung nach R1-Resektion von lokal fortgeschrittenen Magenkarzinomen bzw. die alleinige intraoperative Bestrahlung nach R0-Resektion stellen derzeit noch experimentelle Therapieverfahren dar. In Studien konnte durch dieses Vorgehen eine Senkung der Lokalrezidivrate und teilweise eine Überlebensverlängerung nachgewiesen werden.

Palliative Therapie. Bei Vorliegen von Tumorsymptomen (Stenose, Schmerzen, Blutung, Perforation) kann eine palliative Operation indiziert sein. Endoskopische Therapieverfahren (Tubuseinlage oder perkutane endoskopische Gastrostomie) kommen beim stenosierenden Kardiakarzinom zum Einsatz. Eine palliative Chemotherapie führt zu einer Verbesserung der Lebensqualität und Verlängerung der Überlebenszeit. Durch eine perkutane Strahlentherapie kann bei 50–75% der Patienten eine ausreichende Palliation erreicht werden.

Perkutane Strahlentherapie/Intraoperative Strahlentherapie

Zielvolumen, kritische Organe

Voraussetzungen für die Zielvolumenfestlegung sind endoskopischer Befund und eine Computertomographie des Abdomens.

Zielvolumen. Es umfasst den Magen bzw. postoperativ das Tumorbett sowie die regionären Lymphknoten. Bei kardianahen Tumoren werden der distale Ösophagus einschließlich der paraösophagealen Lymphabflusswege mitbestrahlt. Bei proximalen Tumoren, die die gesamte Magenwand infiltriert haben, muss der angrenzende Teil der linken Zwerchfellhälfte einschließlich eines Sicherheitssaumes mit eingeschlossen werden. Die paraaortalen Lymphabflusswege werden nach kaudal bis in Höhe von LWK 3 mitbestrahlt.

Kritische Organe. Nieren, Dünndarm, Leber, Rückenmark, Magen.

Bestrahlungsplanung und Dosierung

Lagerung. Rückenlage, Arme über Kopf verschränkt.
Simulatorplanung. Festlegung der Zielvolumenlänge, bei nicht operiertem Magen Kontrastierung mit Bariumbrei und Anfertigung von abstandsbezogenen Röntgenaufnahmen für die Festlegung individueller Abschirmblöcke; alternativ CT-Planung.

Bestrahlungstechniken. Bei Bestrahlung über opponierende ventrodorsale Stehfelder mit individuellen Abschirmblöcken ist keine ausreichende Schonung der Risikoorgane möglich. Daher sollte eine Mehrfeldertechnik mit Individualkollimatoren nach dreidimensionaler CT-Planung zum Einsatz kommen.

Intraoperative Strahlentherapie. Sie wird mit schnellen Elektronen durchgeführt. Die Applikation erfolgt durch Elektronentubusse unterschiedlicher Größe und Form. Meist werden Elektronenenergien zwischen 6 und 12 MeV verwendet.

Dosierung. Präoperativ und postoperativ adjuvant 45 Gy Gesamtdosis, Fraktionierung 5-mal 1,8–2 Gy pro Woche, nach R1-Resektion evtl. Boost von 9 Gy. Bei Kombination von intraoperativer Strahlentherapie und perkutaner Strahlentherapie werden intraoperativ 10–15 Gy als Einzeitdosis und postoperativ 45–50 Gy fraktioniert appliziert. Bei alleiniger intraoperativer Bestrahlung wird einmalig mit 25–30 Gy bestrahlt. Bei palliativer perkutaner Bestrahlung ist eine Dosis von 40–45 Gy ausreichend.

Nebenwirkungen

Akute Nebenwirkungen. Übelkeit, Erbrechen, Appetitlosigkeit, Gewichtsabnahme, Diarrhoen.

Therapie. Antazida, hochkalorische Zusatzkost, Metoclopramid, Ondansetron, Loperamid etc.

Spätfolgen. Achlorhydrie, Dyspepsie, chronische Gastritis, Ulzeration, Perforation, Magen- und/oder Dünndarmstrikturen, Schrumpfnieren.

Ergebnisse

Die 5-Jahres-Überlebensraten nach kurativer Operation sind in Tabelle 8.18. angegeben. Durch die adjuvante Radiochemotherapie kann die 3-Jahres-Überlebensrate nach einer randomisierten Studie von 41% auf 52% verbessert werden. Die Ansprechraten nach palliativer Kombinationschemotherapie liegen zwischen 29 und 64%, die mediane Überlebenszeit zwischen 3 und 11 Monaten.

Nachsorge

Die regelmäßige Nachsorge dient vor allem dazu, therapiespezifische Folgezustände sowie Ernährungsprobleme zu erkennen und zu behandeln. In den ersten zwei Jahren wird die Nachsorge vierteljährlich, vom 2. bis zum 5. Jahr halbjährlich durchgeführt. Obligat sind Anamnese, klinische Untersuchung, Oberbauchsonogramm und Laborkontrollen. Die Endoskopie wird zunächst halbjährlich und dann jährlich durchgeführt. Alle übrigen apparativen Untersuchungen erfolgen beschwerdeorientiert. Die

Tabelle 8.18. Überlebensraten beim Magenkarzinom nach kurativer Operation

Stadium		5-Jahres-Überlebensrate [%]
I	(T1N0–1M0, T2N0M0)	70–80
II	(T1N2M0, T2N1M0, T3N0M0)	50–60
III	(T2N2M0, T3N1–2M0, T4N0M0)	20–30
IV	(T4N1–3M0, T1–3N3M0, jedes T jedes N M1)	<5

Früherkennung eines Rezidivs führt zu keiner Überlebensverlängerung, da eine kurative Rezidivresektion nur extrem selten möglich ist.

8.8.2 Dünndarm

Nur 1–3% der Malignome des Gastrointestinaltrakts sind im Dünndarm lokalisiert. Ein erhöhtes Risiko besteht u. a. bei M. Crohn und beim Peutz-Jeghers-Syndrom. Etwa 1/3 der Dünndarmtumoren sind gutartig. Bei den malignen Tumoren kommen histologisch Adenokarzinome, Karzinoide, Sarkome und Lymphome vor. Klinische Symptome treten häufig erst bei fortgeschrittener Erkrankung auf. Es kann zu Schmerzen, Stenosen, Blutungen und Perforationen kommen. Bei hepatisch metastasierten Karzinoiden treten aufgrund der Serotonin-Sekretion Flush-Symptomatik, wässrige Diarrhoen, Rechtsherzversagen und Asthma bronchiale auf (Karzinoid-Syndrom).

Therapie der Wahl ist die Operation, mit der beim Adenokarzinom 5-Jahres-Überlebensraten von 20–30% erreicht werden. Prognostische Faktoren sind Invasionstiefe, Lymphknotenmetastasierung und Grading. Während bei nodalnegativen Patienten 5-Jahres-Überlebensraten von 45–70% erreicht werden, sinken diese bei nodalpositiven auf 12–14%. Bei Adenokarzinomen des Duodenums kann bei inoperablen Tumoren in palliativer Intention eine alleinige Radiatio oder kombinierte Radiochemotherapie erwogen werden. Der Wert einer adjuvanten Radiatio ist nicht gesichert. Eine alleinige kurative Strahlentherapie ist aufgrund der Strahlensensibilität des Dünndarms (TD 5/5 40 Gy) nicht möglich. Bei metastasierten Karzinoiden mit Karzinoid-Syndrom kann durch eine medikamentöse Therapie mit Somatostatin-Analoga bei der Mehrzahl der Patienten eine Symptombesserung erzielt werden.

8.9 Pankreas-, Leber- und Gallenwegskarzinom

8.9.1 Pankreas (ICD-0 C 25)

Allgemeine Übersicht

Die Inzidenz des Pankreaskarzinoms ist in den letzten Jahren steigend. In der Bundesrepublik Deutschland beträgt die Inzidenzrate für Männer 8 und für Frauen 5 Neuerkrankungen pro 100.000 Einwohner. Als Risikofaktoren für die Entstehung eines Pankreaskarzinoms gelten Nikotinabusus, Diabetes mellitus, chronische Pankreatitis und genetische Faktoren. 95% der Pankreaskarzinome gehen vom exokrinen Pankreasanteil aus. Am häufigsten handelt es sich um duktale Adenokarzinome (ca. 80%).

Symptome. Pankreaskarzinome werden häufig erst in fortgeschrittenen Stadien diagnostiziert, da typische Frühsymptome fehlen. Eine Ausnahme bildet das Karzinom der Ampulla Vateri, das früh zu einem Verschlussikterus führt. Bei fortgeschrittenen oder metastasierten Pankreaskarzinomen kommt es zu Appetitlosigkeit, Gewichtsverlust und Leistungsschwäche. Beim Pankreaskopfkarzinom tritt häufig ein schmerzloser Verschlussikterus auf. Bei Infiltration des Plexus coeliacus kommt es zu Schmerzen in Mittel- und Oberbauch, die in den Rücken ausstrahlen. Ein Aszites weist auf eine Peritonealkarzinose oder Lebermetastasen hin.

Diagnostik. Anamnese, körperliche Untersuchung, Tumormarker CEA und CA 19–9, Abdomensongraphie, CT-Abdomen, Röntgenthorax, Angiographie (evtl. MR-Angiographie) zur Beurteilung einer Gefäßinfiltration, Gastroduodenoskopie bei Verdacht auf Infiltration von Magen und Duodenum, ERCP, Endosonographie, Laparoskopie u. a. zur Klärung einer Peritonealkarzinose, evtl. PET, histologische Diagnosesicherung bei operablen Tumoren im Rahmen der definitiven Laparotomie, bei nichtresektablen Tumoren mittels Feinnadelbiopsie (sonographisch, laparoskopisch oder CT-gesteuert).

Histologie. Maligne Pankreastumoren: Duktales Adenokarzinom (80–85%), adenosquamöses Karzinom (3–4%), seröses oder muzinöses Adenokarzinom (<1%), sonstige (10–16%). Zu den Pankreastumoren mit unsicherer maligner Potenz (Borderline-Tumoren) zählt z. B. der muzinöse zystische Tumor mit mäßiger Dysplasie.

Lokalisation. Die Tumoren finden sich zu 70% im Pankreaskopf, zu 20% im Korpus und zu 10% im Pankreasschwanz.

Ausbreitung. Frühzeitig kommt es zur Invasion des peripankreatischen Gewebes, der angrenzenden Organe und großen Gefäße (V. mesenterica superior, V. portae). Auch eine intrakanalikuläre Ausbreitung im Ductus pancreaticus ist möglich. Häufig tritt eine Peritonealkarzinose auf. Fernmetastasen finden sich primär fast immer in der Leber.

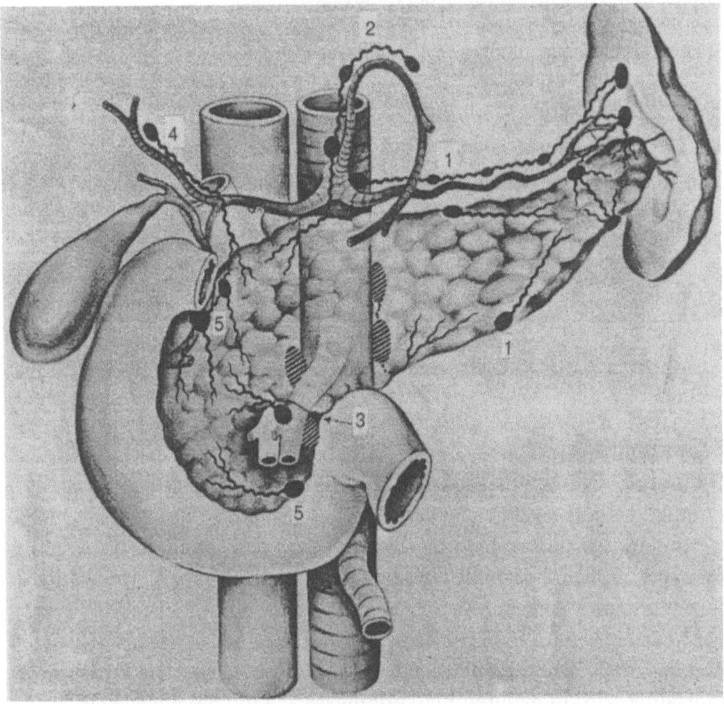

Abb. 8.25. Lymphknotenregionen des Pankreas. Es bedeuten: *1* pankreatische Lymphknoten (LK), *2* zöliakale LK, *3* mesenteriale LK (Nach Ackermann u. Del Regato 1970)

Lymphabfluss. Regionäre Lymphknoten sind die peripankreatischen Lymphknoten, zu denen die superioren, inferioren, pankreatikoduodenalen und proximalen mesenterialen Lymphknoten gehören. Pankreasschwanztumoren drainieren ferner in Lymphknoten des Milzhilus und Pankreaskopftumoren in Lymphknoten des Truncus coeliacus (Abb. 8.25).

Stadieneinteilung. Das Erkrankungsstadium wird nach der TNM-Klassifikation eingeteilt (Tabelle 8.19).

Prognosefaktoren. Tumorstadium, Allgemeinzustand, Resektabilität.

Tabelle 8.19. TNM-Klassifikation des Pankreaskarzinoms

Stadium	Stadiendefinition
T1	Tumorgröße ≤2 cm, begrenzt auf Pankreas
T2	Tumorgröße >2 cm, begrenzt auf Pankreas
T3	Tumorausbreitung in Duodenum, Ductus choledochus, und/oder peripankreatisches Gewebe
T4	Tumorausbreitung in Magen, Milz, Kolon, große Gefäße
N1	Regionäre Lymphknotenmetastasen
N1a	Solitär
N1b	Multipel

Behandlungsstrategien

Operation. Die einzige kurative Therapieoption beim Pankreaskarzinom ist die vollständige chirurgische Resektion. Nur 20–30% aller Fälle werden in resektablen Stadien diagnostiziert. Bei Tumoren des Pankreaskopfes wird eine partielle Duodenopankreatektomie (Whipple-Operation) vorgenommen. Die Pankreaslinksresektion mit Splenektomie wird bei Karzinomen im Pankreasschwanz und -korpus durchgeführt. Selten ist eine totale Duodenopankreatektomie erforderlich. Die Operationsmortalität wird in neueren Behandlungsserien mit 5% angegeben.

Strahlentherapie. Sie kann entweder perkutan oder intraoperativ (IORT) erfolgen. Nach Resektion ermöglicht die intraoperative Bestrahlung mit schnellen Elektronen in Kombination mit postoperativer perkutaner Radiatio, eine ausreichend hohe Dosis am Ort des größten Rezidivrisikos zu erreichen. Denn die zur Tumorkontrolle von Pankreaskarzinomen erforderlichen hohen Strahlendosen (bei mikroskopischen Tumorresten ca. 70 Gy) können aufgrund der Nähe zu strahlensensiblen Organen in der Regel nicht durch eine alleinige perkutane Bestrahlung erreicht werden. Die intraoperative Strahlentherapie (IORT) wird auch bei nichtresektablen Tumoren als interstitielle Brachytherapie mit ^{192}Ir im Afterloading-Verfahren eingesetzt. Wenn möglich, sollte die Wirkung der Strahlentherapie durch eine simultane Chemotherapie verstärkt werden (s. Kombinationstherapien).

Chemotherapie. Das Pankreaskarzinom gilt als relativ chemoresistenter Tumor. Monochemotherapien beim lokal inoperablen oder metastasierten Pankreaskarzinom mit z. B. 5-Fluorouracil, Docetaxel, Paclitaxel oder Gemcitabine weisen Ansprechraten von bis zu ca. 25% auf, haben aber kein Einfluss auf das Überleben.

Kombinationstherapien

Operation, Strahlentherapie, Chemotherapie. Nach potentiell kurativer Resektion lokal fortgeschrittener Tumoren (pT3–4 und/oder pN1) wird eine adjuvante simultane Radiochemotherapie empfohlen. Die Chemotherapie mit 5-Fluorouracil wird in der 1. und 5. Bestrahlungswoche appliziert. Der Wert einer additiven Radiochemotherapie nach R1- oder R2- Resektion ist umstritten, da bisher kein Überlebensvorteil nachgewiesen werden konnte.

Operation und Bestrahlung. Die intraoperative Bestrahlung mit schnellen Elektronen, die mit einer postoperativen perkutanen Radiatio kombiniert werden kann, führt zu einer verbesserten lokalen Kontrolle ohne signifikanten Einfluss auf die Überlebenszeit. Die IORT gilt derzeit als experimentelles Therapieverfahren.

Strahlentherapie und Chemotherapie. Bei lokal fortgeschrittenen und inoperablen Pankreaskarzinomen ist eine simultane Radiochemotherapie indiziert. Als Chemotherapeutika werden neben 5-Fluorouracil in neueren Studien die radiosensibilisierenden Substanzen Paclitaxel und Gemcitabine eingesetzt.

Palliative Therapie. Im Vordergrund steht eine adäquate Schmerztherapie. Neben der medikamentösen Therapie stehen auch lokale Maßnahmen, wie eine perkutane Radiatio/Radiochemotherapie oder die Blockade des Ganglion coeliacum, zur Verfügung. Bei einem Ikterus ist die Anlage einer biliodigestiven Anastomose oder eine Stenteinlage, bei einer Magenausgangsstenose eine Gastroenterostomie angezeigt. Bei Patienten mit Fernmetastasen stellt die Chemotherapie eine therapeutische Option dar.

Perkutane Strahlentherapie

Zielvolumen, kritische Organe

Voraussetzungen für die Zielvolumenfestlegung sind CT-Abdomen und postoperativ Operationsbericht sowie histologischer Befund.

Zielvolumen. Es umfasst das Tumorbett (Clip-Markierung) bzw. den makroskopischen Tumor einschließlich eines Sicherheitssaumes sowie die regionären Lymphabflusswege. Bei Pankreaskopftumoren werden das angrenzende Duodenum sowie die Lymphknoten des Truncus coeliacus und der Leberpforte, ferner die pankreatikoduodenalen und infra-/suprapankreatischen Lymphknoten mit in das Zielvolumen eingeschlossen. Bei Pankreaskorpus- und -schwanztumoren werden Truncus coeliacus, Milzhilus sowie die infra- und suprapankreatischen Lymphknoten mitbestrahlt.

Kritische Organe. Nieren, Dünndarm, Leber, Magen, Rückenmark.

Bestrahlungsplanung und Dosierung

Lagerung. Rückenlage, Hände auf der Brust.

Simulatorplanung. CT-Planung, die am Simulator verifiziert wird. Alternativ kann eine 4-Feldertechnik nach konventioneller Simulatorplanung angewandt werden. Bei Pankreaskopftumoren liegt die kraniale Feldgrenze an der Oberkante von BWK 11, die kaudale an der Unterkante von LWK 3. Bei 0° und 180° müssen rechts das Duodenum und links der Pankreaskorpus miterfasst werden. Bei 90° und 270° werden ventrale und dorsale Feldgrenzen durch die Tumorausdehnung einschließlich eines Sicherheitssaumes von 2 cm bestimmt.

Bestrahlungstechniken. Um eine ausreichende Schonung der Risikoorgane zu ermöglichen, wird eine Mehrfeldertechnik mit individuell kollimierten Feldern nach CT-Planung bevorzugt.

Dosierung. Bei adjuvanter Radiochemotherapie werden Tumorbett und regionäre Lymphabflusswege mit 5-mal 1,8 Gy pro Woche bis 50,4 Gy bestrahlt. Bei primärer Radiochemotherapie erfolgt nach Radiatio der Tumorregion und der regionären Lymphabflusswege bis 50,4 Gy eine Dosisaufsättigung des Primärtumors und der Lymphknotenmetastasen bis 59,4 Gy Gesamtdosis. Bei kombinierter Radiatio werden intraoperativ 10–25 Gy und perkutan 40–45 Gy appliziert.

Nebenwirkungen

Akute Nebenwirkungen. Übelkeit, Diarrhoe.

Therapie. Antazida, Loperamid, Metoclopramid.

Spätfolgen. Magen- und Darmulzera, Darmstenosen, Schrumpfnieren, Leberfibrose.

Ergebnisse

Die 5-Jahres-Überlebensrate für alle Stadien beträgt ca. 2–4% und die mediane Überlebenszeit 4–6 Monate. Etwa 10–20% aller Patienten können kurativ reseziert werden. Für diese Patientengruppe beträgt die 5-Jahres-Überlebensrate ca. 20% und die mediane Überlebenszeit 12–18 Monate. Hinsichtlich seiner Prognose unterscheidet sich das Karzinom der Ampulla Vateri erheblich von der der übrigen Pankreaskarzinome. Die 5-Jahres-Überlebensrate liegt zwischen 30% (pN1, peripankreatische Lymphknoten) und 80% (pN0).

8.9.2 Leber (ICD-0 C 22)

Allgemeine Übersicht

Primäre Lebertumoren sind seltene Malignome und häufig mit einer Leberzirrhose assoziiert. Ein erhöhter AFP-Serumspiegel bei bekannter Zirrhose weist auf ein Leberzellkarzinom hin.

Symptome. Die Erkrankung wird häufig erst in fortgeschrittenen Stadien diagnostiziert, da typische klinische Frühsymptome fehlen. Bei fortgeschrittener Erkrankung kommt es zu Gewichtsverlust, abdominellen Beschwerden und Aszites.

Diagnostik. Ultraschall, CT Abdomen, CT-gesteuerte Leberbiopsie, Asziteszytologie, MRT, Angiographie (obligat vor Operation) und Laparoskopie, ferner Röntgen- oder CT-Thorax und Knochenszintigraphie.

Histologie. 90% der primären malignen Lebertumoren sind hepatozelluläre Karzinome. In den übrigen Fällen liegen Cholangiokarzinome, Hepatoblastome oder Sarkome vor.

Ausbreitung. Das hepatozelluläre Karzinom (HCC) wächst entweder solitär, multizentrisch oder diffus. Es kommt frühzeitig zu einer lymphogenen Metastasierung in Lymphknoten der Leberpforte und des Lig. hepatoduodenale. Hämatogene Metastasen treten vor allem in Lunge, Knochen und Milz auf.

Lymphabfluss. Die Leber wird über oberflächliche und tiefe Lymphgefäße drainiert. Der Lymphabfluss erfolgt über die parasternalen und perikardialen Lymphknoten, die hinteren mediastinalen Lymphknoten, die hepatischen und zöliakalen Lymphknoten.

Behandlungsstrategien

Die Therapie der Wahl ist die Tumorresektion, die bei 20% der Patienten möglich ist. Bei funktionell nichtresektablen HCC und Vorliegen einer Leberzirrhose ist in frühen Tumorstadien eine Lebertransplantation indiziert. Weitere Therapieverfahren sind Chemotherapie (systemisch oder regionale intraarterielle Chemotherapie), Embolisation, Äthanol-Injektionen und Thermoablation z. B. mittels Laser. Die transarterielle Chemoembolisation, die aus einer Kombination von regionaler intraarterieller Chemotherapie (z. B. Doxorubicin) und arterieller Gefäßembolisation besteht, ist das am häufigsten angewandte palliative Therapieverfahren beim HCC.

Strahlentherapie. Der Stellenwert der Strahlentherapie bei der Behandlung des HCC ist ungesichert. Der wichtigste limitierende Faktor der Strahlentherapie ist die hohe Strahlenempfindlichkeit der Leber. Werden große Anteile des Organs bestrahlt, dürfen 25–30 Gy nicht überschritten werden, da sonst schwere Hepatitiden auftreten können. Bei kleinvolumiger Bestrahlung hingegen können Strahlendosen bis zu 70 Gy appliziert werden. Derzeit geprüft wird die stereotaktische Bestrahlung mit höheren Einzeldosen.

Die alleinige Radiatio stellt ein wirksames palliatives Therapieverfahren, z. B. bei Kapselspannungsschmerz oder Cholestase, dar. In neueren Studien wird geprüft, ob die Behandlungsergebnisse bei Patienten mit nichtresektablem HCC durch eine hochdosierte Bestrahlung in Kombination mit systemischer oder intraarterieller Chemotherapie verbessert werden können.

Ergebnisse

Für unbehandelte Patienten beträgt die mediane Überlebenszeit nach Auftreten klinischer Symptome nur 2–6 Monate. Nach kurativer Resektion werden 3-Jahres-Überlebensraten von 30–50% erreicht.

8.9.3 Gallenwege (ICD-0 C 23)

Allgemeine Übersicht

Bei 70–90% der Patienten mit Gallenblasenkarzinomen liegt eine chronische Gallensteinerkrankung vor. Gallengangskarzinome treten gehäuft bei Patienten mit Colitis ulcerosa oder primär sklerosierender Cholangitis auf. Gallengangskarzinome der Hepatikusgabel werden Klatskin-Tumoren genannt.

Symptome. Schmerzloser Ikterus, Übelkeit und Gewichtsverlust.

Diagnostik. Anamnese, klinische Untersuchung, Abdomensonographie, Röntgenthorax, CT- Abdomen, CT-gesteuerte Biopsie, ERCP oder PTC (perkutane transhepatische Cholangiographie), evtl. MRT oder Endosonographie.

Histologie. Adenokarzinome 85%, sonstige 15% (z. B. papilläre, muzinöse, adenosquamöse Karzinome).

Ausbreitung. Per continuitatem in angrenzende Organe, z. B. in Leber oder Pankreas; lymphogen in die Lymphknoten der Leberpforte, des Lig. hepatoduodenale, des Truncus coeliacus und der A. mesenterica superior sowie in peripankreatische und paraaortale Lymphknoten. Hämatogene Metastasen treten v. a. in der Leber, aber auch im Peritoneum und in der Lunge auf.

Behandlungsstrategien

Operation. Die vollständige chirurgische Resektion stellt die Therapie der Wahl bei Gallenblasen- und Gallengangskarzinomen dar.

Strahlentherapie. Für die Strahlentherapie von Gallenwegskarzinomen steht neben der perkutanen Bestrahlung die intraluminale Brachytherapie mit ^{192}Ir im Afterloading-Verfahren zur Verfügung.

Kombinationstherapien. Der Stellenwert einer adjuvanten Radiatio nach kurativer Resektion ist nicht gesichert. Ebenfalls ist ungeklärt, ob nach palliativer R1- oder R2-Resektion durch eine additive Radiatio bzw. Radiochemotherapie eine Überlebensverlängerung erreicht werden kann. Bei der Radiochemotherapie kommt als Chemotherapeutikum in erster Linie 5-Fluorouracil zum Einsatz. Nach palliativer Stenteinlage kann durch eine zusätzliche perkutane und/oder intraluminale Bestrahlung nicht nur ein Durchwachsen des Stents verhindert, sondern auch eine Verdopplung der medianen Überlebenszeit erreicht werden.

Palliative Behandlung. Bei der palliativen Behandlung steht die Beseitigung des Verschlussikterus im Vordergrund. Dieses kann durch endoskopische Stenteinlage nach Papillotomie oder über eine perkutane transhepatische Drainage erreicht werden.

Perkutane Strahlentherapie/Brachytherapie

Die perkutane Bestrahlung erfolgt meist nach CT-Planung über isozentrische Mehrfeldertechniken mit Individualkollimatoren. Das Zielvolumen umfasst den sichtbaren Tumor bzw. das Tumorbett einschließlich eines Sicherheitssaumes sowie den regionären Lymphabfluss. In konventioneller Fraktionierung (1,8–2 Gy 5-mal pro Woche) werden 45 Gy appliziert. Eine kleinvolumige Dosisaufsättigung bis 55 Gy ist möglich. Aufgrund der Nähe der strahlenempfindlichen Organe (z. B. Duodenum, Niere, Leber) gelingt es in der Regel nicht, mit der perkutanen Strahlentherapie allein die erforderlichen tumoriziden Strahlendosen von 60–70 Gy zu applizieren. Eine Dosiserhöhung ist mittels endoluminaler Brachytherapie möglich. Bei fraktionierter HDR-Brachytherapie werden 4-mal 5 Gy dosiert auf 1 cm Abstand von der Quellenachse appliziert.

Nebenwirkungen

Zu den akuten Nebenwirkungen der perkutanen Radiatio gehören Übelkeit, Erbrechen und Gewichtsabnahme. Bei der Brachytherapie kann es zu Verletzungen der Gallenwege, Blutungen und Infektionen kommen. Chronische Nebenwirkungen sind Strikturen der Gallenwege, Magen- und Darmulzera sowie Magenausgangsstenosen.

Ergebnisse

Die mediane Überlebenszeit aller Patienten mit Gallenblasen- oder Gallengangskarzinomen wird mit 6–8 Monaten angegeben. Die 5-Jahres-Überlebensrate liegt unter 5%. Bessere 5-Jahres-Überlebensraten mit 10–60% werden nach potentiell kurativer Resektion angegeben.

8.10 Kolorektale Karzinome (ICD-O C 18–C 20)

Allgemeine Übersicht

In Deutschland sind nach den Bronchialkarzinomen die kolorektalen Karzinome die zweithäufigste Todesursache maligner Erkrankungen (Inzidenz 30–40/100.000/Jahr). Die Inzidenz der Kolonkarzinome hat in den letzten Jahrzehnten zugenommen. Rektumkarzinome werden dagegen weniger häufig diagnostiziert. Männer wie Frauen sind gleichermaßen betroffen. Das Alter der Patienten mit kolorektalem Karzinom liegt meist über 50 Jahre.

Symptome. peranale Blutung bzw. Blut im Stuhl, geändertes Stuhlverhalten, abdominelle Schmerzen, Übelkeit und Erbrechen, Gewichtsverlust, Anämie.

Diagnostik. Anamnese, körperliche inkl. rektal-digitale Untersuchung, Endoskopie, Kolon-/Rektumkontrasteinlauf, Abdomensonographie, CT Abdomen/Becken, Röntgen-Thorax, Tumormarker (CEA, CA 19–9). Beim Rektumkarzinom zusätzlich Zystoskopie und gynäkologische Untersuchung.

Histologie. Adenokarzinom, muzinöses Adenokarzinom, Siegelringzellkarzinom, szirrhöses Karzinom, Carcinoma simplex.

Risikofaktoren. Familiäre adenomatöse Polyposis (FAP), Lynch-Syndrom („hereditary non-polyposis colorectal cancer", HNPCC), Gardner-Syndrom, Colitis ulcerosa, M. Crohn, kolorektales Karzinom in der Familie.

Lokalisation. 60% im Rektum (unterer Tumorrand max. 16 cm proximal der Anokutanlinie), 40% im Kolon. Am häufigsten sind im Kolon das Colon sigmoideum (ca. 20%), das Zökum sowie das Colon ascendens (je ca. 7%) betroffen.

Ausbreitung. Der Tumor wächst lokal meist ulzerierend, weniger häufig polypös-exophytisch oder stenosierend. Nach Infiltration sämtlicher Darmwandschichten kann der Tumor benachbarte Organe, z. B. Harnblase und Vagina, befallen. Die lymphogene Metastasierung (primär bei 50%) geht der hämatogenen Dissemination meist voraus. Fernmetastasen liegen zum Zeitpunkt der Diagnosestellung in etwa 25% bereits vor. Am häufigsten werden in Leber und Lunge Fernmetastasen nachgewiesen.

Lymphabfluss. Die Lymphe des Dickdarms wird v. a. zu den mesokolischen Lymphknoten (Lnn. paracolici, Lnn. colici dextri, medii et sinistri) und von dort über die mesenterialen zu den paraaortalen Lymphknoten drainiert. Der Lymphabfluss des Rektums (Abb. 8.26) erfolgt über die pararektalen Lymphknoten zu den Lymphknoten, die A. und V. mesenterica inferior und A. und V. iliaca interna begleiten.

Stadieneinteilung. TNM-System, Einteilung nach Dukes sowie nach Astler/Coller (Abb. 8.27). Die TNM-Klassifikation bei kolorektalen Tumoren ist wie folgt definiert (Tabelle 8.20).

Prognosefaktoren. Tumorstadium, Grading.

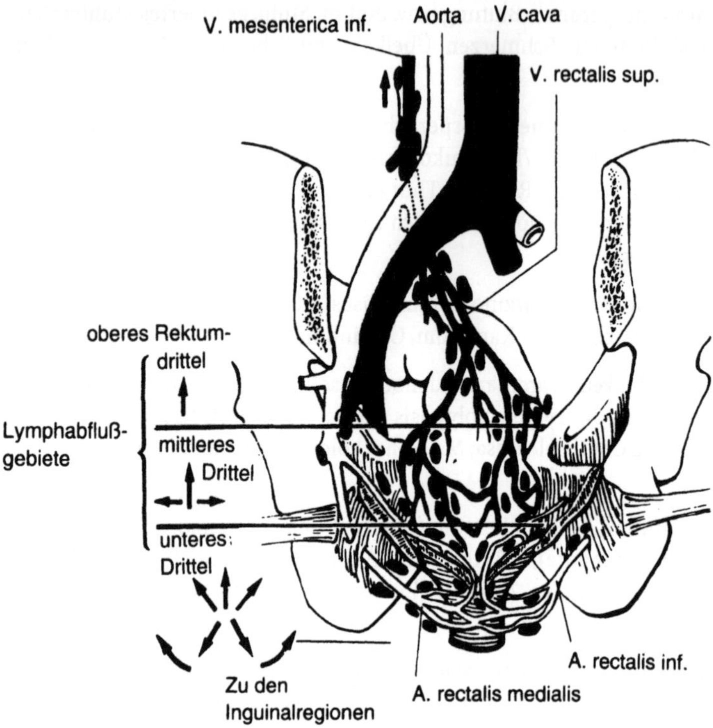

Abb. 8.26. Lymphabflusswege des Rektums. (Nach Gall u. Scheele 1986)

Behandlungsstrategien

Operation. Bei kurativem Therapieansatz ist sie die Methode der Wahl. Ziel der Operation ist es, den Tumor mit entsprechendem Sicherheitsabstand und mit den zugehörigen Lymphknoten (mindestens 12) komplett zu entfernen. Lokalisationsabhängig wird eine Hemikolektomie rechts (Zökum- bzw. Colon-ascendens-Tumor), eine erweiterte Hemikolektomie (Tumor der rechten Flexur und des proximalen Colon transversum), eine Hemikolektomie links (proximaler Sigma- bzw. Colon-descendens-Tumor), eine erweiterte Hemikolektomie links (Tumor der linken Kolonflexur) oder eine Transversumresektion durchgeführt. Bei Rektumtumoren kommt je nach Lage des Tumors eine kontinenzerhaltende anteriore Rektumresektion, eine abdominoperineale Rektumexstirpation mit end-

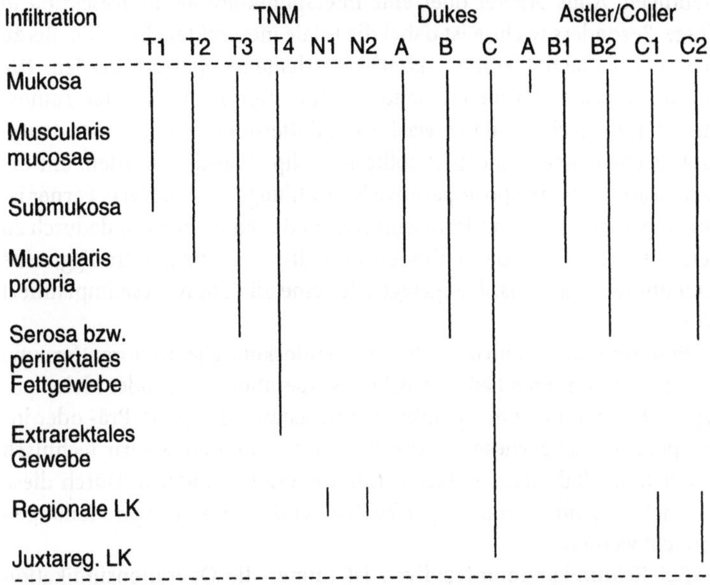

Abb. 8.27. Vergleich mehrerer Stadieneinteilungen der kolorektalen Karzinome

Tabelle 8.20. TNM-Klassifikation des kolorektalen Karzinoms

Stadium	Stadiendefinition
T1	Tumor infiltriert Submukosa
T2	Tumor infiltriert Muscularis propria
T3	Tumor infiltriert bis in die Subserosa oder nichtperitonealisiertes perikolisches oder perirektales Gewebe
T4	Tumor perforiert das viszerale Peritoneum oder infiltriert andere Organe oder Strukturen
N1	1–3 perikolische bzw. perirektale Lymphknoten befallen
N2	4 oder mehr perikolische bzw. perirektale Lymphknoten befallen
pN0	Regionäre Lymphadenektomie und histologische Untersuchung von ≥12 Lymphknoten

Grading: G1–G4.

ständigem Anus praeter oder eine intersphinktäre Rektumresektion in Frage. Besonders wichtig ist dabei die totale mesorektale Exzision. Bis zu 80% der Patienten können kontinenzerhaltend operiert werden. Die Grenze für eine kontinenzerhaltende Operation liegt bei einer Tumorausdehnung nach distal in etwa 4–6 cm Entfernung von der Linea dentata. Das ehemalige Tumorbett sollte mit Clips markiert werden, um die Lokalisation für eine postoperative Bestrahlung zu erleichtern. Ferner ist eine Luxation von Dünndarmschlingen in das kleine Becken dadurch zu verhindern, dass der Beckenboden sorgfältig rekonstruiert und ggf. eine Omentum-majus-Plastik angelegt oder eine Silikonprothese implantiert wird.

Eine rein lokale chirurgische oder endoskopische Tumorentfernung ist nur in besonderen Fällen, z. B. hohes Operationsrisiko oder kleine polypöse Karzinome ohne Lymhknotenmetastasen, indiziert. Prä- oder intraoperativ nachgewiesene Lebermetastasen werden, sofern technisch möglich, im Rahmen der Primärtumoroperation entfernt. Durch diese Maßnahme können eine längerfristige Remission und sogar Heilungen erreicht werden.

Bei Rektumkarzinomrezidiven ist immer die Operationsindikation abzuklären. Selbst wenn Organe des kleinen Beckens oder das Kreuzbein infiltriert sind, kann der Patient u. U. durch eine Operation geheilt werden. Die Resektion von Fernmetastasen ist indiziert, sofern eine R0-Resektion möglich und das Risiko des Eingriffs vertretbar ist. Die vollständige Metastasenentfernung bietet für einen Teil der Patienten eine Heilungschance.

In besonderen Situationen, z. B. bei tumorbedingter Passagestörung bzw. Ileus oder Schmerzen durch Infiltration umgebender Gewebe, kann eine palliative Operation indiziert sein. Dabei werden z. B. (partielle) Tumorresektionen, Umgehungsanastomosen und Kolostomien durchgeführt.

Strahlentherapie. Die primäre Bestrahlung von Kolonkarzinomen ist wenig sinnvoll. Ein Grund hierfür ist die große Lagevariabilität des Kolons. Ferner kann, bedingt durch die niedrige Strahlentoleranz des Dünndarms, keine kurative Dosis appliziert werden.

Die endokavitäre Bestrahlung des rektoskopisch zugänglichen Rektumkarzinoms mit einer Dosis von 100–140 Gy (Einzeldosis 20 Gy) in 6–8 Wochen ist dagegen eine Alternative zur Operation. Sie wird nur durchgeführt, wenn der Tumor gut palpabel und nicht größer als

4,5×3 cm ist. Weitere Voraussetzungen sind, dass der Tumor histologisch gut bis mäßig differenziert ist und keine Lymphknotenmetastasen vorliegen.

Ferner kann die perkutane Bestrahlung von lokal oder allgemein inoperablen Patienten mit Rektumkarzinom längerfristige Remissionen und in Einzelfällen (frühe Stadien) Heilungen erreichen.

Am häufigsten wird die Strahlentherapie prä- und postoperativ (s. unten) sowie als Palliativmaßnahme bei inoperablen Rektumkarzinomrezidiven eingesetzt. Bei letzteren kann in >80% ein nachhaltiger symptomatischer Effekt im Sinne einer Reduktion von Schmerzen, Blutungen oder Darmkrämpfen erzielt werden.

Chemotherapie. Die alleinige Chemotherapie kann bei metastasierenden kolorektalen Karzinomen eine vorübergehende Remission (ca. 6 Monate) herbeiführen. Mono- oder Kombinationschemotherapien, die fast alle 5-Fluorouracil (5-FU; Remissionsrate ca. 25%) enthalten, werden dabei eingesetzt. Die Wirkung von 5-FU wird durch Folinsäure verstärkt. Daneben ist auch die Kombination 5-FU/Oxaliplatin Therapie der Wahl. Bei Versagen stehen eine protrahierte Infusion mit 5-FU/Folinsäure, CPT-11, CPT-11/5-FU/Folinsäure oder Oxaliplatin/5-FU/Folinsäure zur Verfügung.

Die lokoregionale Chemotherapie der Leber bei Lebermetastasen ist kein Standardverfahren, aber theoretisch gegenüber einer systemischen Zytostase vorteilhaft, da sie eine höhere Remissionsrate (40–50%) und geringere systemische Nebenwirkungen hat. Nachteilig ist aber, dass der A.-hepatica-Katheter operativ implantiert werden muss. Zudem sind Katheterkomplikationen häufig. Extrahepatische Metastasen werden von der regionalen Chemotherapie nicht beeinflusst. Dies ist auch der Grund dafür, dass die Methode bzgl. der Überlebenszeit keine Vorteile gegenüber einer systemischen Zytostase hat.

Kombinationstherapien

Operation und Bestrahlung. Diese therapeutische Option gilt nur für Patienten mit Rektumkarzinomen. Hauptziel der Bestrahlung ist die Senkung der Lokalrezidivrate. Primär lokal inoperable oder grenzwertig operable Rektumkarzinome (auch Rezidive) können präoperativ bestrahlt werden. Bei 30–50% der Patienten wird durch diese Maßnahme der Tumor operabel (Operation 4–6 Wochen nach der Radiatio). Eine generelle präoperative Bestrahlung ist nicht sinnvoll, da das exakte Tumorstadium präoperativ unbekannt ist und daher keine stadiengerechte Behandlung möglich ist. Dagegen kann postoperativ selektiv bestrahlt werden. Die postoperative Bestrahlung ist im UICC Stadium II (pT 3–4 pN0 M0) und III (jedes pT pN1–2 M0), nach intraoperativem Tumoreinriss bzw. -einschnitt und nach R1/R2-Resektion indiziert. Die postoperative Radiatio sollte, wenn möglich, mit einer Chemotherapie (s. unten) kombiniert werden. Der Wert einer adjuvanten Radiatio nach Rektumkarzinomoperation mit Mesorektumentfernung ist ungeklärt.

Die Methode der intraoperativen Bestrahlung senkt, ebenso wie die perkutane Radiatio, die Lokalrezidivrate. Dieses Verfahren ist aber sehr aufwendig und kann nur in wenigen Zentren durchgeführt werden. Eine Überlegenheit der intraoperativen gegenüber der perkutanen Bestrahlung ist unbewiesen.

Operation und Chemotherapie. Diese Kombination ist bei Kolonkarzinomen im Stadium III (jedes pT, pN1–2, M0) sinnvoll und sollte möglichst innerhalb von prospektiven Studien durchgeführt werden. Außerhalb von Studien werden bei der adjuvanten Chemotherapie die Substanzen 5-FU und Levamisol eingesetzt. Die Therapiedauer beträgt 1 Jahr. Gleichwertig ist die Gabe von 5-FU + Folinsäure.

Operation, Bestrahlung und Chemotherapie. Bei Rektumkarzinomen sollte postoperativ je nach Stadium (s. oben) eine adjuvante Radiochemotherapie nach der NCI-Empfehlung erfolgen. Dabei wird 5-FU statt als Bolus zunehmend als Dauerinfusion (1000 mg/m^2 über 120 Stunden an den Tagen 1–5 und 29–33) gegeben.

Auch nach mikro- oder makroskopischer non-in-sano-Operation ist eine Radiochemotherapie mit fraglich kurativem Ansatz indiziert.

Bestrahlung und Chemotherapie. Bei inoperablen Patienten und Patienten mit Rektumkarzinomrezidiv ist die Radiochemotherapie eine erfolgversprechende Kombination aus lokaler Maßnahme und systemischer Therapie.

Perkutane Strahlentherapie

Zielvolumen, kritische Organe

Voraussetzungen für die Zielvolumenfestlegung: prä- und postoperatives CT-Becken, Kolon-/Rektumkontrasteinlauf, Clip-Markierung des Tumorbetts, postoperative Darstellung des Dünndarms.

Zielvolumen. Es umfasst den ehemaligen Sitz des Primärtumors mit einem ausreichenden Sicherheitssaum (nach kaudal bis über die am weitesten distal gelegene Dissektionsgrenze hinaus bzw. 5 cm kaudal der unteren Tumorgrenze) und die regionalen Lymphabflusswege bis zur Aortenbifurkation, meist an der Oberkante von LWK 5. Die Lymphknoten der A. und V. iliaca externa sind nur dann in das Zielvolumen einzuschließen, wenn der Tumor Organe infiltriert, deren Lymphe über diese Lymphknoten drainiert wird. Es ist darauf zu achten, dass die ventrale Fläche des Kreuzbeins, an der häufig Rezidive entstehen, in einer Breite von 1,5 bis 2 cm in das Zielvolumen eingeschlossen wird. Gleiches gilt für das Perineum nach abdominosakraler Rektumexstirpation, sofern der Tumor im unteren Rektumdrittel lokalisiert war. Nach einer Dosis von ca. 45–50 Gy wird das Zielvolumen auf den ehemaligen Bereich des Primärtumors verkleinert. Hierbei ist die Clipmarkierung des Tumorbetts hilfreich. Rektumkarzinomrezidive werden nur lokal, d. h. ohne Einbeziehung der Lymphabflusswege, bestrahlt.

Risikoorgane. Dünndarm, Harnblase, Restkolon (nach anteriorer Rektumresektion).

Finden sich in der postoperativen Dünndarmdarstellung fixierte Darmschlingen im kleinen Becken, die im Bestrahlungsvolumen liegen würden, ist entweder die Lage der Darmschlingen operativ zu korrigieren oder der Patient über das erhöhte Risiko einer Darmstenose aufzuklären.

Bestrahlungsplanung und Dosierung

Lagerung. Bauch- oder Rückenlage, Hände auf der Brust. Das Perineum wird mit einem Metalldraht markiert. Der Patient ist möglichst mit voller Harnblase zu bestrahlen. Die gefüllte Harnblase verdrängt den Dünndarm aus dem kleinen Becken und damit aus dem Zielvolumen.

Simulatorplanung. Festlegung der Zielvolumenlänge, dann CT-Planung oder primärer Beginn mit dem Planungs-CT. Alternativ Einstellung einer 4-Feldertechnik nach Kontrastierung von Harnblase, Darm und bei Frauen der Vagina, Anfertigung von Röntgenaufnahmen und Einzeichnung der Feldgrenzen mit anschließender Herstellung von Individualkollimatoren. Opponierende Stehfelder von ventral und dorsal sind zu vermeiden, da Dünndarm und Harnblase unnötig belastet werden. Aufgrund der Strahlenbelastung der genannten Organe ist im Falle des Rezidivs eine zweite Bestrahlungsbehandlung kaum noch möglich.

Bestrahlungstechniken. Das irreguläre Zielvolumen wird am besten durch eine 4-Feldertechnik mit Individualkollimatoren erfasst (Abb. 8.28). Bei der Bestrahlung eines Lokalrezidivs kommt für das zylinderförmige Zielvolumen z. B. eine 3-Feldertechnik (zwei seitliche Felder, ein dorsales Feld, Abb. 8.29) oder ein (Teil)Rotationsfeld in Frage.

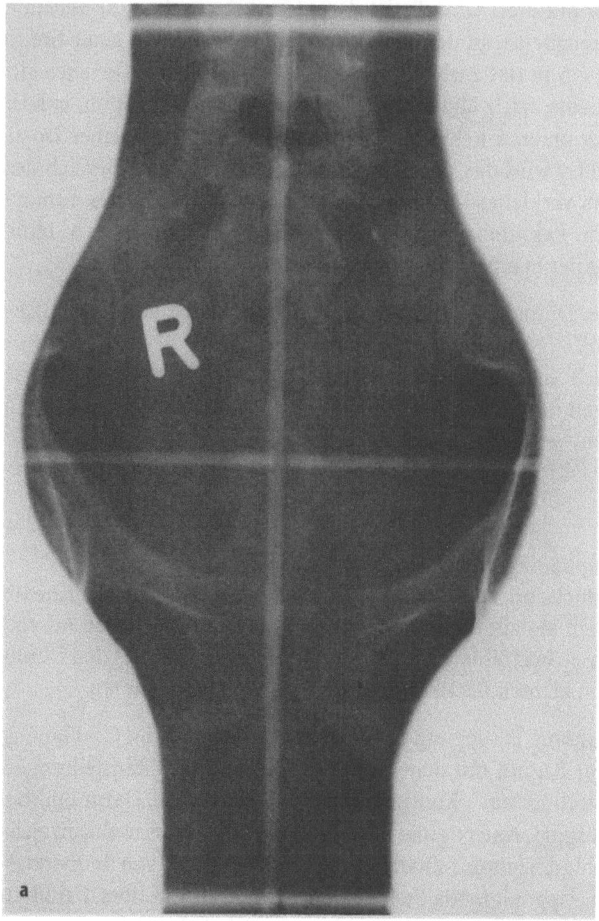

Abb. 8.28 a,b. Rektumkarzinom: Individualsatelliten für a.p.- und seitliche Felder. **a** a.p.-Feld, **b** seitliches Feld

Dosierung. Präoperativ ca. 45–56 Gy Gesamtdosis, Fraktionierung 5-mal 1, 8–2 Gy/Woche, nach 4–6 Wochen Operation oder 30 Gy Gesamtdosis, Fraktionierung 5-mal 2 Gy/Woche, nach 2 Wochen Operation oder 9 Gy Gesamtdosis, Fraktionierung 3-mal 3 Gy, unmittelbar danach Operation; postoperativ Gesamtdosis 40–50 Gy + 5,4 Gy Boost auf ehemaligen Tu-

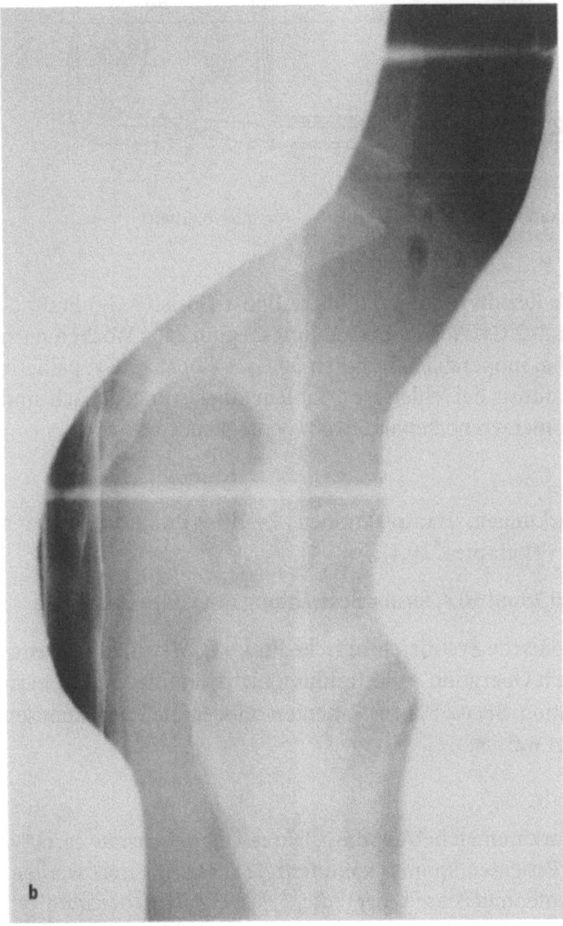

Abb. 8.28 b.

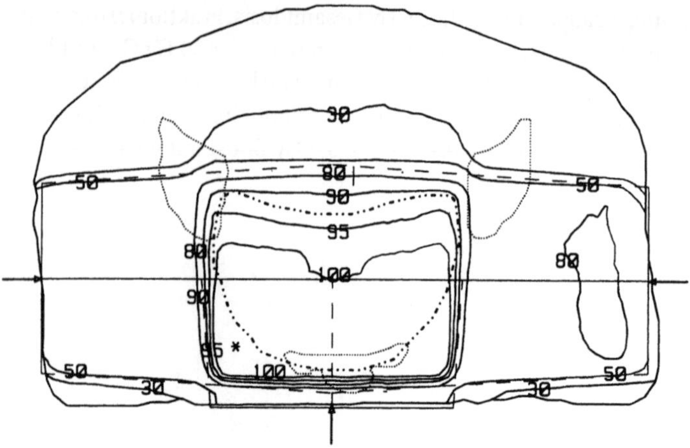

Abb. 8.29. Rektumkarzinom: 3-Feldertechnik (–··–·· = Zielvolumen)

morsitz (je nach Rezidivrisiko ggf. höhere Boost-Dosis (9 Gy) Fraktionierung 5-mal 1,8–2 Gy/Woche; Bestrahlungsbeginn ca. 4 Wochen nach der Operation; bei inoperablen Tumoren 50 Gy + Boost ≥9 Gy; palliativ 40–50 Gy Gesamtdosis bei fehlender Strahlenvorbelastung, danach sind bei erneuten Schmerzen nochmals 30–40 Gy möglich.

Nebenwirkungen

Akute Nebenwirkungen. Hautreaktionen, Zystitis, Proktitis, Enteritis mit Durchfällen (Therapie s. 10.4).

Prophylaxe. S. 10.2 und 10.4, ferner Bestrahlung mit voller Harnblase.

Spätfolgen. Chronische Zystitis, chronische Proktitis, Sterilität. Darmstenosen treten nach Operation + Bestrahlung nicht häufiger auf als nach alleiniger Operation. Bei ca. 5% der Patienten müssen die Darmstenosen operativ beseitigt werden.

Ergebnisse

Bei operablen Karzinomen beträgt die 5-Jahres-Überlebensrate ca. 60%, bis zu 85% der Patienten können kontinenzerhaltend operiert werden. Ohne Lymphknotenmetastasen liegt die 5-Jahres-Überlebensrate bei 70%, mit regionären Lymphknotenmetastasen nur bei 30%. Eine Übersicht der stadienabhängigen Prognose zeigt Tabelle 8.21.

Tabelle 8.21. Kolorektale Karzinome: Stadium und Prognose

Stadium nach Dukes	5-Jahres-Überlebensraten [%]				
	Gesamt	Colon ascendens	Colon transversum	Colon descendens	Rektum
A	80	87	75	81	88
B	70	85	80	64	79
C	35	43	39	39	29
D (M1)	<5	10	2	3	4

Die postoperative Bestrahlung senkt die Rate der Lokalrezidive beim Rektumkarzinom von ca. 40% auf 10%. Das Risiko von Fernmetastasen (ca. 30%) bleibt durch die Bestrahlung unbeeinflusst. Die alleinige Bestrahlung kann für alle Stadien 5-Jahres-Überlebensraten von ca. 20% erreichen. In weniger weit fortgeschrittenen Stadien (Dukes A und B) sind durch eine alleinige Bestrahlung weitaus bessere Ergebnisse (5-Jahres-Überlebensraten 40–70%) möglich. Die endokavitäre Bestrahlung erzielt die besten Resultate (rezidivfreie 10-Jahresüberlebenszeit ca. 60%).

Bei inoperablen Rektumkarzinomen kann die Bestrahlung die Überlebenszeit der Patienten verlängern. Eine zusätzliche Chemotherapie scheint dieses Ergebnis zu verbessern. Dies gilt auch für die Linderung der Schmerzen bei primär weit fortgeschrittenen oder rezidivierenden Rektumkarzinomen. Der Schmerzeffekt, der bei etwa 80% der Patienten eintritt, hält im Mittel ca. 8 Monate an. Die alleinige Chemotherapie führt bei ca. 25% der Patienten zu Remissionen. Die Remissionsdauer beträgt durchschnittlich 6 Monate.

Nachsorge

Der Wert einer systematischen Nachsorge im Stadium I ist nicht erwiesen. Ansonsten dient sie dazu, Metastasen und Lokalrezidive, die gut zu behandeln und nicht selten heilbar sind, rechtzeitig zu entdecken. Zu den Nachsorgeuntersuchungen gehören u. a. Endoskopie, Becken-CT, PET, Abdomensonographie, Röntgen-Thorax, Tumormarker (CEA).

8.11 Analkarzinom (ICD O C21.1,2)

Allgemeine Übersicht

Mit 1–4% der Neoplasien des distalen Dickdarms gehört das Analkarzinom zu den seltenen Tumoren des Gastrointestinaltrakts. Die jährliche Inzidenz beträgt ca. 1/100.000. Frauen erkranken 3- bis 6-mal häufiger als Männer. Analkarzinome sind häufig mit Infektionen durch Papillomaviren (Condylomata accuminata) assoziiert, auch Herpes-simplex-Viren Typ 2 werden als karzinogen diskutiert. Weitere Risikofaktoren sind Homosexualität und HIV-Infektion. Das mediane Alter zum Zeitpunkt der Diagnosestellung beträgt 60 Jahre.

Tumoren distal der Linea anocutanea, also der Grenze zwischen Anoderm und äußerer Haut, sind Hautkarzinome und dürfen nicht wie Analkarzinome behandelt werden.

Symptome. Peranale Blutabgänge, perirektaler Schmerz oder Juckreiz sowie Tenesmen oder Stuhlunregelmäßigkeiten können auf ein Analkarzinom hinweisen. Bei fortgeschrittener Erkrankung treten Inkontinenz und Fremdkörpergefühl auf, ferner können Lymphknotenschwellungen in der Inguinalregion auftreten.

Diagnostik. Anamnese, körperliche und digital-rektale Untersuchung, bioptische Sicherung. Proktorektoskopie einschließlich rektaler Ultraschalluntersuchung zur exakten Bestimmung der Tumorausdehnung und des pararektalen Lymphknotenbefalls. Gynäkologisch-urologische Untersuchungen bei ausgedehnten Tumoren, CT/MRT-Untersuchung des Beckens, Sonographie der Leistenlymphknoten. Vergrößerte Leistenlymphknoten sind mittels Sonographie gut detektierbar. Zur histologischen Diagnosesicherung ist immer eine Inzisionsbiopsie erforderlich.

Histologie. Am häufigsten kommen verhornende, nicht verhornende oder basaloide Plattenepithelkarzinome (65%) und Karzinome des Übergangsepithels (bis 25%), auch kloakogene Karzinome genannt, vor. Primäre Adenokarzinome des Analkanals sind ebenso selten wie Melanome und kleinzellige Karzinome.

Ausbreitung. Ausgehend von der analen Mukosa wachsen Analkarzinome rasch in die Sphinktermuskulatur und das perianale Bindegewebe ein und können das Rektum oder die perianale Haut wie auch benachbarte Organe (Vagina, Prostata, Harnblase) infiltrieren. Nur in 12% der

Tabelle 8.22. TNM-Klassifikation des Analkarzinoms

Stadium	Stadiendefinition
T1	Tumordurchmesser <2 cm
T2	Tumordurchmesser 2–5 cm
T3	Tumordurchmesser >5 cm
T4	Tumor jeder Größe mit Infiltration von Nachbarorganen
N1	Perirektale Lymphknotenmetastase(n)
N2	Unilateral inguinale Lymphknotenmetstase(n) und/oder entlang der A. iliaca interna
N3	Inguinale und perirektale Lymphknotenmetastasen bds. und/oder entlang der A. iliaca interna bds. und/oder inguinal bds.

Grading: G1–G4.

Fälle ist der Tumor zum Zeitpunkt der Diagnosestellung auf die Mukosa beschränkt. Während eine Fernmetastasierung relativ selten ist (<15%), werden bei oberflächlichen Tumoren Lymphknotenmetastasen in 30% der Fälle diagnostiziert. Mit zunehmender Infiltrationstiefe und Entdifferenzierung der Tumoren steigt die Rate des Lymphknotenbefalls auf bis zu 65%.

Lymphabfluss. Der Lymphabfluss des Analkanals erfolgt entlang der Leistenlymphknoten (Lnn. inguinales superficiales) über die Lnn. iliaci externi in die Lymphbahnen der großen Beckengefäße. Außerdem wird Lymphe in die Lnn. pararectales, Lnn. sacrales und die Lnn. iliaca interni drainiert.

Stadieneinteilung. Die Stadieneinteilung des Analkarzinoms erfolgt nach der TNM-Klassifikation (Tabelle 8.22).

Prognosefaktoren. Stadium.

Behandlungsstrategien

Da das Plattenepithelkarzinom der häufigste Tumor im Analkanal ist, beziehen sich die folgenden Ausführungen auf diese Histologie. Bei Adenokarzinomen und Melanomen des Analkanals ist eine radikale Resektion die Therapie der Wahl. Über adjuvante Therapien (z. B. Bestrahlung, Chemotherapie) muss individuell entschieden werden, da gesicherte Erkenntnisse hierzu nicht vorliegen.

Operation. Nur kleine hochdifferenzierte Analkarzinome (T1, G1) ohne Lymphknotenbefall sollten lokal exzidiert werden. Voraussetzung hierfür ist, dass der Tumor submuköse Gewebsschichten noch nicht fixiert hat. Ob diese Therapie zu einer dauerhaften Heilung führt, kann allerdings aufgrund unzureichender Studiendaten nicht abschließend bewertet werden.

In allen weiter fortgeschrittenen Stadien ist eine abdominoperineale Resektion erforderlich, die mit einer hohen Morbidität behaftet ist und immer zum Organverlust und der Anlage eines Anus praeters führt. Deshalb sollte dieser Eingriff auf Patienten beschränkt werden, bei denen eine vorausgegangene nichtoperative Therapie zu keiner dauerhaften Tumorheilung führte.

Eine inguinale Lymphadenektomie sollte nur bei Patienten mit Lymphknotenrezidv nach nichtoperativer Therapie erfolgen.

Strahlentherapie. Ein Analkanalkarzinom kann unabhängig vom Stadium kurativ bestrahlt werden. Die alleinige Strahlentherapie ist nur bei einer Kontraindikation für eine Chemotherapie indiziert.

Chemotherapie. Während Monotherapien nahezu wirkungslos sind, wird mit der Kombination von 5-FU (1000 mg/m^2 Tag 1–5 als Dauerinfusion) und Mitomycin C als Bolusinjektion (10 mg/m^2) eine Tumoransprechrate von ca. 50% beobachtet. Eine Heilung durch alleinige Chemotherapie ist nicht möglich.

Kombinationstherapien. Die Heilungsraten einer Radiochemotherapie sind verglichen mit den operativen Ergebnissen gleich bzw. wahrscheinlich besser. Zusätzlich ist die Morbidität wegen der Erhaltung der anorektalen Kontinenz deutlich niedriger. Die simultane Radiochemotherapie mit 5-FU und Mitomycin C führt außerdem zu besseren Ergebnissen als die alleinige Strahlentherapie und daher wird die Radiochemotherapie als Erstbehandlungsverfahren favorisiert. Durch eine kombinierte Therapie kann bei gleichem tumoriziden Effekt die notwendige Strahlendosis und damit auch die Nebenwirkungsrate gesenkt werden.

Perkutane Strahlentherapie

Zielvolumen, kritische Organe

Voraussetzung für die Zielvolumenbestimmung ist die präzise Kenntnis der Tumorausdehnung und ggf. des Lymphknotenbefalls anhand einer prätherapeutischen CT-/MRT-Untersuchung.

Zielvolumen. Es beinhaltet den gesamten Analkanal inklusive der Perianalregion und des distalen Rektums. Die perianalen, perirektalen, präsakralen, internen iliakalen und inguinalen Lymphknotenstationen müssen mitbestrahlt werden. Lediglich bei T1-Tumoren kann auf die Radiatio der Leistenlymphknoten verzichtet werden, sofern sich kein Hinweis auf eine Tumorabsiedlung ergibt.

Risikoorgane. Harnblase, proximales Rektum, Dünndarm, Hoden, Ovarien.

Bestrahlungsplanung und Dosierung

Lagerung. Rücken- oder Bauchlage, Arme seitlich oder auf der Brust.

Simulatorplanung. Festlegung der Zielvolumenlänge mit Angabe eines vorläufigen Isozentrums und anschließend CT-Planung.

Bestrahlungstechniken. Die Therapieplanung mittels CT-gestützter 3D-Planung ermöglicht eine homogene Dosisverteilung bei optimaler Schonung von Risikoorganen. Dies gelingt auch bei der Miterfassung der inguinalen Lymphknoten. Aus der 3D-Planung resultieren isozentrische, individuell kollimierte Mehrfeldertechniken, die eine Bestrahlung in Rückenlage erlauben. Wird ein Patient in Bauchlage mittels 3-Feldertechnik (0°, 90°, 270°) behandelt, müssen die Leisten mit Elektronen zusätzlich bestrahlt werden, da die Leistenregionen von den seitlichen Feldern nicht erfasst werden.

Dosierung. Gesamtdosis 45–50,4 Gy, bei T3- und T4-Tumoren erfolgt eine kleinvolumige Dosisaufsättigung bis 55,8 Gy bzw. 59,4 Gy. Die Dosis für die inguinalen Lymphabflusswege beträgt bei fehlendem Metastasenhinweis 45 Gy, bei Tumorbefall 55,8 Gy. Die Fraktionierung beträgt 5-mal 1,8 Gy/Woche.

Chemotherapie. Diese erfolgt in der ersten und fünften Behandlungswoche simultan mit 5-FU (1000 mg/m^2 über 5 Tage als Dauerinfusion) und Mitomycin C als Bolusinjektion (10 mg/m^2 jeweils am ersten Tag des Therapiezyklus).

Nebenwirkungen

Akute Nebenwirkungen. Hautrötung, oberflächliche Epitheliolysen und Ulzerationen, Schmerzen beim Stuhlgang, Proktitis, Zystitis, Entzündung der Vaginalschleinhaut (Therapie s. 10.4).

Spätfolgen. Gewebeinduration, Stuhlinkontinenz bzw. Sphincterinsuffizienz, Schrumpfblase, Dünndarmulzera/-stenosen.

Brachytherapie

An einigen Zentren wird neben der perkutanen Strahlentherapie eine interstitielle Brachytherapie im Nachladeverfahren vorgenommen. Sie ist indiziert bei kleinen Tumoren (T1).

Nachsorge

Sechs Wochen nach Abschluss der Therapie findet die erste Nachuntersuchung statt. Sollte sich hierbei noch Tumor nachweisen lassen, ist eine chirurgische Sanierung anzustreben. Weitere Nachsorgen erfolgen im ersten posttherapeutischen Jahr alle drei Monate, danach in sechs- bzw. zwölfmonatigen Abständen. Zu den Nachsorgeuntersuchungen gehören u. a. die Proktorektoskopie, Abdomensonographie und CT oder MRT des Beckens.

Ergebnisse

Nach alleiniger Operation werden abhängig vom Grading und Tumorstadium 5-Jahres-Überlebensraten von 48–88% angegeben. Diese betragen für die alleinige Bestrahlung 46–74%, für die Radiochemotherapie 65–81%.

8.12
Nierenkarzinome (ICD-O C64)

Allgemeine Übersicht

Maligne Nierentumoren sind mit einem Anteil von 1–2% an allen Krebserkrankungen relativ selten. Männer (Männer:Frauen – 1,5:1) in der 5. und 6. Lebensdekade sind am häufigsten betroffen. In etwa 1% liegt ein beidseitiges Hypernephrom vor. Risikofaktoren sind die chronische Niereninsuffizienz, die tuberöse Sklerose, eine positive Familienanamnese und die hereditäre Form beim von-Hippel-Lindau-Syndrom.

Symptome. Sie treten meist erst in einem fortgeschrittenen Tumorstadium auf. Zu den Symptomen zählen Hämaturie, Flanken- bzw. Rückenschmerz, tastbarer Tumor, Gewichtsverlust, Varikozele, paraneoplastische Syndrome wie Polyglobulie, Hyperkalzämie und Fieber.

Diagnostik. Anamnese, klinische Untersuchung, Abdomensonographie, i.v.-Urogramm, CT-Abdomen, MRT. Zum Metastasenausschluss zusätzlich Rö-Thorax, Knochenszintigramm.

Histologie. 80% klarzelliges Karzinom (syn. Nierenzellkarzinom, Adenokarzinom der Niere, Hypernephrom), 20% andere (chromophile und chromophobe Karzinome; selten Sarkome, Lymphome usw.). Nierenbeckenkarzinome: meist Transitionalzellkarzinome.

Lokalisation. Ca. 90% der malignen Nierentumoren sind im Parenchym und 10% im Nierenbecken lokalisiert (in 20–30% sind Nierenkarzinome multifokal).

Ausbreitung. Der Tumor breitet sich kontinuierlich im Parenchym aus, um dann in das Nierenbecken, die Nierenvenen und das perirenale Gewebe einzubrechen. Frühzeitig findet eine lymphogene und hämatogene Tumorzellaussaat statt (zum Diagnosezeitpunkt 40% bzw. 30%). Fernmetastasen werden v. a. in Lunge, Leber, Skelett, kontralaterale Niere und Gehirn nachgewiesen.

Lymphabfluss. Die regionären Lymphabflusswege münden in Lymphknoten des Nierenhilus sowie in prä-, para- und interaortokavale Lymphknoten.

Stadieneinteilung. Die Tumorausbreitung wird nach dem TNM-System eingeteilt (Tabelle 8.23).

Prognosefaktoren. Tumorstadium

Stadium der Erkrankung	Prognose
Primärtumor <3 cm	Metastasierungsrisiko <5%
Tumor auf die Niere begrenzt	Metastasierungsrisiko <20%
regionäre Lymphknotenmetastasen	Metastasierungsrisiko ~90%
Fernmetastasen	Mittl. Überlebenszeit 12 Monate

Behandlungsstrategien

Alle Tumorstadien sollten primär operiert werden (außer bei Metastasierung).

Operation. Die Tumornephrektomie umfasst die Entfernung der tumorbefallenen Niere, der Nebenniere, des perirenalen Fettgewebes, der Fas-

Tabelle 8.23. TNM-Klassifikation des Nierenzellkarzinoms

Stadium	Stadiendefinition
T1	Tumorgröße ≤7 cm, Tumor auf Niere begrenzt
T2	Tumorgröße >7 cm, Tumor auf Niere begrenzt
T3	Infiltration von größeren Venen oder Nebenniere oder perirenalem Gewebe, aber nicht jenseits der Faszia Gerota
T3a	Infiltration von Nebenniere/perirenalem Gewebe, aber nicht jenseits der Faszia Gerota
T3b	Infiltration in Nierenvene(n) oder V. cava inferior
T3c	Infiltration in V. cava inferior oberhalb des Zwerchfells
T4	Infiltration jenseits der Faszia Gerota
N1	Solitäre Lymphknotenmetastase
N2	Multiple Lymphknotenmetastasen

Grading: G1–G4.

zia Gerota und der regionalen Lymphknoten. Die Operation ist die Therapie erster Wahl, auch als Palliativmaßnahme bei symptomatischem Primärtumor (z. B. Blutung). Bei kleinen Tumoren (T1–2 N0 M0) kann alternativ organerhaltend der Tumor enukleiert oder die Niere teilweise reseziert werden. Die Operationsmortalität beträgt 2–5%.

Strahlentherapie. Nierenkarzinome sind mäßig strahlenempfindlich. Daher ist die Bestrahlung nur ausnahmsweise indiziert, z. B. wenn der Patient aus internistischen Gründen nicht operabel ist, der Tumor Symptome verursacht und eine Immun(chemo)therapie unwirksam ist. Der Wert einer postoperativen Bestrahlung ist selbst bei lokal fortgeschrittenen Tumoren umstritten.

Chemotherapie. Eine alleinige Chemotherapie wird nicht eingesetzt, da die Tumoransprechraten von Zytostatika, z. B. Vinblastin, unter 10% liegen.

Hormontherapie. Nierenkarzinome haben in ca. 30% positive Hormonrezeptoren. Daher kann eine Hormontherapie mit Gestagenen, Androgenen, Antiandrogenen oder -östrogenen in seltenen Fällen das Tumorwachstum hemmen (Ansprechrate <5%), sie wird aber in der klinischen Praxis kaum eingesetzt.

Immuntherapie. Sie eignet sich im Rahmen von Therapieoptimierungsstudien für Patienten in ausreichendem Allgemeinzustand mit messbaren, progredienten Metastasen (außer bei ZNS-Metastasen, hier zunächst Operation) und reseziertem Primärtumor. Die Tumoransprechraten von Interleukin-2 und Interferon-α, ggf. kombiniert mit 5-Fluorouracil, werden mit 0 bis <40% angegeben.

Vakzinierung. Mittels Vakzinierung soll eine Immunität gegen Tumorzellen hervorgerufen werden. Die klinischen Ergebnisse sind enttäuschend, die Ansprechraten liegen in der Größenordnung der Spontanremission (1–2%).

Perkutane Strahlentherapie

Zielvolumen, kritische Organe

Voraussetzungen für die Zielvolumenfestlegung: CT-Abdomen, MRT.

Zielvolumen. Es umfasst die Primärtumorregion und ggf. die paraaortalen Lymphknoten in gleicher Höhe. Die atmungsabhängig variable Lage der Niere ist bei der Zielvolumenerfassung zu berücksichtigen.

Kritische Organe. Kontralaterale Niere, Rückenmark, Dünndarm, Leber, Pankreas.

Bestrahlungsplanung und Dosierung

Lagerung. Rückenlage, Arme auf der Brust.

Simulatorplanung. Opponierende Stehfelder, vorzugsweise CT-Planung.

Bestrahlungstechniken. Stehfelder oder individuell nach CT-Planung, z. B. Kombination aus Stehfeldern und Teilrotation, biaxialen Teilrotationen.

Dosierung. 30–50 Gy Gesamtdosis, 5-mal 2 Gy/Woche.

Nebenwirkungen

Akute Nebenwirkungen. Übelkeit, Erbrechen, Appetitlosigkeit und Diarrhoen.

Therapie. Antazida, Metoclopramid, Loperamid etc.

Prophylaxe. Diät (Vermeiden von darmanregenden Nahrungsmitteln).

Spätfolgen. Dünndarmstriktur (selten).

Ergebnisse

Die 5-Jahres-Überlebensrate für alle Tumorstadien liegt bei ca. 50%, für frühe Stadien (T1–2 N0) bei 90% und bei fortgeschrittenen Stadien (>T2) bei 50% bzw. <20% (N0 bzw. N1–3). Bei Nachweis von Fernmetastasen beträgt die 5-Jahres-Überlebensrate <10%.

Nachsorge

Sie dient dazu, ein Lokalrezidiv aufzudecken, um dann ggf. erneut zu operieren. Ferner soll die Nachsorge Metastasen frühzeitig nachweisen, der Nutzen einer systematischen Nachsorge ist unbewiesen.

8.13 Prostatakarzinom (ICD-O C 61)

Allgemeine Übersicht

Die Inzidenz des Prostatakarzinoms ist altersabhängig. Beginnend mit einer Inzidenz von ca. 5% im 45. Lebensjahr steigt die Häufigkeit auf über 50% bei den 70- bis 80-jährigen Männern an. Das Prostatakarzinom ist nach dem Bronchialkarzinom und den kolorektalen Karzinomen der dritthäufigste Tumor beim Mann.

Symptome. Nach oft jahrelanger Beschwerdefreiheit kann es zu Blasenentleerungsstörungen und Hämaturie kommen. Nicht selten sind Schmerzen durch Knochenmetastasen das erste Symptom.

Diagnostik. Anamnese, klinische Untersuchung inkl. digital-rektaler Palpation, prostataspezifisches Antigen (PSA), Stanz- oder Feinnadelbiopsie, Zystourethroskopie, i.v.-Urogramm, transrektale Sonographie, CT-Abdomen/Becken, MRT.

Zum Metastasenausschluss zusätzlich Röntgen-Thorax, Laborchemie (alkalische Phosphatase, saure Prostataphosphatase), Knochenszintigramm.

Histologie. >95% Adenokarzinom, <5% andere Histologien (Sarkome, Lymphome etc.).

Lokalisation. Das Prostatakarzinom entsteht, im Gegensatz zur Prostatahypertrophie, in den peripheren Organanteilen. Meist ist der Tumor im Lobus posterior gelegen. In über 80% wächst der Tumor multizentrisch.

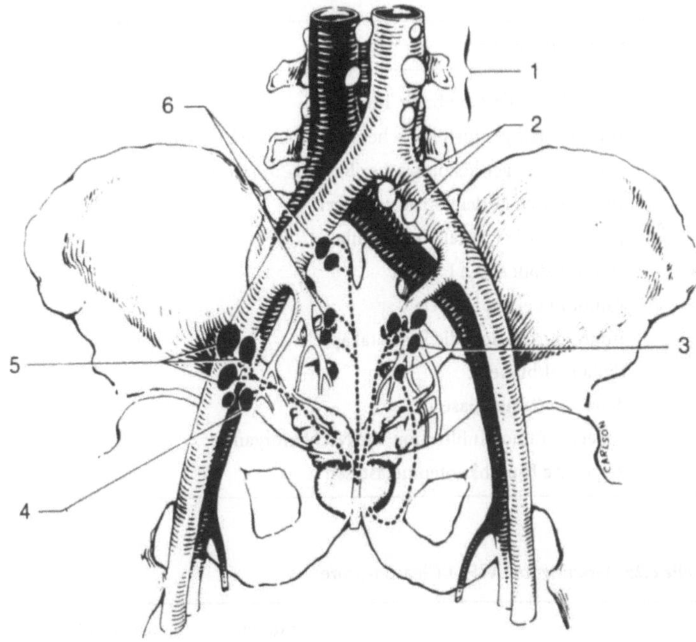

Abb. 8.30. Lymphabflusswege der Prostata. *1* paraaortale Lk, *2* Iliaca-comm.-Lk, *3* Iliaca-int.-Lk, *4* Obturator-Lk, *5* Iliaca-ext.-Lk, *6* präsakrale Lk. (Nach Fletcher 1980)

Ausbreitung. Der Tumor infiltriert lokal die Samenblasen, die Harnblase und die Urethra. Er kann sich zudem in Richtung Beckenwand ausbreiten. Fernmetastasen werden vorzugsweise im Skelettsystem, wesentlich seltener in Leber und Lunge, nachgewiesen.

Lymphabfluss. Regionale Lymphknotenmetastasen treten in den periprostatischen und paravesikulären Lymphknoten und in den Lnn. iliaci interni et externi sowie in den präsakralen Lymphknoten (Gruppe der Lnn. iliaci communes) auf (Abb. 8.30).

Stadieneinteilung. Das Tumorstadium wird nach dem TNM-System eingeteilt (Tabelle 8.24), ein Grading erfolgt nach WHO. Die WHO Differenzierung wird jedoch auch international zunehmend durch den Gleason-Score ersetzt (Tabelle 8.25).

Prognosefaktoren. Tumorstadium, Grading.

Tabelle 8.24. TNM-Klassifikation des Prostatakarzinoms

Stadium	Stadiendefinition
T1	Klinisch nicht erkennbarer Tumor
T1a	Tumor zufälliger histologischer Befund in ≤5% Gewebe
T1b	Tumor zufälliger histologischer Befund ≥5% Gewebe
T1c	Tumor durch Nadelbiopsie gesichert
T2	Tumor auf die Prostata beschränkt
T2a	Tumor befällt einen Lappen
T2b	Tumor in beiden Lappen
T3	Tumor durchbricht die Prostatakapsel
T3a	Unilateral/bilateral
T3b	Befall der Samenblase(n)
T4	Fixierter Tumor/Infiltration von Nachbarorganen
N1	Regionäre Lymphknotenmetastasen

Tabelle 8.25. Grading und WHO-Gleason-Score

	Grading	Gleason-Score
Gut differenziert/leichte Anaplasie	1	2–4
Mittelgradig differenziert	2	5–6
Mittelgradig bis schlecht differenziert	–	7
Schlecht differenziert	3	8–10
Undifferenziert	4	–

Behandlungsstrategien

Die Behandlung des Prostatakarzinoms erfolgt stadienabhängig.

Wird bei T1a-Tumoren nach transurethraler Prostataresektion (TUR-P) oder offener Biopsie in weniger als 5% des Gewebes ein G1-Karzinom festgestellt, kann entweder eine radikale Prostatektomie erfolgen oder eine „Wait-and-see-Strategie“ verfolgt werden, da sich die Überlebensraten unabhängig von der Behandlungsstrategie erst nach 15 Jahren unterscheiden. Daher profitieren nur jüngere Patienten von einer nachfolgenden radikalen Operation. Tumoren mit geringerer Differenzierung werden operiert oder bestrahlt.

Für T1b-T2-Tumoren ist die radikale Prostatektomie oder eine kurative Bestrahlung die Therapie der Wahl. Die Operation hat bei etwa gleichem Therapieergebnis im Vergleich zur Radiatio den Nachteil, dass in über 90% eine dauerhafte erektile Dysfunktion auftritt.

Bei lokal fortgeschrittenem Tumor (T3–4) wird primär bestrahlt und/oder antihormonell behandelt. Eine adjuvante Strahlentherapie nach radikaler Operation eines T3-Tumors verbessert das progressionsfreie Überleben. Lymphknoten- oder Fernmetastasen sind inkurabel und werden mittels Hormontherapie behandelt. Die Ansprechdauer einer Hormontherapie beträgt 12–24 Monate. Beim hormonrefraktären Karzinom ist eine Chemotherapie indiziert.

Operation. Die retroperitoneale Lymphadenektomie ist eine diagnostische Maßnahme im Rahmen des Staging. Sie hat m. E. keinen therapeutischen Wert. Die Operation des Prostatakarzinoms besteht in einer radikalen Prostatovesikulektomie über einen perinealen oder retropubischen Zugang. Sie ist indiziert bei einer Lebenserwartung von mehr als 10 Jahren. Die Operationsmortalität beträgt ca. 1%.

Nebenwirkungen. Inkontinenz 5–16%, Strikturen 5–20%, Rektumfisteln 1–12%, Erektionsstörungen >90%.

Strahlentherapie. Die Bestrahlung kann perkutan oder interstitiell erfolgen. Nur gut differenzierte Tumoren, die die Prostatakapsel nicht durchbrochen haben (T1–2), werden interstitiell bestrahlt. Vor einer alleinigen interstitiellen Bestrahlung mit radioaktiven Strahlern ist immer eine Staging-Lymphadenektomie erforderlich, um Lymphknotenmetastasen auszuschließen. Die interstitielle Radiatio kann allein oder als Boost in Kombination mit einer perkutanen Bestrahlung eingesetzt werden. Dabei wird die Prostata unter endosonographischer Kontrolle über einen retropubischen Zugang oder transperineal mit Hohlnadeln gespickt und anschließend die Bestrahlung in Afterloading-Technik durchgeführt. Auch die dauerhafte Implantation von radioaktiven Strahlern (Seeds) mit geringer Reichweite und niedriger Dosisleistung wie ^{125}I oder ^{103}Pd ist möglich.

Hormontherapie. Die subkapsuläre Orchiektomie ist, ebenso wie die wesentlich teurere Gabe von LH-RH-Analoga (Goserelin, Euprolid, Triptolerin), die wirksamste antihormonelle Maßnahme. Sie führt zu einer nahezu vollständigen Ausschaltung der Testosteronproduktion. Zusätzlich zur Orchiektomie sollte ein Antiandrogen, z. B. Cyproteronacetat oder

Flutamid, das direkt am Erfolgsorgan durch kompetitive Rezeptorblockade und über die Senkung der Gonadotropinsekretion (LH, FSH) wirkt, gegeben werden. Die Antiandrogeneinnahme kann allerdings infolge einer verstärkten Prolaktinproduktion zur schmerzhaften Gynäkomastie führen. Diese wird mit Bromocriptin oder, einfacher und kostengünstiger, mit einer rechtzeitigen (!) Bestrahlung (4-mal 3 Gy täglich; auch vor Orchiektomie und Östrogengabe) verhindert.

Weitere Möglichkeiten der antihormonellen Therapie bei Tumorprogression sind die heute kaum noch eingesetzten Östrogene (Nebenwirkungen: Gynäkomastie, kardiovaskuläre Erkrankungen, Thromboseneigung) und zytostatisch wirkende bzw. mit Zytostatika gekoppelte Hormone (Diäthylstilböstrol bzw. Estracyt). Letztere werden mit Kortison (Dexamethason) kombiniert, um die Nebennierenrindenfunktion zu unterdrücken.

Chemotherapie. Spricht die Hormontherapie nicht an, ist u. U. der Versuch einer Chemotherapie, z. B. mit den Substanzen Doxorubicin, 5-Fluorouracil, Cyclophosphamid oder Mitomycin C gerechtfertigt. Die Ansprechraten liegen bei 20–30%.

Kombinationstherapien

Operation und Bestrahlung. Eine postoperative Bestrahlung ist bei hohem Lokalrezidivrisiko indiziert. Dies ist nach transurethraler Prostataresektion (TUR-P), bei der zufällig ein Karzinom festgestellt wurde, nach unvollständiger mikroskopischer oder makroskopischer (R1/R2) Tumorresektion sowie bei T3-Tumoren der Fall. Durch die Radiatio kann die Zahl der Lokalrezidive deutlich gesenkt werden. Etwa 4 Wochen nach der Operation sollte die Bestrahlung beginnen, um die Nebenwirkungsrate gering zu halten. Alternativ ist die Bestrahlung erst bei postoperativem PSA-Anstieg möglich, muss dann aber rasch eingeleitet werden.

Operation und Hormontherapie. Wenn nicht im Gesunden operiert wurde und eine postoperative Bestrahlung nicht möglich, vom Patienten abgelehnt bzw. nicht indiziert ist (z. B. bei Metastasen), wird der Patient antihormonell behandelt.

Therapie des Rezidivs. Patienten mit Rezidiven nach Operation werden bestrahlt oder antihormonell behandelt. Standardempfehlungen zur Rezidivtherapie nach Bestrahlung gibt es nicht. Als therapeutische Optionen stehen die sog. Salvageprostatektomie und die antihormonelle Therapie zur Verfügung. Für eine Prostatektomie sind v. a. Patienten mit folgenden Voraussetzungen geeignet:

- Alter <70 Jahre,
- Primärtumorstadium T 1–2,
- positive Rebiopsien >2 Jahre nach der Bestrahlung,
- persistierend hohe oder ansteigende Werte des PSA,
- szintigraphisch kein Nachweis von Knochenmetastasen,
- negative pelvine Lymphadenektomie, falls durchführbar.

Patienten, die nicht die genannten Kriterien aufweisen, sollten bei positiver Rebiopsie antihormonell behandelt werden.

Perkutane Strahlentherapie

Zielvolumen, kritische Organe

Voraussetzungen für die Zielvolumenfestlegung: CT-Becken oder MRT-Becken, Endosonographie (transrektal).

Zielvolumen. Es umfasst im Stadium T1–2 die Prostata mit geringem Sicherheitssaum unter Berücksichtigung von Lagerungsungenauigkeiten und Organbewegungen. Im Stadium T3 müssen die Samenblasen und das periprostatische Gewebe ebenfalls in das Zielvolumen eingeschlossen werden. Für die Bestrahlung pelviner Lymphbahnen besteht derzeit keine Rationale, da ein positiver Effekt hinsichtlich Gesamtüberleben oder Rezidivfreiheit bisher nicht nachgewiesen werden konnte.

Kritische Organe. Harnblase, Rektum, Dünndarm.

Bestrahlungsplanung und Dosierung

Lagerung. Rückenlage, Hände auf der Brust.

Simulatorplanung. Darstellung der Harnblase durch i.v.-Gabe von Kontrastmittel, Darstellung des Rektums durch rektale Bariuminstillation und Festlegung eines Zielvolumens im Patienten. 1–2 Tage später CT-Planung (sonst Artefakte durch Barium!).

Bestrahlungstechniken. Individuell nach 3D-CT-Planung, z. B. 4–6 Stehfelder mit Individualkollimatoren. Alternativ können Voll- oder Teilrotationen oder eine biaxial-bisegmentale Rotation (Abb. 8.31) eingesetzt werden.

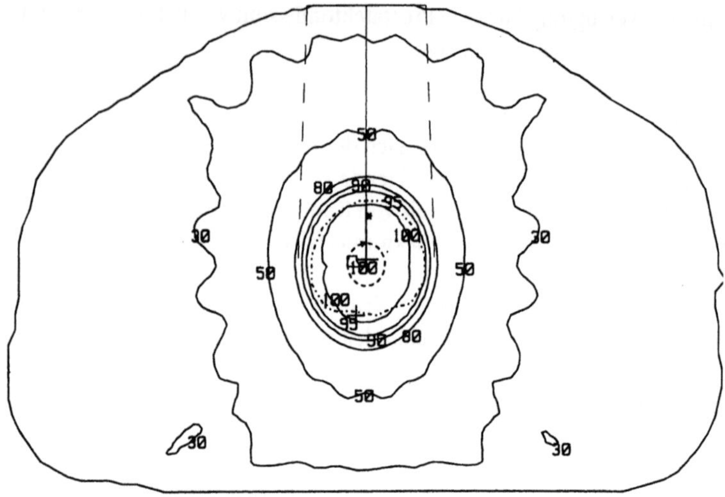

Abb. 8.31. Prostatakarzinom: Beispiel einer monaxialen Vollrotation

Dosierung. Gesamtdosis 70 Gy, 5-mal 2 Gy/Woche. Nach 50 Gy Umplanung mit Zielvolumenverkleinerung, d. h. ausschließlich der Primärtumor wird bestrahlt. Alternativ kann ein Boost mit 30 Gy via interstitieller Bestrahlung appliziert werden. *Palliativ:* ca. 50 Gy Gesamtdosis, je nach Effekt und Verträglichkeit.

Nebenwirkungen

Akute Nebenwirkungen. Reizungen von Harnblase und Rektum, Diarrhoen und abdominale Krämpfe. Erythem, Epitheliolysen, v.a. perineal und in den Glutealfalten.

Prophylaxe. Bestrahlung mit voller Harnblase (Verdrängung des Dünndarms nach kranial), Diät (Vermeidung von darmanregenden Nahrungsmitteln), geregelter Stuhlgang, ausreichende Flüssigkeitszufuhr (ca. 2 l pro Tag).

Therapie. Spasmolytika; bei Bakteriennachweis im Urin Antibiotika, reichliche Flüssigkeitszufuhr (2 l pro Tag); bei Proktitis kortisonhaltige Einläufe oder Suppositorien, die Wismut, Zinkoxid oder Perubalsam enthalten; gegen Diarrhoen Kaolin und Pektin oder Loperamid (Weiteres s. 10.4).

Spätfolgen. Persistierende Periproktitis bzw. Rektosigmoiditis ca. 3% (bei interstitieller Bestrahlung ca. 1%), chronische Zystitis ca. 3%, Urethrastriktur, meist nach TUR-P ca. 3–15%, Inkontinenz nach Operation + Radiatio 5–15%, Impotenz ca. 40% (bei interstitieller Bestrahlung ca. 15%).

Brachytherapie (interstitielle Bestrahlung)

Über einen retropubischen Zugang werden ^{125}I-Seeds über metallene Führungshülsen, die 1 cm Abstand voneinander haben, in die Prostata eingebracht. Während die Nadeln zurückgezogen werden, werden die Seeds in bestimmten Abständen platziert. Die Tumorminimaldosis beträgt ca. 80 Gy. Rektum und Blase sollten mit maximal 60 Gy belastet werden. Alternativ zu dieser Dauerimplantation können temporär radioaktive Strahler, vorzugsweise über den perinealen Zugang und unter endosonographischer Kontrolle, in die Prostata eingebracht werden. Über Abstandshalter, z. B. aus Plexiglas, werden Hohlnadeln in definierten Abständen in die Prostata eingestochen. Dann wird für jede Hohlnadel die Distanz, auf der die Strahlung wirksam werden soll, bestimmt. Computergestützt wird die Verweildauer des Strahlers, z. B. ^{192}Ir, berechnet. Erst danach wird bestrahlt.

Dosierung. Etwa 30 Gy (Dosisleistung ca. 0,8 Gy/Stunde) + perkutane Bestrahlung mit 45–50 Gy.

Ergebnisse

Etwa ein Drittel aller Patienten mit Prostatakarzinom stirbt tumorbedingt. Die 5-Jahres-Überlebensrate für alle Patienten liegt bei ca. 60%. Die lokale Kontrollrate ist in den fortgeschrittenen Stadien T 3–4 mit 20% (15 Jahreszeitraum) deutlich schlechter als bei den frühen Stadien T1–2 mit 68%. Das Grading ist prognostisch von großer Bedeutung. Die 10-Jahres-Überlebensrate für G1/2-Tumoren beträgt 87% und für G3-Tumoren nur 34%. Das Risiko eines Lokalrezidivs ist hoch bei Kapseldurchbruch, positiven Tumorresektionsrändern, schlechter Differenzierung und hohen Serumwerten des PSA. Der Befall der Samenblasen ist mit einem höheren Risiko für eine Fernmetastasierung verknüpft (15-Jahres-Überlebensrate ca. 13%). Gerade diese Patienten profitieren bzgl. der Lokalkontrolle von der postoperativen Bestrahlung.

In Tabelle 8.26 sind die Ergebnisse der Operation und der Strahlentherapie aufgeführt. Daraus ergibt sich, dass Operation und Bestrahlung bzgl. der Überlebensraten gleichwertig sind. Die Überlebensraten nach

Tabelle 8.26. Operation vs. Strahlentherapie beim Prostatakarzinom

Therapieart	5-Jahres-Überlebensrate [%]	10-Jahres-Überlebensrate [%]	15-Jahres-Überlebensrate [%]
Operation			
T1–2	80	60	35
T3	65	35	20
Perkutane Bestrahlung			
T1–2	85	60	40
T3	60	35	20
T4	25	–	–
Interstitielle Bestrahlung (+ Lymphadenektomie)			
T1–2	80	–	–
T3	70	–	–

interstitieller Bestrahlung sind mit denen einer perkutanen Radiatio vergleichbar. Die Zahl der Nebenwirkungen ist dabei nach interstitieller Bestrahlung geringer.

Die antihormonelle Therapie erzielt Tumorremissionen in ca. 40% der Fälle. Ferner bewirkt sie in ca. 70% eine Schmerzreduktion und die Verbesserung des Allgemeinzustandes. 80% der Patienten, die initial auf eine Hormontherapie ansprechen, zeigen innerhalb von 1–2 Jahren eine Tumorprogredienz, da die Tumoren eine zunehmende Hormonresistenz entwickeln.

Nachsorge

Die Nachsorge hat die Aufgabe, den Therapieerfolg zu kontrollieren und ein Rezidiv, das effektiv behandelt werden kann, rechtzeitig zu erkennen. Wichtigste Maßnahme ist die digital-rektale Untersuchung, ergänzt durch Endosonographie, evtl. CT und Laborchemie. Steigende PSA-Werte in drei nacheinander durchgeführten Kontrollen sind ein sicherer Hinweis auf ein Tumorrezidiv.

Hinweis. Der positive Tumornachweis durch Feinnadelpunktion nach Bestrahlung sagt nicht zwangsläufig etwas über das therapeutische Ergebnis aus. Die Anzahl positiver Rebiopsien ist stadienabhängig (T2: 25–35%; T3: 40–55%). 25% der Patienten mit positiven Rebiopsien erleiden nie ein Rezidiv. 75% allerdings entwickeln innerhalb von 10 Jahren ein Rezidiv. Deshalb sollten Feinnadelbiopsien nur durchgeführt werden, wenn eine Prostatainduration mehr als 18 Monate nach Bestrahlungsende persistiert oder der Verdacht auf ein erneutes Tumorwachstum besteht. Wird dann ein Rezidiv festgestellt, sollte ggf. eine Rezidivtherapie eingeleitet werden (s. oben).

8.14 Harnblasenkarzinome (ICD – O C 67)

Allgemeine Übersicht

Harnblasenkarzinome sind seltene Tumoren mit einer Häufigkeit von 3% aller Malignome, sie sind allerdings die häufigsten Tumoren im Harntrakt. Der Altersgipfel liegt im 7. Lebensjahrzehnt, das Verhältnis Männer: Frauen beträgt 3:1.

Symptome. Leitsymptom ist die Hämaturie (bis zu 80%), weniger häufig treten zystitische Beschwerden, Miktionsdrang, Pollakisurie und Dysurie auf. Fortgeschrittene Tumoren führen zu lokalen Schmerzen.

Diagnostik. Anamnese, Labordiagnostik, Urinzytologie, Urethrozystoskopie mit Biopsie (Blasen-Mapping zum Ausschluss eines multizentrischen Tumorwachstums), Sonographie, Rektoskopie, ggf. gynäkologische Untersuchung, CT-Becken (Tumorausbreitung, Lymphknotenmetastasen), Skelettszintigraphie, Röntgen-Thorax.

Histologie. 95% Urothelkarzinome, Plattenepithelkarzinom und Adenokarzinom sind selten.

Lokalisation. Harnblasentumoren können in allen Teilen der Harnblase mit einer unterschiedlichen Häufigkeit auftreten (Tabelle 8.27).

Tabelle 8.27. Lokalisationsverteilung von Harnblasentumoren

Lokalisation	[%]
Seitenwand	40
Vorderwand	10
Hinterwand	20
Blasendach	10
Blasenboden	12
Blasenhals	8

Ausbreitung. Infiltratives Wachstum von der Blasenschleimhaut in die Blasenwand und Umgebung. Die Metastasierung erfolgt lymphogen und hämatogen. Regionale Metastasen sind in 20% nachzuweisen, wenn die Muskularis nicht überschritten wird, dagegen bis zu 50% bei Überschreitung derselben. Fernmetastasen finden sich bevorzugt in Knochen, Leber und Lunge.

Lymphabfluss. Der regionale Lymphabfluss erfolgt in die paravesikalen (Lnn. paravesicales) und zu den externen iliakalen Lymphknoten (Lnn iliaci externi), sehr selten in die Lnn. iliaci interni bei Tumorbefall der Blasenhinterwand.

Stadieneinteilung. Die Stadieneinteilung erfolgt nach der TNM-Klassifikation (Tabelle 8.28).

Prognosefaktoren. Tumorstadium, Grading.

Tabelle 8.28. TNM-Klassifikation des Harnblasenkarzinoms

Stadium	Stadiendefinition
Tis	Carcinoma in situ
Ta	Nichtinvasives papilläres Karzinom
T1	Tumor infiltriert subepitheliales Bindegewebe
T2	Tumor infiltriert Muskulatur
T2a	Tumor infiltriert oberflächliche Muskulatur (innere Hälfte)
T2b	Tumor infiltriert tiefe Muskulatur (äußere Hälfte)
T3	Tumor infiltriert perivesikuläres Fettgewebe
T3a	Mikroskopisch
T3b	Makroskopisch (extravesikulärer Tumor)
T4	Tumor infiltriert Prostata oder Vagina oder Uterus oder Becken- oder Bauchwand
T4a	Tumor infiltriert Prostata oder Uterus oder Vagina
T4b	Tumor infiltriert Becken- oder Bauchwand
N1	Solitäre Metastase <2 cm
N2	Metastase(n) ≥2–5 cm oder multiple nicht >5 cm
N3	Metastase(n) >5 cm

Grading: G1–G4.

Behandlungsstrategien

Die Behandlung richtet sich nach dem Stadium und dem Grading. Für die Festlegung der Therapiestrategie werden die oberflächlichen (Tis, Ta, T1) von den invasiven Karzinomen unterschieden.

Operation. Für die oberflächlichen Karzinome ist die Operation als TUR (transurethrale Resektion) die Therapie der Wahl. Eventuell ist eine nochmalige TUR notwendig, um ein multifokales Geschehen (in 10% der Fälle) auszuschließen.

Bei infiltrativen Karzinomen ist die radikale Zystektomie mit Lymphadenektomie der Fossa obturatoria und der externen iliakalen Gefäße das Standardverfahren. Sie beinhaltet beim Mann außerdem die Resektion von Prostata und Samenblasen bzw. bei Frauen die Entfernung von Uterus, Adnexen und vorderer Vaginalwand. Im Falle der Inoperabilität kann eine palliative TUR sinnvoll sein.

Strahlentherapie. Die Radiatio ist der Zystektomie nicht überlegen, bietet aber den wesentlichen Vorteil der Organerhaltung. Eine Strahlentherapie wird bei prognostisch ungünstigen (T1, G3), fortgeschrittenen sowie inoperablen Tumoren (T2–4) eingesetzt. Weitere Indikationen sind inkomplett resezierte oder multifokale T1-Tumoren, wenn eine komplette Tumorentfernung durch TUR nicht möglich erscheint, außerdem Tumorrezidive im Stadium T1 G2 nach TUR und intravesikaler Chemo- bzw. BCG-Therapie. Nach radikaler Zystektomie ist eine Bestrahlung nur nach inkompletter Resektion (R1–2) zur Senkung der Lokalrezidivrate oder in der Rezidivsituation angezeigt. Eine präoperative Bestrahlung hat keine Verbesserung bezüglich der Gesamtüberlebenszeit gebracht.

Chemotherapie. Als alleinige Therapie nur bei fortgeschrittenen Tumoren, Rezidiven und Metastasen. Zum Einsatz kommen Cisplatin, Methotrexat (EORTC-Schema) oder Methotrexat, Vinblastin, Adriamycin (M-VAC-Schema). Die neoadjuvante Chemotherapie vor Zystektomie erbringt keinen Vorteil, adjuvante Chemotherapien sollten nur innerhalb randomisierter Studien durchgeführt werden.

Kombinationstherapie. Bei oberflächlichen Tumoren ist nach TUR eine Instillationstherapie mit Mitomycin C oder Doxorubicin bzw. eine lokale Immuntherapie mit BCG indiziert. Lediglich Ta-G1-Tumoren werden engmaschig kontrolliert. Tritt eine Progression oder Rezidiv auf, ist eine radikale Operation, bei gewünschtem Organerhalt eine Radio- oder Radiochemotherapie (25 mg/m^2 KOF-Cisplatin täglich in der 1. und 5. Bestrahlungswoche) angezeigt.

In Erprobung ist die lokale photodynamische Lasertherapie vor einer Zystektomie. Bei nichtinfiltrativen Tumoren führt die Strahlentherapie nach TUR zu einer kompletten Remission in 50%, bei infiltrativen in weniger als 30%. Durch den Einsatz der primären Radiochemotherapie (Cisplatin) nach TUR wird die Remissionsrate deutlich erhöht (80–90%). Eine Salvagezystektomie wird dann bei Tumorpersistenz oder Rezidiv angeschlossen.

Die Kombination von TUR und Polychemotherapie (z. B. Methotrexat, Vinblastin, Cisplatin u. Epirubicin) führt bei inoperablen Karzinomen zu einer kompletten Remission von 50%.

Perkutane Strahlentherapie

Zielvolumen, kritische Organe

Zielvolumen. Gesamte Harnblase oder Restharnblase sowie der evtl. sichtbare Tumor außerhalb der Harnblase einschließlich der regionären Lymphabflusswege bis zur Aortenbifurkation. Eine Verbesserung des Gesamtüberlebens durch die Bestrahlung der Lymphbahnen ist nicht belegt. Zur Senkung der Toxizität ist über das Ausmaß der Lymphknotenbestrahlung individuell zu entscheiden. Die Bestrahlung sollte CT-gestützt 3D-geplant sein. Hierdurch ist die optimale Schonung des Rektums möglich. Nach kranial muss das Zielvolumen max. bis zur Aortengefäßbifurkation (L5/S1) reichen, nach kaudal 1–2 cm über den Blasenboden hinaus. Seitlich müssen die Beckenwände bzw. die externen iliakalen Gefäße erfasst werden.

Kleinvolumige Dosisaufsättigungen (Boost) erfordern immer eine individuelle Zielvolumenfestlegung in CT-Schichten.

Risikoorgane. Rektum, Dünndarm, Blasenwand, Gonaden.

Bestrahlungsplanung und Dosierung

Lagerung. Rücken, Hände auf der Brust, keine besonderen Immobilisationstechniken.

Simulatorplanung. Zur exakten Erfassung der Anatomie und Topographie sollte eine CT-Planung erfolgen. Am Simulator exakte Lagerung, KM-Darstellung von Blase und Rektum (Doppelkontrast), jedoch Entleerung der Harnblase vor der CT-Planung und vor jeder Bestrahlung. Anfertigung von CT-Schichten.

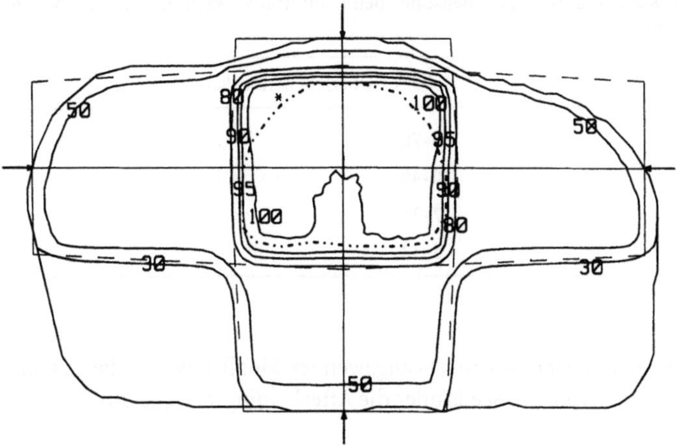

Abb. 8.32. Blasenkarzinom: 4-Feldertechnik (-··-·· = Zielvolumen)

Bestrahlungstechniken. Bevorzugt werden Stehfeldtechniken als 3-Felder- oder 4-Feldertechnik (Abb. 8.32). Bei den seitlichen Feldern meist Ausblockung der Rektumhinterwand und der Dünndarmschlingen im kranialen Bereich.

Soll nur die Harnblase bestrahlt werden, ist eine Bewegungsbestrahlung u. U. günstiger als eine Stehfeldbestrahlung.

Dosierung. 45–50 Gy großvolumig unter Einbeziehung der Lymphknotenstationen, Boostbestrahlung bis 59,4 Gy. Höhere Dosen auf die gesamte Harnblase sollten aufgrund der dann erheblich ansteigenden Komplikationsrate nicht gegeben werden. Kleinstvolumige Dosisaufsättigungen bis zu 70 Gy sind in begründeten Ausnahmefällen jedoch möglich. Die Fraktionierung beträgt 1,8 Gy, 5-mal pro Woche.

Nebenwirkungen

Akute Nebenwirkungen. Dysurie, Diarrhoe, Zystitis, Proktitis.

Spätfolgen. Als Spätfolgen können eine chronische Zystitis, Proktitis und eine Schrumpfharnblase auftreten.

Brachytherapie

An einigen Zentren wird zusätzlich zur perkutanen Strahlentherapie die interstitielle Brachytherapie bei makroskopischen Resttumoren oder bei

Tabelle 8.29. 5-Jahres-Überlebensrate beim infiltrativ wachsenden Harnblasenkarzinom

Stadium	5-Jahres-Überlebensrate [%]
T1	60–70
T2	30–40
T3	17–38
T4	8–12

der Notwendigkeit eines Boosts angewendet. Möglich ist eine Permanentimplantation von ^{125}I-Seeds oder die Afterloadingtherapie mit ^{192}Ir.

Ergebnisse

Oberflächliche Tumoren: hohe Rezidivrate nach alleiniger TUR (50–65%). Nach TUR und intrakavitärer Chemotherapie in 70% komplette Remission, nach postoperativer Radiochemotherapie 80–90% komplette Remission. Die Prognose für infiltrativ wachsende Tumoren ist deutlich schlechter.

Die stadienabhängigen 5-Jahres-Überlebensraten nach alleiniger Strahlentherapie werden in Tabelle 8.29 aufgeführt.

Nachsorge

Eine regelmäßige Nachsorge ist notwendig. Das Ausmaß richtet sich nach der durchgeführten Therapie sowie der Häufigkeit und Lokalisation der zu erwartenden Rezidive. Wichtig sind zytologische und zystoskopische Untersuchungen, bei fortgeschrittenen Tumoren auch Untersuchungen bei klinischem Verdacht auf eine Metastasierung zum Metastasenausschluss. Selbstbeobachtung des Patienten (Hämaturie).

8.15 Tumoren des Hodens (ICD-10 C 62.9)

Allgemeine Übersicht

Hodentumoren sind relativ selten (Inzidenz in Deutschland 6,5/100.000 Einwohner), sie machen 1% aller bösartigen Neubildungen bei Männern aus. Der Altersgipfel liegt bei 25–40 Jahren (Seminome) und 20–30 Jahren (Nichtseminome). 98% der Keimzelltumoren des Mannes sind im

Hoden lokalisiert, ein bilateraler Befall tritt syn- oder metachron in ca. 5% der Fälle auf. Nachgewiesene Risikofaktoren für eine Tumorentstehung sind Maldescensus testis und einseitiger Hodentumor, wahrscheinliche Risikofaktoren sind Hodenatrophie, Mumpsorchitis und familiäres Vorkommen.

Symptome. Schwellung des Hodens, Schmerzen (selten akut), Brustschwellung (Gynäkomastie). Fortgeschrittene Tumoren mit Metastasen führen zu Rückenschmerzen (Lymphknotenmetastasen) und pulmonalen Symptomen (Lungenmetastasen, mediastinale Lymphknotenmetastasen).

Diagnostik. Palpation, Sonographie (ggf. auch MRT), Röntgenthorax, Labor: Routine u. β-HCG, α-Fetoprotein, plazentäre alkalische Phosphatase (PlAP), LDH, histologische Sicherung durch Hodenfreilegung (keine perkutane Biopsie) und bioptischer Ausschluss einer kontralateralen testikulären intraepithelialen Neoplasie (TIN; Häufigkeit ca. 5%) als Vorstufe für ein invasives Karzinom. Zum Ausschluss von Fernmetastasen: abdominales CT, Thorax-CT, Ausscheidungsurographie, Skelettszintigraphie (bei Knochenschmerzen), Lymphographie (fakultativ).

Histologie. Es handelt sich überwiegend um Keimzelltumoren, im höheren Alter treten häufiger Nichtkeimzelltumoren und Lymphome auf. Nach der WHO-Klassifikation werden Seminome von Nichtseminomen unterschieden:

- Seminome (40%):
  - reines Seminom,
  - spermatozytisches Seminom,
  - undifferenziertes anaplastisches Seminom.
- Nichtseminome (60%):
  - embryonales Karzinom,
  - Dottersacktumor,
  - Polyembryom,
  - trophoblastische Tumoren, z. B. Chorionkarzinom,
  - Teratom,
  - Mischformen.

Lokalisation. Meist nur einseitiger Befall, bei Patienten mit beidseitigem Kryptorchismus werden bis zu 24% beidseitige Tumoren gefunden.

Ausbreitung. Der Tumor wächst lokal in die Tunica albuginea, das Rete testis, den Nebenhoden, den Samenstrang und das Skrotum ein. Die Metastasierung erfolgt lymphogen und hämatogen.

Die Häufigkeit von Lymphknotenmetastasen liegt bei 30%. Rechtsseitige Hodentumoren metastasieren lymphogen in die ipsilateralen retroperitonealen Lymphknoten und auch zur Gegenseite (Abb. 8.33). Bei fortgeschrittenen Tumoren können auch die gleichseitigen oberen iliakalen Lymphknoten befallen sein, die gegenseitigen iliakalen Lymphknoten z. B. nach einer früheren Herniotomie (veränderte Lymphabflusswege). Inguinale Lymphknotenmetastasen sind bei skrotalen Voroperationen oder bei Infiltration des Skrotums möglich. Nach kranial können sich die Tumorzellen in die mediastinalen und linksseitigen supraklavikulären Lymphknoten, seltener in die rechtsseitigen, ausbreiten. Hämatogene Metastasen: Lunge, ZNS, Skelett.

Lymphabfluss. Zu den regionalen Lymphknoten gehören die Lnn. lumbales dextri et sinistri und die Lnn. iliaci externi (Abb. 8.33). Der rechtsseitige Hoden drainiert in die parakavalen Lymphknoten rechts, die Lymphbahnen kreuzen in Höhe des Nierenstiels zur Gegenseite. Der linke Hoden drainiert in die paraaortalen Lymphknoten. Beidseits bestehen auch Lymphabflusswege zu den oberen externen iliakalen Lymphknoten jeweils zur gleichen Seite. Nach Voroperationen können atypische Lymphabflusswege bestehen (s. oben).

Stadieneinteilung. Die Stadieneinteilung wird nach radikaler Orchiektomie entsprechend der TNM-Klassifikation vorgenommen (Tabellen 8.30–8.32).

Prognosefaktoren. Histologie, Tumorausdehnung, Tumormarker (Tabelle 8.33).

Behandlungsstrategien

TIN (testikuläre intraepitheliale Neoplasie)

Therapie der Wahl ist die Bestrahlung mit 10-mal 2 Gy. Ausnahmen:

- gesunder kontralateraler Hoden; Therapie: Ablatio testis;
- bei vorgesehener Chemotherapie keine zusätzliche Radiatio des Hodens, da sonst die Leydig-Zellen zu stark geschädigt werden können. Ergibt eine Kontrollbiopsie nach Abschluss der Chemotherapie eine TIN-Persistenz, erfolgt die Radiatio.

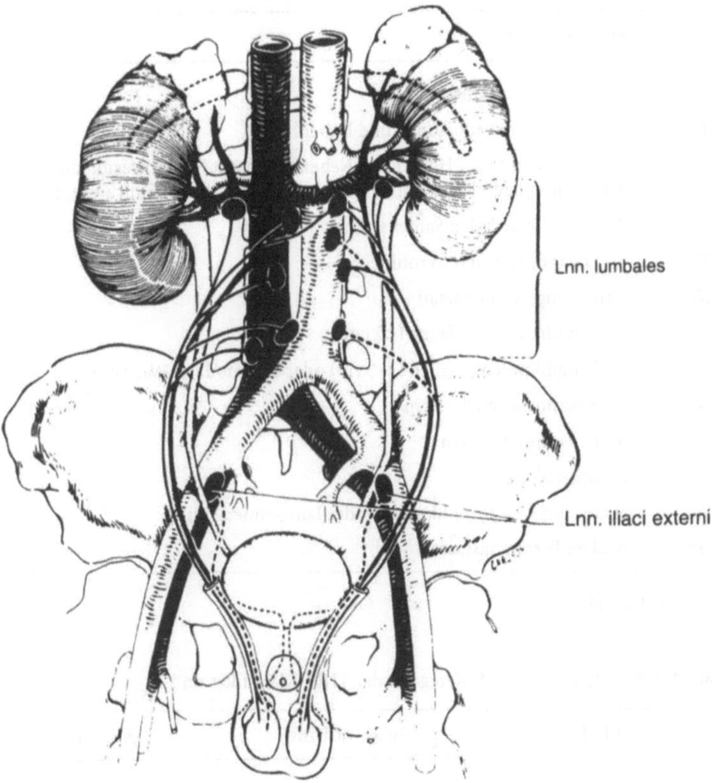

Abb. 8.33. Lymphabflusswege der Hoden. (Nach Fletcher 1980)

Seminom/Nichtseminom. Nach der histologischen Sicherung des Tumors werden in Abhängigkeit von der Histologie (Seminom/Nichtseminom) und dem Stadium unterschiedliche therapeutische Wege eingeschlagen. Entscheidend für die Diagnose eines reinen Seminoms ist neben der exakten Histologie ein normaler Serumtiter des α-Fetoproteins (AFP). Patienten mit erhöhtem AFP-Titer sollten wie ein Nichtseminom behandelt werden. Die Hodentumoren gehören zu den Tumoren, die sehr gut, selbst bei Nachweis von Metastasen, behandelt werden können, sodass bei histologischer Sicherung des Tumors der Patient einem entsprechenden therapeutischen Zentrum zugewiesen werden sollte. In Ab-

Tabelle 8.30. Pathologische TNM-Klassifikation der Hodentumoren

Stadium	Stadiendefinition
pTis	Intratubulärer Tumor
pT1	Tumor begrenzt auf Hoden und Nebenhoden
pT2	Tumor begrenzt auf Hoden und Nebenhoden mit Gefäßinvasion oder mit Ausdehnung durch die Tunica albuginea mit Befall der Tunica vaginalis
pT3	Tumor infiltriert den Samenstrang
pT4	Tumor infiltriert das Skrotum
pN0	Kein Lymphknotenbefall
pN1	<5 Lymphknoten befallen (<2 cm)
pN2	<5 Lymphknoten befallen (2–5 cm) oder extranodales Wachstum
pN3	Lymphknotenbefall >5 cm
M0	Keine Fernmetastasen
M1	Fernmetastasen
M1a	Nichtregionäre Lymphknoten- oder Lungenmetastasen
M1b	Andere Fernmetastasen

Grading: G1–G4.

Tabelle 8.31. Definition der S-Kategorie der TNM-Klassifikation

	LDH		HCG (mIU/ml)		AFP (ng/ml)
S1	<1,5×N	und	<5000	und	<1000
S2	1,5–10×N	oder	5000–50.000	oder	1000–10.000
S3	>10×N	oder	>50.000	oder	>10.000

N obere Grenze des Normwerts für LDH.

hängigkeit von der notwendigen Therapie sollte bei den meist jungen Männern bei bestehendem Kinderwunsch eine Kryospermakonservierung diskutiert werden.

Operation

Alle Hodentumoren müssen in Form einer hohen Ablatio testis primär operiert werden. Die Orchiektomie wird auch im Anschluss an eine Che-

Tabelle 8.32. Stadiengruppierung

Klinisches Stadium	Stadien			
0	pTis	N0	M0	
I	pT1–4	N0	M0	
IIA	pT1–4	N1	M0	
IIB	pT1–4	N2	M0	
IIC	pT1–4	N3	M0	
IIIA	pT1–4	N0–3	M1	S0–1
IIIB	pT1–4	N0–3	M0–1	S2
IIIC	pT1–4	N0–3	M0–1	S3
			M1b	jedes S

motherapie vorgenommen, wenn aufgrund einer massiven Metastasierung eine primäre Operation nicht möglich bzw. sinnvoll ist. Die retroperitoneale Lymphadenektomie kommt bei den Seminomen nicht primär zum Einsatz, jedoch bei den nichtseminomatösen Tumoren sowohl diagnostisch als auch therapeutisch im Stadium I (s. unten). Die sekundäre Lymphadenektomie wird bei beiden histologischen Formen bei Residualtumoren nach Chemotherapie vorgenommen. Seminomtumorreste von mehr als 3 cm Durchmesser nach Chemotherapie im Stadium IIc/III sollten operativ entfernt werden.

Strahlentherapie

Das Seminom ist sehr strahlensensibel, weniger strahlenempfindlich sind dagegen die Nichtseminome; entsprechend unterschiedlich wird die Radiotherapie in die jeweiligen Therapiekonzepte integriert.

Seminom. Mit kurativer Intention wird die Strahlentherapie nach erfolgter Operation zur adjuvanten Therapie der Lymphabflusswege im Abdomen eingesetzt, wenn keine Lymphknotenmetastasen vorliegen. Eine adjuvante Bestrahlung der mediastinalen Lymphknoten wird nicht mehr empfohlen. Bei Vorhandensein von Lymphknotenmetastasen bis zu 5 cm Größe ist ebenfalls eine Strahlentherapie indiziert. Bei größeren Metastasen (>5 cm) kommt die Strahlentherapie nach evtl. nicht ausreichender Chemotherapie zur Anwendung.

Tabelle 8.33. Prognosekriterien nach der Definition der International Germ Cell Cancer Classification Group (IGCCCG 1997)

Prognose	5-Jahres-Überlebensrate
Gute Prognose	**95%**
Nichtseminom Testis/primärer retroperitonealer Tumor und „Niedrige Marker" (S1[a]) Keine nichtpulmonalen viszeralen Metastasen	
Seminom Jede Primärlokalisation Jede Markerhöhe Keine nichtpulmonalen viszeralen Metastasen	
Intermediäre Prognose	**80%**
Nichtseminom Testis/primärer retroperitonealer Tumor „Intermediäre Marker" (S2[a]) Keine nichtpulmonalen viszeralen Metastasen	
Seminom Jede Primärlokalisation Jede Markerhöhe Nichtpulmonale viszerale Metastasen (Leber, Skelett, ZNS, Intestinum)	
Schlechte Prognose	**50%**
Nichtseminom Primärer mediastinaler Keimzelltumor Testis/retroperitonealer Tumor mit Nichtpulmonalen viszeralen Metastasen (Leber, Skelett, ZNS, Intestinum) oder „hohem Marker" (S3[a])	

[a] Für die S-Kategorie s. Tabelle 8.31.

Nichtseminom. Als adjuvante Maßnahme im frühen Stadium I ist die Radiatio effektiv. Sie hat aber keinen Einfluss auf okkulte hämatogene Metastasen, sodass der Chemotherapie mit gleicher Effektivität der Vorrang gegeben werden muss. Auch nach Lymphonodektomie bei Lymphknotenmetastasen kommt sie aus den gleichen Gründen nicht mehr zum Einsatz. Wenn isolierte Knochen- oder Hirnmetastasen vorliegen, kann sie zusätzlich zur Chemotherapie in kurativer Absicht angewendet werden.

Bei beiden histologischen Formen ist eine palliative Strahlentherapie bei symptomatischen Skelettmetastasen, Hirnmetastasen und bei therapierefraktären Metastasen indiziert, wenn diese zu Symptomen führen und eine kurative Therapie nicht mehr möglich ist.

Chemotherapie

Beide histologischen Formen sind chemosensibel, wobei die Nichtseminome noch besser ansprechen als die Seminome. Entsprechend unterschiedlich wird auch die Chemotherapie angewendet.

Seminome. Die wirksamsten Monosubstanzen sind Cisplatin, Ifosfamid, VP-16 und Cyclophosphamid in hohen Dosen. Es werden unterschiedliche Polychemotherapien angewendet. Als Standardtherapie wird wegen der geringeren Toxizität das PEB-Schema (Cisplatin, Etoposid, Bleomycin) angesehen, solange sich durch Studien keine andere Polychemotherapie als eindeutig besser erweist.

Nichtseminom. Aufgrund der hohen Chemosensibilität wird die Chemotherapie auch adjuvant eingesetzt. Die wirksamsten Substanzen sind Cisplatin, Ifosfamid, Etoposid, Vinblastin und Bleomycin, die in unterschiedlichen Kombinationen angewendet werden wie z. B. PEB (Cisplatin, Etoposid, Bleomycin), PVB (Cisplatin, Vinblastin, Bleomycin), VIP (Vinblastin, Ifosfamid, Cisplatin) und EIP (Etoposid, Ifosfamid, Cisplatin). In der adjuvanten und in der kurativen Therapie wird bei Vorhandensein von Metastasen dem PEB-Schema der Vorzug gegeben, da bisher alle anderen Kombinationen höhere Nebenwirkungsraten aufweisen.

Kombinationstherapie

Die Operation (inguinale Orchiektomie) ist zur alleinigen Therapie nicht ausreichend, sodass in Abhängigkeit von Histologie und Stadium zusätzlich die Strahlentherapie und Chemotherapie in das Gesamtbehandlungskonzept einbezogen werden.

Die Standardtherapie beim postoperativen Vorgehen zeigt Tabelle 8.34. Generell sollten alle Hodentumoren an Zentren und innerhalb der aktuellen multizentrischen Studien behandelt werden.

Tabelle 8.34. Standardtherapie nach Tumororchiektomie

Stadium	Therapie
Seminome	
I	Paraaortale Radiatio, bei vorangegangener inguinaler oder skrotaler Operation ebenfalls ipsilaterale inguinale Bestrahlung
II	Wie Stadium I, zusätzlich iliakale ipsilaterale Radiatio
III	Chemotherapie (3- bis 4-mal PEB), bei Resttumor >3 cm Entfernung von Residualtumor, evtl. Bestrahlung von viszeralen Metastasen (Skelett, ZNS)
Nichtseminome	
I	Unilaterale retroperitoneale Lymphadenektomie (RLA); alternativ: 1) Überwachung mit intensiver Nachsorge ("watch and wait"); 2) Adjuvante Chemotherapie (2-mal PEB), 3) Risikoadaptiertes Vorgehen (bei Nachweis von Gefäßeinbrüchen 2-mal PEB)
IIA/B	Unilaterale RLA ± adjuvante Chemotherapie (2 Zyklen PEB); alternativ 3-mal PEB und Entfernung von Residualtumor
IIC	Chemotherapie (3–4 Zyklen PEB), Entfernung von Residualtumor
III	Risikoadaptiert, je nach Höhe der Tumormarker 3- bis 4-mal PEB-Chemotherapie; weitere Therapie (Residualtumorentfernung, Hochdosischemotherapie) je nach Abfall der Tumormarker

Perkutane Strahlentherapie

Zielvolumen, kritische Organe

Zielvolumen. Es beinhaltet je nach therapeutischem Vorgehen die paraaortalen und parakavalen Lymphknotenstationen und ggf. die gleichseitigen iliakalen Lymphknoten. Das Zielvolumen ist im CT exakt festzulegen, wobei sich die zusätzlichen Angaben der Grenzen bezogen auf das Skelettsystem bewährt haben. Die obere Grenze liegt an der Deckplatte des 11. BWK, die untere an der Grundplatte des 4. LWK, wenn die iliakalen Lymphknoten nicht mit einbezogen werden. Die seitlichen Grenzen liegen an den Querfortsätzen. Die untere Grenze bei der ilikalen Bestrahlung liegt an der oberen Begrenzung des Hüftgelenkes der betroffenen Seite, nach lateral überschreitet sie 2 cm den Beckeneingang, medial liegt sie lateral der Mittellinie bzw. richtet sich nach der Ausdehnung der Lymphknotenmetastasen.

Kritische Organe. Kontralateraler Hoden, Nieren, Dünndarm, Leber.

Bestrahlungsplanung und Dosierung

Lagerung. Rücken, Arme neben dem Körper, Knierolle, eine weitere besondere Immobilisierung ist nicht notwendig. Das Anbringen einer Hodenkapsel während der Radiatio wird dringend empfohlen (außer bei alleinger paraaortaler Bestrahlung).

Simulatorplanung. Das Zielvolumen bzw. die Feldgrenzen für die Bestrahlung der paraaortalen Lymphknoten werden unter Durchleuchtung festgelegt (Abb. 8.34). Simulatoraufnahmen werden für die Anfertigung von individuellen Abschirmblöcken notwendig. Alternativ kann eine CT-Planung, v. a. bei Vorliegen von Lymphknotenmetastasen, erfolgen.

Bestrahlungstechniken. Opponierende Gegenfelder, v. a. beim sog. Bumerangfeld („hockey-stick"). Bei alleiniger Bestrahlung der paraaortalen Lymphknoten ist auch eine Bewegungsbestrahlung oder Mehrfeldertechnik möglich. Die inguinalen Lymphknoten werden sinnvollerweise nur von ventral bestrahlt, das dorsale Feld muss entsprechend gekürzt werden. Unter Umständen muss dann die Inguinalregion aufgesättigt werden, was auch mit einem Elektronenfeld erfolgen kann (Feldanschluss!).

Dosierung. Adjuvant ist bei Seminomen eine Dosis von 26 Gy (Stadium I), 30 Gy (Stadium IIA) oder 36 Gy (Stadium IIB) notwendig. Nichtseminomatöse Tumoren benötigen eine Dosis von 40–50 Gy. Die tägliche Einzeldosis beträgt 2 Gy, 5-mal pro Woche.

Nebenwirkungen

Akute Nebenwirkungen. Bei den notwendigen Dosierungen sind die Nebenwirkungen gering. Zu den möglichen Nebenwirkungen zählen Übelkeit und Diarrhoen, die nach symptomatischer Therapie abklingen (s. 10.4).

Spätfolgen. Es können Ulzera im Dünndarm auftreten (6%). Dosisabhängig kann es zu einer dauerhaften Azoospermie kommen, wenn der gegenseitige Hoden nicht ausreichend abgeschirmt werden kann. Genetische Fehlbildungen nach Bestrahlung wurden bisher nicht beobachtet.

Ergebnisse

Wegen der hohen Strahlen- und Chemosensibilität gehören Hodentu-

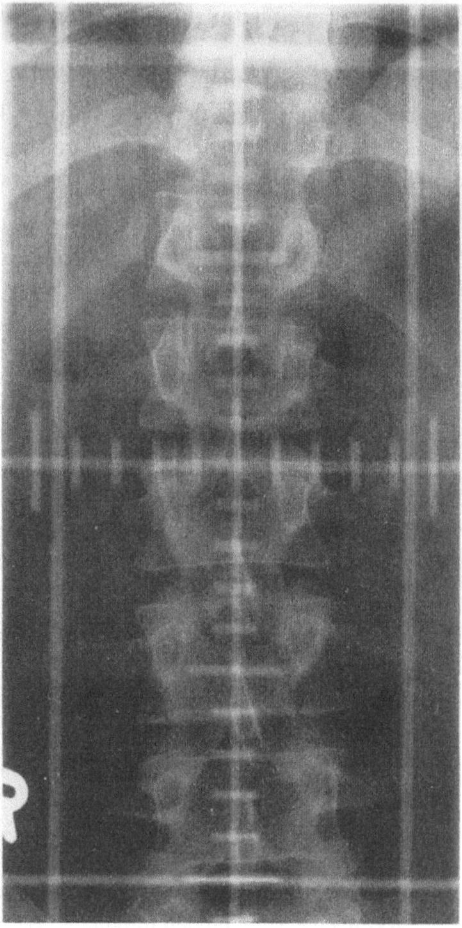

Abb. 8.34. Hodentumor: Simulationaufnahme des Paraaortalfeldes

moren zu den am besten zu behandelnden Malignomen mit entsprechend guten Ergebnissen (Tabelle 8.35).

Nachsorge

Die Nachsorge muss engmaschig erfolgen, insbesondere wenn in den frühen Stadien nach der Orchiektomie keine adjuvante Therapie erfolgt

Tabelle 8.35. 5-Jahres-Überlebensraten bei Hodentumoren

Stadium	5-Jahres-Überlebensraten [%] Seminome	Nichtseminome
I	95–100	95–100
IIA/B	80–95	95
≥IIC	60–90	10–60

ist, um frühzeitig Metastasen zu finden, da diese u. U. kurativ behandelt werden können. Die Nachsorge sollte aus diesen Gründen in den ersten 3 Jahren alle 3 Monate erfolgen. Sie umfasst die klinische Untersuchung, Bestimmung der Laborparameter einschließlich der Tumormarker, Röntgenthorax, Sonographie und CT des Abdomens, bei primär fortgeschrittenen Stadien auch CT Schädel und Skelettszintigramm nach Abschluss der Behandlung.

8.16 Mammakarzinom (ICD-O C 50)

Allgemeine Übersicht

Das Mammakarzinom ist der häufigste Tumor des weiblichen Geschlechts (ca. 10% aller Frauen, ca. 25% aller Karzinome bei Frauen). Im Alter zwischen 50 und 70 Jahren werden die meisten Mammakarzinome diagnostiziert. Das Geschlechtsverhältnis Frauen: Männer beträgt 99:1.

Symptome. Häufig fehlen bei dieser Erkrankung Symptome. Erst wenn der Tumor eine Mindestgröße von 1 cm hat, kann er von der Patientin selbst getastet werden. Allerdings sind 40% aller Tumoren nicht palpabel und werden nur in der Mammographie entdeckt. Fortgeschrittene Tumoren können mit Retraktion von Haut und/oder Mamille, Blutung, Schmerz oder entzündlich-ödematöser Veränderung der Brust (inflammatorisches Karzinom) einhergehen.

Risikofaktoren. Alter >50 Jahre, Mammakarzinom in der Eigen- oder Familienanamnese bekannt, Nullipara, Schwangerschaft nach dem 30. Lebensjahr, frühe Menarche, späte Menopause, kein Stillen, proliferierende Mastopathie. Bei ca. 5% liegt dem Mammakarzinom eine genetische Prädisposition zugrunde. Hier spielen vor allem die Tumorsuppressorgene

BCRA 1 und 2 eine Rolle, die durch Mutation ihre Funktion verlieren. 70% aller Mammakarzinompatientinnen weisen keinen dieser Risikofaktoren auf.

Diagnostik. Anamnese, klinische Untersuchung, Mammographie, Mammasonographie, MRT, Laborchemie (inkl. Tumormarker, z. B. CEA, CA 15–3), Feinnadel-Biopsie, evtl. PET. Zum Metastasenausschluss zusätzlich Röntgen-Thorax, Abdomensonographie, Knochenszintigramm.

Histologie. Infiltrierende (invasive) Adenokarzinome ca. 95%, nichtinfiltrierende duktale oder lobuläre Karzinome (In-situ-Karzinome) ca. 5%. Bei den invasiven Karzinomen werden duktale (75%) und seltenere Formen (lobulär, tubulär, muzinös, medullär) unterschieden.

Lokalisation. Am häufigsten ist der Tumor im oberen äußeren Quadranten der Brust lokalisiert (40%), weniger häufig im zentralen Bereich inkl. Mamille (30%), im oberen inneren (15%), unteren äußeren (10%) und unteren inneren (5%) Quadranten.

Ausbreitung. Der Tumor wächst zunächst intraduktal, später in das extraduktale Drüsengewebe, in Lymph- und Blutgefäße. Sind die kutanen Lymphgefäße infiltriert, kommt es zu einem Hautödem, das in seiner ausgeprägten Form als sog. Orangenhautphänomen („peau d'orange") beschrieben wird. In fortgeschrittenen Stadien kann es dazu kommen, dass tumorbedingt die Haut ulzeriert oder sich panzerförmig verhärtet („cancer en cuirasse") und die Thoraxwand infiltriert wird. Die lymhogene Metastasierung geht der hämatogenen meistens voraus. Fernmetastasen sind am häufigsten in Lunge und Pleura, Knochen (80% osteolytisch, 20% osteoplastisch, Mischformen möglich), Gehirn und Leber nachzuweisen.

Lymphabfluss. Zu den regionalen Lymphknoten zählen die interpektoralen, die oberflächlichen und tiefen axillären, die paramammären und die parasternalen Lymphknoten (Abb. 8.35). Wichtig ist ferner die lokalisationsabhängige Unterteilung in Level. Level I bedeutet, dass diese Lymphknoten lateral des lateralen Randes des M. pectoralis minor und entlang des lateralen Anteils der V. axillaris liegen. Level II: Lymphknoten zwischen dem medialen und lateralen Rand des M. pectoralis minor interpektorale Lymphknoten. Level III: Lymphknoten medial des medialen Randes des M. pectoralis minor einschließlich der supraklavikulär, infraklavikulär oder apikal bzeichneten Lymphknoten.

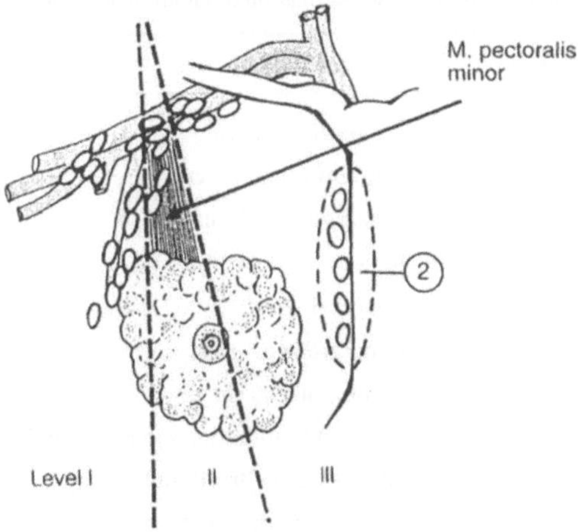

Abb. 8.35. Lymphabflusswege der Brustdrüse. *1* Level I, II und III, *2* parasternale LK. (Aus TNM-Atlas 1998)

Stadieneinteilung. Die Tumorausdehnung wird nach dem TNM-System eingeteilt (Tabelle 8.36).

Prognosefaktoren. Tumorstadium (v. a. Befall der axillären Lymphknoten und deren Zahl), Grading, Hormonrezeptorstatus, Alter, histologischer Typ (duktal/lobulär). Neue Prognoseparameter (Wertigkeit noch nicht durch randomisierte Studien gesichert): z. B. Urokinase Plasminogen Aktivator (uPA-Protease), Plasminogen-Aktivator-Inhibitor 1 (PAI-1-Proteasenhemmer), S-Phase-Index.

Behandlungsstrategie beim invasiven Mammakarzinom

Operation. Die Operation ist die wichtigste therapeutische Maßnahme beim Mammakarzinom. Die Ausdehnung der Operation ist u. a. abhängig von der Tumorgröße und dem Tumor-Restbrust-Verhältnis. Entsprechend unterschiedlich sind die Operationstechniken (Abb. 8.36). Die axilläre Lymphadenektomie ist v. a. eine Staging-Maßnahme, da sie prognostische Aussagen ermöglicht. Es sollten mindestens 10 Lymphknoten entfernt werden. Zur Zeit wird in Studien geprüft, ob auf eine komplette Axilladissektion verzichtet werden kann, wenn ein metastatischer Befall des sog. „Wächter-Lymphknotens" („sentinel node"; erster Lymphknoten in einem lymphatischen Abflusssystem) ausgeschlossen werden kann. Der Wächter-Lymphknoten kann intraoperativ nach Farbstoff- oder Technetiummarkierung des Primärtumors aufgefunden werden.

Tabelle 8.36. TNM-Klassifikation des Mammakarzinoms

Stadium	Stadiendefinition
T1	Tumorgröße ≤2 cm
T1 mic	Mikroinvasion ≤0,1 cm
T1a	Tumor >0,1–≤0,5 cm
T1b	Tumor >0,5–1 cm
T1c	Tumor >1–2 cm
T2	Tumorgröße >2–5 cm
T3	Tumorgröße >5 cm
T4	Tumor mit Infiltration von Brustwand oder Haut
T4a	Infiltration der Brustwand
T4b	Ödem/Ulzeration der Haut oder Hautmetastasen ipsilateral
T4c	Kriterien von 4a + 4b gemeinsam
T4d	Inflammatorisches Karzinom
N1	Bewegliche ipsilaterale Lymphknotenmetastasen
N2	Fixierte ipsilaterale Lymphknotenmetastasen
N3	Metastasen in Lymphknoten der A. mammaria interna
pN1a	Mikrometastasen ≤0,2 cm
pN1bi	Metastasen in 1–3 Lymphknoten 0,2–2 cm
pN1bii	Metastasen in 4 oder mehr Lymphknoten 0,2–2,0 cm
pN1biii	Metastasen mit Kapseldurchbruch <2,0 cm
pN1biv	Metastase(n) ≥2,0 cm
pN2 = N2	
pN3 = N3	

Grading: G1–G4.

Der Vorteil dieses Vorgehens liegt in der geringeren Morbidität, da auf eine komplette Axilladissektion verzichtet werden kann.

Kontraindikationen zur (primären) Operation sind allgemeine oder lokale Inoperabilität und das inflammatorische Karzinom.

Strahlentherapie. Die primäre Bestrahlung eines Mammakarzinoms ist nur bei lokaler oder allgemeiner Inoperabilität der Patientin angebracht. Ansonsten kommt die Strahlentherapie in Abhängigkeit von der Opera-

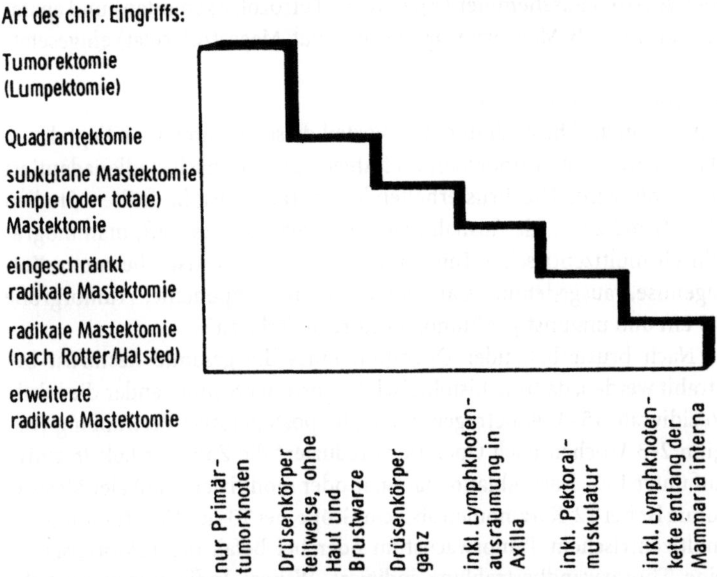

Abb. 8.36. Operationstechniken bei der Behandlung des Mammakarzinoms. (Nach Senn et al. 1988)

tionsmethode und dem operativen Befund in unterschiedlichem Ausmaß postoperativ zur Anwendung.

Chemotherapie. Adjuvant bei Patientinnen mit höherem Risiko sowie präoperativ beim inflammatorischen Mammakarzinom (s. unten, Kombinationstherapien) und beim metastasierenden Tumor. Bewährte Therapieschemata: z. B. CMF (Cyclophosphamid, Methotrexat, 5-Fluorouracil), EC (Epirubicin, Cyclophosphamid), AC (Adriamycin, Cyclophosphamid), FAC (5-Fluorouracil, Adriamycin, Cyclophosphamid). Neuere Zytostatika, die teils in Kombination, teils als Monotherapie eingesetzt werden, sind die Taxane (Paclitaxel, Docetaxel). Bei Lokalrezidiven kann Miltefoscin als Zytostatikum lokal aufgetragen werden.

Hormontherapie. Adjuvant und beim rezeptorpositiven, metastasierenden Mammakarzinom. Die abgestufte Hormontherapie beginnt mit Antiöstrogenen (Tamoxifen) postmenopausal bzw. mit GnRH-Analoga (Goserelin) oder Ovarektomie prämenopausal. Versagen diese antihormonellen Maßnahmen, werden prä- und postmenopausal zunächst selektive Aromatasehemmer (Anastrozol, Letrozol, Exemestan) und später Gestagene (z. B. Medroxyprogesteronacetat, Megestrolacetat) eingesetzt.

Kombinationstherapien

Operation und Bestrahlung. Der Vorteil dieser Kombination liegt darin, dass operativ das Tumorstadium festgelegt und danach stadienadaptiert bestrahlt wird. Die brusterhaltende Operation ist in frühen Stadien (T1–2) indiziert. Als Ausnahmen gelten Schwangerschaft, mammographisch multizentrisches Tumorwachstum, anamnestisch bekannte Kollagenose, ausgedehnte Carcinoma-in-situ-Komponente, Tumorgröße >3 cm und ungünstiges Tumor-Restbrust-Verhältnis.

Nach brusterhaltender Operation muss die gesamte Restbrust bestrahlt werden, da trotz histologisch tumorfreier Schnittränder die lokale Rezidivrate 15–35% betragen kann. Die postoperative Bestrahlung (Beginn 2–3 Wochen nach Operation) reduziert die Zahl der Lokalrezidive auf unter 10%. Nach Ablatio mammae oder modifiziert radikaler Mastektomie ist bei T2-Karzinomen ab 3 cm Größe, bei T3- und T4-Tumoren, bei multizentrischem Tumorwachstum oder bei Befall der Pektoralisfaszie eine Thoraxwandbestrahlung indiziert. Weitere Indikationen sind die non-in-sano Operation, ein Sicherheitsabstand von <5 mm, eine Lymphangiosis carcinomatosa, Gefäßeinbrüche oder mehr als drei axilläre Metastasen. Die Bestrahlung der Brustwand senkt bei sehr geringer Morbidität die Zahl der lokalen Rezidive deutlich und verbessert das Gesamtüberleben um bis zu 10%. Den meisten Patientinnen kann die Belastung durch ein oft schwierig zu behandelndes Lokalrezidiv erspart werden.

Eine Bestrahlung der Axilla ist indiziert, wenn keine oder eine unvollständige Axilladissektion durchgeführt wurde. Bei axillärem Lymphknotenbefall ist ab dem Stadium pN1biii die Bestrahlung der axillären Lymphabflusswege und der Supraklavikularregion indiziert. Ferner wird eine Radiatio der Supraklavikularregion bei Befall der Axillaspitze (Level III) empfohlen. Bei axillärem Lymphknotenbefall senkt die Bestrahlung der Supraklavikularregion das Risiko eines regionären Metastasenrezidivs.

Die Indikationen zur Bestrahlung der parasternalen Lymphabflusswege sind umstritten. Bei zentralem Tumorsitz bzw. Sitz in den medialen Quadranten ist, unabhängig vom axillären Lymphknotenstatus, eine Bestrahlung der parasternalen Lymphabflusswege gerechtfertigt. Bei metastatischem Befall von 4 oder mehr axillären Lymphknoten wird, unabhängig vom Sitz des Primärtumors, eine Radiatio der parasternalen Lymphknoten empfohlen. Gegen eine parasternale Bestrahlung spricht, dass klinisch dort sehr selten ein Metastasenrezidiv auftritt. Die parasternale Bestrahlung erbringt zudem keine Verbesserung der Überlebenszeiten und erhöht die Nebenwirkungsrate (z. B. kardiale Folgen).

Die kleine Patientengruppe (ca. 10%) mit inflammatorischem Karzinom oder fortgeschrittenem, primär inoperablen Karzinom wird präoperativ zytostatisch (z. B. 4 Zyklen FAC) behandelt. Wenn eine Remission eintritt, wird operiert und anschließend, je nach pathohistologischem Befund und Hormonrezeptorstatus, bestrahlt sowie mit Chemo- und/oder Hormontherapie behandelt. Bei fehlender Remission auf die primäre Chemotherapie sollte bestrahlt und dann die Möglichkeit der Operation geprüft werden.

Operation, Bestrahlung und Hormontherapie. Eine adjuvante Hormontherapie nach Operation ± Bestrahlung (± Chemotherapie) ist bei allen rezeptorpositiven, prä- und postmenopausalen Patientinnen unabhängig vom axillären Lymphknotenbefall indiziert. Nur bei Patientinnen mit niedrigem Rezidivrisiko (nodal-negativ, Tumorgröße <1 cm, Östrogen- und/oder Progesteronrezeptoren positiv) ist eine adjuvante antihormonelle Therapie fakultativ.

Die Indikationen zur adjuvanten Hormontherapie sind in Tabelle 8.37 aufgeführt.

Operation, Bestrahlung und Chemotherapie. Eine adjuvante Zytostase nach Operation ± Bestrahlung ist bei allen prä- und postmenopausalen Patientinnen mit axillärem Lymphknotenbefall unabhängig vom Hormonrezeptorstatus indiziert. Bei nodal-negativen, prä- und postmenopausalen Patientinnen kann außer bei niedrigem Risiko (Tumorgröße <1 cm, Östrogen- und/oder Progesteronrezeptoren positiv) eine adjuvante Chemotherapie durchgeführt werden, die bei rezeptorpositiven Patientinnen mit einer antihormonellen Therapie kombiniert wird (s. Tabelle 8.37).

Die optimale zeitliche Kombination von Chemo- und Strahlentherapie ist bisher unbekannt. Eine Möglichkeit besteht darin, zunächst 3 Zyklen Zytostase (z. B. CMF), dann die Bestrahlung und abschließend erneut 3 Zyklen Zytostase durchzuführen. Eine simultane Anwendung beider Modalitäten erhöht die lokale Nebenwirkungsrate der Radiatio (verstärkte Hautreaktion etc.) und verschlechtert das kosmetische Ergebnis nach brusterhaltender Therapie. Bei Hochrisikopatientinnen wird gegenwärtig geprüft, ob eine Hochdosischemotherapie mit anschließender Knochenmarktransplantation die Ergebnisse verbessert.

Tabelle 8.37. Konsensus zur adjuvanten Hormon-/Chemotherapie beim Mammakarzinom (St. Gallen 2001). TAM Tamoxifen, ER Östrogenrezeptorstatus, PR Progesteronrezeptorstatus, GnRH-A. GnRH-Analogon: Goserelin; Chemo = Chemotherapie

	Prämenopausal	Postmenopausal
Ohne Lymphknotenbefall		
Niedriges Risiko	Keine oder TAM	Keine oder TAM
Jedes andere Risiko, ER+ und/oder PR+	GnRH-A + TAM	TAM
	Chemo + TAM	Chemo + TAM
	Kombinationen von oben	–
Jedes andere Risiko, ER- und PR-	Chemo	Chemo
Mit Lymphknotenbefall		
Jedes andere Risiko, ER+ und/oder PR+	GnRH-A + TAM	TAM
	Chemo + TAM	Chemo + TAM
	Kombinationen von oben	–
Jedes andere Risiko, ER- und PR-	Chemo	Chemo

Niedriges Risiko: nodalnegativ, Tumor ≤1 cm, ER+ und/oder PR+.

Zurzeit wird für die überwiegende Zahl der nodal-negativen Patientinnen eine Chemotherapie ± Tamoxifen empfohlen, obwohl nur ca. 30% von dieser Therapie profitieren und die übrigen 70% bereits ohne adjuvante Behandlung geheilt wären. Für die Zukunft erwartet man, dass anhand tumorbiologischer Prognoseparameter die Patientinnen, die von einer adjuvanten Therapie profitieren, identifiziert werden können und so eine risikoadaptierte, individualisierte adjuvante Therapie ermöglicht wird.

Behandlungsstrategie beim duktalen Carcinoma in situ (DCIS)

In Abhängigkeit vom individuellen Rezidivrisiko wird eine alleinige brusterhaltende Operation, eine brusterhaltende Operation mit Nachbestrahlung oder eine Mastektomie durchgeführt. Eine Axilladissektion ist nicht indiziert. Das individuelle Rezidivrisiko kann mit Hilfe der Prognosefaktoren Tumornekrosen, Kerngrading, Tumorgröße und tumorfreier Randsaum abgeschätzt werden. Anhand dieser Prognosekriterien wird ein prognostischer Score gebildet (Van Nuys Prognoseindex).

Tabelle 8.38. Berechnung des Van Nuys Prognose-Index

Punktezahl	1	2	3
Ausdehnung [mm]	≤15	16–40	≥41
Abstand zum Exzisionsrand [mm]	≥10	1–9	≤1
Patholog. Klassifikation	Kerngrad 1 und 2	Kerngrad 1 und 2	Kerngrad 3
	Keine Nekrosen	Mit Nekrosen	Mit/ohne Nekrosen

Durch eine Nachoperation bei knappem Exzisionsrand (≤1 mm) kann der Score um maximal 2 Punkte gesenkt werden. Bei niedrigem Score (3–4) wird eine alleinige Exzision, bei mittlerem (5–7) eine zusätzliche Nachbestrahlung und bei hohem Score (8–9) eine Mastektomie empfohlen (Tabelle 8.38). Durch eine zusätzliche systemische Therapie mit Tamoxifen kann das Risiko eines Rezidivs (ipsilateral invasiv, ipsilateral nichtinvasiv und kontralateral invasiv) signifikant von 13% auf 8,8% nach 5 Jahren gesenkt werden.

Perkutane Strahlentherapie

Zielvolumen, kritische Organe

Voraussetzungen für die Zielvolumenfestlegung sind präoperative Mammographie (Tumorsitz und -ausdehnung) und postoperative Mammographie (Clipmarkierung des Tumorbetts bei brusterhaltender Operation).

Zielvolumen. Es umfasst die gesamte Mamma bzw. die Thoraxwand im Bereich der ehemaligen Mamma einschließlich der Narbe(n) und ggf. die axillären, supraklavikulären und parasternalen Lymphknotenstationen.

Risikoorgane. Lunge, Herz, Rückenmark, Plexus brachialis.

Bestrahlungsplanung und Dosierung

Lagerung. Rückenlage, Armhalterung (Arm muss 90° abduziert werden) oder Hand auf die Stirn oder Immobilisationshilfe, Drehung des Kopfes zur Gegenseite im Fall der Bestrahlung der supra-/infraklavikulären

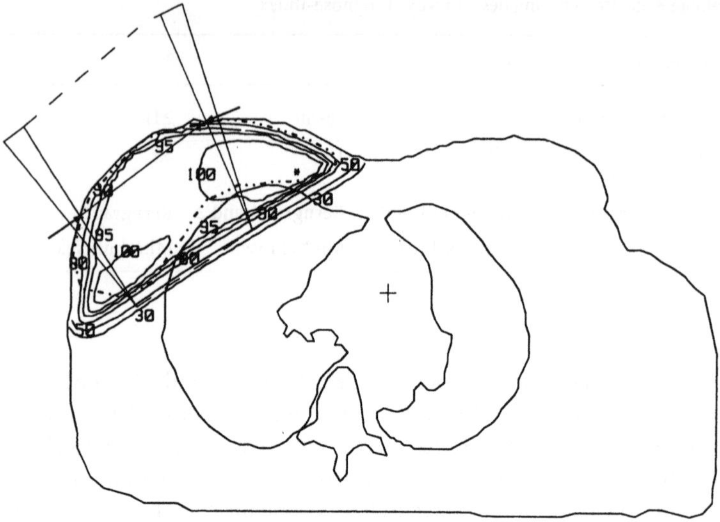

Abb. 8.37. Mammakarzinom: Stehfeldbestrahlung der gesamten Brustdrüse (–··–·· = Zielvolumen)

Lymphabflusswege, keilförmiges Kissen unter dem Oberkörper zum Ausgleich der kraniokaudalen Krümmung der Thoraxwand.

Simulatorplanung. Festlegung der Zielvolumenlänge, dann CT-Planung für Mamma bzw. Thoraxwand und Lymphabflusswege. Alternativ können direkte Stehfelder für Mamma bzw. Thoraxwand (Abb. 8.37) und direkte Stehfelder mit Individualkollimatoren für die Lymphabflusswege (cave: Überschneidung mit den Feldern für Mamma bzw. Thoraxwand) gewählt werden. In Abb. 8.38 werden schematisch die Anordnung und Form der Bestrahlungsfelder gezeigt.

Bestrahlungstechniken. Meist werden opponierende Stehfelder mit Keilfilter für Mamma bzw. Thoraxwand eingesetzt. Direkte Stehfelder oder opponierende Stehfelder mit Individualsatelliten werden für die axillären/supraclavikulären Lymphabflusswege angewandt. Für die parasternalen Lymphknoten genügt ein Stehfeld mit Photonen und/oder Elektronen. Die Photonenenergie bei der Bestrahlung von Mamma bzw. Thoraxwand sollte zwischen 1 und 6 MV liegen, da eine ausreichend hohe Oberflächen-(Haut-)Dosis zur Abtötung von Tumorzellen in der Haut erforderlich ist. Bei höheren Energien ist es erforderlich, den stärkeren

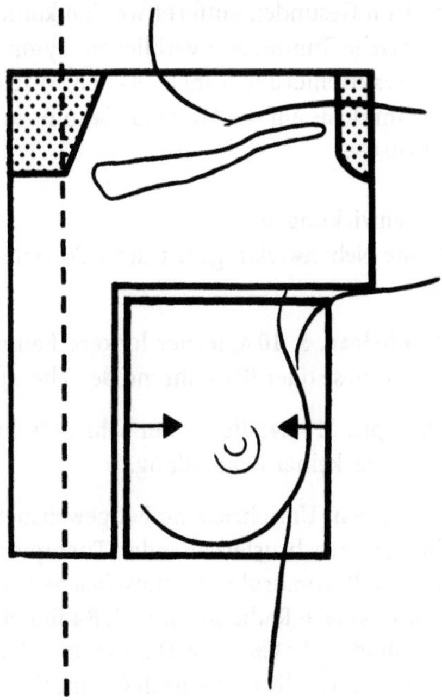

Abb. 8.38. Schematische Anodnung und Form der Bestrahlungsfelder. (Nach Dobbs u. Barret 1988)

Dosisaufbaueffekt auszugleichen. Hierzu wird gewebeäquivalentes Material (sog. Moulage oder Bolus) auf die Haut aufgelegt.

Für die Boostbestrahlung wird ein direktes Elektronenfeld auf den ursprünglichen Tumorsitz eingestellt. Die Feldgröße der Boostbestrahlung ergibt sich aus der Primärtumorgröße plus einem allseitigen Sicherheitssaum von 2 cm. Die Elektronenenergie wird abhängig von der ehemaligen Lage bzw. Tiefenausdehnung des Tumors (Distanz Haut – basale, d. h. thoraxwandnahe Tumorausläufer) gewählt. Ist das Tumorbett mit Metallclips markiert, so wird das Bestrahlungsfeld am Simulator lokalisiert. Alternativ kann die Boostbestrahlung auch mittels interstitieller Brachytherapie im LDR- oder HDR-Verfahren durchgeführt werden. Diese Technik kann besonders bei großer Brust, thoraxwandnahem Tumorsitz oder Resttumor vorteilhaft sein.

Dosierung. Thoraxwand 50 Gy Gesamtdosis, Restmamma 50 Gy + Elektronenboost auf Tumorsitz 10–20 Gy (alternativ: Boost via interstitielle Brachytherapie). Die Höhe der Boostdosis ist davon abhängig, ob der Tumor im Gesunden entfernt werden konnte oder ob mikro- bzw. makroskopische Tumorreste verblieben. Lymphabflusswege 50 Gy Gesamtdosis; Fraktionierung 5-mal 1,8–2 Gy/Woche. Bei primärer Radiatio 50 Gy Gesamtdosis auf die Mamma, dann Boost, vorzugsweise interstitiell, mit 20–30 Gy.

Nebenwirkungen

Akute Nebenwirkungen. Hautreaktionen, Brustschwellung, Pneumonitis.

Prophylaxe. S. 10.4, ferner lockere Baumwollunterwäsche, keine Mammaprothese oder BH während der Therapie.

Therapie. S. 10.4; die oft nur sehr umschriebene Pneumonitis bedarf in der Regel keiner Behandlung.

Spätfolgen. Umschriebene Fettgewebsnekrosen (1–8%), schwere Brustfibrose nach brusterhaltender Therapie (<5%; Behandlung: Mastektomie mit Rekonstruktion), umschriebene Lungenfibrose (<1%; nach Chemotherapie + Radiatio ca. 8%), Radionekrose einer Rippe (<1%), Armlymphödem (<1%; nach Dissektion + Radiatio ca. 7%), Schädigung des Plexus brachialis (<1%; nach Chemotherapie + Radiatio ca. 4%).

Brachytherapie

Sie kann im Rahmen der Primärtumoroperation oder am Ende der postoperativen Bestrahlung in lokaler oder Allgemeinanästhesie durchgeführt werden. Meist werden Iridiumquellen (Draht oder Seeds) im Low-dose-rate-Verfahren verwendet. Weniger Erfahrung gibt es mit der High-dose-rate-Afterloading-Technik.

Die Brachytherapie wird wie folgt durchgeführt: Plastikschläuche oder Hohlnadeln werden in definierten Abständen (1–1,5 cm) mit Hilfe von Abstandshaltern in das Tumorbett eingebracht (Abb. 8.39). Nach Dokumentation der Schlauch-/Nadellage durch Röntgenaufnahmen wird das zu bestrahlende Volumen festgelegt. Danach werden die Verweilzeiten der Strahlenquelle(n) berechnet. Die einmalige Dosis beträgt im Low-dose-rate-Verfahren 10–20 Gy.

Therapie lokoregionärer Rezidive

Bei lokoregionärem Rezidiv ist die Operation anzustreben. Bei primär brusterhaltender Therapie ist die Mastektomie vorzunehmen. Bei pri-

Abb. 8.39. Mammakarzinom: Brachytherapie bei brusterhaltender Behandlung (Firma Nucletron)

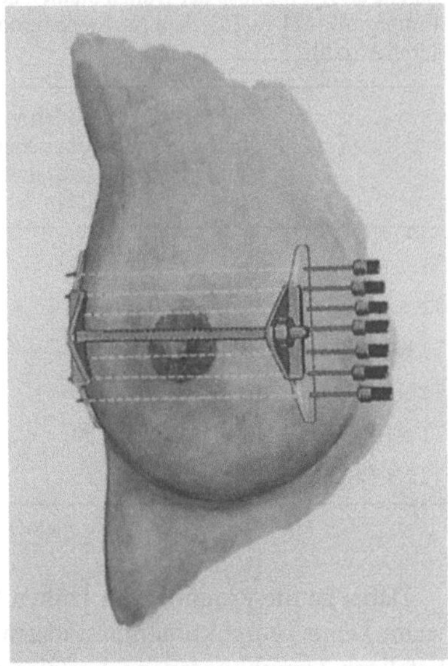

märer Mastektomie wird der Rezidivtumor lokal entfernt und bei primär nicht durchgeführter Radiatio die Brustwand bestrahlt (Gesamtdosis: 50 Gy nach R0-Resektion, 60–70 Gy nach R1/2-Resektion). Bei Lokalrezidiven nach Ablatio mammae plus Bestrahlung ist eine erneute, kleinvolumige Radiotherapie, z. B. mit Elektronen (Dosis ca. 50 Gy), indiziert, insbesondere nach non-in-sano-Operation. Ausgedehnte, inoperable Lokalrezidive bedürfen einer individuellen Therapie, die außer der Bestrahlung eine Chemo- und Hormontherapie sowie die lokale Hyperthermie umfassen kann.

Ergebnisse

Etwa 60% aller Frauen mit Mammakarzinom können durch Operation bzw. Operation und Bestrahlung geheilt werden. Die Ergebnisse sind vom Therapieverfahren (Tumorexzision bzw. Quadrantenresektion + postoperative Radiatio vs. radikale Mastektomie) unabhängig. Bei den verbleibenden 40% der Patientinnen, bei denen Metastasen vorliegen, kann die Hormon- bzw. Chemotherapie eine 10-Jahres-Überlebensrate von etwa 25% erreichen.

Tabelle 8.39. Prognose der frühen Stadien des Mammakarzinoms, abhängig von der Tumorgröße (T1 vs. T2), dem Nachweis tumorbefallener axillärer Lymphknoten und deren Anzahl

	5-Jahres-Überlebensrate (rezidivfrei) [%]	10-Jahres-Überlebensrate (rezidivfrei) [%]	5-Jahres-Überlebensrate (gesamt) [%]	10-Jahres-Überlebensrate (gesamt) [%]
T1	85	75	95	80
T2	75	65	90	75
T1 N+ (1–3 LK)	60	45	80	55
T2 N+ (1–3 LK)	40	25	50	30
T1 N+ (>3 LK)	45	30	70	45
T2 N+ (>3 LK)	25	15	45	25

Dabei ist die Prognose der frühen Stadien (T1/2) besonders günstig, wenn keine Lymphknotenmetastasen vorliegen (Tabelle 8.39). Werden befallene Lymphknoten nachgewiesen, ergibt sich ein prognostischer Unterschied zwischen den Patientinnen, die bis zu 3 Metastasen haben, und jenen, die 4 und mehr Metastasen aufweisen. Ein anderer wichtiger Prognosefaktor ist der Durchbruch der Lymphknotenkapsel bei axillären Lymphknotenmetastasen. In diesem Fall sinkt die 10-Jahres-Überlebensrate um etwa 30%.

Die Prognose fortgeschrittener Tumoren (T3/4) ist mit 5-Jahres-Überlebensraten von 10–30%, abhängig von der Art der lokalen Ausdehnung und dem Lymphknotenstatus, schlecht. Immerhin kann in den klinischen Stadien I und II (bis T2 N1 bzw. T3 N0) durch alleinige Bestrahlung eine lokale Kontrolle von mehr als 80% erreicht werden. Dagegen sinkt die Lokalkontrolle durch Radiatio auf <50% in den klinischen Stadien III A und B (bis T4 N3 M0). Nur die zusätzliche Anwendung von Operation und Chemotherapie kann dieses Ergebnis verbessern.

Nach brusterhaltender Therapie ist in ca. 5–10% der Fälle mit Lokalrezidiven zu rechnen. Die dann erforderliche Mastektomie führt bei diesen Patientinnen zu einer 5-Jahres-Überlebensrate von 70%, sodass insgesamt die Ergebnisse der in den T1/2-Stadien früher üblichen (modifiziert) radikalen Mastektomie erreicht werden. Lokalrezidive nach Mastektomie sind prognostisch ungünstig, nur etwa jede zweite Patientin ist heilbar.

Das kosmetische Ergebnis nach brusterhaltender Therapie wird vor allem von einer sorgfältigen Operationstechnik bestimmt. Eine simultan zur Bestrahlung durchgeführte Zytostase kann das kosmetische Ergebnis verschlechtern. Die Technik des Boosts (Elektronen oder Brachytherapie) beeinflusst dagegen die Kosmetik nicht. Insgesamt ist das kosmetische Ergebnis nur bei ca. 10% der Patientinnen unbefriedigend.

Nachsorge

Die Notwendigkeit der Nachsorge ergibt sich aus der Tatsache, dass bei bis zu 10% aller brusterhaltend therapierten Patientinnen ein Lokalrezidiv auftritt. Durch eine erneute Therapie (Mastektomie + evtl. systemische Therapie) kann auch bei Patientinnen mit Lokalrezidiv eine Heilung (5-Jahres-Überlebensrate ca. 70%) erreicht werden. Zu den Nachsorgeuntersuchungen gehören Anamnese, körperliche Untersuchung und Mammographie (auch kontralateral; erhöhtes Zweitkarzinomrisiko beim Mammakarzinom!). Weitere Untersuchungen (Tumormarker, Röntgenthorax, Abdomensonographie und Knochenszintigraphie) sollten bei klinischem Verdacht auf eine Metastasierung durchgeführt werden. Routineuntersuchungen zur Suche nach Fernmetastasen sind nicht indiziert, da eine frühzeitige Therapie von Knochen-, Leber- oder Lungenmetastasen zu keiner Überlebensverlängerung führt.

Für Patientinnen mit Mammakarzinom besteht ein hohes Risiko für Zweitkarzinome des Endometriums und der kontralateralen Mamma. Die Nachsorgeuntersuchungen müssen demnach derartige Zweittumoren frühzeitig aufdecken.

8.17 Zervixkarzinom (ICD-O C 53)

Allgemeine Übersicht

Die Inzidenz und Mortalität des invasiven Zervixkarzinoms ist in Deutschland in den letzten Jahrzehnten gesunken. Die Inzidenz beträgt derzeit ca. 15–20/100.000 Einwohner. Für die Entstehung des Zervixkarzinoms werden unter anderem Infektionen mit humanen Papilloma-Viren (HPV-Typen 16 und 18) verantwortlich gemacht. Daneben gelten andere epidemiologische Faktoren und exogene Noxen als Risikofaktoren (z. B. niedriger sozioökonomischer Status, häufiger Partnerwechsel, ungenügende Sexualhygiene des Mannes, Zigarettenrauchen, Immunsupression). Der Tumor tritt gehäuft im 5. Lebensjahrzehnt auf. Es können aber auch junge Frauen im 3. Lebensjahrzehnt betroffen sein.

Symptome. Frühe Tumorstadien sind meist symptomlos. In fortgeschrittenen Stadien können Ausfluss, Blutungen und Schmerzen auftreten. Bei Infiltration der Harnblase ist eine Hämaturie möglich. Tumorbedingte Blasenscheidenfisteln führen zum Abgang von Urin aus der Vagina. Bei tumoröser Ummauerung der Ureteren kann es zur Niereninsuffizienz kommen.

Diagnostik. Gynäkologische Untersuchung mit Zytologie/Abstrich, Biopsie, Kolposkopie, Konisation, Abrasio, vaginale und rektale Sonographie, Zystoskopie, Rektoskopie, i.v. Urogramm, CT-Becken, MRT-Becken. Zum Ausschluss von Fernmetastasen Röntgen-Thorax und CT-Abdomen.

Histologie. Plattenepithelkarzinome 85–90%, Adeno- und adenosquamöse Karzinome 9–14%, sonstige 1%.

Lokalisation. Der Tumor entsteht im Übergangsbereich zwischen Platten- und Zylinderepithel. Dabei entwickelt sich das Plattenepithelkarzinom häufig aus einer Dysplasie oder einem Carcinoma in situ, die als Präkanzerosen gelten und unter dem Begriff der zervikalen intraepithelialen Neoplasie (CIN) zusammengefasst werden. Meist wächst der Tumor endophytisch (>60%). Wesentlich seltener (ca. 15%) ist der exophytische Tumor.

Ausbreitung. Der Tumor breitet sich in das parametrane und parazervikale Gewebe aus und kann in die Vagina, die Harnblase oder das Rektum einwachsen. Bei der Metastasierung dominiert die lymphogene Ausbreitung. Fernmetastasen, vorzugsweise in Lunge, Leber und Skelett, sind relativ selten (ca. 20% in fortgeschrittenen Stadien).

Lymphabfluss. Der Lymphabfluss erfolgt zu den parauterinen und paravaginalen Lymphknoten und von dort zu den iliakalen Lymphknoten (Lnn. iliaci interni, externi et communes). In Tabelle 8.40 ist stadienbezogen die Häufigkeit von Lymphknotenmetastasen aufgeführt.

Stadieneinteilung. Die Tumorstadien werden nach dem TNM-System und der FIGO eingeteilt (Tabelle 8.41).

Prognosefaktoren. Tumorstadium, Lymphknotenmetastasierung, Grading, Histologie, Tumorhypoxie.

Tabelle 8.40. Häufigkeit von Lymphknotenmetastasen, abhängig vom Stadium

Stadium	Lymphknotenmetastasen Pelvin [%]	Paraaortal [%]
I	12 – 30	6
IIA	12	–
IIB	23 – 33	24
III	37 – 50	30
IV	52	36

Tabelle 8.41. Klassifikation des Zervixkarzinoms

TNM	FIGO	Stadiendefinition
Tis	0	Carcinoma in situ
T1	I	Tumor auf den Uterus begrenzt
T1a	IA	Mikroinvasives Tumorwachstum
T1a1	IA1	Stromainvasion ≤3 mm von der Basis des Epithels und ≤7 mm in horizontaler Ausdehnung
T1a2	IA2	Stromainvasion >3 mm und ≤5 mm von der Basis des Epithels sowie ≤7 mm in horizontaler Ausdehnung
T1b	IB	Klinisch sichtbares Tumorwachstum oder mikroskopische Läsion >T1a2
T1b1	IB1	Klinisch sichtbare Läsion ≤4 cm in größter Ausdehnung
T1b2	IB2	Klinisch sichtbare Läsion >4 cm in größter Ausdehnung
T2	II	Tumorausbreitung auf die Vagina (ohne kaudales Drittel), auf die Parametrien (ohne Erreichen der Beckenwand)
T2a	IIA	Parametrien frei
T2b	IIB	Befall der Parametrien
T3	III	Tumorausbreitung bis kaudales Vaginadrittel bzw. bis Beckenwand
T3a	IIIA	Kaudales Vaginadrittel erreicht
T3b	IIIB	Beckenwand erreicht und/oder Ureterstauung
T4	IVA	Ausdehnung auf Harnblase und/oder Rektum und/oder Überschreitung der Grenzen des kleinen Beckens
M1	IVB	Fernmetastasen
N1		Regionäre Lymphknotenmetastasen

Behandlungsstrategien

Grundsätzlich wird in frühen Stadien operiert und in fortgeschritteneren Stadien bestrahlt. Beide Therapieverfahren können mit einer Chemotherapie kombiniert werden. Die Bestrahlung ist zudem indiziert, wenn nach einer Operation Tumorrest verblieben ist oder Lymphknoten befallen waren. Die Besonderheit in der gynäkologischen Bestrahlungsbehandlung besteht in der Möglichkeit, perkutane und endokavitäre Radiatio zu kombinieren. Durch diese Kombination sind hohe Tumordosen anwendbar, ohne gesunde Gewebe wesentlich zu gefährden.

Operation. Sie ist in den Stadien I und IIA indiziert. Umstritten ist, ob im Stadium IIB primär eine Operation oder eine Bestrahlung vorgenommen werden soll. In Deutschland wird in diesem Stadium meist eine Operation durchgeführt. Bei Carcinoma in situ und im Stadium IA1 wird bei jugendlichem Alter der Patientin, je nach Kinderwunsch, eine Konisation oder eine vaginale Hysterektomie vorgenommen. Ansonsten erfolgt in den Stadien IA2–IIB die Radikaloperation nach Wertheim-Meigs (Mortalität etwa 1%). Sie umfasst die Uterusexstirpation unter Mitnahme der Parametrien, der Adnexe und einer Scheidenmanschette und die pelvine Lymphadenektomie. Bei prämenopausalen Patientinnen kann die operative Entfernung der Ovarien entfallen, da diese sehr selten metastatisch befallen sind. Bei intraoperativem Nachweis von pelvinen Lymphknotenmetastasen ist eine paraaortale Lymphadenektomie indiziert. In jüngster Zeit werden zunehmend laparoskopische Operationsverfahren zum Staging und zur Behandlung des Zervixkarzinoms eingesetzt (z. B. laparoskopische Lymphonodektomie).

Strahlentherapie. Bei Vorliegen des Stadiums IIIA, IIIB und IVA sowie in niedrigeren Stadien bei allgemeiner Inoperabilität und im Stadium IIB bei lokaler Inoperabilität wird der Tumor bestrahlt. Grundsätzlich gilt für die Kombination aus perkutaner und endokavitärer Bestrahlung: Je fortgeschrittener das Stadium ist, umso stärker muss die perkutane Bestrahlung gegenüber der Brachytherapie gewichtet werden. Umgekehrt gilt, dass in frühen Stadien u. U. eine alleinige Brachytherapie ausreichend ist. Wenn Fernmetastasen (Stadium IVB) vorliegen, wird der Primärtumor palliativ zur symptomatischen Behandlung bestrahlt.

Chemotherapie. Die Chemotherapie wird palliativ bei metastasiertem oder rezidiviertem Zervixkarzinom eingesetzt. Die Zytostase mit den Substanzen Cisplatin, Carboplatin, Ifosfamid, 5-Fluorouracil, Bleomycin,

Mitomycin C etc. als Mono- oder Kombinationstherapie ist nur begrenzt wirksam (Remissionsraten bei Monotherapien bis ca. 25%, bei Kombinationstherapien bis ca. 65%). Ferner werden Cisplatin-haltige Chemotherapien in jüngster Zeit präoperativ zum Downstaging oder in Kombination mit einer Strahlentherapie als adjuvante oder primäre Therapie eingesetzt.

Hormontherapie. Eine antihormonelle Therapie ist beim Zervixkarzinom unwirksam.

Kombinationstherapien

Operation und Bestrahlung. Bei großem exophytischem Tumor oder tonnenförmiger Auftreibung der Zervix („barrel-shaped-Portio" oder „bulky disease", d. h. Tumor >4 cm) kann eine präoperative Bestrahlung durchgeführt werden. Etwa 4 Wochen nach abgeschlossener Radiatio wird die extrafasziale Hysterektomie vorgenommen.

Wenn fraglich oder non-in-sano operiert wurde und/oder wenn Lymphknotenmetastasen nachgewiesen wurden, ist die postoperative Bestrahlung indiziert. Bei Patientinnen mit intermediärem Rezidivrisiko (Lymphangiosis carcinomatosa, Tumordurchmesser >4 cm, tiefe Stromainvasion ≥1 cm) wird durch die adjuvante Radiatio das Lokalrezidivrisiko gesenkt; ein Überlebensvorteil konnte bisher nicht nachgewiesen werden.

Bestrahlung, Chemotherapie ± Operation. Die Radiochemotherapie kann die Operabilität eines größeren Tumors in etwa 60% herbeiführen. Als Zytostatika werden z. B. Cisplatin und 5-Fluorouracil eingesetzt. Im Vergleich zur alleinigen präoperativen Bestrahlung werden signifikant höhere Überlebensraten erreicht.

Bestrahlung und Chemotherapie. Durch die simultane Radiochemotherapie werden sowohl bei primärer Behandlung als auch in der adjuvanten Situation verbesserte Überlebensraten im Vergleich zur alleinigen Bestrahlung erzielt. Als Zytostatikum wird vor allem Cisplatin als Mono- oder Kombinationstherapie verwendet.

Chemotherapie und Operation. Eine alleinige präoperative oder adjuvante Chemotherapie stellt derzeit einen experimentellen Therapieansatz dar.

Rezidivtherapie. Bei lokoregionären Rezidiven kann nach primärer Operation bestrahlt und nach primärer Radiatio operiert und/oder nochmals bestrahlt werden. Die Bestrahlung kann im Rezidivfall perkutan, endokavitär und/oder interstitiell erfolgen. In den meisten Fällen ist eine kombinierte Therapie erforderlich.

Ein neuer Therapieansatz besteht aus radikaler Operation, Brachytherapie über Afterloading-Katheter in (fraglichen) Tumorresten und evtl. zusätzlicher Hyperthermie oder Zytostase. Bei der radikalen Operation werden der Tumor, Harnblase, Scheide und Rektum entfernt.

Wenn eine der genannten Therapieoptionen nicht möglich ist, muss sorgfältig über den richtigen Zeitpunkt und die jeweils angemessene palliative Therapieform entschieden werden.

Perkutane Strahlentherapie

Zielvolumen, kritische Organe

Voraussetzungen für die Zielvolumenfestlegung: gynäkologischer Befund, CT-Abdomen/Becken (ggf. auch postoperativ).

Zielvolumen. Es umfasst den Primärtumor mit adäquatem Sicherheitssaum. Die Vagina, die Rektumvorderwand und die Harnblasenhinterwand können tumorös infiltriert sein und sind daher in das Zielvolumen einzubeziehen. Ferner sind der regionale Lymphabfluss bis in Höhe der Aortenbifurkation und, sofern paraaortale Lymphknotenmetastasen vorhanden sind, auch die Paraaortalregion (in Höhe von LWK 1 bis LWK 4/5) in das Zielvolumen einzuschließen.

Kritische Organe. Harnblase, Rektum, Dünndarm. Bei paraaortaler Radiatio: Rückenmark, Dünndarm, Nieren, Leber.

Bestrahlungsplanung und Dosierung

Lagerung. Rückenlage, Hände auf der Brust.

Simulatorplanung. CT-Planung, dabei ist es nützlich, die Vagina zu markieren, z. B. mit kontrastmittelgetränktem Tampon. Bei konventioneller Simulatorplanung werden Rektum, Harnblase und Darm mit Kontrastmittel dargestellt. Dann werden die Feldlänge und -breite festgelegt. Die kraniale Feldgrenze liegt an der Unterkante LWK 5 (bis Stadium IB) bzw. Oberkante LWK 5. Die kaudale Grenze ist am Unterrand der Foramina obturatoria. Bei Befall der Vagina muss die ganze Scheide erfasst werden. Nach lateral muss die Feldbreite bei 0° und 180° jeweils bis zur Beckenwand + ca. 2 cm reichen. Bei 90° und 270°ist nach dorsal die Rektumvorderwand und nach ventral die Harnblasenhinterwand zu erfassen.

Bestrahlungstechniken. Wenn opponierende Stehfelder mit Standardsatelliten und einem Mittelblock für die Tumorregion verwendet werden, wird eine homogene Dosisverteilung erreicht. Bei dieser Technik muss allerdings eine erhebliche Belastung gesunder Gewebe in Kauf genommen werden. Ein individueller, der Brachytherapiedosisverteilung (s. unten) angepasster Stufenblock vermeidet, dass die Toleranzdosis des Uterus und der medialen Anteile der Parametrien überschritten wird.

Vorteilhafter ist eine individuelle Bestrahlungstechnik nach CT-Planung. Beispielsweise werden 4 Stehfelder mit Individualkollimatoren für die Bestrahlung von Primärtumor und Lymphabfluss eingesetzt und damit eine wesentlich bessere Schonung des gesunden Gewebes erreicht. Aufgrund der anatomischen Lage können nur höhere Photonenenergien angewandt werden.

Dosierung. Sie ist stadienabhängig. Aufgrund der Kombination von perkutaner und intrakavitärer Bestrahlung wird sie als an bestimmten Punkten wünschenswerte Dosis angegeben. Dabei liegt z. B. der Punkt A 2 cm kranial der am weitesten kaudal gelegenen Strahlenquelle für den Zervikalkanal und 2 cm lateral der Mittellinie (Abb. 8.40). Der Punkt B liegt 3 cm lateral von Punkt A und repräsentiert die Dosis im Bereich der iliacalen Lymphabflusswege. Die Dosierung auf Referenzpunkte wird entsprechend der Empfehlungen des ICRU Reports 38 (International Commission on Radiation Units and Measurements) durch computergestützte dreidimensionale Dosisverteilungsberechnungen abgelöst.

Bei den in Tabelle 8.42 aufgeführten Dosierungen ist zu beachten, dass diese für eine konventionell fraktionierte perkutane Bestrahlung, kombiniert mit einer Low-dose-rate-Brachytherapie gelten. Bei einer High-dose-rate-Brachytherapie sollte im Punkt A eine Gesamtdosis von 50 – 60 Gy bei unveränderter Dosierung im Bereich der Beckenwand erreicht werden.

Sonderfälle

- *pN1:* postoperativ 50 Gy Gesamtdosis, 5-mal 2 Gy/Woche. Bei operativ nachweisbarer Infiltration der Vagina ist zusätzlich eine vaginale Brachytherapie indiziert;
- *paraaortale Lymphknotenmetastasen:* Zusätzlich zur Bestrahlung von Primärtumor und regionalen Lymphabflusswegen wird eine Gesamtdosis von 45–50 Gy auf die Paraaortalregion appliziert.

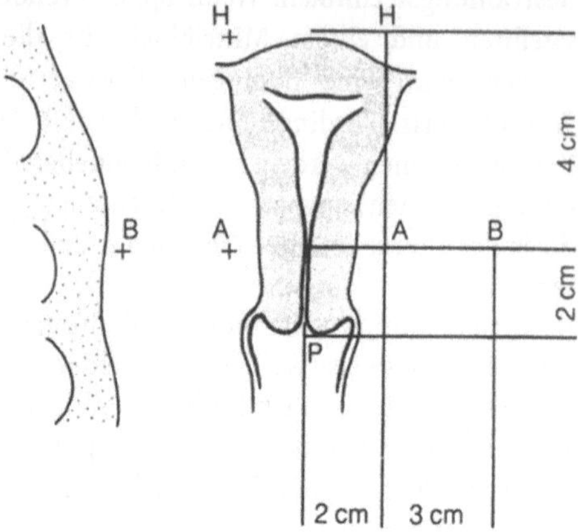

Abb. 8.40. Punkte für die Dosisangabe bei der Brachytherapie [Referenzpunkte nach Tod (1941) und Gauwerky 1971)]. (Aus Heilmann u. Bünemann 1987)

Tabelle 8.42. Dosierung bei perkutaner und intrakavitärer Strahlentherapie des Zervixkarzinoms

TNM-Stadium	Dosis im Punkt A [Gy]	Dosis Beckenwand
Tis (Carcinoma in situ)	50	–
T1a	75	–
T1b	70–85	45–55
T2a	70–85	50–55
T1b/2a "bulky" (Tumor >4 cm)	75–85	45–55
Präoperativ	60–80	45–55
T2b	75–85	50–60
T3a	75–85	50–60
T3b	75–90	50–60 (± Boost bis 65)
T4a	75–90	50–60 (± Boost bis 65)

Brachytherapie

Grundsätzlich ist in der Therapie des Zervixkarzinoms zwischen interstitieller und intrakavitärer Brachytherapie zu unterscheiden.

Aufgabe der intrakavitären Brachytherapie ist es, eine hohe Dosis in einem umschriebenen Zielvolumen zu applizieren. Beim Zervixkarzinom umfasst das Zielvolumen der Brachytherapie die Haupttumormasse (Zervix, evtl. Vagina und mediale Anteile der Parametrien).

Die früher übliche Radiumbehandlung wurde aus Strahlenschutzgründen durch die Afterloading-Technik ersetzt. Letztere wird mit ähnlichen Dosisleistungen wie Radium durchgeführt (Low-dose-rate-Technik, LDR; Dosisleistung 1–3 Gy/h; Strahlenquelle z. B. ^{137}Cs) oder mit ca. 100fach höherer Dosisleistung (High-dose-rate-Technik, HDR; Dosisleistung 150–180 Gy/h; Strahlenquelle z. B. ^{192}Ir, ^{60}Co). Der Applikator (Abb. 8.41) besteht aus einer Sonde, die in den Zervikalkanal eingeführt wird, und weiteren Hohlträgern (z. B. Ringapplikator, Ovoide), die in den seitlichen Scheidengewölben oder vor die Portio platziert werden.

Nach Einführen des Applikators wird eine Kette aus Metallkugeln mit definiertem Abstand, z. B. 1 cm, in die Hohlträger eingeschoben und dann Röntgenaufnahmen in zwei Ebenen (Abb. 8.42) angefertigt. Die Positionen der auf den Röntgenbildern sichtbaren Metallkugeln und der Sonden in Rektum und Blase werden in einen Bestrahlungsplanungscomputer eindigitalisiert. Dann werden computergestützt die Lage und die Verweildauer der Strahlenquelle(n) für die gewünschte Dosisverteilung (Abb. 8.43) berechnet. Dabei kann auch die Dosis in den durch Sonden markierten Anteilen von Harnblase und Rektum abgeschätzt werden. Die berechnete Dosis muss mit der während der Bestrahlung gemessenen Dosis verglichen werden. Die Bestrahlung selbst erfolgt manuell oder computergesteuert im Afterloading-Verfahren (s. S. 116).

Dosierung. Die Dosierung im HDR-Verfahren liegt bei 5–8 (3 – 6) Anwendungen bei 6–9 (5–10) Gy Einzeldosis (Punkt A, im Mittel 7 Gy). Im LDR-Verfahren kann die Gesamtdosis in 1–3 Sitzungen gegeben werden. Bezüglich des Gesamtkonzepts der Dosierung perkutan + endokavitär s. S. 346.

Abb. 8.41. Kollumkarzinom: Ring-Stift-Applikator für die Brachytherapie (Firma Nucletron)

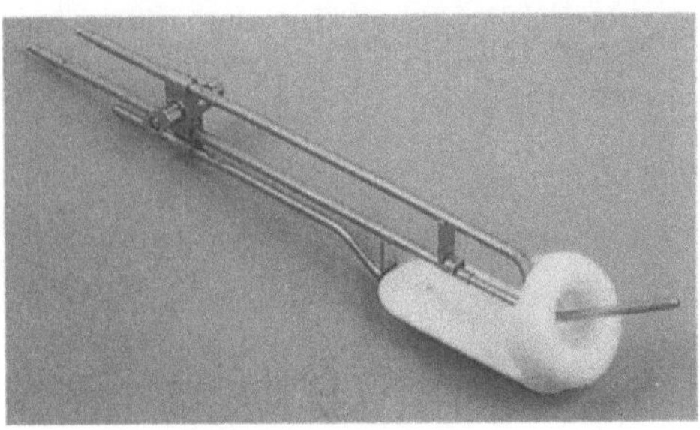

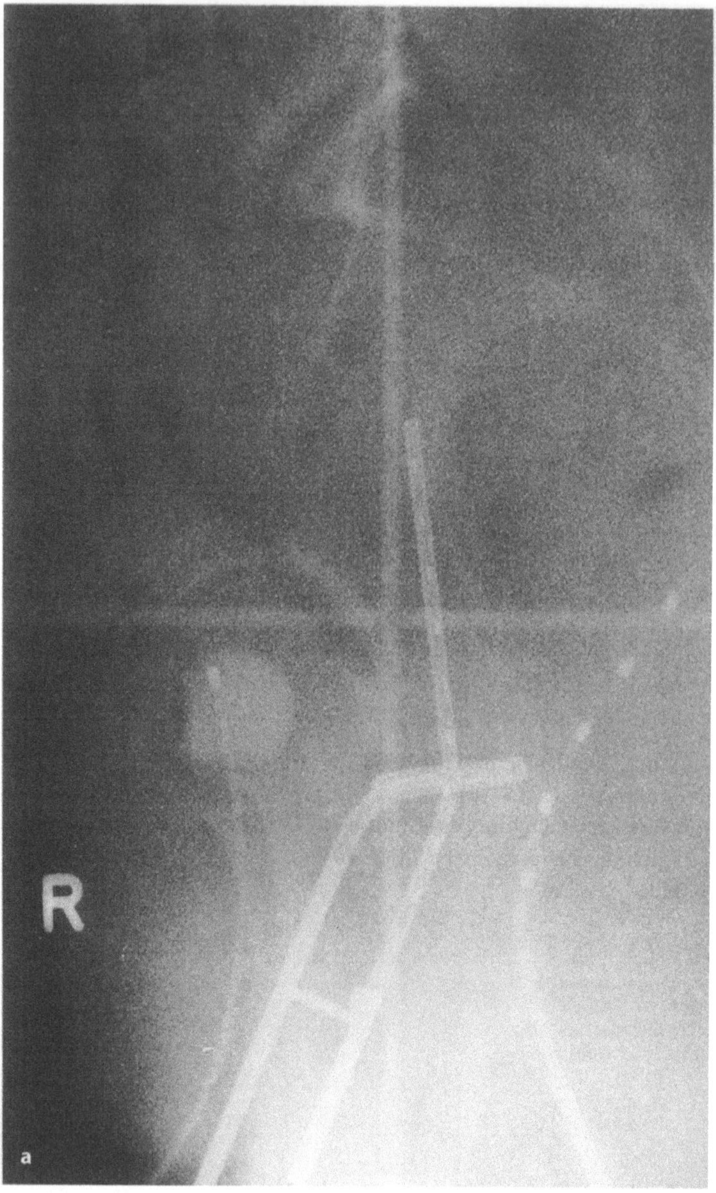
R
a

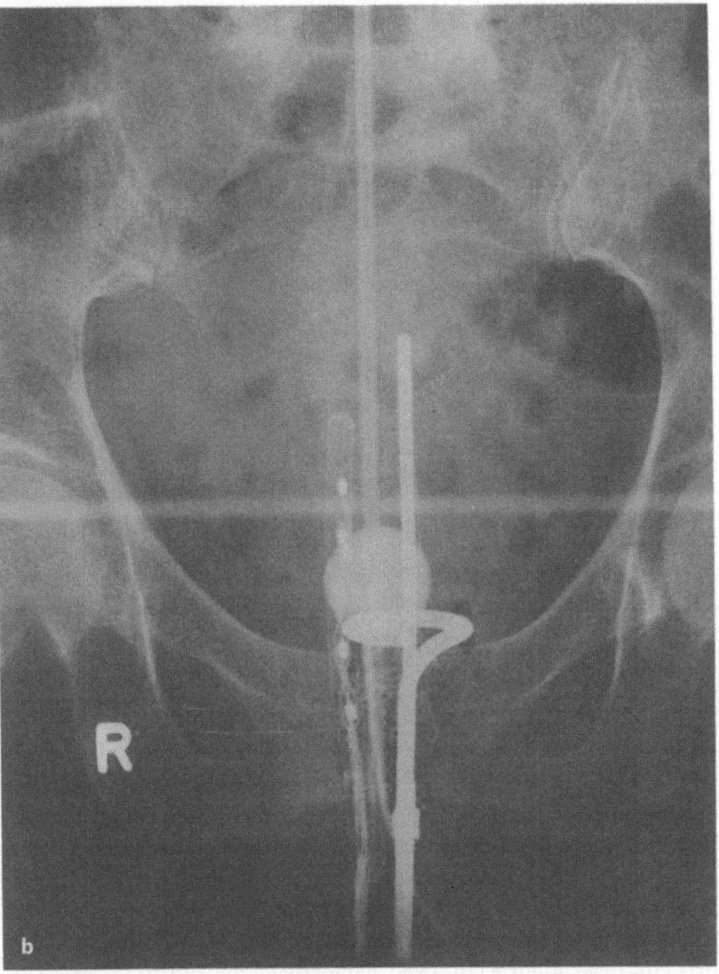

Abb. 8.42 a,b. Kollumkarzinom: Röntgenaufnahme der Applikatorlage für die Brachytherapie; **a** seitlich, **b** a.p.

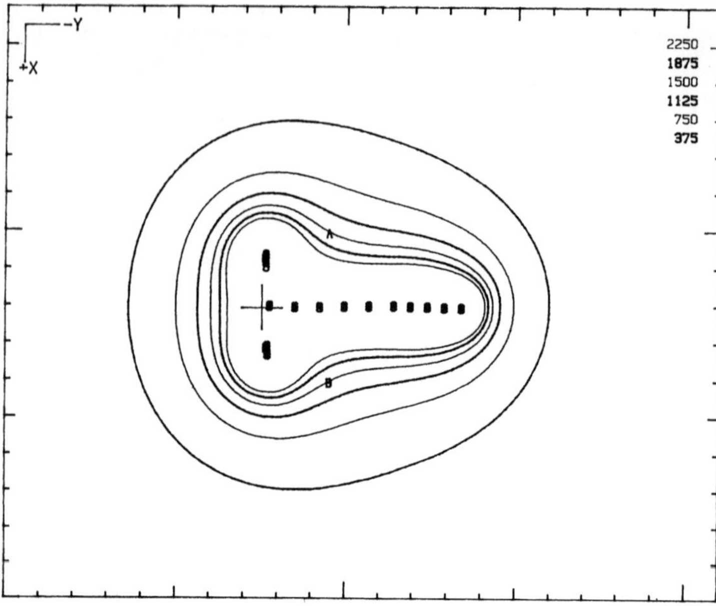

Abb. 8.43. Kollumkarzinom: Beispiel für eine Dosisverteilung bei der Brachytherapie, Ring-Stift-Kombination

Die interstitielle Brachytherapie wird z. B. bei nichtsondierbarem Zervikalkanal oder bei ausgeprägten parametranen Tumorinfiltraten eingesetzt. Dabei werden Hohlnadeln in den Tumor über einen perinealen oder vaginalen Zugangsweg eingebracht und dann, nach Berechnung der Dosisverteilung, Strahlenquellen, z. B. ^{192}Ir, in die Hohlnadeln eingeführt.

Nebenwirkungen

Akute Nebenwirkungen. Diarrhoe (50%), Proktitis (5–10%), Pollakisurie (10–15%), Algurie (10–15%), hämorrhagische Zystitis (2–5%). Therapie: s. 10.4.

Prophylaxe. S. 10.2 und 10.4., ferner Bestrahlung mit gefüllter Harnblase.

Spätfolgen. Diarrhoe (20%), Rektumulzera (2–4%), chronische Proktitis (5%), chronische Zystitis (2%), Dünndarmstenosen (2%), Dünndarmwandnekrosen (2%), Ureterstriktur (0,3%, nach Operation bis 37%), vaginale Ulzera (bis 10%), rekto-, vesikovaginale Fisteln (1–5%), Alteration der vaginalen Schleimhaut mit Kohabitationsbeschwerden (-60%), Kastration bei prämenopausalen Patientinnen (100%) u. a.

Die Komplikationsrate, v. a. an Ureter und Dünndarm, ist nach vorausgegangener Operation deutlich höher als nach primärer Bestrahlung.

Ergebnisse

Die Heilungsraten konnten in den letzten Jahrzehnten verdoppelt werden. Adenokarzinome sind prognostisch ungünstiger als Plattenepithelkarzinome. Zervixstumpfkarzinome haben eine bessere Prognose als andere Zervixkarzinome. Die gegenwärtig erreichbaren 5-Jahres-Überlebensraten sind in Tabelle 8.43 aufgeführt. In den Frühstadien unterscheiden sich die Ergebnisse von Operation und Bestrahlung nicht signifikant.

Die postoperative Bestrahlung bewirkt, dass die lokale Rezidivrate um 20–40% gesenkt und die 5-Jahres-Überlebensrate um etwa 10% angehoben wird. In den Stadien IB–IIB vermag die Bestrahlung der paraaortalen Lymphknoten die 5-Jahres-Überlebensrate ebenfalls um ca. 10% zu erhöhen. Durch eine simultane, cisplatinhaltige Radiochemotherapie (primär, prä- oder postoperativ) wird das relative Rezidivrisiko um 30–50% gesenkt. Bei Patientinnen mit Lokalrezidiv kann durch eine Operation und/oder eine Bestrahlung eine 5-Jahres-Überlebensrate von 30–40% erreicht werden.

Nachsorge

Die meisten Rezidive (75%) treten in den ersten 2 Jahren nach Therapieende auf. Um diese Rezidive rechtzeitig zu entdecken und damit Kompli-

Tabelle 8.43. 5-Jahres-Überlebensraten beim Zervixkarzinom

Stadium – FIGO	5-Jahres-Überlebensrate		
	Plattenepithel-karzinom [%]	Adeno-karzinom [%]	Zervixstumpf-karzinom [%]
I	83	51	83
II	62	44	72
III	42	17	49
IVA	18	0	33

kationen frühzeitig entgegenzutreten, sind regelmäßige gynäkologische Kontrolluntersuchungen notwendig.

Rezidivverdächtige, oberflächliche Läsionen sind zu biopsieren. Allerdings sollte in hochdosiert bestrahlten Geweben angesichts des Risikos von Fisteln und Ulzera nur dann die histologische Sicherung eines Rezidivs angestrebt werden, wenn sich daraus therapeutische Konsequenzen ergeben.

8.18 Korpuskarzinom (ICD-O C 54)

Allgemeine Übersicht

Etwa 10% aller Malignome bei Frauen sind Korpuskarzinome. Die Inzidenz beträgt etwa 20 bis 25/100.000 Einwohner pro Jahr und hat in den letzten Jahren zugenommen. In Europa und Nordamerika ist das Korpuskarzinom bereits häufiger als das Zervixkarzinom. Betroffen sind v. a. ältere, postmenopausale Frauen. Ein erhöhtes Erkrankungsrisiko besteht für Frauen mit Adipositas, Hypertonus, Diabetes, später Menopause, Infertilität und Kinderlosigkeit. Weitere exogene Risikofaktoren sind langjährige Östrogensubstitution und Tamoxifeneinnahme. Die Diagnose wird bei den meisten Patientinnen (>70%) im Frühstadium gestellt.

Symptome. Das häufigste und wichtigste Symptom ist die postmenopausale genitale Blutung. Fortgeschrittene Tumoren können zu Schmerzen, Aszites, Ileus, Hydronephrose und Urämie führen.

Diagnostik. Gynäkologische Untersuchung mit Abstrich, transvaginaler Ultraschall, Endometriumbiopsie, fraktionierte Abrasio, Hysteroskopie, Zystoskopie, Rektoskopie, ggf. CT- bzw. MRT-Becken, i.v. Urographie. Zum Ausschluss von Fernmetastasen CT-Abdomen und Röntgen-Thorax.

Histologie. Epitheliale Tumoren 90%, darunter 90% endometriale Adenokarzinome; Sarkome 5%; Mischtumoren, z. B. Müller-Mischtumor 3%; Metastasen 2%.

Lokalisation. Der Tumor geht vom Endometrium, überwiegend im Fundus und im Tubenwinkel, aus.

Ausbreitung. Der Tumor wächst zum einen in Richtung Zervix, zum anderen in die Parametrien, Tuben, Harnblase und Rektum. Über die Tuben können Tumorzellen in die Peritonealhöhle gelangen und Metastasen bilden. Fernmetastasen sind v. a. in Leber, Lunge und Skelett nachzuweisen.

Lymphabfluss. Er erfolgt zunächst zu den parauterinen und paravaginalen Lymphknoten. Von dort wird die Lymphe zu den iliakalen (Lnn. iliaci interni, externi et communes) und paraaortalen Lymphknoten weitergeleitet. Die Häufigkeit von pelvinen Lymphknotenmetastasen ist abhängig vom Grading (im Stadium I bei G 1: 3%, G 2: 10%, G 3: 36%) und von der myometranen Infiltration (im Stadium I bei oberflächlicher Infiltration: 2%, bei tiefer Infiltration: 28%). Gleiches gilt für paraaortale Lymphknotenmetastasen, die aber weniger häufig sind.

Stadieneinteilung. Das Stadium wird nach dem TNM-System und der FIGO eingeteilt (Tabelle 8.44).

Prognosefaktoren. Stadium, Grading, Infiltrationstiefe des Myometriums, histologischer Typ.

Behandlungsstrategien

Therapie der Wahl in den frühen Stadien I und II ist die Operation. Eine postoperative adjuvante Bestrahlung ist nur bei gut differenziertem Tumor (G1) und einer Myometriuminfiltration <1/2 entbehrlich. Im Stadium III wird bei noch abgrenzbarem Tumor operiert. Ansonsten ist, wie auch im Stadium IV und bei Inoperabilität, die alleinige Bestrahlung indiziert.

Operation. Operationsmethode der Wahl ist die abdominale Hysterektomie mit Adnektomie beidseits und Scheidenmanschettenresektion. Im Stadium II und IIIB wird die Operation häufig im Sinne einer radikalen Hysterektomie erweitert. Im Stadium IVA kann in bestimmten Fällen eine vordere oder hintere Exenteration durchgeführt werden. Eine zusätzliche pelvine Lymphadenektomie ist im Stadium IB bei Vorliegen von Risikofaktoren, z. B. bei schlecht differenzierten Tumoren (G3), und ab dem Stadium IC indiziert. Bei pelvinem Lymphknotenbefall und/oder klinischem Verdacht auf paraaortale Lymphknotenmetastasen ist zusätzlich eine paraaortale Staging-Lymphadenektomie angezeigt.

Strahlentherapie. Die primäre Radiatio ist bei lokaler Inoperabilität (Stadien III und IV) bzw. allgemeiner Inoperabilität (Stadien I–IV) indiziert. Zusätzlich zur perkutanen Bestrahlung wird die endokavitäre Brachytherapie durchgeführt.

Tabelle 8.44. Klassifikation des Korpuskarzinoms

TNM	FIGO	Stadiendefinition
Tis	0	Carcinoma in situ
T1	I	Tumor begrenzt auf Corpus uteri
T1a	IA	Tumor auf das Endometrium begrenzt
T1b	IB	≤1/2 des Myometriums infiltriert
T1c	IC	>1/2 des Myometriums infiltriert
T2	II	Tumor infiltriert die Zervix uteri
T2a	IIA	Ausbreitung auf die Zervixschleimhaut
T2b	IIB	Zervikale Stromainfiltration
T3	III	Tumorausbreitung jenseits des Uterus, aber innerhalb des kleinen Beckens
T3a	IIIA	Infiltration der Serosa und/oder der Adnexe und/oder positive Peritonealzytologie
T3b	IIIB	Befall der Vagina
N1	IIIC	Regionäre Lymphknotenmetastasen (Becken- und/oder paraaortale Lymphknoten)
T4	IVA	Tumorausbreitung in Harnblase, Rektum und/oder jenseits des kleinen Beckens
M1	IVB	Fernmetastasen

Grading G1–G4.

Hormontherapie. Sie wird palliativ bei Metastasen und Rezidiven, evtl. in Kombination mit einer Chemotherapie, eingesetzt und ist v. a. bei gut differenzierten und rezeptorpositiven Karzinomen wirksam. Die Remissionsraten liegen bei ca. 30%. Medikamente der Wahl sind Gestagene. Alternativ stehen Antiöstrogene zur Verfügung.

Chemotherapie. Die Chemotherapie ist eine palliative Maßnahme mit einer Remissionsrate von <40% und einer Remissionsdauer von weniger als 12 Monaten. Eine Indikation zur Zytostase besteht bei Versagen der Hormontherapie bzw. hormonrezeptornegativen Tumoren. Zu den wirksamen Zytostatika zählen Adriamycin, Cisplatin, Cyclophosphamid und Taxane. Die adjuvante Chemotherapie ist ein experimentelles Therapieverfahren.

Kombinationstherapien

Operation und Bestrahlung. Wenn zusätzlich zur Operation bestrahlt wird, sinkt die Rate der Lokalrezidive und die Überlebensraten werden verbessert. Die Radiatio kann prä- oder postoperativ erfolgen. Die Ergebnisse sind unabhängig von der zeitlichen Abfolge von Operation und Bestrahlung. Die postoperative Bestrahlung hat den Vorteil, dass Patientinnen, die prognostisch günstige Tumoren (G1, Myometriuminfiltration <1/2) hatten, die perkutane Radiatio erspart wird. Um die Häufigkeit vaginaler Rezidive zu senken, ist aber in jedem Stadium eine intravaginale Brachytherapie sinnvoll. Lediglich im Stadium IA, G1/2 kann auch auf die intravaginale Brachytherapie verzichtet werden, da die Lokalrezidivrate nach alleiniger Operation sehr gering ist. Die Bestrahlung sollte nach abgeschlossener Wundheilung (ca. 3–6 Wochen postoperativ) begonnen werden.

Rezidivtherapie. Bei lokoregionären Rezidiven sind die Therapiemöglichkeiten begrenzt. Nach initialer Operation ohne nachfolgende Bestrahlung ist eine kurative Bestrahlung möglich. Nach Operation und Bestrahlung kann nur mit palliativen Dosen und höheren Nebenwirkungsraten erneut bestrahlt werden. Ausgedehnte Rezidivoperationen nach primärer alleiniger Radiatio sind nur in Einzelfällen indiziert.

Liegt ein isoliertes Scheidenstumpfrezidiv vor, kann bestrahlt und damit eine 5-Jahres-Überlebensrate von ca. 45% erreicht werden.

Perkutane Strahlentherapie

Zielvolumen, kritische Organe

Voraussetzungen für die Zielvolumenfestlegung: gynäkologischer Befund, CT-Abdomen/Becken (ggf. auch postoperativ).

Zielvolumen. Es umfasst den Primärtumor bzw. nach Operation das Tumorbett mit adäquatem Sicherheitssaum. Rektumvorderwand, Harnblasenhinterwand und zumindest das obere Scheidendrittel sind in das Zielvolumen einzubeziehen, da sie möglicherweise tumorös infiltriert sind. Zudem beinhaltet das Zielvolumen den regionalen Lymphabfluss bis in Höhe der Aortenbifurkation. Sofern paraaortale Lymphknotenmetastasen vorhanden sind, ist auch die Paraaortalregion in das Zielvolumen einzuschließen.

Kritische Organe. Harnblase, Rektum, Dünndarm. Bei paraaortaler Radiatio: Rückenmark, Dünndarm, Nieren, Leber.

Bestrahlungsplanung und Dosierung

Lagerung. Rückenlage, Hände auf der Brust.

Simulatorplanung. Verifikation der Bestrahlungsfelder am Simulator nach CT-Planung. Alternativ können opponierende Felder oder eine 4-Feldertechnik angewandt werden. Dazu werden Feldlänge (obere Grenze: Unterkante LWK 5 bis Stadium IB, sonst Oberkante LWK 5; untere Grenze: Unterrand Symphyse) und Feldbreite (bei 0° und 180° jeweils bis zur Beckenwand, bei 90° und 270° Einbeziehung von Rektumvorderwand und Harnblasenhinterwand nach Kontrastierung dieser Organe) festgelegt. Hilfreich bei der Bestimmung der unteren Feldgrenze ist ein in die Vagina eingeführter kontrastmittelgetränkter Tampon.

Bestrahlungstechniken. Sie sind individuell nach CT-Planung und meist analog zur Technik beim Kollumkarzinom (s. Abb. 7.5). Zum Beispiel werden 4 Stehfelder mit Individualkollimatoren für die Bestrahlung von Primärtumor und Lymphabfluss eingesetzt oder Stehfelder und eine biaxial-bisegmentale Rotation (Abb. 7.7) kombiniert. Da das Zielvolumen zentral im Körperinnern liegt, kann nur mit höheren Photonenenergien bestrahlt werden. Gleiches gilt, wenn die Paraaortalregion, z. B. über ein monoaxiales Rotationsfeld, bestrahlt wird (cave: Überschneidung mit den Bestrahlungsfeldern für das kleine Becken).

Dosierung. Die perkutane Bestrahlung wird mit 5-mal 1,8 – 2,0 Gy/Woche fraktioniert. Bei der Paraaortalbestrahlung wird eine Dosis von 45–50 Gy (5-mal 1,8–2,0 Gy/Woche) eingestrahlt.

Die vaginale Brachytherapie wird parallel zur perkutanen Radiatio durchgeführt. Bei den intrauterinen Brachytherapieapplikationen sollte ein zeitlicher Abstand von 3 Wochen (LDR) bzw. 7 Tagen (HDR) eingehalten werden. In der Dosierung ist zwischen der LDR- und der HDR-Technik zu unterscheiden (Tabelle 8.45).

Perkutane Dosis bei nicht durchführbarer Brachytherapie: 50–70 Gy.

Brachytherapie

Aufgabe der intrakavitären Brachytherapie ist es, eine hohe Dosis in einem umschriebenen Zielvolumen zu applizieren. Beim Korpuskarzinom umfasst das Zielvolumen die Haupttumormasse (Korpus, Zervix, evtl. Vagina und mediale Anteile der Parametrien). Die früher übliche Radiumbehandlung wurde aus Strahlenschutzgründen durch die Afterloading-Technik (s. S. 116) ersetzt. Bei der Packmethode werden radioaktive

Tabelle 8.45. Korpuskarzinom: Dosierungen für die perkutane fraktionierte Radiatio und die LDR- oder HDR-Brachytherapie

FIGO-Stadium	Indikation	Perkutane Dosis	Brachytherapiedosis	
			vaginal (0,5 cm von Applikatoroberfläche)	endometrial (Serosaoberfläche)
I–II	Postoperativ ohne Risikofaktor	–	2×15 Gy (LDR) oder 2–3×5–7 Gy (HDR)	–
I–II	Postoperativ bei Risikofaktoren und/oder N1	45 Gy	2×20 Gy (LDR) oder 3–4×5–7 Gy (HDR)	–
I–II	Inoperabel	30 Gy, ab ca. 20 Gy zentraler Block	– 5–7×5–7 Gy (HDR)	2×30 Gy(LDR) oder 5–7×6–8,5 Gy (HDR)
III–IV	Inoperabel	40 Gy, ab ca. 20 Gy zentraler Block, parametran bis 60 Gy	– –	2×30 Gy (LDR) oder 5×8,5 Gy (HDR)

Präparate, z. B. sog. Heyman-Kapseln oder Kobaltperlen, in das Uteruskavum eingeführt. Der Nachteil der klassischen Packmethode besteht darin, dass die Lage der Kapseln die Dosisverteilung vorgibt und eine Veränderung bzw. Optimierung der Dosisverteilung unmöglich ist (Dosierung: s. Tabelle 8.45). Alternativ können im Afterloading-Verfahren starre Applikatoren oder auch kleinvolumige Hohlkapseln (Abb. 8.44), die mit flexiblen Verbindungsschläuchen verbunden sind, verwendet werden. Nach Einführen der Kapseln bzw. Applikatoren und Fixierung mittels Mulltamponade werden Röntgenaufnahmen in zwei Ebenen angefertigt. Die Positionen der auf den Röntgenbildern sichtbaren Kapseln bzw. Applikatoren und der Sonden in Rektum und Blase werden in einen Bestrahlungsplanungscomputer digitalisiert. Dann werden Lage und Verweildauer der Strahlenquellen für die gewünschte Dosisverteilung berechnet sowie die Dosis in Harnblase und Rektum abgeschätzt.

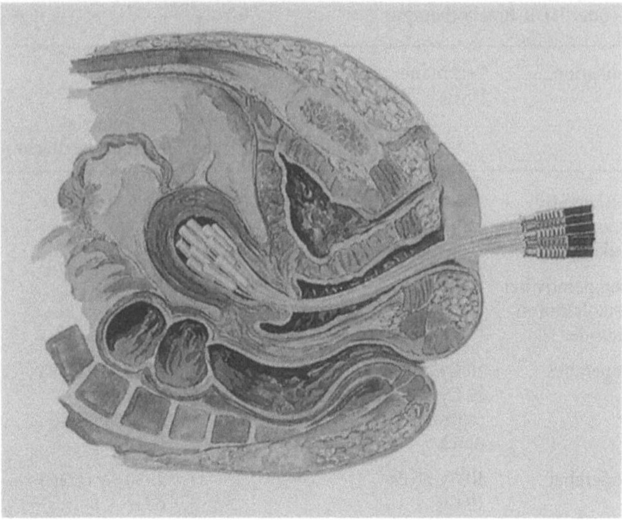

Abb. 8.44. Zervixkarzinom: Schema der Applikationstechnik mit Hohlkapseln (Firma Nucletron)

Nebenwirkungen

Akute Nebenwirkungen. Diarrhoe (50%), Proktitis (5–10%), Pollakisurie (10%), Algurie (10%), hämorrhagische Zystitis (bis 5%). Therapie: s. 10.4.

Prophylaxe. S. 10.2 und 10.4; ferner Bestrahlung mit gefüllter Harnblase.

Spätfolgen. Rektumulzera (2%), chronische operationsbedürftige Proktitis (bis 6%), chronische Zystitis (2%), rektosigmoidale Stenosen (5%), Dünndarmstenosen mit Ileus (2%), rekto-, vesikovaginale Fisteln (2%), Alteration der vaginalen Schleimhaut mit Kohabitationsbeschwerden (60%), Kastration bei prämenopausalen Patientinnen (100%) u. a. Die Komplikationsrate erhöht sich deutlich nach vorausgegangener Operation.

Ergebnisse

Die Ergebnisse (Tabelle 8.46) sind u. a. abhängig vom Grading und von der myometranen Infiltrationstiefe. Wenn weniger als ein Drittel des

Tabelle 8.46. 5-Jahres-Überlebensraten beim Korpuskarzinom. (Nach Senn et al. 1988)

FIGO-Stadium	Grading	5-Jahres-Überlebensrate [%]
0		>95
I		75
	1	80
	2	75
	3	55
II		50
	1	65
	2	55
	3	45
III		30
	1	38
	2	36
	3	20
IV		10

Myometriums infiltriert sind, liegt die 5-Jahres-Überlebensrate bei etwa 90%. Bei einer Infiltration bis zu 2 Dritteln des Myometriums beträgt die 5-Jahres-Überlebensrate etwa 70%. Bei vollständiger tumoröser Durchsetzung des Myometriums überleben nur ca. 25% 5 Jahre. Die Ergebnisse der primären Bestrahlung in den operablen Stadien sind den Operationsergebnisssen nahezu ebenbürtig. Die Häufigkeit vaginaler Tumorrezidive (ohne Radiatio im Stadium I: 10%, Stadium II: 25%, Stadien III und IV: 60%) nach Operation lässt sich durch die intravaginale Brachytherapie erheblich senken (z. B. im Stadium I: 0%, Stadium II: 2%).

Nachsorge

Die regelmäßige gynäkologische Nachsorge ist besonders wichtig in den ersten beiden Jahren nach Therapieende. In diesem Zeitraum treten 70–80% der Rezidive auf. Zur Nachsorge gehört eine Kontrollabrasio ca. 3–9 Monate nach Bestrahlungsende. Ferner sind in primär fortgeschrittenen Stadien Abdomensonographie, Röntgenthorax und Skelettszintigramm durchzuführen.

8.19 Ovarialkarzinome (ICD-O C56)

Allgemeine Übersicht

Etwa 20% der gynäkologischen Malignome sind Ovarialkarzinome. Die Inzidenz in Deutschland wird mit 13/100.000 pro Jahr angegeben. Betroffen sind vor allem Frauen im 5.–7. Lebensjahrzehnt. Ein erhöhtes Risiko besteht u. a. für Frauen mit später Menopause und später Schwangerschaft (jenseits des 30. Lebensjahres), für Nulliparae über 45 Jahre und bei familiärer Häufung. Die relativ seltenen Keimzelltumoren treten dagegen bei jungen Frauen gehäuft auf.

Symptome. Ein langes asymptomatisches Tumorwachstum ist für Ovarialkarzinome typisch. Zu den Symptomen zählen Druck- und Völlegefühl, Unterbauchschmerzen und vaginale Blutungen. In fortgeschrittenen Stadien kommen Aszites, Ileus und sichtbarer Tumor hinzu.

Diagnostik. Allgemeine und gynäkologische Untersuchung, Punktionszytologie (Aszites), keine Feinnadelbiopsie des Tumors (Gefahr der Tumorzellverschleppung und damit eines Pseudomyxoma peritonei!), transvaginale Sonographie, CT-Abdomen, MRT Becken, i.v. Urogramm, ggf. Zystoskopie und Rektoskopie, Bestimmung von Tumormarkern (AFP, β-HCG, CA 125). Zum Metastasenausschluss Röntgen-Thorax.

Histologie. Die Ovarialtumoren können von unterschiedlichen Ursprungsgeweben ausgehen und somit histogenetisch unterteilt werden in:

1) epitheliale Tumoren (>70%): seröse Zystadenokarzinome (45%), endometroide Adenokarzinome (10%), muzinöse Zystadenokarzinome (35%), mesonephroide (klarzellige) Tumoren (3%), undifferenzierte Karzinome (2%), Mischformen;
2) Keimzelltumoren (15%): Dysgerminom, Chorionkarzinom, Teratom, embryonales Karzinom u. a.;
3) gonadale Stromatumoren (<10%): Granulosazelltumor, Sertoli-Leydig-Zelltumor, Androblastom u. a.;
4) Gonadoblastome (<1%);
5) Lipidzelltumoren (<1%);
6) mesenchymale Tumoren (<1%): Fibrome, Lipome, Lymphome, Sarkome u. a.

Lokalisation. Der Tumor geht von einem Ovar oder beiden Ovarien aus.

Ausbreitung. Der Tumor wächst in benachbarte Organe ein, z. B. Tube und Uterus. Ferner können sich Metastasen in das Peritoneum und die Zwerchfellunterseiten absiedeln. Die peritonealen Metastasen und die tumorbedingte Blockade der transdiaphragmalen Lymphwege sind Ursache des malignen Aszites. Während die lymphogene Metastasierung relativ spät erfolgt, können hämatogene Metastasen, vorzugsweise in Leber, Lunge und Pleura, eher auftreten. Zum Diagnosezeitpunkt ist die Erkrankung nur bei 25% der Patientinnen lokalisiert. Dagegen bestehen bei 75% bereits intraabdominale Metastasen.

Lymphabfluss. Die Lymphe der Ovarien wird v. a. drainiert zu den externen iliakalen und den prä- und paraaortalen Lymphknoten.

Stadieneinteilung. Das Tumorstadium wird nach der TNM- oder der FIGO-Klassifikation eingeteilt (Tabelle 8.47).

Tabelle 8.47. Stadieneinteilung der Ovarialkarzinome

TNM-Stadium	FIGO-Stadium	Definition
T1	I	Tumor auf die Ovarien beschränkt
T1a	Ia	Ein Ovar befallen
T1b	Ib	Beide Ovarien befallen
T1c	Ic	Ein oder beide Ovarien befallen mit Kapselruptur, Tumor an der Ovaroberfläche oder tumoröser Aszites
T2	II	Tumorausdehnung im kleinen Becken
T2a	IIa	Ausdehnung/Metastasen auf/in Uterus/Tuben
T2b	IIb	Ausdehnung auf andere Beckengewebe
T2c	IIc	Ausbreitung im Becken und maligne Zellen im Aszites bzw. Peritonealspüllösung
T3 und/oder N1	III	Tumor mit abdominalen, intraperitonealen Metastasen und/oder regionären Lymphknotenmetastasen
T3a	IIIa	Mikroskopische Peritonealmetastasen außerhalb des Beckens
T3b	IIIb	Makroskopische Peritonealmetastasen <2 cm außerhalb des Beckens
T3c und /oder N1	IIIc	Peritonealmetastasen >2 cm außerhalb des kleinen Beckens und/oder regionäre Lymphknotenmetastasen
M1	IV	Fernmetastasen außerhalb der Peritonealhöhle

Grading: G1–G4.

Prognosefaktoren. Stadium, Histologie, Grading, Resttumor nach Operation.

Behandlungsstrategien

An erster Stelle der therapeutischen Möglichkeiten steht die Operation. Ihre Aufgabe ist es, den Tumor zu entfernen und die Tumorausdehnung festzulegen. Der Operation schließt sich bei den epithelialen Tumoren außer in den Stadien IA und IB (G1, negative Zytologie) eine Chemotherapie an. Bei Kontraindikationen gegen eine Chemotherapie ist es möglich, nach kompletter Tumorresektion oder minimalem Resttumor das ganze Abdomen mit Dosisaufsättigung im kleinen Becken zu bestrahlen.

Bei den Keimzelltumoren und den gonadalen Stromatumoren hat die Chemotherapie eine noch größere Bedeutung. Im Stadium I reicht die Operation aus. In den fortgeschritteneren Stadien wird primär zytostatisch behandelt. Das Therapieergebnis wird durch bildgebende Verfahren und u. U. eine Restagingoperation überprüft. Das weitere Vorgehen hängt vom Operationsergebnis ab. Die folgenden Therapierichtlinien beziehen sich in erster Linie auf epitheliale Ovarialkarzinome.

Operation. Die primäre Operation umfasst die Adnektomie mit Resektion des Primärtumors, Lymphknotenmetastasen, dem großen Netz, das mikro- oder makroskopisch häufig befallen ist, sowie die Hysterektomie und die Appendektomie. Intraoperativ werden potentiell befallene Gewebe, z. B. Lymphknoten und Zwerchfell, biopsiert. Zudem werden Flüssigkeiten für zytologische Untersuchungen, z. B. Aszites oder peritoneale Spülflüssigkeit, aspiriert, um die Ausdehnung der Erkrankung zu bestimmen.

Bei prämenopausalen Frauen kann bei gut differenzierten Tumoren (FIGO Ia, G1) eine eingeschränkte Operation ausreichen. Sie besteht aus einer unilateralen Ovarektomie, einer Keilexzision aus dem anderen Ovar, der Omentektomie, der pelvinen Lymphknotendissektion und den anderen chirurgischen Stagingmaßnahmen.

Auch im Stadium III sollte versucht werden, den Tumor operativ zu verkleinern. Im Stadium IV mit Organinfiltration ist die Indikation zur Operation streng zu stellen, da sie die Überlebensraten in diesem Stadium wahrscheinlich nicht verbessert.

Die Second-look- oder Restaging-Operation nach mehreren Zyklen Chemotherapie ist nicht mehr Standard. Die Interventions- oder Intervallaparotomie wird nach Primäroperation mit Tumorrest und Remission desselben nach Chemotherapie vorgenommen, um die Tumormasse weiter zu reduzieren.

Eine Rezidivoperation ist nur beim sog. Spätrezidiv (rezidivfreies Intervall nach Abschluss der Primärtherapie >12 Monate) sinnvoll.

Strahlentherapie. Eine Indikation zur alleinigen perkutanen Bestrahlung besteht nur ausnahmsweise und dann in palliativer Absicht, z. B. bei inoperablen Patientinnen mit Kontraindikationen gegen eine Chemotherapie.

Chemotherapie. Eine primäre Chemotherapie ist bei fortgeschrittenen Tumorstadien indiziert. Vor allem Cisplatin und Carboplatin sind beim Ovarialkarzinom wirksam, entweder als Monotherapie oder kombiniert mit Cyclophosphamid ± Anthrazyklinen oder Taxanen. Die Kombination von Platin und Paclitaxel ist der Kombination von Platin und Cyclophosphamid überlegen und daher derzeit Standard in der Primärtherapie. Dagegen ist die Hochdosischemotherapie eine experimentelle Behandlung, die vielleicht in der Primärtherapie bei fortgeschrittenen Tumoren sinnvoll sein könnte.

In der Palliativtherapie kann bei malignem Aszites dieser zunächst abgelassen und dann Mitoxantron oder Cisplatin instilliert werden, um ein rasches Nachlaufen zu verhindern.

Bei Tumorrezidiv ist eine erneute platinhaltige Chemotherapie sinnvoll (außer bei fehlendem Therapieansprechen bzw. rezidivfreiem Intervall <6 Monate). Platinresistente Tumoren werden z. B. mit Substanzen wie Etoposid, Paclitaxel, Topotecan oder Treosulfan behandelt (Ansprechraten ca. 20%).

Hormontherapie. Etwa 50% der epithelialen Tumoren besitzt Östrogen- und/oder Progesteronrezeptoren. Ein wesentlicher Effekt der Hormontherapie mit Gestagenen, Tamoxifen, Androgenen/Anti-Androgenen oder GnRH-Analoga (Gonadotropin Releasing Hormon) besteht aber nicht (Remissionsrate ca. 10%).

Kombinationstherapien

Operation und Chemotherapie. Außer in Frühstadien (Ia/b, G1) ist postoperativ die Zytostase die Therapie der Wahl. Der Therapieerfolg wird nach 4–6 Zyklen durch bildgebende Verfahren und in Einzelfällen durch eine Second-look-Operation geprüft. Die Remissionsrate liegt bei 75%.

Abhängig vom Restagingergebnis muss entschieden werden, ob die Chemotherapie fortgesetzt oder bestrahlt wird.

Operation und Bestrahlung. Diese Kombination ist nur bei Kontraindikationen gegen eine Chemotherapie indiziert. Die Bestrahlung besteht hierbei aus einer Ganzabdomenbestrahlung mit lokaler Dosisaufsättigung im kleinen Becken.

Operation, Chemotherapie und Bestrahlung. Die Indikation zur Bestrahlung beim Ovarialkarzinom ist umstritten. Die primäre postoperative Behandlung ist die Chemotherapie. Kommt es aber unter Zytostase nicht zur kompletten Remission, kann es im Einzelfall sinnvoll sein, das kleine Becken und evtl. die Paraaortalregion oder gezielt lokalisierbare Resttumoren zu bestrahlen. Die intraperitoneale Gabe von radioaktiven Strahlern, z. B. Radiogold (^{198}Au), Yttrium (^{90}Y) oder Phosphor (^{32}P; 15 mCi), ist obsolet.

Perkutane Strahlentherapie

Zielvolumen, kritische Organe

Voraussetzungen für die Zielvolumenfestlegung: genauer Operationsbericht und histopathologischer Befund, CT-Abdomen.

Zielvolumen. Es umfasst zunächst das gesamte Abdomen einschließlich der Zwerchfelle, anschließend das kleine Becken.

Kritische Organe. Dünndarm, Leber, Nieren.

Bestrahlungsplanung und Dosierung

Lagerung. Rückenlage, Hände auf der Brust.

Simulatorplanung. Zunächst wird die Feldlänge für die Ganzabdomenbestrahlung über a.p./p.a.-Stehfelder festgelegt. Die obere Feldgrenze sind die Zwerchfelle (Atemverschieblichkeit berücksichtigen!). Die untere Feldgrenze liegt mindestens 1 cm unterhalb des Foramen obturatum. Die seitlichen Feldgrenzen sind außerhalb des Abdomens. Zur Darstellung der Nieren werden i.v.-Kontrastmittel gegeben. Für die lokale Aufsättigung im kleinen Becken wird als obere Feldgrenze der Übergang L5/S1 gewählt.

Bestrahlungstechniken. Opponierende Stehfelder (sog. Open-field-Technik) mit Individualsatelliten, um die Nieren (maximale Dosis an der

Niere: 18 Gy, daher Nierenblock von dorsal ab etwa 9 Gy; Nierenfunktion abklären!) und die Leber (maximale Dosis an der Leber: 25 Gy, daher Leberblock von ventral und dorsal ab 20–25 Gy) zu schonen. Für die Aufsättigung im kleinen Becken kommen entweder opponierende seitliche oder a.p./p.a.-Stehfelder oder eine Mehrfeldertechnik nach CT-Planung in Frage.

Dosierung. Ganzes Abdomen 30 Gy Gesamtdosis, 5-mal 1,2–1,5 Gy/Woche + kleines Becken 20 Gy Gesamtdosis, 5-mal 1,5–2 Gy/Woche.

Nebenwirkungen

Akute Nebenwirkungen. Diarrhoe, krampfartige Bauchschmerzen, Proktitis, Zystitis, Leuko-, Thrombozytopenie (ca. 60% des Blut bildenden Knochenmarks sind im Zielvolumen!). Prophylaxe: s. 10.2 und 10.4.

Therapie. Adsorbenzien, Antidiarrhoika, Spasmolytika, Kortisoneinläufe, Antibiotika (s. auch 10.4).
Spätfolge. Darmstenose (3–5%).
Therapie. Operation bei funktionell wirksamer Stenose bzw. Ileus.

Ergebnisse

Die Prognose ist u. a. abhängig vom Resttumor nach der Erstoperation und der Restagingoperation (Tabelle 8.48).

Die Ergebnisse werden zudem vom histologischen Subtyp bestimmt. Während Patientinnen mit serösen Karzinomen niedrigen Malignitätsgrads und mit muzinösen Karzinomen eine gute Prognose haben, sind die Aussichten bei mesonephroiden und undifferenzierten Tumoren schlechter. Für das Gesamtkollektiv werden 5-Jahres-Überlebensraten von 40% angegeben. Die stadienbezogenen Ergebnisse aller Histologien sowie der epithelialen Tumoren zeigt Tabelle 8.49. Bei den Keimzelltumoren und den gonadalen Stromazelltumoren hängt die Prognose vom histologischen Subtyp ab, Heilungen können aber selbst in fortgeschrittenen Stadien erreicht werden.

Nachsorge

Die Nachsorge dient v. a. dazu, ein abdominelles Rezidiv frühzeitig zu entdecken. Dazu sind neben der gynäkologischen Untersuchung die Sonographie und die Tumormarkerbestimmung (CA 125) notwendig. Da bei Frauen mit Ovarialkarzinom das Risiko eines Mammakarzinoms um

Tabelle 8.48. 5-Jahres-Überlebensraten in Abhängigkeit vom Resttumor nach Primäroperation

Resttumor nach Operation	5-Jahres-Überlebensrate (%)
Kein Rest (R0)	57
Mikroskopisch (R1)	38
Makroskopisch <2 cm (R2)	33
Makroskopisch >2 cm (R2)	13

Tabelle 8.49. Therapieergebnisse beim Ovarialkarzinom (die Variation bezieht sich auf die Stadienuntergruppen)

FIGO-Stadium	5-Jahres-Überlebensrate (%)
I	79–87
II	55–67
III	23–41
IV	11

den Faktor 3–4 höher ist, müssen hier entsprechende Vorsorgemaßnahmen durchgeführt werden.

8.20 Morbus Hodgkin (ICD-0 C 81)

Allgemeine Übersicht

Der M. Hodgkin ist eine Erkrankung, die lymphatische Organe, insbesondere die Lymphknoten, befällt. In fortgeschrittenen Stadien lassen sich auch extralymphatische Manifestationen nachweisen.

Symptome. Häufigstes Symptom ist die schmerzhafte Lymphknotenschwellung. Zusätzlich kann sich die Erkrankung durch eine sog. *B-Symptomatik* bemerkbar machen. Zu diesen Symptomen gehören: nicht erklärbares Fieber über 38 °C, Nachtschweiß und Gewichtsverlust von mehr als 10% des Körpergewichtes innerhalb von 6 Monaten. Manche

Patienten (bis 10%) geben einen Alkoholschmerz in den Lymphknoten an, der aber nicht als spezifisch angesehen wird.

Histologie. Der Nachweis von Reed-Sternberg-Zellen (mehrkernig mit 2–5 Zellkernen) ist für die Diagnose eines klassischen Hodgkin-Lymphoms obligat. Daneben bestimmt ein überwiegend aus Lymphozyten bestehendes Begleitinfiltrat das histologische Bild. Die Klassifikation wird nach WHO (1999) folgendermaßen vorgenommen:

I lymphozytenprädominanter Typ (LPHD), früher Paragranulom
II klassisches Hodgkin-Lymphom
  - lymphozytenreicher Typ (nodulär oder diffus),
  - nodulär sklerosierender Typ (NS, häufigster Typ),
  - mischzelliger Typ (MC, „mixed cellularity"),
  - lymphozytenarmer Typ (LD, „lymphocytic depletion").

Lymphozytenprädominanter Typ und klassisches Hodgkin-Lymphom unterscheiden sich immunphänotypisch (LPHD CD 20 positiv, klassisches HL CD30 positiv, meist CD15 positiv und CD20 negativ).

Diagnostik. Eingehende Anamnese und klinische Untersuchung, Routinelabor mit Elektrophorese und Immunglobulinen, Röntgen-Thorax, CT des Halses, Thorax und Abdomens, Sonographie Abdomen und periphere Lymphknotenregionen, Skelettszintigraphie, Knochenmarkbiopsie, evtl. Leberbiopsie, evtl. PET, histologische Sicherung durch LK-Exstirpation. Die diagnostische Laparotomie mit Splenektomie ist kaum noch erforderlich.

Obwohl sich bei etwa einem Drittel der Fälle nach Laparotomie das vorher festgelegte klinische Stadium ändert, hat dieses Vorgehen keinen prognostischen Vorteil, u. a. auch, weil in den frühen Stadien der Radiotherapie eine Chemotherapie vorangestellt wird. Bei einer Laparotomie kann bei gebärfähigen Frauen eine Verlagerung der Ovarien in Beckenmitte erfolgen, um diese bei einer geplanten abdominellen Bestrahlung schützen zu können. Ein absoluter Strahlenschutz gelingt mit dieser Methode allerdings nicht.

Lokalisation. Bevorzugt werden die Hauptlymphknotengruppen des Körpers befallen. Die Erstmanifestation tritt zu 90% supradiaphragmal auf, und hier zu 60–80% zervikal und supraklavikulär, weniger häufig axillär oder mediastinal. Nur 10% sind primär subdiaphragmal lokalisiert. Selten ist die erste Lokalisation die Leistenbeuge oder ein mesenteriales Befall. Extranodale Erstmanifestationen sind eine absolute Seltenheit.

Ausbreitung. Die Ausbreitung erfolgt meist kontinuierlich entlang der großen Lymphabflusswege, in den fortgeschrittenen Stadien kann häufiger eine extranodale Manifestation nachgewiesen werden. Bevorzugt befallen sind Lunge, Leber, Knochen, Gehirn, Haut und andere Organe. Der Organbefall wird als hämatogene Metastasierung angesehen.

Lymphabfluss. Für die malignen Systemerkrankungen werden keine Lymphabflusswege angegeben, da primär das Lymphsystem vom Tumor befallen ist. Die Ausbreitung der Erkrankung hält sich nicht streng an die Lymphabflusswege, sondern kann auch Lymphknotengruppen überspringen bzw. sich entgegen dem Lymphstrom ausbreiten. So kann sich ein Lymphom der linken Halsseite über die paraaortalen und retroperitonealen Lymphknoten zum linken Mediastinum und dann zur rechten Halsseite ausbreiten und später zur Generalisation führen.

Stadieneinteilung. Die Stadieneinteilung wird nach der Ann-Arbor-Klassifikation in der Fassung von 1987 (UICC) vorgenommen. Danach wird ein Stadium I bis IV unterschieden (Tabelle 8.50).

Zusätzlich wird zwischen einem A-Stadium ohne Allgemeinsymptome und einem B-Stadium mit Allgemeinsymptomen unterschieden. Au-

Tabelle 8.50. Ann-Arbor-Klassifikation des Morbus Hodgkin

Stadium	Stadiendefinition
I	Befall einer einzelnen Lymphknotenregion (I) oder lokalisierter Befall eines einzelnen extralymphatischen Organs oder Bezirks (I E)
II	Befall von 2 oder mehr Lymphknotenregionen auf der gleichen Zwerchfellseite (II) oder lokalisierter Befall eines einzelnen extralymphatischen Organs oder Bezirks und seines (seiner) regionären Lymphknoten mit oder ohne Befall anderer Lymphknotenregionen auf der gleichen Zwerchfellseite (II E)
III	Befall von Lymphknotenregionen auf beiden Seiten des Zwerchfells (III), ggf. zusätzlich lokalisierter Befall eines extralymphatischen Organs oder Bezirks (III E) oder gleichzeitiger Befall der Milz (III S) oder gleichzeitiger Befall von beiden (III E+S)
IV	Disseminierter (multifokaler) Befall eines oder mehrerer extralymphatischer Organe mit oder ohne gleichzeitigen Lymphknotenbefall oder isolierter Befall eines extralymphatischen Organs mit Befall entfernter (nichtregionärer) Lymphknoten

ßerdem wird das Stadium III in III 1 (nur Milzbefall mit oder ohne Beteiligung der oberen paraaortalen LK oberhalb des Truncus coeliacus) und III 2 (alle übrigen Lymphknoten) eingeteilt. Wird der Stadieneinteilung eine Laparotomie mit Splenektomie, Leberbiopsie, Lymphknotenbiopsie und Knochenmarkbiopsie zugrunde gelegt, wird dieses Stadium als pathologisches Stadium bezeichnet (pS). Ansonsten wird von einem klinischen Stadium gesprochen (cS).

Prognosefaktoren. Wegen der im Vergleich zu früheren Jahren wesentlich differenzierteren Therapie, die eine Vielzahl von therapeutischen Möglichkeiten umfasst, spielt das Krankheitsstadium nicht mehr die entscheidende Rolle. Auch die fortgeschrittenen Stadien haben eine gute Prognose. Unabhängig davon sind Risikofaktoren, die die Prognose negativ beinflussen, bekannt. Dazu gehören:

- großer Mediastinaltumor (>1/3 des maximalen Thoraxquerdurchmessers),
- extranodaler Befall,
- massiver Milzbefall (>5 Knoten, diffuser Befall),
- 3 oder mehr befallene Lymphknotenregionen,
- BSG >50 mm/h (A-Symptomatik), >30 mm/h (B-Symptomatik).

Als fraglich prognostisch bedeutsam wird ein massiver Lymphombefall >5 cm („bulky disease") angesehen.

Behandlungsstrategien

Die Behandlung des M. Hodgkin ist neben dem Mammakarzinom ein klassisches Beispiel dafür, dass eine interdisziplinäre Therapie notwendig ist. Durch kontrollierte Studien mit exaktem Staging und standardisierten Therapien können heute den Patienten stadiengerechte und risikoadaptierte Behandlungsstrategien angeboten werden. Ziel der Behandlung muss es sein, eine komplette Remission mit möglichst wenig Nebenwirkungen zu erreichen.

Operation. Die Operation ist nicht in der Primärtherapie vorgesehen. Operative Eingriffe (Lymphknotenexstirpation, Laparotomie, Splenektomie) sind im Rahmen der Staginguntersuchungen notwendig.

Strahlentherapie. Hodgkin-Lymphome sind strahlensensible Tumoren, sodass durch eine lokale Strahlentherapie ein Lymphom völlig beseitigt werden kann. Die Strahlentherapie ist deshalb integraler Bestandteil im

Gesamtbehandlungskonzept einer Primärbehandlung. Sie kann auch als alleinige Therapie in den Stadien I und II eingesetzt werden, wenn keine Risikofaktoren nachgewiesen werden können. Die Radiatio ist ebenfalls bei der Rezidivtherapie oder bei fortgeschrittenen Stadien zur Symptombeseitigung wirksam.

Chemotherapie. Eine geeignete Kombination von Zytostatika ist in der Lage, Lymphomherde zu beseitigen, sodass sie mit kurativer Zielsetzung angewendet wird. Die am häufigsten und in Studien angewendeten Kombinationen sind COPP (Cyclophosphamid, Vincristin, Procarbacin, Prednison), ABVD (Adriamycin, Bleomycin, Vinblastin, Dacarbacin) und BEACOPP (Bleomycin, Etoposid, Adriamycin, Cyclophosphamid, Vincristin, Procarbacin, Prednison).

Kombinationstherapien. In der Regel wird eine Kombination von primärer Chemotherapie mit anschließender Bestrahlung vorgenommen (Involved-field-Bestrahlung bei frühen und mittleren Stadien, Bestrahlung von Bulk- und/oder Resttumoren bei fortgestrittenen Stadien). Erst in neuester Zeit wird diese Kombinationstherapie auch in den frühen Stadien ohne Risikofaktoren, die früher mit alleiniger Extended-field-Bestrahlung (s. unten) behandelt wurden, durchgeführt. Der Vorteil der Kombination aus Chemotherapie und Involved-field-Bestrahlung (s. unten) in den frühen Stadien liegt darin, dass die Rezidivrate bei verminderter Gesamttoxizität und vergleichbarer Gesamtüberlebenszeit gesenkt werden konnte. Im Einzelnen ergibt sich das in Tabelle 8.51 dargestellte Vorgehen.

Tabelle 8.51. Therapeutisches Vorgehen beim M. Hodgkin

Therapie	Stadium
Radiatio (Extended Field)	I + II ohne Risikofaktoren
Chemotherapie + Radiatio (Involved Field)	I + II (ohne oder mit Risikofaktoren), evtl. III A ohne Risikofaktoren
Chemotherapie (intensiviert) + Radiatio auf Resttumoren/Bulk	III, IV

Tabelle 8.52. Bestrahlungstechnik beim M. Hodgkin (Extended Field)

Befall	Bestrahlungstechnik
Hochzervikal (oberhalb Os hyoideum)	Mantelfeld + Waldeyer-Feld
Tiefzervikal, supraklavikulär, axillär, mediastinal, hilär	Mantelfeld + Paraaortalregion (Unterkante LWK 4, mit Milz oder Milzstiel nach Splenektomie)
Paraaortal, Milz, iliakal	Umgekehrtes Y + Milz (Stiel) + T-Feld (Mantelfeld ohne die oberen zervikalen und axillären LK)
Inguinal	Umgekehrtes Y

Perkutane Strahlentherapie

Zielvolumen, kritische Organe

Zielvolumen. Bei den malignen Lymphomen kann kein Zielvolumen wie bei den soliden Tumoren angegeben werden, sondern es wird in Abhängigkeit von der Primärlokalisation und Ausbreitung die Bestrahlung bestimmter Lymphknotengruppen notwendig (Tabelle 8.52).

Kritische Organe. Lunge, Herz, Rückenmark, Schilddrüse, Dünndarm, Hoden, Ovarien.

Bestrahlungsplanung und Dosierung

Lagerung. Rückenlage, Unterkiefer senkrecht zur Tischplatte, Immobilisation des Kopfes, Arme seitlich abgewinkelt vom Körper, Knierolle. Bei Bestrahlungen in der Leistenregion sollte möglichst eine Hodenkapsel benutzt werden.

Simulatorplanung. Unter Durchleuchtung werden die Zielvolumen- bzw. Feldgrenzen festgelegt und eine isozentrische Markierung, sinnvollerweise an einer Wirbelkörpervorderkante, vorgenommen. Auf den Simulator- oder Großfeldaufnahmen werden die Feldgrenzen eingezeichnet und entsprechende Abschirmblöcke angefertigt (s. S. 154).

Bestrahlungstechniken. Das Ausmaß oder die Art der Bestrahlungsfelder richtet sich nach der Lokalisation der befallenen Lymphknotenregionen (s. oben) und dem gewählten Gesamttherapiekonzept. Bei der Bestrahlung der malignen Lymphome wird eine Extended-field-Bestrah-

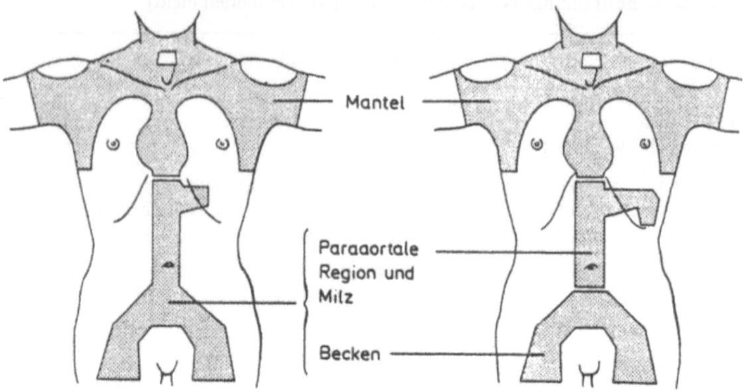

Abb. 8.45. Morbus Hodgkin: Mantelfeld und umgekehrtes Y-Feld. (Aus Musshoff 1987)

lung (befallene Lymphknotenregionen und benachbarte, klinisch nicht befallene Regionen) von der Involved-field-Bestrahlung (nur befallene Regionen) unterschieden. Bei der Extended-field-Technik wird entweder ein *Mantelfeld* (oberhalb des Zwerchfells) oder ein *umgekehrtes Y* (unterhalb des Zwerchfells) bestrahlt (Abb. 8.45). Bei der Involved-field-Technik werden letztendlich verkleinerte Großfelder angewendet.

Mantelfeld und umgekehrtes Y können auch zur *total nodalen Bestrahlung* zusammengefasst werden. Die Kombination von zwei Feldern erfordert eine exakte Lokalisation und Berechnung des Feldanschlusses, um Über- oder Unterdosierungen im Zielvolumen und zu hohe Dosen v. a. im Rückenmark zu vermeiden (Abb. 8.46). Die Großfelder sollten opponierend ohne Umlagerung (Bauchlage) des Patienten und die Dosis täglich appliziert werden.

Dosierung. Die Gesamtdosierung richtet sich danach, ob eine befallene oder nicht befallene Region bestrahlt wird und ob eine Chemotherapie vorangegangen ist. Befallene Regionen erhalten 40 Gy, große Lymphome einen zusätzlichen Boost von 10 Gy. Für nicht befallene Regionen reichen vermutlich 30 Gy aus. Nach Chemotherapie und kompletter Remission genügen ebenfalls 30 Gy.

Nebenwirkungen

Akute Nebenwirkungen. Übelkeit, Abgeschlagenheit, Appetitlosigkeit, Mundtrockenheit, Ösophagitis, Pneumonitis, Perikarditis, Enteritis.

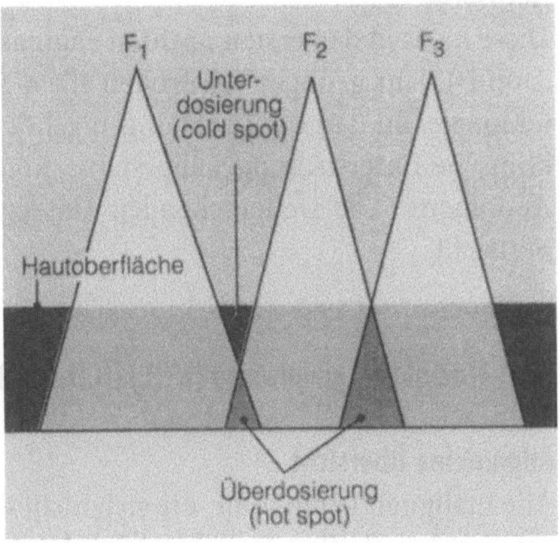

Abb. 8.46. Feldanschluss bei der Kombination von thorakalem und abdominalem Großfeld. (Nach Sauer 1993)

Spätfolgen. Lungenfibrose, Perikarditis, Perikarderguss, latente Hypothyreose, Myelopathie, Azoospermie, Amenorrhoe. Zweittumoren (Leukämie, solide Tumoren) bis 15% nach 15 Jahren, besonders nach Kombinationstherapie.

Ergebnisse

Durch die Kombinationstherapie sind sowohl in den frühen als auch in den fortgeschritteneren Stadien gute Ergebnisse zu erreichen (Tabelle 8.53).

Tabelle 8.53. Ergebnisse beim M. Hodgkin

Stadium	5 Jahre ohne Rezidiv [%]	5-Jahres-Überlebensrate [%]
I, II A/B ohne Risikofaktoren[a]	72–87	91–95
I, II A/B mit Risikofaktoren[a]	80	90
III, IV	55–80	70–85

[a] Risikofaktoren: großer Mediatinaltumor, extranodaler Befall, 3 oder mehr befallene Lymphknotenregionen, BSG > 50 mm/h (A-Symptomatik) oder 30 mm/h (B-Symptomatik).

Nachsorge

Diese muss in den ersten 2 Jahren engmaschig alle 3 Monate erfolgen, im 3. und 4. Jahr genügen Kontrollen alle 4 Monate und ab dem 5. Jahr alle 6 Monate. Zu den Untersuchungen gehören: eingehende Anamnese und klinische Untersuchung, Laborstatus, Röntgen-Thorax, Sonographie des Abdomens. Alle weitergehenden Untersuchungen nur bei klinischem Verdacht.

8.21 Non-Hodgkin-Lymphome (NHL) (ICD-0 C 82–88, C 91)

Allgemeine Übersicht

Alle malignen Lymphome, die sich nicht dem M. Hodgkin zuordnen lassen, werden als Non-Hodgkin-Lymphome (NHL) bezeichnet. Sie stellen eine sehr heterogene Gruppe von Tumoren dar. NHL werden mehr als doppelt so häufig diagnostiziert wie der M. Hodgkin, die Erkrankung überwiegt bei den Männern (Männer: Frauen 1,4:1). Der Erkrankungsgipfel liegt im 7. Lebensjahrzehnt.

Symptome. Es treten ähnliche Symptome wie beim M. Hodgkin auf. Auch bei den NHL ist die sog. *B-Symptomatik* (Fieber >38 °C, Nachtschweiß, Gewichtsverlust >10% in 6 Monaten) anzutreffen. Erste Symptome treten aber auch, im Gegensatz zum M. Hodgkin, nicht selten im extranodalen Bereich (Gastrointestinaltrakt, Haut, Hoden, Mamma, ZNS) und in Lymphknotenregionen auf, die nicht zu den Stammlymphknoten gehören.

Diagnostik. Wie beim M. Hodgkin, zusätzlich: Endoskopie und Röntgendiagnostik des Gastrointestinaltraktes, HNO-Untersuchungen, Knochenmarkbiopsie, Liquorzytologie, Skelettszintigraphie (KM-Szintigraphie), PET. Die explorative Laparotomie wird nur noch selten durchgeführt.

Histologie. Die NHL werden in 2 große Gruppen, die hoch- und niedrigmalignen NHL bzw. in aggressive und indolente, unterteilt. Es existieren mehrere, nicht einheitliche Klassifizierungen (Rappaport- und Kiel-Klassifikation und die International Working Formulation). In der Tabelle 8.54 wird die aktuelle WHO-Klassifizierung mit der Kiel-Klassifikation in Beziehung gesetzt.

Lokalisation. Anders als beim M. Hodgkin sind die NHL nicht nur auf die Hauptlymphknotengruppen beschränkt, sondern die Erkrankung

Tabelle 8.54. Die Entitäten der WHO-Klassifikation (2001) "Pathology and Genetics of Tumors of Haematopoietic and Lymphoid Tissues" (Auszug) und ihre Äquivalente in der Kiel-Klassifikation

WHO-Klassifikation	Kiel-Klassifkation
B-Cell Neoplasms	
Precursor B-cell neoplasms:	
Precursor B-lymphoblastic leukemia/Lymphoma	Lymphoblastisches B-NHL
Peripheral B-cell neoplasms:	
B-cell chronic lymphocytic leukemia/small lymphocytic lymphoma	Lymphozytisches NHL, CLL Lymphoplasmozytoides Immunozytom
B-Cell prolymphocytic leukemia	Prolymphozytische Leukämie
Lymphoplasmacytic lymphoma	Lymphoplasmozytisches Immunozytom
Mantle cell lymphoma	Zentrozytisches NHL
Follicular lymphoma Grad I–III (Teil G III)	Zentroblastisch-Zentrozytisches/ (Zentroblastisches NHL)
Marginal zone B-cell lymphoma of mucosa associated lymphoid tissue (MALT) type	Monozytoides NHL einschl. Marginalzonen B-Zell-Lymphom
Nodal marginal zone lymphoma +/- monocytoid B-cell	Monozytoides NHL einschl. Marginalzonen
Extranodal (MALT-type +/- monocytoid B-cells)	B-Zell-Lymphom
Splenic marginal zone lymphoma	
Hairy cell leukemia	Haarzellenleukämie
Diffuse large B-cell lymphoma	Hochmalignes NHL (immunoblastisch, zentroblastisch, großzellig anaplastisch ($CD\ 30^+$) B-NHL
Subtype: mediastinal (thymic), intravascular, primary effusion lymphoma	
Burkitt's lymphoma	Burkitt-Lymphom
Plasma cell myeloma	
T-Cell Neoplasms	
Precursor T-cell neoplasms:	
Precursor T-lymphoblastic lymphoma/leukemia	Lymphoblastisches T-NHL

Tabelle 8.54. *Fortsetzung*

WHO-Klassifikation	Kiel-Klassifkation
Blastic NK cell lymphoma	
Mature T-cell neoplasms:	
T-cell prolymphocytic leukemia	Prolymphozytische Leukämie
T-cell large granular lymphocyte leukemia (LGL)	
NK-cell leukemia	
Extranodal NK/T-cell lymphoma, nasal type (angiocentric lymphoma)	Nicht aufgenommen, aber erwähnt
Mycosis fungoides	Kleinzellig zerebriforme T-NHL
Sézary syndrome	Mycosis fungoides, Sézary Syndrom
Angioimmunoblastic T-cell lymphoma (AILD)	AILD
Peripheral T-cell lymphomas, unspecified	Periphere T-Zell-Lymphome
Adult T-cell lymphoma/leukemia (HTLV-1)	Pleomorph. kleinz. T-NHL, HTLV-1
Systemic anaplastic large cell lymphoma(T-and null-cell types)	Großzellig-anaplastisches (CD 30^+) T-Zell NHL (Ki-1^+)
Primary cutaneous anaplastic large cell lymphoma	
Subcutaneous panniculitis-like T-cell lymphoma	
Enteropathy-type intestinal T-cell lymphoma	
Hepatosplenic gd T-cell lymphoma	

erfasst auch andere Lymphknotengruppen. Es wird häufig ein primär extranodaler Befall nachgewiesen (30–40%). Bevorzugte Lokalisationen sind hierbei der Kopf-Hals-Bereich, der Gastrointestinaltrakt, Hoden, Mamma, Haut, ZNS.

Ausbreitung. Die Erkrankung breitet sich rasch diskontinuierlich aus, befällt sekundär Organe (s. oben) und auch das Knochenmark. Einzelne histologische Formen weisen ein unterschiedliches Ausbreitungsmuster auf. So befällt das zentroblastisch-zentrozytische NHL vorwiegend Lymphknoten und breitet sich langsam auch lymphogen aus. Das zentrozytische NHL beginnt auch in den Lymphknoten, schreitet wesentlich rascher voran und befällt frühzeitig Organe. Die hochmalignen Formen können sich im weiteren Krankheitsverlauf in leukämische Formen umwandeln.

Lymphabfluss. S. M. Hodgkin.

Stadieneinteilung. Es gibt bisher keine verbindliche Stadieneinteilung für die NHL, es wird deshalb die Ann-Arbor-Klassifikation mit allen Modifikationen empfohlen.

Prognosefaktoren. Hochmaligne Formen haben eine günstigere Prognose als die niedrig malignen und sind potentiell heilbar. Die ungünstigste Prognose haben allerdings die immunoblastischen NHL. Ungünstige Faktoren sind hohe Stadien, hohes Alter, schlechter Allgemeinzustand, große Tumormassen, Knochenmarkinfiltration.

Behandlungsstrategien

Es gibt bisher keine einheitlichen Therapiekonzepte für die nodalen und extranodalen NHL. Die Behandlung muss noch individueller als beim M. Hodgkin in Abhängigkeit von der Histologie und dem Stadium erfolgen und sollte möglichst nur in geeigneten Zentren innerhalb von Studien durchgeführt werden, um zu gesicherten Therapierichtlinien zu gelangen.

Operation. Die Operation sollte nur bei extranodalem Befall, wenn dieser lokalisiert ist, in die Primärbehandlung einbezogen werden. Nach einer Operation ist meist eine Nachbehandlung notwendig.

Strahlentherapie. Durch eine Strahlentherapie kann ein lokalisierter Befall beseitigt werden. Aufgrund des Ausbreitungsverhaltens hat sie jedoch nicht die dominierende Stellung wie beim M. Hodgkin. Als alleinige Therapie wird sie nur in den frühen Stadien eingesetzt (niedrig-maligne NHL Stadium I/IE, II/IIE und III beim cb/cc-NHL, hochmaligne nur im Stadium I/IE), wenn keine Risikofaktoren vorliegen.

Chemotherapie. Bei allen Stadien, die als Indikation für eine Strahlentherapie genannt wurden, ist die Chemotherapie Therapie der Wahl. Bei den hochmalignen NHL kommen vorzugsweise folgende Zytostatikakombinationen zur Anwendung: CHOP (Cyclophosphamid, Adriamycin, Vincristin, Prednison), CHOEP (zusätzlich Vepesid), COP-BLAM (Cyclophosphamid, Vincristin, Adriamycin, Bleomycin, Procarbacin, Prednison), MACOP-B (Methothrexat, Kalziumfolinat, Adriamycin, Cyclophosphamid, Vincristin, Bleomycin, Prednison). In der Rezidivtherapie wird z. B. das IMVP-16-Schema eingesetzt (Ifosfamid, Methothrexat, Vepesid). Das COP-Schema und das Knospe-Schema (Chlorambucil, Prednison) sind in der Therapie der niedrigmalignen NHL etabliert.

Immuntherapie. Bei chemotherapieresistenten follikulären Lymphomen der Stadien III/IV ist die Therapie mit dem gegen das Transmembranantigen CD20 gerichteten monoklonalen Antikörper Rituximab erfolgversprechend. Dieses Antigen ist auf 95% der B-Lymphozyten exprimiert.

Kombinationstherapien. Ziel einer Therapie muss die komplette Remission sein, denn nur dann ist eine Heilung erreichbar, z. B. mit einer Kombination von Strahlen- und Chemotherapie. Das therapeutische Vorgehen muss deshalb interdisziplinär entsprechend den Vorgaben in den Studien oder dem Krankheitsverlauf abgestimmt werden, um den vollen Erfolg zu erreichen.

Die niedrig- und die hochmalignen NHL werden nach unterschiedlichen Therapiekonzepten behandelt.

Niedrigmaligne NHL. In den Stadien I/IE sowie II/IIE kann durch eine alleinige Strahlentherapie eine Heilung erzielt werden. Alle übrigen Stadien erfordern eine primäre Chemotherapie, evtl. mit Bestrahlung ursprünglich befallener Regionen oder primär großer Tumormanifestationen („bulky disease"). Zusätzlich wird bei den einzelnen histologischen Formen unterschiedlich vorgegangen. Bei der CLL wird so lange wie möglich mit einer Chemotherapie gewartet, große Lymphome können bestrahlt werden. Die Haarzellleukämie wird heute mit Interferon-α und dem DNA-Polymerasehemmer Cladribine behandelt. Eine primäre Splenektomie ist nicht indiziert. Die Mycosis fungoides spricht auf eine Kombination von Prednison und UV-Bestrahlung (PUVA) an. Gute Ergebnisse sind ebenfalls mit einer Elektronenganzhautbestrahlung zu erreichen. Bei fortgeschritteneren Stadien kommen Zytostatika zum Einsatz, Interferon-α ist ebenfalls wirksam.

Eine Sonderstellung nimmt auch das cb/cc-Lymphom ein. Es wird in den Stadien I/IE, II/IIE und IIIA allgemein nur bestrahlt, in allen anderen Fällen primär chemotherapiert.

Hochmaligne NHL. Nur im pathologisch durch Operation gesicherten Stadium I/IE kann ausschließlich bestrahlt werden. Ausgenommen sind hier lymphoblastische NHL und die Burkitt-Lymphome, bei denen auch im Stadium I wie bei einer ALL behandelt wird. Im Anschluss an die Chemotherapie dieser Lymphome erfolgt eine adjuvante Ganzschädelbestrahlung. Ansonsten steht die primäre Chemotherapie im Vordergrund, an die sich, zumindest bei „bulky disease", eine Involved-field-Bestrahlung anschließt. In den fortgeschrittenen Stadien kann eine palliative Strahlentherapie günstig sein.

Primär extranodaler Befall. Die primär extranodalen Lymphome machen in besonderen Fällen zusätzlich eine Operation notwendig. Beim Magenlymphom wird der Stellenwert einer Operation kontrovers diskutiert. Hier deuten vorläufige Ergebnisse darauf hin, dass eine Magenresektion hinsichtlich Remission und Überleben keinen Vorteil im Vergleich zur organerhaltenden kombinierten Radiochemotherapie erbringt. Generell sollte nach einer Magenresektion eine Strahlentherapie, bei hochmalignen NHL ggf. auch eine Chemotherapie angeschlossen werden.

ZNS-Lymphome werden nach histologischer Sicherung bestrahlt, große Tumormassen können vor einer Radiatio, allerdings ohne Verbesserung der Prognose, operativ verkleinert werden. Kortikosteroidgaben bessern neurologische Symptome rasch. Längere Remissionen sind nur durch intensive Therapiekombinationen mit systemischen oder intrathekalen Methotrexatgaben vor einer Radiatio sowie Cytarabin-Chemotherapie nach der Ganzhirnbestrahlung zu erzielen (2-Jahres-Überlebensraten bis 70%).

Solitäre Plasmozytomherde sprechen sehr gut auf eine Strahlentherapie an, sodass diese in kurativer Absicht, aber auch palliativ bei disseminiertem Befall eingesetzt werden kann. Im letzteren Fall wird ab einem bestimmten Stadium eine Mono- oder eine Polychemotherapie vorgenommen (VMCP-, VCAP- oder VBAP-Schema).

Perkutane Strahlentherapie

Zielvolumen, kritische Organe

Zielvolumen. Das Zielvolumen umfasst betroffene und ggf. angrenzende, nicht befallene Lymphknotenstationen und bei extranodalem Befall das betroffene Organ und angrenzende Lymphknoten. Das Ausmaß des Zielvolumens richtet sich nach dem Tumorstadium, der nodalen oder extranodalen Ausbreitung, dem notwendigen therapeutischen Vorgehen und dem Ausmaß der Remission nach einer vorangegangenen Chemotherapie.

Kritische Organe. Lunge, Herz, Rückenmark, Schilddrüse, Dünndarm, Nieren, Hoden, Ovarien. Andere Risikoorgane können vor allem bei extranodalem Befall hinzu kommen.

Bestrahlungsplanung und Dosierung

Lagerung. Sie erfolgt wie beim M. Hodgkin; bei extranodaler Manifestation wird wie bei den soliden Tumoren vorgegangen.

Simulatorplanung. Wie beim M. Hodgkin oder soliden Tumoren. Die Planung gestaltet sich u. U. schwierig, da Großfeldtechniken mit Mehrfeldertechniken einer Organbestrahlung kombiniert werden müssen und hierbei ein exakter Feldanschluss gewährleistet werden muss.

Bestrahlungstechniken. Es wird hier ebenfalls wie beim M. Hodgkin vorgegangen. Es kommen Extended-field- und Involved-field-Techniken zur Anwendung, bei extranodalem Befall und entsprechender Lokalisation Mehrfelder-Stehfeldtechniken. Bei allen Techniken muss versucht werden, durch entsprechende Ausblockungen gesundes Gewebe zu schonen. Magenlymphome erfordern eine Ganzabdomenbestrahlung mit Ausblockung von Leber und Niere (Abb. 8.47) und ZNS-Lymphome eine Ganzschädelbestrahlung in Form von seitlich opponierenden Stehfeldern bis einschließlich HWK 2.

Dosierung. Die Gesamtdosis richtet sich nach dem Ausmaß der Lymphome und einer vorangegangenen Chemotherapie. Bei primärer Bestrahlung sind Dosen von 40 Gy und bei großen Lymphomen eine lokale Aufsättigung mit 10 Gy notwendig. Nach einer Chemotherapie sind niedrigere Dosen ausreichend. Die Ganzabdomenbestrahlung („abdominelles Bad“) wird bis zu einer Dosis von 25–30 Gy vorgenommen, dabei werden die Nieren nach 12–15 Gy und die Leber nach 20 Gy ausgeblockt. Lokal kann anschließend auf größere Tumormassen z.B. bis 36 Gy aufgesättigt werden. Bei primären ZNS-Lymphomen wird das gesamte Gehirn bis zu 40 Gy und lokal bis 50 Gy bestrahlt. Große Lymphome machen ggf. eine Ganzschädelbestrahlung bis 50 Gy notwendig. Die adjuvante Schädelbestrahlung wird bis zu einer Dosis von 24 Gy durchgeführt. Plasmozytome im lokalisierten Stadium benötigen 50 Gy, zur Schmerzbeeinflussung oder Frakturprophylaxe genügen niedrigere Do-

Abb. 8.47. NHL-Gastrointestinaltrakt: Ganzabdomenbestrahlung mit Nieren- und Leberausblockung

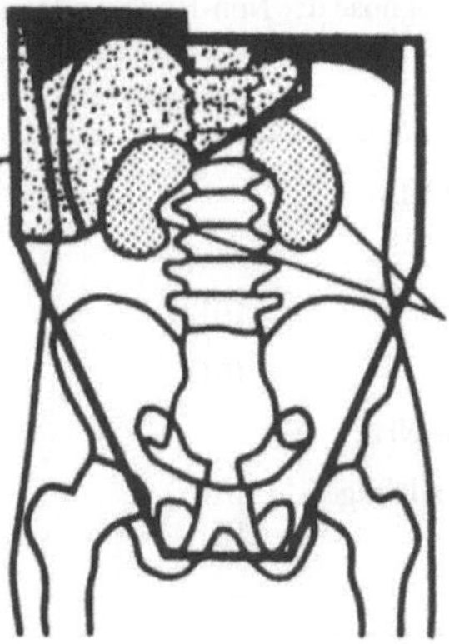

sen bis zu 30 Gy. Die täglichen Einzeldosen schwanken zwischen 1,5 Gy (Abdomen) und 2 Gy, wenn weniger kritische Bereiche bestrahlt werden, bei einer Fraktionierung von 5 Bestrahlungen wöchentlich.

Nebenwirkungen

Akute Nebenwirkungen. S. M. Hodgkin, zusätzlich können bei extranodaler Bestrahlung Strahlenreaktionen in Abhängigkeit von der bestrahlten Region auftreten, wie sie bei den soliden Tumoren gesehen werden (Therapie s. 10.4).

Spätfolgen. S. M. Hodgkin, die Spätfolgen können durch den stärkeren Einsatz der Chemotherapie im Vergleich zum M. Hodgkin ausgeprägter sein.

Ergebnisse

Die einzelnen histologischen Formen haben sehr unterschiedliche Prognosen (Tabelle 8.55). Die Angabe von Ergebnissen ist aufgrund der uneinheitlichen Therapie und verschiedenen Häufigkeit der einzelnen histologischen Formen problematisch. Patienten mit niedrigmalignem Lymphom haben eine schlechtere Prognose als die mit einem hochmalignen. Bei den hochmalignen Formen haben Patienten mit einer hohen LDH (>250 U/l) eine deutlich schlechtere Überlebenschance.

Nachsorge

Die Nachsorge muss für Patienten mit hochmalignem NHL wegen der günstigeren Prognose intensiver sein. Sie umfasst Anamnese und klini-

Tabelle 8.55. Prognose der Non-Hodgkin-Lymphome

Histologie	Stadium	Rezidivfreies 5-Jahres-Überleben [%]
Hochmaligne NHL		
Insgesamt	–	30–40
Stadium	I/II	64–82
	II/IV	19–54 (5-Jahres-Gesamtüberleben)
Niedrig maligne NHL		
Nodaler Befall, alleinige Radiatio	I/II III	49–83 52–60
Plasmozytom	–	ÜZ 2 Jahre (median) bei syst. Befall

sche Untersuchung (besonders erstbefallene Regionen), Labor (LDH!), Röntgen-Thorax, Sonographie des Abdomens. Für Patienten mit niedrigmalignen Lymphomen ist die Tumornachsorge in den fortgeschrittenen Stadien weniger wichtig, da kaum eine Heilung erzielt werden kann. Es müssen ebenfalls die Orte der Erstmanifestation besonders beobachtet werden.

8.22 Weichteilsarkome (ICD-O C 38.1,2, C 47–49)

Allgemeine Übersicht

Weichteilsarkome sind maligne Tumoren des Stützgewebes und der peripheren Nerven. Sie sind mit einer Inzidenz von 2 auf 100.000 Einwohner und einem Anteil von <1% an allen Malignomen selten. Weichteilsarkome können in jedem Alter auftreten. Männer sind häufiger betroffen als Frauen (1,5:1).

Bestimmte Patientengruppen haben ein erhöhtes Risiko, an einem Sarkom zu erkranken. Patienten mit Neurofibromatose von Recklinghausen haben vermehrt Neurofibrosarkome (bei 2–3% dieser Patienten). In strahlenexponierten Geweben, z. B. nach Bestrahlung wegen Mammakarzinoms oder M. Hodgkin, können, wenn auch sehr selten, nach jahrelanger Latenzzeit Weichteilsarkome entstehen. Chronische Lymphödeme bergen das Risiko, dass sich nach Jahren ein Lymphangiosarkom entwickelt.

Symptome. Da Symptome oft fehlen, wird die Diagnose meist spät gestellt. Leitsymptom ist der derb tastbare, rasch wachsende Tumor. Im weiteren Verlauf treten Symptome durch Obstruktion, Druck und Infiltration auf. Es kann z. B. zu Luftnot durch einen Mediastinaltumor, zu Paresen durch intraspinales Tumorwachstum und zum Ileus bei obstruierenden Darmtumoren kommen. Spätsymptome sind Gewichtsverlust, Fieber und paraneoplastische Syndrome.

Diagnostik. Anamnese und körperliche Untersuchung, Labor (BSG, BB, etc.); offene Inzisionsbiopsie, bei kleinen Tumoren Exzision mit weitem Sicherheitssaum; Röntgenaufnahmen, CT und MRT der Primärtumorregion, Angiographie, Organ- und Knochenszintigramm. Zum Metastasenausschluss Röntgen-Thorax, CT-Thorax und Abdomensonographie, ggf. PET.

Histologie. Liposarkom 20%, Fibrosarkom 20%, Rhabdomyosarkom 20%, malignes fibröses Histiozytom 10%, Synovialsarkom 5–10%, malignes Schwannom 5%, seltene Sarkome 5–10% (z. B. Leiomyosarkom, Hämangiosarkom, malignes Hämangioperizytom, Lymphangiosarkom, extraskeletäres Chondro-, Osteo-, Ewing-Sarkom, Kaposi-Sarkom), nichtklassifizierbare Sarkome 10%.

Innerhalb eines Tumors kann das histologische Bild stark variieren. Trotz scheinbar guter Abgrenzbarkeit durch eine sog. Pseudokapsel wachsen die Sarkome infiltrierend. Da das histologische Bild von Sarkomen dem von einigen Pseudotumoren und tumorähnlichen Läsionen sehr ähnlich sein kann, sind Fehldiagnosen und Verwechslungen möglich.

Aus therapeutischer Sicht ist die Bestimmung des histopathologischen Malignitätsgrads wichtig (G1–4).

Lokalisation. Am häufigsten sind die Extremitäten betroffen (50%, davon nur ein Fünftel an der oberen Extremität). Seltener ist der Tumor retroperitoneal bzw. intraabdominal (15%), am Rumpf (13%), im Urogenitalsystem (7%), v. a Uterus, in viszeralen Organen (5%), v. a. Magen und Dünndarm, und im Kopf-Hals-Bereich (5%) lokalisiert. Die Lokalisationsverteilung hängt auch vom histologischen Typ ab. So wachsen z. B. Rhabdomyosarkome vorwiegend im Kopf-Hals- und Urogenitalbereich, periphere neuroektodermale Tumoren bzw. extraossäre Ewing-Sarkome dagegen in den Extremitäten und paravertebral.

Ausbreitung. Sarkome wachsen stark infiltrierend und bilden oft eine Pseudokapsel, die von Tumor durchsetzt ist. Sie breiten sich innerhalb des jeweiligen Kompartiments aus, das von Faszien, intermuskulären Septen, Knochen und Gelenkkapsel begrenzt wird. Erst in fortgeschrittenen Stadien wird die Grenze des Kompartiments durchbrochen.

Sarkome metastasieren hämatogen und nur selten (5%) lymphogen (Ausnahmen: Synovialzellsarkom, Rhabdo- und Leiomyosarkom, myxoides Liposarkom, hier Lymphknotenmetastasen in 10–20%). Etwa 20% der Patienten haben zum Diagnosezeitpunkt Fernmetastasen, am häufigsten bei Leiomyosarkomen und bei Sarkomen mit retroperitonealer Lokalisation. Fernmetastasen treten vor allem in der Lunge (>50%) auf.

Lymphabfluss. Der Lymphabfluss ist abhängig von der Tumorlokalisation. Bei Extremitätentumoren wird die Lymphe zu den axillären bzw. inguinalen Lymphknoten drainiert.

Stadieneinteilung. Das Stadium wird u. a. nach dem TNM-System eingeteilt (Tabelle 8.56).

Die klinisch wesentlich praktikablere Stadieneinteilung nach AJC/UICC bezieht das Grading ein (Tabelle 8.57).

Kinder und junge Erwachsene mit Weichteilsarkom werden im deutschsprachigen Raum nach dem CWS-Studienprotokoll behandelt. Hier wird das Operationsergebnis in die Stadieneinteilung einbezogen (Tabelle 8.58).

Tabelle 8.56. TNM-Klassifikation der Weichteilsarkome (UICC 1997)

TNM-Stadium	Stadiendefinition
T1	Tumordurchmesser ≤ 5 cm
T1a	Oberflächlich
T1b	Tief
T2	Tumordurchmesser >5 cm
T2a	Oberflächlich
T2b	Tief
N1	Regionäre Lymphknotenmetastasen
M1	Fernmetastasen

Grading: G1–G4.
Anmerkung: Ein oberflächlicher Tumor ist vollständig oberhalb der oberflächlichen Faszie lokalisiert und infiltriert diese nicht. Ein tiefer Tumor ist entweder ausschließlich unterhalb der oberflächlichen Faszie lokalisiert oder oberhalb der Faszie mit Infiltration der oder durch die Faszie. Retroperitoneale, mediastinale und Weichteilsarkome des Beckens werden als tiefe Tumoren klassifiziert.

Tabelle 8.57. Stadieneinteilung der Weichteilsarkome nach AJC/UICC

Stadium	Grading	TNM		
IA	G1,2	T1a,b	N0	M0
IB	G1,2	T2a	N0	M0
IIA	G1,2	T2b	N0	M0
IIB	G3,4	T1a,b	N0	M0
IIC	G3,4	T2a	N0	M0
III	G3,4	T2b	N0	M0
IV	Jedes G	Jedes T	N1 bzw. N0–1	M0 bzw. M1

Tabelle 8.58. Postoperative Stadieneinteilung der Weichteilsarkome [TNM und IRS (Intergroup Rhabdomyosarcoma Study)]

pT-Stadium	IRS-Stadium	Definition
	I	Komplette Tumorresektion, keine LK-Metastasen
pT1	IA	Tumor organbegrenzt
pT2	IB	Tumor nicht organbegrenzt
	II	Tumor subtotal entfernt (R1)
pT3a	IIA	Regionäre LK nicht befallen
	IIB	Regionäre LK befallen, aber entfernt
	IIC	Regionäre LK befallen, aber nicht entfernt
pT3b pT3c	III	Inkomplette Tumorresektion (R2) oder nur Biopsie mit malignem Erguss in benachbarte Körperhöhle
pT4	IV	Fernmetastasen oder Befall juxtaregionärer LK

Prognosefaktoren. Tumorstadium, Histologie, Grading, Lokalisation, Ausmaß des Tumorrestes nach Operation.

Behandlungsstrategien

Die Weichteilsarkome sind ein typisches Beispiel dafür, dass ein interdisziplinäres, multimodales Behandlungskonzept die besten Therapieergebnisse hat. An erster Stelle in der Therapie steht die Operation. Danach folgen Chemo- und/oder Radiotherapie, um die hohe Rate an Lokalrezidiven (50% nach weiter Exzision, 20% nach radikaler Resektion) und Fernmetastasen zu senken (Lokalrezidivrate 15–20% nach Exzision + Radiatio).

Operation. Der Tumor muss einschliesslich der umgebenden Strukturen (En-bloc-Resektion) mit ausreichendem Sicherheitssaum (seitlich etwa 4 cm, in der Tiefe 2 cm) reseziert werden (weite Exzision). Dabei wird auch das Gewebe im früheren Biopsiekanal inkl. Haut entfernt. Wenn der Tumor in Muskulatur oder Faszie lokalisiert ist, muss die gesamte Muskelgruppe vom Ursprung bis zum Ansatz entfernt werden (Kompartimentresektion). Der ehemalige Tumorsitz bzw. verbliebene, nichtresezierbare Tumorreste sollten mit unmagnetischen Metallclips markiert werden. Extremitätenamputationen sind nur noch in weit fortgeschrittenen Stadien notwendig. Eine Lymphknotendissektion ist bei klinisch unauffälligen Lymphknoten nicht erforderlich (Ausnahmen: bestimmte Histologien, s. oben; Tumorsitz nahe der regionären Lymphknotenstation).

Strahlentherapie. Die alleinige Bestrahlung hat keine Indikation mehr im primären Behandlungskonzept. Um bei großen Tumoren (>10–15 cm) Operabilität zu erzielen, kann im Einzelfall präoperativ bestrahlt werden (kein Standard). Wenn Tumoren inoperabel sind bzw. auf eine Zytostase nicht ansprechen oder ein Lokalrezidiv vorliegt, kann eine palliative Radiatio sinnvoll sein.

Die intraoperative Strahlentherapie mit Elektronen und hohen Einzeldosen von 15–20 Gy ist ein experimentelles Verfahren, das z. B. bei intraabdominellen und retroperitonealen Sarkomen zusätzlich zur perkutanen Radiatio eingesetzt werden kann.

Chemotherapie. Eine alleinige Chemotherapie ist nur in der palliativen Situation relativ indiziert. Dagegen vermag die adjuvante Chemotherapie die rezidivfreien 5-Jahres-Überlebensraten zu verbessern. Dies gilt allerdings nur für bestimmte histologische Subtypen von Sarkomen. Zu den wirksamen Substanzen zählen Ifosfamid, Adriamycin, Aktinomycin D, Doxorubicin und Dacarbazin. Oft werden Kombinationsschemata angewandt (z. B. VAIA). Die Toxizität dieser Schemata ist hoch. Die Remissionsraten liegen bei 30–40%.

Kombinationstherapien

Operation und Bestrahlung. Nach lokal weiter Tumorresektion ist die postoperative Bestrahlung indiziert. Dabei sollte das gesamte Kompartiment bestrahlt werden. Die volle Tumordosis darf nur auf Teile der Gelenke bzw. der Zirkumferenz einer Extremität (cave: Lymphödem) appliziert werden.

Auf eine postoperative Radiatio kann nach radikaler Tumorresektion (Amputation bzw. Kompartmentresektion) mit ausreichendem Sicherheitssaum und nach lokal weiter Resektion von T1a-G1/2-Tumoren verzichtet werden.

Wenn der Tumor am Rumpf sitzt, muss bei der Bestrahlung die Toleranz der umgebenden gesunden Organe berücksichtigt werden. Im Abdomen können die erforderlichen hohen Dosen meist nicht gegeben werden, sodass hier von einer Bestrahlung i. d. R. abgesehen werden muss.

Die Bestrahlung kann perkutan und ggf. zusätzlich in Form einer Brachytherapie (s. unten) durchgeführt werden. Bei gut differenzierten Tumoren und solchen mit Infiltration in Nerven, Gefäße oder Knochen kann aus strahlenbiologischen Gründen eine Neutronenbestrahlung vorteilhaft sein (kein Standard).

Operation, Bestrahlung und Chemotherapie. Eine zusätzliche adjuvante Chemotherapie ist bei erwachsenen Patienten mit Weichteilsarkomen relativ indiziert. Kein oder nur ein sehr geringer Effekt ist bei gut differenzierten Sarkomen und bei bestimmten Histologien, z. B. Liposarkom, zu erwarten. Mit Chemotherapie kann die Überlebensrate um ca. 5% absolut verbessert werden (*Cave*: Kardiotoxizität in bis zu 10%).

Hyperthermie. Der Einsatz der lokalen Hyperthermie in Kombination mit primärer Radio- bzw. Chemotherapie wird derzeit bei Weichteilsarkomen mit ungünstiger Prognose in klinischen Studien geprüft. Ebenso experimentell ist die Ganzkörperhyperthermie kombiniert mit Chemotherapie bei Patienten mit metastasierten Sarkomen.

Therapie bei Lokalrezidiv und Metastasen. Lokalrezidive müssen aggressiv und, wenn möglich, zunächst operativ behandelt werden. Ferner bestehen die Möglichkeiten der hyperthermen Extremitätenperfusion mit Zytostatika oder der lokalen Hyperthermie, kombiniert mit Bestrahlung und Chemotherapie. Fernmetastasen, v. a. Lungenfiliae, sollten operativ entfernt werden, da bei kompletter Metastasenresektion 5-Jahres-Überlebensraten von immerhin 25% erreicht werden können.

Perkutane Strahlentherapie

Zielvolumen, kritische Organe

Voraussetzungen für die Zielvolumenfestlegung: genauer Operationsbericht, prä- und postoperatives CT/MRT, ggf. PET.

Zielvolumen. Es umfasst die gesamte ehemalige Primärtumorregion mit einem weiten Sicherheitssaum. Dabei ist zwischen dem klinischen Zielvolumen 1. Ordnung (ehemaliges Tumorbett mit Sicherheitssaum) und dem Zielvolumen 2. Ordnung (Risikoregion für Satellitenherde, sog. „skip lesions", entlang der Muskellängsachse) zu unterscheiden. Bei Lokalisation an den Extremitäten müssen das gesamte Kompartiment vom Ursprung bis zum Ansatz der Muskelgruppe und die Narbe bzw. Drainageaustrittsstellen in das Zielvolumen eingeschlossen werden. Wird dadurch das Zielvolumen so groß, dass eine hohe Nebenwirkungsrate zu erwarten ist, kann ein Sicherheitssaum von 10 cm in Longitudinalrichtung genügen. Bei distalen Extremitätensarkomen muss der Sicherheitssaum so gewählt werden, dass Risikoorgane wie Fußsohlen, Handflächen und Gelenke nicht zu hoch belastet werden.

Für die Wahl der Länge des Sicherheitssaums sind Größe und Differenzierungsgrad von Bedeutung: So wird z. B. bei G1-Tumoren und einer Tumorgröße <5 cm ein Sicherheitsabstand von 3–4 cm, bei größeren Tumoren (5–10 cm) ein Abstand von 5–6 cm und von 8 cm bei sehr großen Tumoren (>10 cm) empfohlen. Für G3-Tumoren gelten entsprechend Sicherheitsabstände von 6–7 cm, 10 cm sowie 10–14 cm. Um ein Lymphödem und eine zirkuläre Fibrose zu vermeiden, ist darauf zu achten, dass 1/4 bis 1/3 der Zirkumferenz nicht vom Zielvolumen erfasst werden. Auch Gelenke sollten möglichst geschont werden. Nach einer Dosis von ca. 50 Gy wird das Zielvolumen auf den eigentlichen Primärtumorsitz reduziert (Sicherheitssaum ca. 5 cm) und bis zu einer Dosis von etwa 60–64 Gy bestrahlt. Bei makroskopischen Tumorresten muss ein nochmals verkleinertes Zielvolumen (Sicherheitssaum ca. 2 cm) bis zu einer Gesamtdosis von ca. 70 Gy bestrahlt werden.

Bei Weichteilsarkomen am Körperstamm gelten, abhängig von der Nähe zu Risikoorganen wie Darm und Niere, Sicherheitssäume von allseits 2–5 cm für das klinische Zielvolumen 2. Ordnung und für den Boost (klinisches Zielvolumen 1. Ordnung) von 1–2 cm. Wegen der Lagerungsungenauigkeiten sollte für das Planungszielvolumen 1 cm hinzugefügt werden.

Bei der präoperativen Bestrahlung reicht ein reduzierter Sicherheitssaum aus, z. B. bei G1/2-Tumoren 3 cm und bei G3/4-Tumoren 6 cm.

Kritische Organe. An den Extremitäten die Lymphgefäße, ansonsten je nach Tumorlokalisation.

Bestrahlungsplanung und Dosierung

Lagerung. Sie hängt von der Tumorlokalisation ab. Bei Extremitäten- und Kopf-Hals-Tumoren sollten Immobilisationshilfen wie z. B. ein Vakuumkissen benutzt werden.

Simulatorplanung. Zunächst Festlegung der Zielvolumenlänge (möglichst unter Einschluss der Narbe!) und dann CT-Planung. Alternativ können, vor allem bei Extremitätentumoren mit nicht exakt reproduzierbarer Lagerung, opponierende Stehfelder simuliert werden.

Bestrahlungstechniken. Sie sind von der Lokalisation abhängig. Meist werden Mehrfeldertechniken eingesetzt. An den Extremitäten werden oft a.p./p.a.-Gegenfelder verwendet, wobei auf eine ausreichende Dosis an der Hautoberfläche (*Cave*: Narbenrezidive!) zu achten ist. Gegebenenfalls muss die Narbenregion mit Elektronenfeldern aufgesättigt werden.

Dosierung.

1. *Primär:* Bestrahlung mit sukzessiver Zielvolumenverkleinerung („shrinking field") und Gesamtdosen von 70–80 Gy.
2. *Präoperativ:* 50 Gy Gesamtdosis, 5-mal 2 Gy/Woche (bei G3/4- und bei schnell wachsenden Tumoren auch 2-mal 1,4–1,6 Gy täglich), nach ca. 3 Wochen Operation.
3. *Postoperativ:*
   - 50 Gy Gesamtdosis, 5-mal 2 Gy/Woche + Boost auf Primärtumorregion mit ca. 10–20 Gy, je nach Operationsergebnis und Grading. Nach plastisch-chirurgischen Eingriffen mit Transplantation von Spalthaut oder freien Muskel-/Muskelhautlappen sollte die postoperative Dosis auf 60 Gy begrenzt werden.
   - Alternativ, v. a. bei gleichzeitiger Chemotherapie und schnell wachsenden Tumoren, kann eine hyperfraktioniert-akzelerierte Bestrahlung mit 2-mal 1,7 Gy/Tag bis 27,2 Gy, nachfolgender ca. 10-tägiger Pause und nochmaliger Bestrahlung bis zur Gesamtdosis von 54,4 Gy erfolgen.
   - Bei der reinen Neutronentherapie wird eine Gesamtdosis von etwa 15 Gy appliziert.

Nebenwirkungen

Akute Nebenwirkungen. Hautreaktionen; weitere Folgen je nach Tumorlokalisation (Therapie: s. 10.4).

Prophylaxe. S. 10.2 und 10.4.; ferner keine beengende Kleidung, keine Kleidung aus synthetischen Materialien; krankengymnastische Übungen zur Förderung der Gelenkbeweglichkeit und der Vermeidung von Muskelkontrakturen (ca. 3/4 aller Patienten haben nach extremitätenerhaltender Operation und Radiatio eine sehr gute Funktion); ansonsten je nach Tumorlokalisation.

Spätfolgen. Bei ca. 1/3 der Patienten subkutane Fibrose, Lymphödem, Funktionseinschränkung der Extremität, bei Kindern auch Wachstumsverzögerung, einseitige Atrophie.

Brachytherapie

Bei der sog. Afterloading-Technik werden intraoperativ Plastikkatheter in die ehemalige Tumorregion bzw. in Resttumorgewebe eingebracht. Dies kann in mehreren Ebenen erfolgen. Die Distanzierung der Katheter sollte möglichst gleichförmig sein und ca. 15 mm betragen. Nach Berechnung der Dosisverteilung werden ca. am 5. postoperativen Tag z. B. Iridiumdrähte mit niedriger Dosisleistung in die Katheter eingebracht. Nach einer in-sano erfolgten weiten Tumorexzision wird eine Dosis von ca. 55 Gy und bei mikroskopischen Tumorresten ca. 65 Gy appliziert. Bei makroskopischem Tumorrest ist die Brachytherapie (etwa 30 Gy) mit einer perkutanen Bestrahlung von ca. 50 Gy zu kombinieren. Die Methode eignet sich besonders für Sarkome der Extremitäten und im Halsbereich. Die Rate der Lokalrezidive ist bei erfahrenen Therapeuten kleiner als 5%. Als Nebenwirkung treten v. a. Weichteilnekrosen, die konservativ gut zu behandeln sind, auf.

Ergebnisse

Die 5-Jahres-Überlebensrate für alle Patienten liegt bei 50%. Die Ergebnisse sind u. a. abhängig von der Histologie (Tabelle 8.59) und vom Stadium (Tabelle 8.60). Dabei ist zu berücksichtigen, dass diese Zahlen vom Alter des Patienten, dem Grading, dem Tumorsitz u. a. abhängig sind. Beispielsweise beträgt die 5-Jahres-Überlebensrate bei G1-Tumoren über 90%, bei G2-Tumoren 50–70% und bei G3/4-Tumoren 20–50%.

Die Rate der Lokalrezidive ist abhängig vom Operationserfolg (Tabelle 8.61). Die meisten Rezidive (60–80%) können funktionserhaltend re-

Tabelle 8.59. Weichteilsarkome: Histologie und 5-Jahres-Überlebensraten. (Nach Senn et al. 1988).

Tumorhistologie	5-Jahres-Überlebensrate [%]
Liposarkom	60
Fibrosarkom	50
Malignes fibröses Histiozytom	45
Malignes Schwannom	45
Synovialsarkom	45
Rhabdomyosarkom	30

Tabelle 8.60. Weichteilsarkome: Überlebensrate in Abhängigkeit vom Stadium

Stadium	5-Jahres-Überlebensrate in [%]	
	Weichteilsarkome insgesamt	Nur Extremitätensarkome
I	80–90	
IA		100
IB		94
II	65–77	
IIA		87
IIB		68
III	42–50	
IIIA		89
IIIB		51
IV	10–25	k. A.

Tabelle 8.61. Weichteilsarkome: Lokalrezidivrate und Resttumor nach Operation

Resttumor nach Operation	Lokalrezidivrate [%]
Nein (R 0)	5
Mikroskopisch (R 1)	15
Makroskopisch (R 2)	50

seziert werden. Gelingt eine R0-Resektion, sind rezidivfreie 5-Jahres-Überlebensraten von 45–70% möglich. Die alleinige Bestrahlung bei inoperablen Tumoren erzielt lokale Kontrollraten von 15–45%.

Nachsorge

90% der Lokalrezidive und Fernmetastasen treten in den ersten zwei Jahren nach Diagnosestellung auf. Daher sollten regelmäßig u. a. ein MRT der Primärtumorregion und eine Röntgenthoraxkontrolle stattfinden.

8.23
Hauttumoren (ICD-O C 44.0, 2–9, 51, 60, 63.2)

Allgemeine Übersicht

Bei den malignen Hauttumoren ist zwischen Basaliomen, Spinaliomen und Melanomen zu unterscheiden. Der Anteil der malignen Melanome an allen Tumoren liegt bei 2%. Die in den letzten Jahren dramatisch ansteigende Inzidenz der Melanome kann in sonnenexponierten Regionen bis 50/100.000 Einwohner pro Jahr betragen. Spinaliome und Basaliome sind die häufigsten Tumoren überhaupt. Ihr Anteil an der Gesamtzahl der Malignome beträgt ca. 30%. Melanome entstehen v. a. bei hellhäutigen Menschen, nach starker UV-Strahlenexposition und meist aus vorbestehenden Pigmentflecken. Melanome treten gehäuft familiär, bei Frauen und im 4. Lebensjahrzehnt auf.

Basaliome und Spinaliome finden sich ebenfalls nach UV-Strahlenexposition, zudem nach Bestrahlung, bei chronischer Entzündung oder Trauma, bei Immunsuppression, nach Karzinogenexposition und erblich gehäuft. Männer sind häufiger als Frauen betroffen (2:1); das Durchschnittsalter der betroffenen Patienten liegt bei 60 Jahren.

Symptome

Melanom. Typisch sind Veränderungen von Nävi bezüglich Größe, Farbe, Begrenzung. Später kann es zu Blutungen, Schmerzen oder Juckreiz kommen.

Spinaliom/Basaliom. Zunächst imponieren diese Tumoren als Wucherungen der Haut, die an Größe zunehmen. Erst in fortgeschrittenen Stadien treten Blutungen, Schmerzen und Juckreiz auf.

Diagnostik

Anamnese, Inspektion und Palpation, In- oder Exzisionsbiopsie (aber: keine Inzisionsbiopsie beim Melanom!). Zum Ausschluss von Fernmetastasen Röntgen-Thorax, Abdomensonographie, ggf. CT.

Histologie

Melanom. Es geht von den Melanozyten der Haut aus.

Spinaliom/Basaliom. Ausgangsort sind die Spindel- bzw. Basalzellen der Haut.

Lokalisation

Prädilektionstellen sind Gesicht, Extremitäten und Rumpf.

Ausbreitung

Melanom. Es werden vier Erscheinungsformen unterschieden:

- Noduläres Melanom (15–30%): Es ist blauschwarz, scharf begrenzt, in die Tiefe wachsend und v. a. bei jugendlichen Patienten zu beobachten.
- Superfiziell spreitendes Melanom (SSM; 70%): Es wächst zunächst flächig, dann auch knotig, und zeigt verschiedene Farben. Das SSM hat keine Prädilektionsstellen. Alle Altersstufen sind von diesem Tumor betroffen.
- Lentigo-maligna-Melanom (LMM; 4–10%): Es entsteht in einer fleckigen Pigmentation, v. a. an sonnenlichtexponierten Hautstellen und im höheren Lebensalter.
- Akrolentiginöses Melanom (2–8%): es ist lokalisiert unter den Nägeln, an den Handflächen, Fingerkuppen und Fußsohlen. Das akrolentiginöse Melanom weist teilweise nur eine geringe Pigmentation auf und findet sich gehäuft bei dunkelhäutigen Menschen.

Basaliom. Es imponiert als derbe Papel mit perlschnurartigem Randsaum. In fortgeschrittenen Stadien wächst es exulzerierend und destruierend. Das Basaliom kommt v. a. an sonnenlichtexponierten Stellen [Kopf-Hals-Bereich (80%), Handrücken] vor.

Spinaliom. Es ist warzenförmig, hyperkeratotisch, schuppend, später exulzeriert es. Es tritt v. a. an sonnenlichtexponierten Stellen auf.

Während Basaliome fast nie Lymphknoten- oder Fernmetastasen setzen, kommt es v. a. bei großen Spinaliomen zu einem Befall der regionären Lymphknoten. Dabei steigt das Risiko von Lymphknotenmetastasen von 3% bei primären Spinaliomen der Haut auf 10% bei mukokutanen Spinaliomen (z. B. Lippen, Penis, Vulva, Perianalregion) und 10–40% bei Spinaliomen in chronisch entzündlichen Läsionen (s. oben).

Melanome breiten sich zunächst lokal aus, um dann lymphogen und hämatogen zu metastasieren. Das Risiko von Lymphknoten- bzw. Fernmetastasen ist stadienabhängig. Während kleine Melanome nur ein geringes Risiko aufweisen, beträgt in den Stadien T2 und T3 das Risiko bis zu 60% für einen regionären Lymphknotenbefall und weniger als 20% für Fernmetastasen. Bei T4-Melanomen ist das Risiko für Lymphknotenmetastasen noch höher und für Fernmetastasen größer als 70%. Fernmetastasen werden v. a. in den Lungen, der Leber, den Knochen und im Gehirn nachgewiesen.

Eine Besonderheit des Melanoms ist die Möglichkeit, über kutane Lymphwege zu sog. Satellitenmetastasen in der Nähe des Primärtumors (bis 2 cm um den Primärtumor) und/oder zu sog. kutanen In-transit-Metastasen zwischen Primärtumor und regionärer Lymphknotenstation zu führen.

Lymphabfluss

Der Lymphabfluss ist abhängig von der jeweiligen Tumorlokalisation. Wenn der Tumor an den Extremitäten sitzt, sind v. a. die axillären und die inguinalen Lymphknoten betroffen.

Stadieneinteilung

Das Stadium wird nach dem TNM-System, beim Melanom zusätzlich nach der Eindringtiefe (sog. *Clark-Level*) eingeteilt (Tabelle 8.62).

Prognosefaktoren

Stadium, Histologie (das Melanom hat eine deutlich schlechtere Prognose), Lokalisation. Speziell beim Melanom: vertikale Tumordicke nach Breslow, Invasionslevel nach Clark, histologischer Typ (ungünstig: noduläre und akrolentiginöse Melanome), Geschlecht (schlechtere Prognose für Männer), Lokalisation (ungünstig: oberer Stamm, Oberarme, Hals, behaarter Kopf).

Behandlungsstrategien

Therapie der Wahl ist die Operation. Bei lokaler oder allgemeiner Inoperabilität sowie an Stellen, die kosmetisch von Bedeutung sind (Lid, Au-

Tabelle 8.62. Klassifikation der Hauttumoren

TNM-Stadium	Eindringtiefe (Melanom) (Clark-Level)	Stadiendefinition Melanome	Spinaliome/ Basaliome
Tis	I	Auf Epithel beschränkt (Melanoma in situ)	–
pT1	II	Tumordicke <0,75 mm, Stratum papillare infiltriert	Tumor <2 cm
pT2	III	Tumordicke >0,75–1,5 mm und/oder Infiltration bis zur Grenze Stratum papillare/Stratum reticulare	Tumor 2–5 cm
pT3	IV	Tumordicke >1,5–4 mm und/oder Stratum reticulare infiltriert	Tumor >5 cm
pT3a		Tumordicke >1,5 mm	
pT3b		Tumordicke >3 mm	
pT4	V	Tumordicke >4 mm und/oder Subkutis infiltriert und/oder Satellitenmetastasen innerhalb von 2 cm vom Tumor	Tumor infiltriert Knochen, Knorpel, Muskulatur
pT4a		Tumordicke >4 mm und/oder Subkutisbefall	
pT4b		Satelliten innerhalb von 2 cm vom Primärtumor	
N1		Regionäre Lymphknotenmetastasen <3 cm	Regionäre Lymphknoten-metastasen
N2		Regionäre Lymphknotenmetastasen >3 cm und/oder In-transit-Metastase	
N2a		LK-Metastase >3 cm	
N2b		In-transit-Metastase(n)	
N2c		LK-Metastase >3 cm und In-transit-Metastase	
M1		Fernmetastasen	Fernmeta-stasen
M1a		Befall von Haut, Subkutis oder Lymphknoten jenseits der regionären Lymphknoten	
M1b		Viszerale Metastasen	

genwinkel, Nase, Ohr, Lippe), sollte v. a. bei älteren Patienten (>45 Jahre) mit Spinaliomen und Basaliomen bestrahlt werden. Melanome sind immer primär zu operieren. Nur bei Inoperabilität ist eine Bestrahlung sinnvoll.

Operation. Basaliome werden mikrographisch mit lückenloser Randschnitthistologie chirurgisch entfernt (Sicherheitssaum 2–4 mm), sofern es sich um einen infiltrativen Tumortyp am Kopf und an den distalen Extremitäten, Tumoren >5 mm in Problemlokalisationen (Nase, Orbita, Ohr) bzw. >20 mm an den übrigen Gesichtslokalisationen oder um Rezidivtumoren handelt. Dieses Verfahren hat die geringste Rezidivrate. In allen anderen Fällen besteht die Indikation zur konventionellen Chirurgie mit einem Sicherheitsabstand von 3–10 mm.

Bei Spinaliomen ist die mikrografische Chirurgie ebenfalls die Methode der Wahl. Melanome dagegen müssen mit weitem Sicherheitssaum (1–3 cm, je nach Stadium) operiert werden. Gegebenenfalls muss eine plastische Deckung erfolgen. Die regionären Lymphknoten sind nur bei Befall bzw. in den Stadien pT2/pT3 zu exzidieren. Wenn ein hohes Risiko für einen regionären Lymphknotenbefall besteht, ist bei Rumpfhautmelanomen ein präoperatives Lymphszintigramm sinnvoll. Hierdurch kann das sehr variable Drainagemuster bestimmt werden.

Alternativ zur Tumorresektion kann bei älteren Patienten mit kleineren oberflächlichen Basaliomen eine Kryotherapie und bei superfiziellen Basaliomen eine Shaveexzision (tangentiale Tumorabtragung), eine CO_2-Laserablation, eine photodynamische Therapie oder eine lokale Chemotherapie mit 5-FU erfolgen.

Strahlentherapie. Die Bestrahlung ist der Operation bzgl. der lokalen Tumorkontrolle bei Basaliomen und Spinaliomen gleichwertig und bzgl. des funktionell-kosmetischen Ergebnisses oft überlegen. Ihr Nachteil ist die lange Therapiedauer. Patienten mit Spinaliomen auf vorgeschädigter Haut, Hautkarzinomen mit Knorpel-/Knocheninfiltration und jüngere Patienten sollten nicht bestrahlt, sondern operiert werden.

Hautkarzinome an bestimmten Lokalisationen (z. B. Vestibulum nasi) eignen sich auch für die Brachytherapie. Dabei können z. B. Iridium-Drähte niedriger Dosisleistung verwendet werden. Bei inoperablen Melanomen kann die Bestrahlung mit entsprechend hohen Dosen eine komplette Tumorremission erreichen.

Chemotherapie. Die Chemotherapie hat keine gesicherte Indikation bei Spinaliomen/Basaliomen. Zwar sind die Remissionsraten nach Polychemotherapie hoch (80%), aber die Behandlung ist palliativ. Lediglich die topische Applikation von 5-Fluorouracil (1–5% in Creme oder Salbe, täglich über 4–6 Wochen) kann bei multiplen Basaliomen alternativ zu anderen Therapieverfahren eingesetzt werden. Metastasierende Melanome können mit Zytostatika wie Dacarbazin (DTIC), Cisplatin, Alkylanzien, Vinca-Alkaloiden und Nitrosoharnstoffen behandelt werden. Die Remissionsraten liegen bei etwa 20%. Die Remissionsdauer liegt bei wenigen Wochen. Bei Hirnmetastasen kann Fotemustin eingesetzt werden.

Immuntherapie: Bei Melanomen kann die intratumorale Gabe von BCG oder Interferon zu meist nur vorübergehenden Tumorremissionen führen. Metastasierende Melanome können systemisch mit Interleukin-2, Interferon-α und/oder Polychemotherapie im Rahmen von Studien behandelt werden (kein Standard).

Kombinationstherapien

Operation und Bestrahlung. Nach inkompletter Resektion sollte bei Spinaliomen/Basaliomen postoperativ bestrahlt werden. In der gleichen Situation sollte bei Melanomen möglichst erneut operiert werden. Ist ein Melanom chirurgisch nicht komplett zu entfernen, wird eine postoperative Bestrahlung notwendig.

Operation und Chemotherapie. Eine adjuvante systemische Zytostase erbringt keine Vorteile und sollte daher nur in Studien eingesetzt werden. Bei lokal fortgeschrittenen Melanomen der Extremitäten besteht die Möglichkeit der postoperativen hyperthermen Zytostatikaperfusion. Dabei werden Zytostatika wie Melphalan, Cisplatin und DTIC mit Zytokinen wie TNF (Tumor-Nekrose-Faktor) und Interferonen kombiniert. Die Methode führt zu einer Tumorrückbildung in fast 100%. Sie ist allerdings sehr aufwendig und nur in erfahrenen Händen mit einer geringen Nebenwirkungsrate verbunden. Eine Verbesserung der Überlebenszeit mit dieser Methode ist bisher unbewiesen.

Therapie von Melanomfernmetastasen. Solitäre Metastasen sollten, sofern möglich, unabhängig von der Lokalisation operiert werden. Nur mit der operativen Metastasenresektion können längerfristige Remissionen und in Einzelfällen Heilungen erzielt werden. Bei multiplen Metastasen sind nach interdisziplinärer Absprache die verschiedenen Therapieformen wie Chirurgie, Chemotherapie, Interferon-/Zytokintherapie, Hyperthermie und Bestrahlung einzusetzen.

Perkutane Strahlentherapie

Zielvolumen, kritische Organe

Voraussetzungen für die Zielvolumenfestlegung: Operationsbericht, Informationen zur Tiefenausdehnung (Palpation, Sonographie, Histologiebericht).

Zielvolumen. Es umfasst bei Spinaliomen/Basaliomen den Tumor mit einem Sicherheitssaum von ca. 5–10 mm. Die Tiefenausdehnung des Tumors bestimmt die Wahl der Strahlenqualität. Dabei sollen bei der Röntgentherapie die tiefsten Tumorausläufer von der 50%-Isodose erfasst werden. Letztere wird als Gewebehalbwertstiefe (GHWT) bezeichnet (Röntgenweichstrahlgeräte mit 10–100 kV = GHWT 0,25–15 mm). Die Tiefenausdehnung und damit auch die GHWT liegt zwischen 3 und 10 mm (z. B. Lentigo maligna ca. 1 mm, oberflächliches Basaliom ca. 2 mm, Basaliom ca. 5 mm, Spinaliom ca. 10 mm).

Wichtig ist auch die richtige Wahl des Fokus-Haut-Abstands (FHA), um eine ausreichende Dosishomogenität innerhalb des Feldes zu gewährleisten. Dazu sollte der FHA doppelt so groß wie der Felddurchmesser sein.

Alternativ zur Röntgentherapie können auch Elektronen eines Linearbeschleunigers verwendet werden. Da die Oberflächendosis aber nur ca. 85% (Dosisaufbaueffekt!) beträgt, muss gewebeäquivalentes Material, ein sog. Bolus, verwendet werden, um das Dosismaximum an die Oberfläche zu verlagern.

Kritische Organe. Je nach Tumorlokalisation. Im Gesicht sind kritische Organe z. B. das Auge, insbesondere die Linse, und der Knorpel von Nase und Ohr.

Bestrahlungsplanung und Dosierung

Lagerung. Je nach Tumorlokalisation, bei Röntgentherapie auch im Sitzen; ggf. Immobilisationshilfen.

Simulatorplanung. Sie ist meist unnötig, da das Bestrahlungsfeld direkt am Bestrahlungsgerät eingestellt wird. Nur bei ausgedehnten, tief infiltrierenden Tumoren kann eine Simulatorplanung notwendig und sinnvoll sein.

Bestrahlungstechniken. Meist wird ein direktes Stehfeld, dessen Form individuell durch den Tubus und eine evtl. erforderliche Bleiausblockung gewählt werden kann, eingesetzt.

Tabelle 8.63. Fraktionierungsbeispiele bei Spinaliomen/Basaliomen. Es gilt das Prinzip: je größer der Tumor, umso niedriger die Einzeldosis und umso höher die Gesamtdosis

Dosis/ Fraktion [Gy]	Zahl der Fraktionen	Fraktionen/ Woche	Zahl der Wochen	Gesamtdosis [Gy]
5	8	5	1,5	40
5	10	5	2	50
4	12	5	2,5	48
3	15	5	3	45
3	20	5	4	60
3	22	5	4,5	66
2	30	5	6	60
2	34	5	6,5	68

Dosierung. Sie ist bei Spinaliomen/Basaliomen variabel, je nach Tumorrückbildung. Einzeldosis 2–5 Gy (abhängig von der Feldgröße), bezogen auf die Oberfläche des Tumors; Fraktionierung 1- bis 5-mal pro Woche, Gesamtdosis 40–80 Gy (Fraktionierungsbeispiele Tabelle 8.63), bei Melanomen einmal 5–7 Gy pro Woche; bei größeren Bestrahlungsvolumina, die kritische Organe enthalten, ist die Einzeldosis auf 2–4 Gy zu reduzieren, Fraktionierung 1- bis 5-mal pro Woche; Gesamtdosis 60 –70 Gy; adjuvant Gesamtdosis 60 Gy.

Nebenwirkungen

Akute Nebenwirkungen. Erythem, erosive Dermatis mit trockener bzw. feuchter Epitheliolyse, Nekrose <3% (*Prophylaxe:* s. 10.2 und 10.4, *Therapie:* s. 10.4).

Spätfolgen. Atrophie, verstärkte Vulnerabilität, Hyper- und Depigmentierung, Teleangiektasien.

Ergebnisse

Die Ergebnisse sind für die Spinaliome mit einer 5-Jahres-Überlebensrate von 90% besser als für Melanome mit einer 5-Jahres-Überlebensrate von 70%. Im Einzelnen sind die Ergebnisse vom Typ und der Tiefenausdehnung des Melanoms sowie dem Vorhandensein von Lymphknoten-

Tabelle 8.64. Therapieergebnisse bei Spinaliomen/Basaliomen und Melanomen. (Nach Senn et al. 1988)

TNM-Stadium	5-Jahres-Überlebensrate [%] Spinaliome	Melanome
Tis	>95	100
T1	>95	83
T2	>85	62
T3	k. A.	51
T4	k. A.	37
N1	70	30
M1	30	<5

k. A. keine Angabe.

oder Fernmetastasen abhängig (Tabelle 8.64). Noduläre Melanome haben im Vergleich zu Lentigo-maligna- Melanomen (5-JÜR 80%) und superfiziell spreitenden Melanomen (5-JÜR 70%) eine deutlich schlechtere Prognose (5-JÜR 50%). Die 10-Jahres-Überlebensrate beträgt 25–40% bei In-transit- und Satellitenmetastasen und 15–30% bei Lymphknotenbefall. Die mediane Überlebenszeit bei Fernmetastasen beträgt ohne Behandlung ca. 6 Monate.

Bei Basaliomen/Spinaliomen ist das Risiko eines Lokalrezidivs nach adäquater Operation mit ca. 5–10% gering. Die kosmetischen Ergebnisse der Strahlentherapie sind oft gut und bei größeren Läsionen mit häufigerer Fraktionierung langfristig besser als bei Anwendung weniger hoher Einzeldosen.

Nachsorge

Regelmäßige Kontrollen sind erforderlich, um ein Lokalrezidiv rechtzeitig zu erkennen. Bei Melanomen muss zudem, je nach Symptomatik, mit bildgebenden Verfahren nach Fernmetastasen gesucht werden. 70% der Fernmetastasen werden in den ersten drei Jahren nach Primärtherapie nachgewiesen. Die Nachsorge bei Melanompatienten muss über mehr als 5 Jahre erfolgen, da die Latenzzeit bis zu einer Fernmetastasierung sehr lang, teilweise bis 20 Jahre, sein kann. Alle Patienten sollten exzessive Sonnenexposition meiden und für ausreichenden Sonnenschutz der Haut sorgen.

8.24 Tumoren im Kindesalter

8.24.1 Allgemeine Übersicht

Maligne Tumoren sind nach den Unfällen die zweithäufigste Todesursache im Kindesalter. Die Inzidenz liegt bei 10/100.000 Kinder pro Jahr. Maligne Tumoren des Kindesalters sind fast nie Karzinome (nur 1%, bei Erwachsenen dagegen >90%), sondern rasch wachsende, undifferenzierte Tumoren des hämatopoetischen Systems, des Nervensystems oder der Weichteilgewebe. Die Häufigkeit der einzelnen Tumoren gibt Tabelle 8.65 wieder. Viele kindliche Tumoren sind bereits pränatal angelegt, sie werden deshalb auch als embryonale Tumoren bezeichnet (Neuro-, Nephro-, Medullo-, Retino-, Hepatoblastom, Rhabdomyosarkom, Keimzelltumoren) und zur Hälfte bereits in den ersten vier Lebensjahren diagnostiziert.

Die Behandlung kindlicher Tumoren erfordert in besonderem Maße die interdisziplinäre Zusammenarbeit. Aufgrund der komplexen Therapieschemata kann die Behandlung nur durch besonders erfahrene Ärzte in onkologischen Zentren durchgeführt werden. Nahezu jedes Kind mit einem Malignom wird in eine therapeutische Studie aufgenommen und nach deren Richtlinien behandelt. Diese konsequente, studiengerechte Therapie ist der Grund für die Erfolge der pädiatrischen Onkologie.

Tabelle 8.65. Relative Häufigkeit kindlicher Malignome

Tumorart	Relative Häufigkeit in [%]
Leukämie	37
Maligne Lymphome	12
Hirntumoren	13
Neuroblastom	7
Nephroblastom	6
Weichteilsarkome	7
Knochentumoren	6
Retinoblastom	2
Andere	10

Grundlage der Therapiekonzepte ist die Kombination einer intensiven systemischen Polychemotherapie mit einer qualitativ hochwertigen operativen und/oder strahlentherapeutischen Behandlung, wobei die Chemotherapie i. d. R. im Mittelpunkt der Behandlungsstrategie steht.

Die *präoperative Chemotherapie* soll mögliche Mikrometastasen vernichten und primär inoperable Tumoren so verkleinern, dass eine radikale Operation ohne schwerwiegende Folgen durchführbar wird. Die Responsekinetik des Tumors, d. h. die Größenänderung pro Zeiteinheit, hat prognostische Bedeutung, und die Therapie wird an dieses Tumoransprechen angepasst.

Die *postoperative Radiochemotherapie* wird vor allem nach inkompletter Tumorresektion oder bei Nachweis von vitalem Tumorgewebe bei der Second-look-Operation durchgeführt. Die Radiatio kann simultan oder sequentiell zur Zytostase erfolgen.

Eine der Besonderheiten der pädiatrischen Tumorbehandlung ist, dass immer mehr Kinder geheilt werden können und damit eine normale Lebenserwartung haben. Etwa 2/3 aller krebskranken Kinder werden geheilt (Tabelle 8.66). Daher ist man bestrebt, die Toxizität der Behandlung möglichst gering zu halten, um langfristige Therapiefolgen zu ver-

Tabelle 8.66. Geschätzte Überlebenswahrscheinlichkeit nach Diagnosen (Jahresbericht 1995 des Deutschen Kinderkrebsregisters)

Diagnose	5-Jahresüberlebenswahrscheinlichkeit in [%]
Retinoblastom	96
M. Hodgkin	95
Nephroblastom	85
Keimzelltumoren	85
Non-Hodgkin-Lymphom	80
ALL	74
Rhabdomyosarkom	65
Osteosarkom	63
Ewingsarkom	61
ZNS-Tumoren	60
Neuroblastom	57
AML	41

meiden. Kindliche Organe und Gewebe sind zwar strahlenempfindlicher als im Erwachsenenalter, können sich aber in wesentlich größerem Ausmaß erholen. Die Bestrahlung kann je nach Tumorsitz u. a. zu Störungen des Wachstums und der Fertilität sowie bei Hirnbestrahlungen zu Defiziten in der intellektuellen Entwicklung führen. Die meist ebenfalls durchgeführte Chemotherapie kann diese Nebenwirkungen erheblich verstärken. Dies gilt auch für eine schwerwiegende Therapiefolge, die Induktion eines Zweittumors (z. B. Leukämie, Weichteilsarkom, Schilddrüsenkarzinom). Mit einem Zweittumor ist bei ca. 5–10% der kombiniert strahlen-/chemotherapeutisch behandelten Patienten zu rechnen. In Deutschland wurde begonnen, die Therapiespätfolgen bei Kindern mit malignen Tumoren systematisch mittels Basis- bzw. Zusatzuntersuchungen zu erfassen (LESS: „late effects surveillance system").

Im Folgenden werden die wichtigsten Erkrankungen kurz besprochen. Einzelheiten sind den jeweiligen Studienprotokollen zu entnehmen.

8.24.2
Leukämien

Die akute lymphoblastische Leukämie (ALL) ist die häufigste Einzeldiagnose und betrifft vor allem Kinder im Alter von 1 bis 6 Jahren. Therapie der Wahl ist die Chemotherapie. Da im cerebralen Liquorraum nicht überall ausreichende Zytostatikakonzentrationen erreicht werden, wird bei der häufigsten kindlichen Leukämie, der akuten lymphoblastischen Leukämie (ALL), das ZNS mit 12–18 Gy (altersabhängig) bestrahlt. Dabei werden über opponierende seitliche Stehfelder auf das gesamte Gehirn Einzeldosen von 1–2 Gy (5-mal Woche) appliziert.

8.24.3
Morbus Hodgkin

Etwa 10% der Patienten mit M. Hodgkin sind Kinder und Jugendliche (männliche Prädisposition 1,4:1). Die Erkankung tritt selten vor dem 3. Lebensjahr auf. Leitsymptom sind schmerzlose Lymphknotenschwellungen, eine B-Symptomatik (Gewichtsverlust, Fieber, Nachtschweiß) kann hinzukommen. Wenn mit bildgebenden Verfahren ein abdomineller/retroperitonealer Befall nicht ausgeschlossen werden kann bzw. bei Mädchen grenzwertig große parailiakale Lymphknoten vorliegen, wird selektiv laparatomiert. Bei Tumorbefall und geplanter Radiatio sollten die Ovarien z. B. hinter dem Uterus fixiert werden (Ovaropexie).

Schwerpunkt der Therapie ist die Chemotherapie. Übliche Polychemotherapieschemata sind MOPP (Mustargen, Vincristin, Procarbazin, Prednison) und ABVD (Adriamycin, Bleomycin, Vinblastin, Dacarbazin). In Deutschland werden die Schemata OPPA (Vincristin, Procarbazin, Prednison, Adriamycin) oder bei Knaben zur Reduktion der Sterilitätsrate OEPA (Etoposid statt Procarbazin) und COPP (Cyclophosphamid, Vincristin, Procarbazin, Prednison) bevorzugt. Die Chemotherapie wird durch eine Bestrahlung der primär befallenen Regionen mit Gesamtdosen von 20–35 Gy (je nach Response) ergänzt.

Kinder mit M. Hodgkin haben mit einer 5-Jahres-Überlebensrate von 90–95% eine sehr gute Prognose.

8.24.4 Hirntumoren

Aus der Vielzahl der histologischen Formen von kindlichen Hirntumoren seien hier nur die Optikusgliome und die Medulloblastome genannt.

Optikusgliome sind Astrozytome mit niedrigem Malignitätsgrad. Sie treten gehäuft bei Kindern im 3.–7. Lebensjahr und bei Kindern mit einer Neurofibromatose auf. Bei der Hälfte der Patienten sind das Chiasma opticum und der Hypothalamus befallen. Zu den Symptomen zählen Sehstörungen, Hirndruck und hormonelle Ausfälle, z. B. Diabetes insipidus. Bei einseitigem Befall des N. opticus wird bei massivem Visusverlust operiert. In den anderen Fällen ist eine Bestrahlung mit 54 Gy mit 5-mal 1,6–1,8 Gy/Woche angezeigt. Die Bestrahlung vermag in vielen Fällen die Sehkraft zu stabilisieren bzw. zu verbessern. Abweichend von diesem Behandlungskonzept kann bei Kindern unter 3 Jahren zunächst eine abwartende Haltung eingenommen werden. Die 5-Jahres-Überlebensrate für alle betroffenen Kinder liegt bei >80%.

Medulloblastome sind infratentoriell, speziell im Kleinhirn und im vierten Ventrikel lokalisierte, embryonale Tumoren (primitiver neuroektodermaler Tumor) hohen Malignitätsgrades (WHO-Grad IV). Sie treten gehäuft bei Kindern im 2.–9. Lebensjahr auf (männliche Prädisposition 1,5:1). Medulloblastome zeichnen sich durch eine ausgeprägte Metastasierungsneigung im Liquorraum (primär bis zu 35% ZNS-Metastasen), selten auch außerhalb des zentralen Nervensystems aus. Zu den Symptomen gehören Hirndruckzeichen (Kopfschmerzen, Sehstörungen),

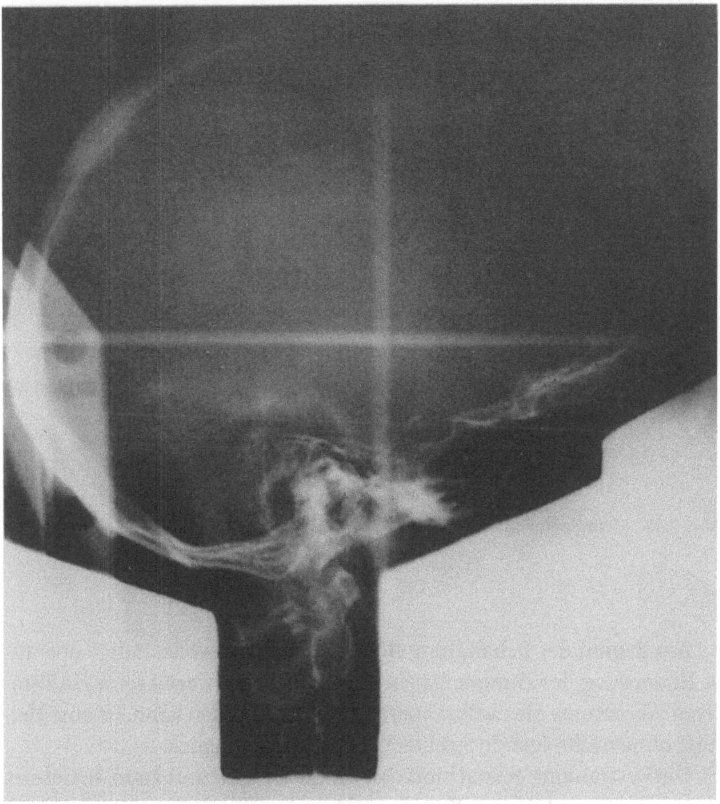

Abb. 8.48. Medulloblastome im Kindesalter: Ganzschädelbestrahlung mit Individualsatelliten

Ataxie, Koordinationsstörungen, Nystagmus und Hirnnervenausfälle. Prognostisch bedeutsam ist der Nachweis im MR/CT von kontrastmittelaufnehmendem Resttumor nach der Primäroperation und der Nachweis von Metastasen (M2 - supratentorielle Metastasierung, M3 - spinale Metastasierung, M4 - Metastasen außerhalb des ZNS). Keine sichere prognostische Relevanz dagegen haben maligne Zellen im Liquor (M1).

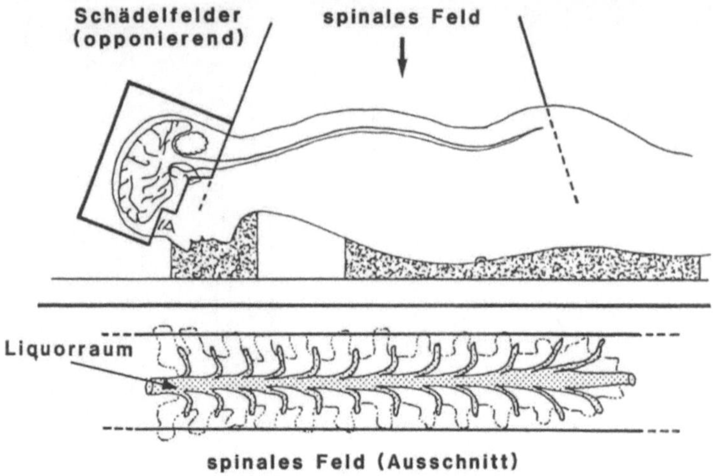

Abb. 8.49. Medulloblastome im Kindesalter: Bestrahlung der Neuroaxis

Am Beginn der Behandlung steht die möglichst vollständige operative Entfernung des Tumors. Da ein Medulloblastom wegen seines infiltrativen Wachstums nie radikal operativ entfernt werden kann, ist eine Heilung ohne nachfolgende Strahlentherapie nicht möglich.

Die Bestrahlung erfasst zunächst die gesamte Neuroaxis, d. h. Gehirn, Rückenmark und die zugehörigen Liquorräume, mit einer Gesamtdosis von 35 Gy (5-mal 1,6 Gy/Woche). Anschließend wird der eigentliche Tumorbereich mit einer Gesamtdosis von 20 Gy (5-mal 2 Gy/Woche) aufgesättigt. Die opponierenden Stehfelder für die Hirnbestrahlung schließen die Lamina cribrosa, den N. opticus, die tiefliegende mittlere Schädelgrube und die ersten beiden Halswirbelkörper ein. Der restliche Gesichtsschädel wird durch Individualsatelliten geschützt (Abb. 8.48). Rückenmark und spinaler Liquorraum werden vom 2. Zervikal- bis zum 2. Sakralsegment über ein oder mehrere direkte Stehfelder bestrahlt (Abb. 8.49). Dabei muss der exakte Anschluss zu den opponierenden Stehfeldern für das Gehirn gewährleistet sein. Um Über- und Unterdosierungen im Überschneidungsbereich zu vermeiden, werden die Feldgrenzen sukzessiv verschoben (sog. wandernde Feldgrenzen).

Eine adjuvante Chemotherapie (CCNU, BCNU, Platinderivate, Vincristin) kann die Ergebnisse nach Operation und Radiatio verbessern. Eine primäre Chemotherapie (z. B. mit Ifosfamid, Cyclophosphamid, Platinderivate, Vincristin, Etoposid, evtl. auch Antimetabolite wie Methotrexat und Cytosinarabinosid) wird bei Kindern unter 3 Jahren eingesetzt. Diese Kinder sollten möglichst nicht bestrahlt werden, um Störungen der psychomotorischen, mentalen und kognitiven Entwicklung sowie neuroendokrine Defizite zu reduzieren.

Die 10-Jahres-Überlebensraten für alle Stadien liegen bei ca. 50%. Rezidive treten vorzugsweise in den ersten fünf Jahren nach der Therapie auf.

8.24.5 Neuroblastom

Neuroblastome sind hormonal aktive, maligne Tumoren des sympathischen Nervensystems. Sie sind häufig im Retroperitoneum (paraspinale Ganglien, 20%), insbesondere im Nebennierenmark (40%), und mediastinal (15%) lokalisiert. Neuroblastome haben eine ausgeprägte Metastasierungstendenz. Zum Diagnosezeitpunkt finden sich bei >65% der Patienten Metastasen in Leber, Subkutis, Knochen, Knochenmark und Lymphknoten. Neuroblastome betreffen v. a. Kleinkinder bis zum 4. Lebensjahr. Die Inzidenz liegt bei 8/1.000.000 Kinder/Jahr. Die Symptome sind abhängig vom Ort des Primärtumors bzw. der Metastasen. Abdominelle Tumoren können zur Harnwegsobstruktion führen, thorakale Tumoren verursachen ggf. Luftnot. Bei Grenzstrangtumoren kann es zum Tumorwachstum nach intraspinal durch die Foramina intervertebralia kommen, neurologische Symptome bis hin zur Querschnittslähmung sind die Folge. Patienten mit metastasiertem Neuroblastom fallen oft mit Schmerzen, reduziertem Allgemeinzustand, Fieber oder Blässe auf.

Zur notwendigen Diagnostik gehören die Bestimmung der Katecholaminmetaboliten in Serum und Urin (Homovanillinmandelsäure, Vanillinmandelsäure, Dopamin) und die neuronspezifische Enolase (NSE) als Tumormarker, eine Knochenmarkpunktion, Sonographie, MRT, CT, Skelettszintigramm und zur spezifischen szintigraphischen Markierung von Primärtumor und Fernmetastasen ein ^{131}I-meta-Iodbenzylguanidin (mIBG)-Szintigramm.

Therapie der Wahl im frühen Stadium I (lokalisierter Tumor) ist die Operation, in höheren Stadien ist zusätzlich eine Chemotherapie (z. B.

mit Ifosfamid, Dacarbazin, Adriamycin, Etoposid, Melphalan, Cisplatin, Vincristin, Vindesin) notwendig. Bei primär inoperablem Tumor ist die Reihenfolge der Therapiemodalitäten umgekehrt. Die Bestrahlung wird in fortgeschrittenen Stadien adjuvant sowie zur Behandlung von inoperablen Tumoren und von Metastasen mit Gesamtdosen von 20–40 Gy eingesetzt. Im Stadium 4 (Disseminierung des Tumors) ist eine maximale Therapie mit Operation, Chemotherapie sowie evtl. Megatherapie und/oder Strahlentherapie erforderlich. Bei Tumoren im Stadium 4 S (Säuglinge <1 Jahr, lokalisierter Primärtumor, R0–2, Disseminierung nur in Leber, Haut und/oder Knochenmark) kommt es oft zur Spontanremission, bei bedrohlichen Symptomen kann eine weniger aggressive Chemotherapie notwendig werden.

Ferner kann in Einzelfällen das ^{131}I-meta-Iodbenzylguanidin (mIBG) therapeutisch genutzt werden. Das MIBG reichert sich in den katecholaminproduzierenden Tumorzellen an. Zur Behandlung wird ^{131}I-mIBG mit einer Aktivität von 50–150 mCi (1,8–5,5 GBq) eingesetzt.

Die Prognose ist abhängig vom Tumorstadium und vom Alter des Kindes. Kinder <1 Jahr haben eine bessere Prognose als ältere Kinder. Kinder mit lokal begrenzten Tumoren haben eine 5-Jahres-Überlebensrate von 75–100%. Nur etwa 20% der Kinder mit Fernmetastasen überleben die Erkrankung.

8.24.6 Nephroblastom (Wilms-Tumor)

Nephroblastome sind hereditär oder sporadisch auftretende embryonale Nierentumoren im Kleinkindesalter. Ihre Inzidenz liegt bei 7/1.000.000 Kinder/Jahr. Nicht selten (5–10%) sind beide Nieren befallen. Aufgrund der Tumorlage wird die Diagnose bei zunehmendem Leibesumfang bzw. tastbarem Tumor erst spät gestellt. Bei 1/5 der Patienten liegen bereits Fernmetastasen vor.

Die Stadieneinteilung wird nach dem Vorliegen eines lokalisierten Tumors (R0 reseziert; Stadium I), der Tumorausdehnung über die Kapsel hinaus (R0 reseziert; Stadium II), der Resektionsgüte (unvollständige Resektion, Tumorruptur; Stadium III), dem Vorliegen von Metastasen (Stadium IV) und einem bilateralen Befall (Stadium V) vorgenommen.

Die Intensität der Therapie hängt vom Stadium, dem Malignitätsgrad und dem Ansprechen auf die Therapie ab. Sie besteht aus einer (prä- und postoperativen) Chemotherapie (vorzugsweise Vincristin, Actinomycin

D, Adriamycin, Etoposid, Carboplatin, Ifosfamid), der transabdominalen Tumornephrektomie und, außer in Frühstadien bzw. bei günstiger Histologie, der Bestrahlung des Tumorbetts bzw. bei Tumorruptur des gesamten Abdomens mit Gesamtdosen von 15–35 Gy. Bei Lungenmetastasen wird, zusätzlich zur Chemotherapie, die gesamte Lunge mit 15 Gy bestrahlt.

Die Prognose ist mit 5-Jahres-Überlebensraten von fast 90% günstig.

8.24.7 Weichteilsarkome

Im Kindesalter dominieren die Rhabdomyosarkome mit einem Anteil von 50% und einer Inzidenz von 4/1.000.000 Kinder/Jahr. Rhabdomyosarkome finden sich am häufigsten im Hals- und Gesichtsbereich (37%). Seltener sind Urogenitaltrakt (21%), Extremitäten (20%), Retroperitoneum (8%), Rumpf (7%) und andere Regionen (7%) befallen. Kinder sind v. a. im 2.–6. und 14.–18. Lebensjahr betroffen. Bzgl. der Symptome, der Diagnostik und der Grundzüge der Therapie gelten im Wesentlichen die Aussagen zu den Weichteilsarkomen im Erwachsenenalter (s. 8.22).

Bei den Weichteilsarkomen werden mit dem Ziel der lokalen und systemischen Tumorkontrolle Chemotherapie, Chirurgie und Strahlentherapie eingesetzt, deren Reihenfolge und Durchführung von der Tumorgröße, -ausdehnung und -lokalisation, Histologie, Alter und Resektabilität abhängen. Üblicherweise wird die primäre Polychemotherapie (z. B. mit Vincristin, Actinomycin D, Ifosfamid, Adriamycin, Carboplatin, Etoposid) 10–12 Wochen nach Therapiebeginn durch die operative Therapie ± Strahlentherapie ergänzt. Nur Patienten mit komplett reseziertem embryonalem Rhabdomyosarkom (RMS) müssen nicht bestrahlt werden. Alle anderen RMS-artigen Tumoren (alveoläre RMS, extraossäre Ewing-Sarkome, periphere neuroektodermale Tumoren, Synovialsarkome) sollten bestrahlt werden. Die Gesamtdosis liegt gemäß der CWS96-Studie risikoabhängig zwischen 32 und 54 Gy.

Die Prognose der Patienten mit Weichteilsarkomen variiert je nach Histologie: so beträgt die 5-Jahres-Überlebensrate z. B. bei primär lokalisierten Rhabdomyosarkomen fast 70%, bei Synovialsarkomen 70–80% und bei extraossären Ewing-Sarkomen/PNET ca. 50%.

Tabelle 8.67. Risikogruppierung anhand von prognostischen Faktoren (gilt speziell für Weichteilsarkome bei Kindern)

Risikofaktor	Günstige Prognose	Ungünstige Prognose
präoperativer TN-Status	T1	T2
	N0	N1
postoperativer TN-Status	pT1 bis pT3a	pT3b, pT3c
	pN0	pN1
Lokalisation	Kopf/Hals/nicht parameningeal, urogenital/nicht Blase/ Prostata	Kopf/Hals/parameningeal, Blase/Prostata, Extremitäten, andere
Histologischer Typ	Embryonales RMS	Alveoläres RMS, EES, PNET, SS

RMS Rhabdomyosarkom, EES extraossäres Ewing-Sarkom, PNET peripherer neuroektodermaler Tumor, SS Synovialsarkom.

8.24.8
Knochentumoren

Die zwei wichtigsten malignen Tumoren im Kindesalter sind der zahlenmäßig häufigste Knochentumor, das Osteosarkom, und die Ewing-Tumoren. Zu den Symptomen zählen lokalisierter Schmerz und Umfangsvermehrung einer Extremität bzw. Schwellung. Insbesondere Ewing-Sarkome können die Symptomatik einer Osteomyelitis imitieren.

Osteosarkome sind vorzugsweise in den Metaphysen der langen Röhrenknochen – distaler Femur, proximale Tibia, proximaler Humerus – lokalisiert und betreffen Kinder v. a. in der 2. Lebensdekade. Die Tumoren haben eine starke Metastasierungsneigung (10–20% manifeste Fernmetastasen zum Diagnosezeitpunkt). Die Therapie besteht in einer möglichst extremitätenerhaltenden Operation und einer prä- bzw. postoperativen Chemotherapie (wirksam sind Adriamycin, Methotrexat, Cisplatin, Ifosfamid). Die Bestrahlung gehört aufgrund der geringen Strahlenempfindlichkeit dieses Tumors nicht zum primären Behandlungskonzept.

Die 5-Jahres-Überlebensrate für alle Stadien beträgt ca. 60%. Im Fall von Fernmetastasen sollten diese, v. a. bei Lokalisation in der Lunge, möglichst operativ entfernt werden; die 5-Jahres-Überlebensrate für Patienten mit synchronen Lungenmetastasen und kombiniert chirurgisch-chemotherapeutischem Vorgehen liegt bei etwa 40%.

Ewing-Tumoren (Ewing-Sarkome, atypisches Ewing-Sarkom, maligner peripherer neuroektodermaler Tumor [PNET]) treten bevorzugt diaphysär in Femur, Beckenknochen, Tibia und Fibula sowie in den Knochen des Schultergürtels auf. Sie werden histopathologisch immer als hochmaligne (G3) klassifiziert. Bei bis zu einem Drittel der Patienten bestehen zum Diagnosezeitpunkt Fernmetastasen. Betroffen sind v. a. Jugendliche vom 10. -15. Lebensjahr. Die Inzidenz beträgt <2/1.000.000 Kinder/Jahr.

Die Therapie umfasst die Operation, die prä- und postoperative Chemotherapie (Ifosfamid, Cyclophosphamid, Adriamycin, Etoposid, Actinomycin D, Vincristin; übliche Schemata: VAIA, VACA) sowie die Bestrahlung mit 45–55 Gy. Sollten bei primären Lungenmetastasen nach der Chemotherapie diese noch nachweisbar sein, ist eine operative Entfernung angezeigt. In diesem Fall und bei kompletter Remission nach Chemotherapie ist eine Lungenparenchymbestrahlung mit 18 Gy (bei Kindern <14 Jahren: 15 Gy) bei Einzeldosen von 1,5 Gy täglich sinnvoll. Während der Bestrahlung ist die Gabe von Anthrazyklinen und Actinomycin D zu unterlassen, um eine erhöhte kardiale und pulmonale Toxizität zu vermeiden.

Die Ergebnisse bezogen auf die 5-Jahres-Überlebensrate von 60% sind deutlich besser als in früheren Zeiten (10–20%). Patienten mit lokalisiertem Tumor überleben in 70% der Fälle 5 Jahre, bei Fernmetastasen sind es ca. 20%.

8.25 Palliative Bestrahlung maligner Tumoren

Die Heilung eines Patienten mit einem malignen Tumor ist nicht möglich, wenn der Tumor sehr ausgedehnt oder eine aggressive Therapie nicht durchführbar ist, z. B. bei hohem Alter, schlechtem Allgemeinzustand oder mangelnder Kooperation. Diesen Patienten kann aber eine palliative Behandlung angeboten werden. Die palliative Tumorbehandlung hat folgende Aufgaben:

- Sie hat eine für den Patienten akzeptable Lebensqualität für die ihm verbleibende Zeit zu schaffen bzw. zu erhalten,
- sie muss durch regelmäßige Untersuchungen rechtzeitig Tumorkomplikationen vorbeugen,

- sie sollte den Patienten mit seiner schicksalhaften Erkrankung und seine Familie begleiten.

Die Strahlentherapie kann im Rahmen einer interdisziplinären palliativen Betreuung wesentlich zur Erfüllung der o. g. Aufgaben beitragen. Vor jeder palliativen Bestrahlung müssen aber folgende Punkte geklärt sein:

1. Abklärung des ursächlichen Zusammenhangs eines Tumors bzw. einer Metastase mit einer bestimmten Symptomatik. Nur bei richtiger Lokalisation der Symptomursache kann eine Bestrahlung Erfolg haben. Gutartige Erkrankungen als Ursache der Symptomatik müssen ausgeschlossen werden.
2. Festlegung eines klaren Behandlungsziels. Patienten mit multiplen Metastasen und einer geringen Lebenserwartung sollten mit einer kurz dauernden Therapie behandelt werden. Patienten mit einer solitären Metastase und einem langen rezidivfreien Intervall sind dagegen mit „kurativer" Zielsetzung zu therapieren.
3. Aufklärung des Patienten und seiner Angehörigen sowie Information der mitbehandelnden Ärzte über die Ausdehnung der Erkrankung und das Behandlungsziel.
4. Keine Einschränkung der Lebensqualität durch Vermeidung von therapiebedingten Nebenwirkungen.
5. Berücksichtigung des Allgemeinzustandes und sozialer Umstände, z. B. häusliche Versorgungssituation, Krankentransport.
6. Eine palliative Bestrahlung muss technisch aufwendig geplant und durchgeführt werden, wenn bereits in der gleichen Region bestrahlt wurde (exakte Berechnung von Summationsdosen und von Überschneidungsbereichen) und wenn die Nebenwirkungen möglichst gering sein sollen.

8.25.1 Indikationen

In der Palliativtherapie spielt die Bestrahlung in folgenden Situationen eine wichtige Rolle:

1. Ein asymptomatischer, inkurabler Tumor sollte dann bestrahlt werden, wenn in absehbarer Zeit Beschwerden oder Komplikationen zu erwarten sind. Dabei wird eine Gesamtdosis appliziert, die etwa 2/3 der üblichen Tumorvernichtungsdosis beträgt (z. B. 50 Gy beim Bron-

chialkarzinom, Tumorvernichtungsdosis 70 Gy). Spricht der Tumor wider Erwarten sehr gut auf die Bestrahlung an, kann die Behandlung unter kurativer Zielsetzung fortgeführt werden.

Beispiel:

- Zentrales Bronchialkarzinom (T3) mit/ohne Lymphknotenmetastasen. Hier werden Primärtumor und Mediastinum bestrahlt, um eine Atelektase, eine poststenotische Pneumonie oder eine obere Einflussstauung zu vermeiden. Die perkutane Gesamtdosis beträgt ca. 50 Gy, 4- bis 5-mal 2,0–2,5 Gy/Woche, zusätzlich kommt eine endoluminäre Brachytherapie in Frage.

2. Bei Beschwerden, z. B. Schmerzen oder Komplikationen wie Blutungen, Atelektase, Ikterus durch den Primärtumor oder das Tumorrezidiv, kann eine Bestrahlung indiziert sein. Sie dient dazu, Schmerzen zu bekämpfen, die Funktion zu erhalten und/oder Symptome zu behandeln. Die Bestrahlung bewirkt eine Tumorverkleinerung, die über längere Zeit anhält. Der Schmerzeffekt der Bestrahlung führt zu einem niedrigeren Schmerzmittelbedarf.

   Beispiele:

   - Inoperables Pankreaskarzinom mit Infiltration der Leberpforte und Schmerzen. Hier wird der Primärtumor v. a. zur Schmerzbekämpfung und Vermeidung eines Ikterus bestrahlt. Die Gesamtdosis beträgt ca. 50 Gy, 4- bis 5-mal 2,0–2,5 Gy/Woche.
   - Inoperables Rektumkarzinomrezidiv mit Sakruminfiltration und Schmerzsymptomatik. Hier wird das Rezidiv v. a. zur Schmerzbekämpfung bestrahlt. Die Gesamtdosis beträgt ca. 50 Gy, 4- bis 5-mal 2,0–2,5 Gy/Woche.
   - Multiple Hirnmetastasen bei Mammakarzinom mit/ohne Hirndrucksymptomatik. Hier wird das Gehirn über seitliche opponierende Stehfelder bestrahlt. Die Gesamtdosis beträgt abhängig von der Lebenserwartung 30–40 Gy, 5-mal 3/2 Gy/Woche.
   - Schmerzhafte Knochenmetastasen bei Nierenkarzinom. Hier werden die schmerzhaften Osteolysen unter Einschluss eines eventuellen extraossären Tumoranteils (CT!) bestrahlt. Die Bestrahlungstechnik wird je nach Metastasenlokalisation gewählt. Die Gesamtdosis ist abhängig vom Effekt und liegt bei 30–45 Gy, 4- bis 5-mal 2–3 Gy/Woche.

3. Bei Knochenmetastasen in statisch belasteten Regionen, z. B. Wirbelsäule und Femur, muss zunächst die Operationsindikation geprüft werden. Dies gilt auch für pathologische Frakturen. Besteht keine ope-

rative Indikation, kann bestrahlt werden, um den Knochen zu stabilisieren und die Funktion zu erhalten. Dabei wird der Tumor durch die Bestrahlung zunächst abgetötet, später resklerosiert der osteolytische Defekt. Vor allem bei Lokalisation der Metastasen in den Extremitätenknochen kann alternativ zur konventionellen Fraktionierung eine einmalige hohe Bestrahlungsdosis, z. B. 8 Gy, appliziert werden.
Beispiel:
- Osteolyse und Sinterung des 12. BWK ohne neurologische Ausfälle bei einem metastasierenden Mammakarzinom. Hier werden der betroffene und zwei angrenzende Wirbel mit einer Gesamtdosis von 30–40 Gy, 5-mal 3/2 Gy/Woche, bestrahlt.

4. In onkologischen Notfallsituationen (s. 8.25.2).

8.25.2
Palliative Strahlentherapie in Notfallsituationen

In einer onkologischen Notfallsituation muss aus vitalen Gründen und in Einzelfällen auch ohne histologische Sicherung sofort bestrahlt werden. Es werden dabei in einfacher Technik ein- oder mehrmalig hohe Einzeldosen von 3–4 Gy appliziert. Eine positive Wirkung tritt oft bereits nach mehreren Stunden bis Tagen auf.

Beispiele:
1. Obere Einflussstauung (Vena-cava-superior-Syndrom)
2. Akute Rückenmarkkompression (Querschnittsyndrom)
3. Akute intrakranielle Drucksteigerung
4. Akute Tumorblutung, z. B. beim Zervixkarzinom

Zu 1. Eine *obere Einflussstauung* kann durch eine intraluminale Obstruktion (Thrombus, von außen einwachsender Tumor) oder eine extraluminale Kompression der oberen Hohlvene hervorgerufen werden. Die extraluminale Kompression kann durch einen mediastinalen Tumor, z. B. Bronchialkarzinom (75%) oder maligne Lymphome (15%), oder gutartige Erkrankungen (15%) wie Aneurysmen, Tbc oder Thrombose verursacht sein.

Symptome. Sichtbar erweiterte Hals- und Thoraxvenen; Schwellung der oberen Extremitäten sowie von Hals und Gesicht; Gesichtszyanose; Atemnot, beschleunigte Atmung (Dys-, Tachypnoe).

Diagnostik. Röntgen-Thorax, Thorax-CT, Kavographie, Sputumzytologie, Bronchoskopie mit Biopsie, evtl. Mediastinoskopie, bei tastbaren zervikalen bzw. supraclavikulären Lymphknoten Biopsie oder Exzision, ggf. Thorakotomie.

Therapierichtlinien

- Symptomatische Therapie: Sauerstoffgabe, Lagerung mit erhöhtem Oberkörper, Kortison (z. B. Dexamethason 4-mal 4 mg/Tag).
- Bei den histologischen Diagnosen kleinzelliges Bronchialkarzinom und malignes Lymphom ist primär eine Chemotherapie indiziert.
- Bei nichtkleinzelligen Bronchialkarzinomen und bei unbekannter Histologie wird primär bestrahlt.

Bestrahlungstechnik. Es wird über opponierende Stehfelder oder ein einzelnes Stehfeld von ventral das Mediastinum bestrahlt. Kann der Patient am Simulator nicht durchleuchtet werden, ist ein Feld von ca. $15 \times 13\ cm^2$ (Zentralstrahl in Körpermitte, obere Grenze: Jugulum) direkt am Bestrahlungsgerät einzustellen.

Dosis. 2- bis 3-mal 3–4 Gy, zusätzlich Gabe von Kortison über etwa 2 Tage (4-mal 4 mg Dexamethason/Tag). Später sollte möglichst CT-gestützt umgeplant werden.

Ergebnisse. Bei 70% der bestrahlten Patienten mit Bronchialkarzinom kommt es innerhalb der ersten 14 Tage zur symptomatischen Besserung. Bei Lymphomen ist in 95% eine Besserung zu erzielen.

Zu 2. Die *akute Rückenmarkkompression* wird durch Wirbelsäulenmetastasen mit Kompressionsfraktur oder epidurale Metastasen, z. B. bei Mamma-, Bronchial-, Nierenkarzinom oder Lymphomen, verursacht. Auch gutartige Erkrankungen wie Abszess, Bandscheibenprolaps oder osteoporotisch bedingte Wirbelfrakturen können allerdings eine akute Rückenmarkkompression hervorrufen.

Symptome. Schmerzen, motorische und sensible Ausfälle, Ataxie, schließlich Paraplegie mit Harn- und Stuhlinkontinenz.

Diagnostik. Neurologische Untersuchung, Röntgennativ-, Myelographie-, CT- und MRT-Aufnahmen, Lumbalpunktion.

Therapierichtlinien

- Symptomatische Therapie des Begleitödems durch Kortikosteroide (z. B. 4-mal 3–4 mg Dexamethason/Tag).

- Neurochirurgisches Konsil mit der Frage der operativen Entlastung, v. a. bei solitärer Manifestation bzw. der Histologiegewinnung. Wenn operiert wird, ist postoperativ zu bestrahlen und die Indikation zu weiteren Therapiemassnahmen zu prüfen.
- Internistisch-onkologisches Konsil mit der Frage der Chemotherapie bei zytostatikasensiblen Tumoren, z. B. Lymphomen.
- Wenn eine Histologie vorliegt und keine Operation oder Chemotherapie indiziert ist, wird der Tumor bestrahlt.

Bestrahlungstechnik. Anhand der bildgebenden Verfahren kann die Tumorlokalisation bestimmt werden. Das zunächst direkte Bestrahlungsfeld von dorsal schließt jeweils einen kranial und kaudal angrenzenden Wirbel als Sicherheitszone mit ein. Kann der Patient am Simulator nicht durchleuchtet werden, ist das Feld mit ausreichendem Sicherheitssaum am Bestrahlungsgerät bzw. direkt am Patienten einzustellen und durch Verifikationsaufnahmen zu kontrollieren.

Dosierung. 3 Gy 5-mal wöchentlich bis zur Gesamtdosis von 30 Gy, zusätzlich Kortisongabe (s. oben). Bestrahlungsbeginn über ein dorsales Stehfeld, später sollte, abhängig von der Gesamtprognose, möglichst CT-gestützt umgeplant werden.

Ergebnisse. Bei mehr als 50% der bestrahlten Patienten bessert sich die neurologische Symptomatik. Besonders schlechte Aussichten auf einen Behandlungserfolg haben Patienten mit Paraparese und Blasenlähmung.

Zu 3. *Die akute intrakranielle Drucksteigerung* kann durch primäre Hirntumoren oder Metastasen maligner Tumoren, z. B. Mamma-, Bronchial- oder Nierenkarzinom, verursacht werden. Differentialdiagnostisch sind gutartige Erkrankungen wie Hirnabszess, Thrombose oder Blutung auszuschließen.

Symptome. Zunehmend eingeschränkte intellektuelle Leistungsfähigkeit mit Lethargie, Verwirrtheit, Somnolenz; epileptische Anfälle; Kopfschmerzen, Sehstörungen, Erbrechen.

Diagnostik. Neurologische Untersuchung, Spiegelung des Augenhintergrunds (Stauungspapille), CT-Schädel, MRT, EEG; Vorsicht bei der Lumbalpunktion (Einklemmungsgefahr!).

Therapierichtlinien

- Symptomatische Drucksenkung durch Kortikosteroide (z. B. 4-mal 3–4 mg Dexamethason/Tag), Furosemid 40–80 mg i.v./Tag, 20%ige Mannitolinfusion (Kontraindikationen beachten!).
- Neurochirurgisches Konsil mit der Frage der operativen Entlastung bei solitärem Tumorherd (Primärtumor/Metastase) bzw. der (stereotaktischen) Histologiegewinnung. Nach Operation muss die Indikation zur postoperativen Radiatio unter Berücksichtigung des Resektionsstatus und des Primärtumors geprüft werden.
- Wenn eine Histologie vorliegt oder der intrakranielle Tumor klinisch eindeutig einem malignen Grundleiden zuzuordnen ist, wird bei fehlender Operationsindikation eine Bestrahlung durchgeführt.

Bestrahlungstechnik. Es werden seitliche opponierende Stehfelder eingestellt, um das gesamte Gehirn zu erfassen. Dabei liegt die kaudale Grenze an der Verbindung Augenbraue – äußerer Gehörgang. Die anderen Feldgrenzen müssen außerhalb der Kalotte liegen.

Ist eine solitäte Gehirnmetastase (<3 cm) wegen ihrer Lokalisation inoperabel, können Patienten anstatt einer Ganzhirnbestrahlung mittels stereotaktisch geführter Radiochirurgie behandelt werden. Gleiches trifft auch für multiple Metastasen (≤3 Metastasen) zu. Voraussetzungen sind guter Allgemeinzustand, ausreichende Lebenserwartung sowie eine Tumorgröße kleiner als 3 cm.

Dosis. Bei Hirnmetastasen 10-mal 3 Gy 5-mal/Woche, zusätzlich Kortisongabe (s. oben). Bei guter Prognose ist auch eine Bestrahlung von 5-mal 2 Gy/Woche bis 40 Gy möglich. Bei der stereotaktischen Präzisionsbestrahlung werden einzeitig, abhängig von der Tumorlokalisation, ca. 20 Gy (80% Isodose zielvolumenumschließend) appliziert. Werden primäre Gehirntumoren notfallmäßig bestrahlt, ist baldmöglichst umzuplanen (CT).

Ergebnisse. Bei 70% der bestrahlten Patienten mit Hirnmetastasen bessert sich die neurologische Symptomatik. Die Prognose dieser Patienten ist jedoch insgesamt schlecht. Die mediane Überlebenszeit beträgt wenige Monate. 30–50% dieser Patienten versterben am Rezidiv der Hirnmetastasen.

Zu 4. *Die akute Tumorblutung*, speziell beim Zervixkarzinom, ist trotz Kompression und Transfusionen oft schwer zu beherrschen. Die Ursache liegt in der tumorösen Gefäßarrosion.

Symptom. Überregelstarke Blutung.

Diagnostik. Gynäkologische Untersuchung, Biopsie.

Therapierichtlinien.
- Symptomatische Maßnahmen: vaginale Einlage von Kompressen, Transfusionen;
- Bestrahlung.

Bestrahlungstechnik. Es werden opponierende Stehfelder a.p./p.a., die das gesamte kleine Becken einschließen, eingestellt. Die kraniale Grenze liegt je nach Tumorausdehnung bei LWK 5 bzw. in Höhe der Iliosakralfugen, die kaudale Grenze am Unterrand des Foramen obturatum. Die seitlichen Grenzen verlaufen 1–2 cm lateral der medialen Begrenzung des knöchernen Beckens.

Kapitel 9

Strahlentherapie gutartiger Erkrankungen

Seit ionisierende Strahlung therapeutisch genutzt wird, wurde mit unterschiedlichem Erfolg versucht, gutartige Erkrankungen, die mit anderen Behandlungsformen nicht oder unzureichend beeinflussbar waren, strahlentherapeutisch zu behandeln. Im Laufe der Zeit wurden aber andere wirksame Therapieformen entwickelt. Zudem hat das Wissen über das Risiko möglicher Strahlenfolgen zugenommen. Aus diesen Gründen wurde das Indikationsspektrum für eine Bestrahlung auf einige wenige Erkrankungen eingeengt. Dabei muss auch bei diesen Erkrankungen in jedem Einzelfall streng geprüft werden, in welchem Verhältnis die Aussicht auf einen Behandlungserfolg und das genetische und somatische Strahlenrisiko (s. 4.2.2) zueinander stehen.

Eine Bestrahlungsindikation besteht primär bei bestimmten Erkrankungen und dann, wenn andere Therapieformen versagen und es nicht vertretbar ist, keine Therapie durchzuführen. Es ist demnach eine wohl überlegte, individuelle Nutzen-Risiko-Einschätzung vorzunehmen. Demgemäß ist eine Bestrahlung von Kindern und Jugendlichen wegen gutartiger Erkrankungen nur ausnahmsweise indiziert. Ferner ist zu vermeiden, eine Hautregion zu bestrahlen, unter der Gewebe liegen, die ein besonderes Risiko für langfristige Folgen haben (z. B. Schilddrüse).

Die strahlenbiologischen Grundlagen der Strahlenwirkung bei gutartigen Erkrankungen sind nur teilweise bekannt. Bei Bestrahlung mit höheren Einzeldosen kommt es, wie in der Tumortherapie, zu histologisch nachweisbaren Veränderungen der Zellen. Typisch für die Bestrahlung bei gutartigen Erkrankungen sind jedoch niedrige Einzeldosen von 0,3–0,5 Gy. Hierunter kommt es nicht zu irreparablen Funktionseinbußen und zum massenhaften Zelltod. Vielmehr tritt eine Stoffwechselreaktion auf. Begleitend finden sich eine stärkere Durchblutung und eine anfängliche Azidose, der nach Stunden eine Alkalose folgt. In akut und chronisch entzündlichen Prozessen ist die Azidose eine wesentliche Ursache der Schmerzen. Der zeitliche Ablauf von Entzündungsprozessen wird durch eine Bestrahlung beschleunigt. Ursache hierfür ist ein rascheres Einwandern von Leukozyten, aber auch ihr schnellerer Abbau.

Zu den Bestrahlungsindikationen zählen akute und chronische Entzündungen, hypertrophische Prozesse sowie Erkrankungen, bei denen eine gestörte Organfunktion normalisiert oder diese Funktion ausgeschaltet werden soll (funktionelle Strahlentherapie).

Bei der Bestrahlung gutartiger Erkrankungen werden v. a. Röntgen- und Elektronenstrahlen unterschiedlicher Energie, aber auch γ-Strahlung und Photonenstrahlung mit größerer Eindringtiefe eingesetzt. Die Bestrahlungstechnik ist je nach Lokalisation der zu bestrahlenden Zielvolumina sehr unterschiedlich. Es werden sowohl am Patienten direkt eingestellte Stehfelder, z. B. bei Läsionen der Haut oder subkutaner Gewebe, als auch kompliziertere Mehrfeldertechniken angewandt. Mehrfeldertechniken werden nach CT-Planung berechnet, z. B. die Retrobulbärbestrahlung bei der endokrinen Orbitopathie.

Bei der Röntgenbestrahlung ist der Begriff der *Gewebehalbwerttiefe* (GHWT) wichtig. Darunter versteht man die Gewebetiefe, in der die Dosis auf 50% der Oberflächendosis abgesunken ist. Die notwendige Tiefe, in der die applizierte Dosis wirksam sein soll, wird nach klinischen Gesichtspunkten festgelegt und danach die Qualität der Röntgenstrahlung ausgewählt (50–200 KV). Bei der Dosierung gelten folgende Grundregeln:

- möglichst niedrige Gesamtdosen,
- Anpassung der erforderlichen Gesamtdosis an den Behandlungserfolg,
- größtmögliche Schonung der gesunden Gewebe durch richtige Wahl der Strahlenenergie und der Bestrahlungstechnik,
- möglichst wenig Streustrahlung an den Gonaden, z. B. durch adäquate Patientenlagerung, Ausrichtung des Bestrahlungsfeldes,
- tägliche Bestrahlung bei akuten Prozessen, größere Zeitintervalle zwischen den Fraktionen bei chronischen Erkrankungen.

9.1 Akute und chronische Entzündungen

Akute Entzündungen werden durch Bestrahlung in ihrem Ablauf erheblich beschleunigt. Die begleitende Schmerzsymptomatik klingt rasch ab. Der frühe Einsatz der Bestrahlung erbringt die besten Ergebnisse. Zu den Indikationen zählen

1. akute Entzündungen:
   - Gesichtsfurunkel (1- bis 4-mal 0,2–0,5 Gy täglich),
   - phlegmonöse Weichteilentzündung an Fingern und Zehen, Nagelfalzentzündungen (Panaritien und Paronychien; 4- bis 8-mal 0,5–1 Gy täglich),
   - postoperative Parotitis (2- bis 4-mal 0,5–0,75 Gy täglich),
   - Schweißdrüsenabszesse (Hidradenitis axillaris; 5- bis 6-mal 1 Gy täglich);
2. chronische Entzündungen:
   - Arthrose (aktiver Entzündungsprozess, daher im angloamerikanischen Raum als Arthritis bezeichnet; 4- bis 6-mal 0,5–1 Gy, 1- bis 2-mal/Woche),
   - Periarthritis humeroscapularis, Epicondylitis humeri (4- bis 8-mal 0,3–1,0 Gy, 1- bis 2-mal/Woche),
   - Insertionstendinopathien, Fersenbeinsporn (4- bis 6-mal 0,5–1 Gy, 3-mal/Woche).

9.2 Hypertrophische Prozesse

Zu den Indikationen zählen

- Keloide, d. h. hypertrophische Narben: Bestrahlung zur Prophylaxe innerhalb von 24 Stunden nach operativer Entfernung (5- bis 10-mal 2 Gy jeden 2. Tag);
- Dupuytren-Kontraktur (Kontraktur des 4. und 5. Fingers durch überschießende Bindegewebebildung; 8- bis 10-mal 2 Gy jeden 2. Tag);
- Induratio penis plastica (bindegewebige Verhärtung des Penisschwellkörpers mit Erektionsbehinderung und Schmerzen; 8- bis 10-mal 2 Gy jeden 2. Tag);
- Pterygium der Konjunktiva; nach Operation häufig Rezidive (30%), nach Operation + Radiatio selten (1%); Bestrahlung mit ^{90}Sr-Applikator, einem β-Strahler mit einer GHWT von 1,5 mm (3-mal 8–10 Gy jeden 7. Tag);
- Verkalkungsprophylaxe nach Operation wie einer Endoprothesenoperation, z. B. nach Implantation einer Hüftkopfprothese (unmittelbar postoperativ 4- bis 5-mal 2 Gy täglich oder 1-mal 7–8 Gy);
- Intimahyperplasieprophylaxe z. B. nach Dilatation von Koronarstenosen oder Stentimplantation (einzeitig 15–25 Gy in 2 mm Abstand von Applikatormitte);

- Gynäkomastieprophylaxe bei Hormontherapie wegen Prostatakarzinoms (3-mal 5 Gy oder einmal 10 Gy);
- Hämangiome (gutartige Blutgefäßtumoren mit oft spontaner Rückbildung): Bestrahlung nur bei raschem Wachstum und bestimmten Lokalisationen, z. B. Nase, Augen, Lippen (4- bis 6-mal 1–2 Gy im Abstand von Wochen bis Monaten);
- Wirbelkörperhämangiome (5-mal 2 Gy/Woche, Gesamtdosis ca. 30 Gy);
- arteriovenöse Malformationen im Neurokranium mittels stereotaktischer Einzeitbestrahlung (Einzeldosis ca. 18 Gy) als Alternative zur Operation bzw. radiologischen Intervention;
- Lymphangiome (gutartige Lymphgefäßtumoren) werden meist operiert, Bestrahlung nur bei rasch wachsenden, symptomatischen und inoperablen Tumoren (4- bis 5-mal 2 Gy im Abstand von mehreren Tagen).

9.3 Funktionelle Strahlentherapie

Zu den Indikationen zählen

- endokrine Orbitopathie mit/ohne Hyperthyreose (Symptome: Exophthalmus, Augentränen usw.; Komplikationen: Hornhautveränderungen, Sekundärglaukom, Optikuskompression). Die Bestrahlung des Retrobulbärraums ist besonders im Frühstadium erfolgreich. Symptomatische Besserung in >80% (10- bis 15-mal 1 Gy täglich oder jeden 2. Tag);
- juckende Dermatosen (Neurodermitis, Lichen ruber planus, Ekzeme, Psoriasis, Interkostalneuralgien). Bestrahlung zur Normalisierung eines gestörten vegetativen Nervensystems (2- bis 3-mal 0,5–1 Gy, 1-mal/Woche);
- Parotissuppression, z. B. bei Parotisfistel (8- bis 10-mal 1 Gy täglich);
- persistierende Lymphfistel (5- bis 10-mal 1–2 Gy, 3- bis 5-mal/Woche),
- Radiokastration, z. B. als ablative Hormontherapie bei hormonempfindlichen Tumoren wie dem Mammakarzinom (4- bis 5-mal 3 Gy täglich).

Kapitel 10

Patientenbetreuung

Der Tumorpatient wird durch viele fachkundige Personen, aber auch durch Laien wie die Familienangehörigen betreut. Wichtig ist eine gute Kooperation zwischen den Beteiligten. Sie basiert auf einer vertrauensvollen Kommunikation. Der Hauptansprechpartner für den Patienten ist neben dem Hausarzt der Arzt im onkologischen Behandlungszentrum. Er koordiniert die diagnostischen und therapeutischen Maßnahmen. Werden im Gesamtbehandlungskonzept verschiedene Therapieformen wie Operation, Zytostase oder Radiatio eingesetzt, so ist der jeweilige onkologische Facharzt für den Patienten zuständig.

Der Begriff der Patientenbetreuung umfasst eine Reihe von wichtigen Aspekten, die dem onkologischen Behandlungsteam geläufig sein müssen:

- sorgfältige Beobachtung und Beeinflussung des Allgemein- und Ernährungszustands während der Therapie;
- symptomatische Behandlung tumorbedingter Beschwerden (z. B. Infektionsbehandlung, Schmerztherapie);
- neu auftretende Symptome und Beschwerden müssen beachtet und ernst genommen werden (Behandlungs-, Tumorkomplikation, tumorunabhängige Erkrankung);
- Prophylaxe, rechtzeitige Erkennung und Therapie von Nebenwirkungen;
- Beachtung der familiären und sozialen Situation des Patienten (familiäres Umfeld, Transport, Arbeits- und Berufsunfähigkeit, häusliche Pflege, Palliativstation);
- Beachtung der psychischen Lage des Patienten bei Aufklärung und Therapie (Krankheitsverarbeitung);
- Rehabilitation;
- Kontrolluntersuchungen (Tumorstatus, Behandlungsfolgen);
- Begleitung sterbender Patienten.

10.1 Bedeutung von Allgemein- und Ernährungszustand

Der Begriff Tumorkachexie beschreibt einen Symptomenkomplex, der aus Anorexie, körperlicher Schwäche, Gewebeschwund und Organdysfunktion besteht. Ursachen der Kachexie sind:

1. eine verminderte Nahrungsaufnahme durch u. a.
   - Appetitlosigkeit,
   - veränderten Geschmacksinn,
   - Beeinflussung des hypothalamischen Hunger- und Sättigungszentrums durch Tumormetabolite, z. B. Kachektin,
   - tumorbedingte Obstruktion im Gastrointestinaltrakt,
   - psychogene Faktoren, z. B. Depression;
2. ein gestörter Substratmetabolismus, gekennzeichnet durch
   - einen erhöhten Ruheenergiebedarf,
   - erhöhten Proteinabbau,
   - Glukoseintoleranz,
   - erhöhte Lipolyse,
   - hormonelle Dysregulation,
   - Störung des Vitamin- und Mineralhaushalts.

Patienten mit einem mäßigen bzw. schlechten Allgemein- und/oder Ernährungszustand vertragen eine intensive Tumortherapie wesentlich schlechter als gut ernährte und noch leistungsfähige Patienten. Entsprechend schwierig ist die Therapie bei Patienten in reduziertem Zustand wie geplant durchzuführen. Eine dadurch inadäquate Therapie bei diesen Patienten führt zu schlechten Therapieergebnissen. Daher ist es bei ungenügendem Ernährungszustand sinnvoll, diesen vor einer Tumortherapie zu verbessern. Eine Abschätzung des Ernährungszustands erlauben u. a. folgende Messungen:

- Körpergewicht (ungewollter Gewichtsverlust >10% in den letzten Monaten),
- Hautfaltendicke (z. B. über dem M. triceps),
- Armumfangmessung (Mitte Oberarm),
- Serumalbumin (<3,4 g/dl),
- Transferrin (<190 mg/dl),
- Lymphozytenzahl.

Operation und Zytostase können den Ernährungszustand des Patienten erheblich beeinflussen. Dies gilt auch für Bestrahlungen im Bereich des Verdauungstrakts. Hier kann es zu frühen Nebenwirkungen wie Erbrechen, Diarrhoe, Mukositis, Xerostomie und Geschmacksverlust kommen. Zu den späten Nebenwirkungen, die den Ernährungszustand beeinträchtigen, zählen Malabsorption, Fisteln und Stenosen.

Während der Therapie sollte der Patient möglichst wenig an Gewicht abnehmen. Dies wird zum einen durch vorzugsweise orale (Sonden- oder Astronautenkost), seltener auch enterale oder parenterale Zusatznahrung erreicht. Die enterale Ernährung wird über eine perkutane endoskopische Gastrostomie (PEG), eine Feinnadeljejunostomie (FNJ) oder ein Enterostoma gegeben. Zum anderen müssen therapiebedingte Nebenwirkungen, die die Nahrungsaufnahme und -verwertung beeinträchtigen, adäquat behandelt werden. So wird z. B. eine Stomatitis von Mundhöhle und Pharynx mit Spüllösungen aus Kamille, Salbei und Dexpanthenol, Lutschtabletten und Lokalanästhetika zur Abheilung gebracht.

Zusätzlich auftretende Pilzinfektionen des Rachens werden mit entsprechenden Tropflösungen therapiert. Bei Mundtrockenheit sollte auf ausreichende Flüssigkeitszufuhr (>1,5 l/Tag) geachtet werden. Gegebenenfalls steht auch künstlicher Speichel zur Verfügung. Eine zusätzliche Schleimhautreizung ist durch häufige, kleine Mahlzeiten, die nicht zu heiß bzw. zu kalt sein sollten, zu verhindern. Säurehaltige Stoffe, Alkohol und Nikotin sollte der Patient meiden.

10.2 Behandlung tumorbedingter Beschwerden inkl. Schmerztherapie

10.2.1 Allgemeine und lokale Tumorbeschwerden, paraneoplastische Syndrome

Die Therapie tumorbedingter Beschwerden umfasst die Behandlung lokaler Komplikationen und systemischer Folgen. Zu den lokalen Komplikationen zählen z. B. Luftnot bei Atelektase, Hirndruck bei Tumorödem und Blutung bei Exulzeration. Systemische Nebenwirkungen sind z. B. Infektionen bei allgemeiner Abwehrschwäche und paraneoplastische Syndrome. Letztere sind hormonal bedingte Symptomenkomplexe, die sich auf den Gesamtorganismus beziehen (Fieber, Appetitlosigkeit, Kachexie) oder spezielle Organsysteme betreffen (Tabelle 10.1). Durch eine

Tabelle 10.1. Paraneoplastische Syndrome

Organsystem	Symptom/Symptomenkomplex
Haut	Acanthosis nigricans, Hypertrichose
Knochen/Gelenke	Arthralgien, Myelofibrose
Hämatopoese	Thrombozytose, Polyglobulie (Hypernephrom), Leukozytose
Gastrointestinaltrakt	Zollinger-Ellison-Syndrom
Gefäße	Thrombophlebitis migrans
Nervensystem	Leukoenzephalopathie, sensomotorische Neuropathien, subakute nekrotisierende Myelopathien
Endokrines System	Tetanie (Mammakarzinom); Cushing-Syndrom, Diabetes mellitus, Gynäkomastie, Akromegalie, Hyperthyreose, Galaktorrhoe (u. a. kleinzelliges Bronchialkarzinom)

kausale Tumorbehandlung verschwinden fast immer auch die paraneoplastischen Syndrome.

10.2.2 Tumorbedingte Schmerzen

Schmerzen können akut, chronisch oder temporär auftreten. Während der akute Schmerz zeitlich begrenzt ist, halten chronische Schmerzen länger als drei Monate an und sind häufig von psychischen Problemen begleitet. Der temporäre Schmerz tritt bei Bewegung auf und ist zumeist mechanisch verursacht (z. B. bei Wirbelkörpermetastasen).

Schmerzen können, physiologisch gesehen, somatischen, viszeralen oder neuropathischen Charakter haben. Der somatische Schmerz wird durch die Aktivierung von Gewebenozizeptoren als brennend oder nagend empfunden. Dagegen wird der viszerale Schmerz durch Kompression, Dehnung oder Infiltration von inneren Organen als tief im Körperinnern lokalisierter und in bestimmte Dermatome ausstrahlender Schmerz beschrieben. Wenn das periphere oder zentrale Nervensystem tumorös infiltriert wird und ein entsprechender Funktionsverlust (motorische/sensible Ausfälle) eintritt, kommt es zu brennenden bzw. anfallsartigen, sog. neuropathischen Schmerzen. Diese sprechen, im Gegensatz zum somatischen bzw. viszeralen Schmerz, nur teilweise auf eine Therapie an.

50–80% aller Tumorpatienten erleiden im Verlauf ihrer Erkrankung Schmerzen. Diese können häufig als sog. Schmerzsyndrome in verschiedenen Situationen auftreten:

- Patienten mit akuten Schmerzen, die durch den Tumor oder die Therapie verursacht werden;
- Patienten mit chronischen Schmerzen, die durch progredientes Tumorwachstum oder durch die Tumortherapie bedingt sind;
- Patienten mit chronischen Schmerzen, die bereits vor der Tumorerkrankung bestanden;
- sterbende Patienten mit Schmerzen.

Die tumorbedingten Schmerzsyndrome werden u. a. durch direkte Tumorinfiltration bzw. durch die Therapie verursacht.

Schmerzsyndrome durch direkte Tumorinfiltration

- Wirbelkörpermetastasen, z. B. in HWK 7/BWK 1 – v. a. bei Bronchial- und Mammakarzinomen – mit dumpfem bzw. brennendem, in die Schultern ausstrahlendem Schmerz, ggf. mit Parästhesien, Paresen und radikulärem Schmerz in den Segmenten C 7, C 8 und TH 1. LWK-1-Metastasen gehen mit dumpfem, bei Bewegung sich verstärkendem Rückenschmerz einher, der vom Patienten oft in den Iliosakralgelenken bzw. Darmbeinschaufeln lokalisiert wird.
- Tumoröse Infiltration von Nerven(plexus), Rückenmark und Meningen, z. B. bei Invasion in die Thoraxwand mit Läsion des Interkostalnerven, bei Pancoast-Tumor mit Läsion des unteren Plexus brachialis (Schmerzen infraskapulär, 4./5. Finger), bei meningealen Metastasen mit Kopf-/Rückenschmerzen und mit/ohne Meningismus, bei Rückenmarkkompression mit starken lokalen oder radikulären Schmerzen und neurologischen Ausfällen.

Therapiebedingte Schmerzsyndrome

- Postoperativ, z. B. durch
  - Verletzung von Interkostalnerven nach Thorakotomie,
  - Läsion des Interkostobrachialnerven nach Mastektomie,
  - Durchtrennung von Hautnerven mit Dysästhesien,
  - Läsion motorischer Nerven mit Schulter-/Nackenschmerzen nach radikaler „neck dissection“,
  - ein Neurom beim Stumpfschmerz nach Amputation;
- nach Zytostase, z. B. durch
  - aseptische Knochennekrose unter Steroidtherapie,

  - periphere Neuropathie nach Vincristin-Gabe;
- nach einer Bestrahlung, z. B. durch
  - eine Myelopathie mit neurologischen Ausfällen,
  - eine Armplexusirritation infolge einer Fibrose, häufig verbunden mit neurologischen Ausfällen und einem Lymphödem.

Demnach ist bei Tumorpatienten mit Schmerzen neben der Erfassung der Intensität (z. B. mittels visueller Analogskala von 0–10), der Lokalisation (segmental, ausstrahlend etc.), der Qualität (z. B. brennend, spitz, dumpf, kolikartig), des Verlaufs (Dauer, Frequenz, Rhythmik) und des betroffenen Systems (Knochen, Weichteile etc.) zunächst die Schmerzursache abzuklären. Wenn eine tumorunabhängige Erkrankung vorliegt, muss kausal bzw. symptomatisch behandelt werden. Nach Ausschluss einer tumorunabhängigen Erkrankung ist zu prüfen, ob kausal tumorspezifisch (z. B. Symptom: Knochenschmerz → Ursache: osteolytische Metastase → Therapie: Operation bzw. Radiatio) therapiert werden kann oder ob symptomatisch behandelt werden muss. Die Möglichkeiten der Schmerzbekämpfung sind vielfältig:
- Operation, z. B. bei Pankreaskarzinom, spinale Metastase;
- neurochirurgische Maßnahmen, z. B. periphere Nervendurchtrennung;
- Chordotomie, Thalamotomie;
- Bestrahlung, z. B. bei Rektumkarzinomrezidiv, Hirn-, Knochenmetastasen (s. 8.25.1);
- Chemotherapie, z. B. bei Lebermetastasen, Plasmozytom;
- anästhesiologische Maßnahmen, z. B. Nervenblockaden, Triggerpunktinjektionen, Medikamentengabe über epiduralen Dauerkatheter;
- neurostimulatorische Maßnahmen, z. B. TENS (transkutane elektrische Nervenstimulation);
- schmerzstillende Medikamente zur rein symptomatischen Behandlung;
- mentale Begleittherapie, z. B. autogenes Training, Psychotherapie, Verhaltenstherapie, Hypnose.

Mit den genannten Behandlungsmöglichkeiten können mehr als 90% der Schmerzen beherrscht werden. Im Folgenden soll nur auf die medikamentöse Schmerztherapie weiter eingegangen werden. Folgende Grundsätze sind dabei zu beachten:
- keine Gabe von Plazebos;

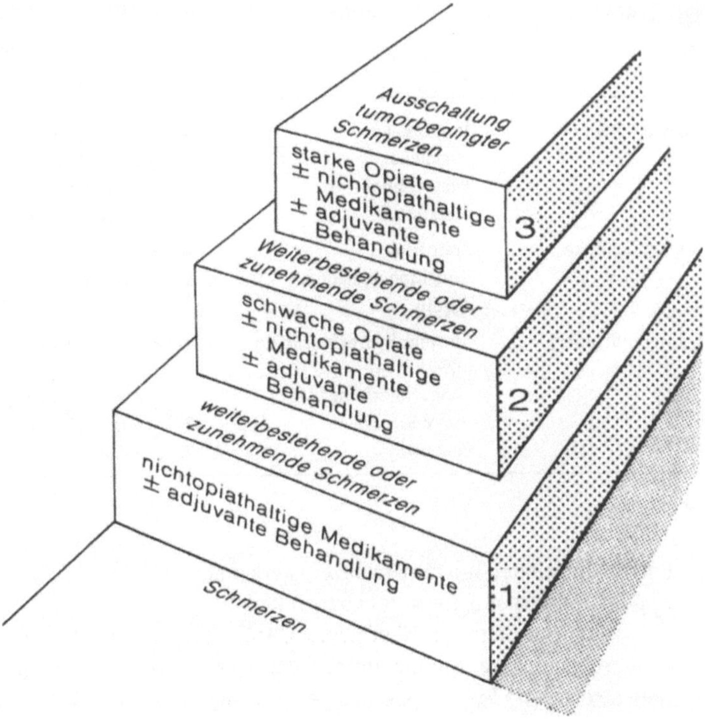

Abb. 10.1. Stufendiagramm der medikamentösen Tumorschmerztherapie. (Nach WHO 1986)

- regelmäßige Schmerzmittelgabe nach einem festen Zeitplan;
- individuelle, ausreichend hohe Dosierung (Prinzip der Antezipation, d. h. die nächste Medikamentengabe erfolgt, bevor der analgetische Effekt der letzten Applikation aufgebraucht ist und bevor der Patient glaubt, dass die nächste Analgetikagabe notwendig ist);
- schmerzintensitätsgerechte Wahl des Medikaments;
- schrittweiser Übergang von weniger zu mäßig bzw. stark wirksamen Analgetika (Stufenschema, Abb. 10.1):
  - Stufe I: peripheres Schmerzmittel,
  - Stufe II: schwaches Opioid + peripheres Schmerzmittel,
  - Stufe III: starkes Opioid + peripheres Schmerzmittel;
- rechtzeitiger Einsatz von Morphinen bzw. Morphinderivaten;

Tabelle 10.2. Medikamentöse Schmerztherapie: Auswahl von Analgetika für die jeweilige Schmerzstufe

Schmerzstufe	Medikament	Dosis pro Tag
Mäßiger Schmerz	Ibuprofen	4- bis 6-mal 0,4–0,6 g
	Diclofenac	3-mal 50–100 mg
	Paracetamol	4- bis 6-mal 0,5–1 g
	Metamizol	4- bis 6-mal 0,5–1 g
Starker Schmerz	Tramadol	4- bis 6-mal 50–200 mg
	Codeinphosphat	2- bis 3-mal 60–120 mg
	Tilidin	4- bis 6-mal 50–100 mg
Schwerer Schmerz	Morphinhydrochlorid 2%	4- bis 6-mal 2,5–60 mg
	Morphin mit Langzeitwirkung (MST)	2- bis 3-mal 10–90 mg
	Buprenorphin	2- bis 3-mal 0,2–1 mg
	Fentanyl	25–100 µg/h

- Entwicklung einer Toleranz rechtzeitig erkennen;
- Applikationsweg möglichst oral bzw. rektal;
- die zusätzliche Gabe von Neuroleptika/Antidepressiva, Antikonvulsiva, Antihistaminika, Amphetaminen, Muskelrelaxanzien, Kortikosteroiden sowie von Bisphosphonaten bei Osteolysen kann die erforderliche Schmerzmitteldosis reduzieren;
- Behandlung von Nebenwirkungen (Übelkeit, Obstipation, Atemdepression, Sedierung) bzw. Prophylaxe durch Gabe von Antiemetika und Laxanzien;
- Vermeidung von Komplikationen (Überdosierung, psychische Abhängigkeit).

Innerhalb der einzelnen Schmerzstufen stehen verschiedene Medikamente zur Verfügung (Tabelle 10.2). Bei Betäubungsmitteln hat die Verschreibung nach den Richtlinien des BTM-Gesetzes auf speziellen Rezepten zu erfolgen (weitere Informationen z. B. in der *Roten Liste*). Entsprechend der speziellen Eigenschaften und der Vor- und Nachteile des jeweiligen Medikaments ist für jeden Patienten individuell das Analgetikum bzw. eine Kombination von Analgetika auszuwählen. Auf Einzelheiten kann an dieser Stelle nicht eingegangen werden.

10.3 Symptome und Beschwerden als Ausdruck einer Behandlungs- oder Tumorkomplikation oder einer tumorunabhängigen Erkrankung

Während akute Strahlenreaktionen symptomatisch gut zu behandeln sind, bedarf es bei chronischen Strahlenfolgen bzw. -komplikationen u. U. einer eingreifenden Therapie. So muss z. B. eine radiogene Dünndarmstenose mit Ileussymptomatik oder die seltene Osteoradionekrose der Mandibula operativ entfernt werden. Tumorkomplikationen können während und nach der Behandlung auftreten. So kann sich bei tumoröser Infiltration eines benachbarten Organs eine Fistel ausbilden, wenn sich der Tumor unter der Bestrahlung zurückbildet. Beispiele hierfür sind Blasen-Scheiden-Fisteln beim Kollumkarzinom und ösophagotracheale Fisteln beim Ösophaguskarzinom. Zu den Tumorkomplikationen zählen auch Arrosionsblutungen, Infektionen (Abszesse), Nervenlähmungen (Rekurrensparese bei Bronchialkarzinom, Plexusparese bei Pancoast-Tumor), Obstruktion von Hohlorganen (Ikterus bei Choledochuskarzinom, Ileus bei Darmtumor) usw.

Tumorunabhängige Erkrankungen können während und nach der Bestrahlung Symptome von Tumor- oder Therapiekomplikationen imitieren. Dazu zählen z. B.

- Diabetes mellitus (u. a. Hyperglykämie; DD: Hirndrucksymptome bei Hirntumor bzw. radiogenem Ödem),
- Herzinsuffizienz (u. a. Beinödeme; DD: iliakale/paraaortale Lymphknotenmetastasen mit Venen-/Lymphgefäßkompression),
- degenerative Wirbelsäulenerkrankungen (u. a. Lumboischialgie; DD: Wirbelsäulenmetastasen).

10.4 Prophylaxe, rechtzeitige Erkennung und Therapie von Nebenwirkungen

Um radiogene Nebenwirkungen zu verhüten, rechtzeitig zu erkennen und zu behandeln sind Kenntnisse u. a. zur Strahlenbiologie, Bestrahlungstechnik, Dosis und Dosisverteilung sowie die ständige klinische Beobachtung des Patienten notwendig. Allein der Radioonkologe als speziell dafür ausgebildeter Arzt kann die genannten Aufgaben leisten. Nur er ist in der Lage, chronische Strahlenfolge, Tumorrezidiv und eine tumorunabhängige Erkrankung zu differenzieren.

Vorbeugende Maßnahmen gegen Strahlenfolgen sind wichtig für den Therapieerfolg. Diese Maßnahmen tragen dazu bei, dass der vorgesehene zeitliche Ablauf der Therapie eingehalten bzw. ein Therapieabbruch aufgrund von Nebenwirkungen verhindert werden kann. Welche prophylaktischen Maßnahmen zu treffen sind, hängt davon ab, wo das Zielvolumen lokalisiert ist und wie wahrscheinlich Nebenwirkungen auftreten.

Um Nebenwirkungen rechtzeitig zu erkennen, muss der Patient während und nach der Radiatio regelmäßig klinisch angesehen werden. Diese Kontrollen sollten während der Bestrahlungsbehandlung mindestens einmal pro Woche, in der 1. und 2. Woche nach Therapieende und später in regelmäßigen Abständen erfolgen.

Wenn akute oder chronische Nebenwirkungen auftreten, sind diese konsequent zu behandeln. Im Folgenden soll exemplarisch bei einigen Geweben dargestellt werden, wie Nebenwirkungen zu behandeln sind. Einzelheiten über die adäquate Therapie finden sich in den vorangegangenen Kapiteln.

Haut

Die Hautreaktion wird beeinflusst von der Lokalisation (besonders empfindlich: Mamma, Axillen, Perineum, Glutäalfalten), der Einzel-/Gesamtdosis, der Fraktionierung, dem bestrahlten Hautvolumen und einer vorausgegangenen oder simultanen Therapie (Operation/Zytostase). Eine gute Hautpflege ist bei Applikation einer kurativen Dosis (60–70 Gy) unabdingbar. Dazu gehört, Sonnen- und Hitzeexposition sowie beengende (Synthetik-)Kleidung zu vermeiden. Das früher übliche generelle Waschverbot ist nicht gerechtfertigt. Eine Rückfettung der Haut wird mit Puder geringen Schüttgewichts (Azulon) oder Babyöl erreicht. Bei Erythem und trockener Desquamation sollte Panthenol-Salbe angewendet werden. Bei feuchter Desquamation empfiehlt es sich, vorsichtig mit Antiseptika (2% Gentianaviolett, Wasserstoffsuperoxid) zu pinseln und ggf. Hydrokolloidverbände bzw. Kollagenasepräparate (z. B. Iruxol) anzuwenden. Der Einsatz von Kortisonsalben wird kontrovers gesehen. Hautinfektionen sind mit antibiotischen bzw. antimykotischen Salben zu behandeln.

Zähne und Zahnfleisch

Durch eine radiogene Veränderung des Periodontiums und der Speicheldrüsen kommt es zur Azidose, die die bakterielle Mundraumbesiedlung verstärkt. Diese führt letztendlich zu Plaque, Karies, Parodontose, Infektionen und u. U. zur Knochennekrose. Die Prophylaxe der genannten Folgen besteht aus der prätherapeutischen Gebisssanierung und einer intensiven Mundhygiene. Sie wird während und nach der Radiatio durch regelmäßiges Zähneputzen, Mundduschen, Plaqueentfernung und Fluoridierung erreicht. Um Dosisüberhöhungen an der Schleimhaut infolge von Rückstreuung an metallhaltigen Zahnfüllungen zu vermeiden, sollten Zahnabstandsschienen angefertigt und während einer Bestrahlung eingesetzt werden. Nach der Bestrahlungstherapie sollten die Zähne möglichst konservativ behandelt werden.

Orale Mukosa

Zwei bis sechs Wochen nach Bestrahlungsbeginn können u. a. Dysphagie, Geschmacksverlust und Mundtrockenheit auftreten. Bestrahlungspausen, die infolge einer Stomatitis eingelegt werden müssen, führen zu schlechteren Therapieergebnissen. Daher sind die Diätvorschriften (kein Alkohol, kein Nikotin, keine säurehaltigen oder zu scharf gewürzte, zu kalte oder zu heiße Speisen/Getränke) konsequent einzuhalten. Ebenso ist eine intensive Mundhygiene, die aus 5- bis 6-mal täglichen Mundspülungen (Kamille-, Salbei-, Panthenol-, Lokalanästhetikalösung) besteht, notwendig. Zur Therapie der häufigen Soorstomatitis eignen sich Amphotericin-B-Lutschtabletten sowie die orale/systemische Gabe von Fluconazol.

Lunge

Bereits während einer Bestrahlung von Lungenanteilen kann eine Pneumonitis mit den Symptomen Husten, Auswurf und Luftnot auftreten. Die Pneumonitis muss mit Kortison (z. B. 60 mg Prednyliden über 4 Tage, dann stufenweise Dosisreduktion, d. h. Tag 5–8: 30 mg/d, Tag 9–14: 12 mg/d, >15. Tag 6 mg/d über 6 Wochen) behandelt werden. Da zusätzlich oft eine bakterielle Superinfektion vorliegt, sollte die Kortisongabe mit einem Breitbandantibiotikum kombiniert werden.

Intestinale Mukosa

Der Prophylaxe von Nebenwirkungen dienen Diätvorschriften (viele kleine Mahlzeiten; Vermeiden von darmanregenden Speisen und Getränken). Zwei bis drei Wochen nach Beginn der Bestrahlung können Übelkeit, Erbrechen, Anorexie und lokalisationsspezifische Nebenwirkungen auftreten (Ösophagus: Mukositis mit Schluckbeschwerden; Magen: Ulkus, Hämatemesis; Darm: Diarrhoe, Malabsorption). Mukositis und Ulzera werden mit Antazida und Spasmolytika, Diarrhoen mit Cholestyramin, Kaolin-Pektin-Präparaten, Codein und Opiaten behandelt.

Harnblase
Drei bis sechs Wochen nach Bestrahlungsbeginn können Zystitis und Hämaturie auftreten. Die Behandlung besteht aus der Gabe von Phenazopyridin (Urospasmon), Spasmolytika und Antibiotika bei Keimnachweis. Bei hämorrhagischer Zystitis ist es sinnvoll, den Harn anzusäuern und die Blase mit Mercurochrom oder Kaliumpermanganat zu spülen.

10.5 Familiäre und soziale Situation des Patienten

Neben der somatischen und psychischen Betreuung während einer Strahlenbehandlung gilt es, die soziale Situation des Patienten zu erfassen und ggf. Hilfsmaßnahmen zu veranlassen. Dazu zählt u. a., dass der Patient sich ambulant behandeln lassen kann. Der Patient, der in seiner gewohnten häuslichen Umgebung bleibt, empfindet die Behandlung oft als weniger belastend als im Krankenhaus.

Während der Behandlung ist der Tumorpatient oft nicht arbeitsfähig. Nach erfolgreicher Therapie und einer Erholungsphase kann der Patient wieder arbeiten. Im Einzelfall können Einschränkungen oder ein Wechsel der Tätigkeit, ggf. nach Umschulungsmaßnahmen, erforderlich sein. Wenn der Patient nicht mehr arbeitsfähig wird, muss die Rente beantragt werden. Infolge der Erkrankung kann der Patient finanziell erheblich belastet werden, z. B. durch Fahrtkosten, Medikamente und Pflegebedarf. In diesen Fällen ist ein Sozialarbeiter, der die rechtlichen Vorschriften und das Spektrum der sozialen Hilfen kennt, einzuschalten.

Des Weiteren ist die Organisation der häuslichen Pflege eine wichtige Aufgabe. Voraussetzungen hierfür sind der Wunsch des Patienten, die Bereitschaft seiner Angehörigen und deren Fähigkeit zur Pflege, die Mitarbeit des Hausarztes, der Gemeindekrankenschwester oder anderer Betreuer sowie eine geeignete Wohnung. Diese Voraussetzungen müssen frühzeitig mit den Betroffenen gemeinsam geprüft und ggf. geschaffen werden (z. B. geeignetes Krankenzimmer, Bett, Nachtstuhl, Rufanlage, Rollstuhl, Sauerstoff-, Inhalationsgeräte, Antidekubitusmaterial). Ferner sind der Hausarzt, die Krankenschwester und evtl. die Krankenkasse zu informieren sowie Medikamente und Verbandsmaterial zu rezeptieren.

Die Pflegepersonen sind über die allgemeine und spezielle Pflege (z. B. Stomata, Verbände), den Medikamentenplan, Applikationstechniken (oral, Infusionen, Injektionen), den Umgang mit Sauerstoffgeräten, Absaugvorrichtungen und Dauerkathetern zu unterrichten.

Neben der häuslichen Pflege steht in den meisten onkologischen Zentren dem unheilbar Tumorkranken die Palliativstation zur Verfügung. Hier und in den sog. Hospizen werden Patienten mit Schmerzen, Ernährungsproblemen oder anderen tumorbedingten Beschwerden aufgenommen. Die Aufgaben dieser Stationen bzw. Hospize umfassen Symptomkontrolle, sorgfältige Pflege, psychosoziale Betreuung, Sterbebegleitung, Angehörigenbetreuung sowie Lehre und Forschung in der Palliativmedizin.

10.6 Psychische Lage des Patienten bei Aufklärung und Therapie (Krankheitsverarbeitung)

Die Diagnose Krebs ist für alle Patienten eine starke psychische Belastung, die auch während und nach der Therapie zum Tragen kommt. Der Tumorpatient erlebt eine tiefe Lebenskrise. Seine physische Existenz ist bedroht. Zudem ist die bisherige Lebensanpassung gefährdet, und eine Umstellung der Lebensgewohnheiten steht an. Der Patient kann ferner einen Verlust an Lebensfreude und eine soziale Isolierung erfahren.

Neben der Tatsache, dass es sich um eine lebensbedrohliche Erkrankung handelt, weckt der Begriff Krebs oder bösartiger Tumor Ängste, die mit anderen schwerwiegenden Krankheiten wie jugendlicher Diabetes mellitus, Schlaganfall oder Cor pulmonale nicht assoziiert werden. Der Grund hierfür ist, dass die Diagnose Krebs mit den Stichworten Unheilbarkeit, Schmerzen, eingreifende Therapie mit schwerwiegenden Akut- und Langzeitfolgen, langes Leiden und schließlich trotz aller Therapie qualvoller Tod verknüpft wird. Obwohl die genannten Stichworte für die heutige Onkologie nicht zutreffen und die Patienten über ihre Erkrankung sowie die Chancen und Risiken der Behandlung umfassend aufgeklärt werden (müssen), spielen diese angstbehafteten Assoziationen, oft unausgesprochen, eine Rolle.

Eine Aufklärung über Diagnose und Therapie, die die ärztliche Glaubwürdigkeit nicht aufs Spiel setzt, hat folgende Anforderungen zu erfüllen:

- Wahrhaftigkeit, damit die Konfliktverarbeitung ermöglicht, die

Handlungsfreiheit gewahrt, der Tumorkranke nicht von seiner Umgebung isoliert und die Kooperation zwischen Patient und Arzt gefördert wird;
- Darstellung möglicher Krankheitsverläufe (Heilung, Rezidiv, Metastasen) ohne Illusionen;
- Erläuterung des Behandlungsziels (kurativ, palliativ);
- lückenlose Darlegung der Risiken und Nebenwirkungen der Therapie (akut, chronisch, seltene, aber schwerwiegende Komplikationen);
- Darstellung von Behandlungsalternativen;
- Hinweis auf Konsequenzen der Unterlassung einer Behandlung;
- keine statistischen Angaben zur Prognose, da individueller Verlauf nicht vorhersehbar;
- Information der Angehörigen nach Zustimmung des Patienten;
- bei Bedarf sachliche Informationen zu paramedizinischen Methoden;
- Vermittlung von ehrlicher Hoffnung, Empathie und Trost unter Wahrung einer inneren Distanz.

Wenn die Diagnose verschwiegen wird, um den Patienten nicht zu „belasten", und gleichzeitig die Angehörigen aufgeklärt werden, führt dies zu einem Lügengebäude, das irgendwann zusammenbricht. Dann ist das Arzt-Patient-Verhältnis aufgrund mangelnder Glaubwürdigkeit schwer belastet. Tatsächlich sind Tumorpatienten in der Lage, die Wahrheit über ihre Erkrankung zu ertragen. Dafür spricht auch, dass die Suizidrate unter Tumorpatienten eher niedriger liegt als die allgemeine Suizidinzidenz.

Die Notwendigkeit der Wahrhaftigkeit gilt in besonderem Maße für tumorkranke Kinder und Jugendliche. Hier ist Offenheit und laufende Information über beabsichtigte diagnostische und therapeutische Maßnahmen zwingende Voraussetzung für eine Kooperation.

Die Verarbeitung der Diagnose erfolgt individuell verschieden in mehreren Verarbeitungsphasen. Dazu zählen nach Kübler-Ross die aktive, die aggressive und die partielle Verweigerung sowie die depressive, die bewusste und die verklärte Annahme.

Etwa drei Viertel aller Tumorpatienten werden im Verlauf ihrer Erkrankung bestrahlt. Die Bestrahlung ist oft angstbesetzt, da sie dem Patienten fälschlich ein Versagen anderer Maßnahmen oder ein fortschreitendes Tumorwachstum signalisiert. Zudem ist vielen Patienten die Strahlenbehandlung unheimlich, da sie die technischen Maßnahmen nicht verstehen, die Strahlung selbst nicht spüren und deren Wirkung sich nicht erklären können. Die Behandlung in einem abgeschlossenen Raum weckt Isolations- und Vernichtungsängste. Allein ausführliche, sachliche Informationen vermögen die genannten Ängste auszuräumen oder zumindest einzudämmen. Daneben können technische Maßnahmen wie die Überwachung des Patienten per Mikrofon und Videokamera während der Bestrahlung helfen, Isolationsängste abzubauen.

Sind die Tumorerkrankung und die damit verbundene Lebenskrise überwunden, ist der Patient geheilt. Dieser Patient hat im Idealfall die notwendige Trauerarbeit darüber geleistet, dass sein Körperbild als Teil seines Selbstwertgefühls beeinträchtigt ist und der Tod eine reale Möglichkeit darstellt. Ferner hat er ein neues Integritätsgefühl seiner Selbst entwickelt und seine soziale Isolierung durch mitmenschliche Kontakte überwunden.

10.7 Rehabilitation

Tumorkranke, die eine Behandlung erfahren haben, die die körperliche Integrität beeinträchtigt, bedürfen einer Rehabilitation. Sie hat die Aufgabe, diese Patienten familiär und gesellschaftlich in vollem Umfang zu reintegrieren. Dies gilt in besonderem Maße nach chirurgischen Eingriffen mit Organ- und Funktionsverlust, z. B. nach Mastektomie, Laryngektomie, Rektumexstirpation mit Anus-praeter-Anlage, Magenresektion oder Prostatektomie. Viele Patienten reagieren auf den Organverlust mit einer Depression.

Rehabilitation bedeutet, die Lebensqualität wiederherzustellen. Lebensqualität wiederum setzt sich aus mehreren Komponenten zusammen. Dazu gehören beim Tumorpatienten allgemeine und therapiebedingte physische Folgen, der persönliche und soziale Funktionsstatus, der psychische Status sowie der sozioökonomische Status. Rehabilitationsziele sind optimale physische Verfassung, psychologische Hilfen und volle soziale Reintegration.

Zur Rehabilitation tragen u. a. kosmetische Maßnahmen (z. B. Mammaprothese), Funktionsersatz (z. B. Sprechkanüle bei Laryngektomierten) und Beratung zu Spezialproblemen (z. B. Stomapflege, Sexualverkehr nach Eingriffen im Genitalbereich) bei. Hilfreich sind für viele Patienten Gespräche und konkrete Hinweise durch Angehörige von Selbsthilfegruppen von Tumorpatienten.

10.8 Kontrolluntersuchungen (Tumorstatus, Behandlungsfolgen)

Die regelmäßigen Kontrolluntersuchungen sind Teil des onkologischen Gesamtbehandlungskonzepts und umfassen mehrere Aspekte:
- Feststellung des Tumorstatus, z. B. anhaltende Remission, Progression, ggf. mit therapeutischen Konsequenzen,
- Diagnose und ggf. Therapie von Behandlungsfolgen,
- Festigung eines vertrauensvollen Arzt-Patienten-Verhältnisses und ggf. psychische und soziale Hilfestellung.

10.9 Begleitung sterbender Patienten

Sterbende Patienten bedürfen einer besonderen Pflege, der sog. Terminalpflege. Sie beinhaltet
- eine ausreichende Bekämpfung von Schmerzen (möglichst oral/rektal, evtl. Dauerinfusion, Nervenblockaden etc.),
- Dyspnoe (Hochlagerung des Oberkörpers, Sauerstoffzufuhr, Absaugen, Bronchiolyse, Sedierung, Ergusspunktion, Therapie von Herzinsuffizienz usw.),
- Stomatitis (Mundpflege),
- Dekubitus (geeignetes Lagerungsmaterial wie Fersenschoner und Antidekubitusmatratze, häufiges Umlagern, sorgfältiges Waschen, kräftiges Einreiben gefährdeter Körperstellen, Vermeidung der Hautmazeration durch Körperflüssigkeiten mittels Dauerkatheter, Antidiarrhoika etc.),
- Ernährungsschwierigkeiten (ausreichende Flüssigkeitszufuhr, häufige kleine Mahlzeiten, Sondenkost, Infusionen).

Daneben können spezielle Probleme wie unstillbares Erbrechen (Antiemetika, Infusionen, Magensonde), Ikterus mit ausgeprägtem Juckreiz (Antihistaminika, endoskopische Einlage einer Choledochusdrainage) sowie infizierte Wunden (Antibiotika, Wundkompressen mit Aktivkohlefilter) auftreten.

Da der Patient oft nicht mehr in der Lage ist, sein Befinden und seine Bedürfnisse zu artikulieren, ist eine aktive Pflege notwendig. Mögliche Probleme müssen also rechtzeitig erkannt bzw. verhindert werden. Ziel des ärztlichen Handelns in der Terminalphase ist das Vermeiden eines vorzeitigen, aber auch eines verzögerten Todes des Patienten. Das bedeutet, psychologisch gesehen, dass der Patient erfährt, gehalten und auch losgelassen zu werden.

Das Herannahen des Todes wird von den meisten Patienten verspürt. Der Prozess des Sterbens besteht nach Kübler-Ross aus mehreren Phasen (Schock, Verleugnung, Auflehnung, Feilschen, Depression, Annahme), an deren Ende der Patient den Tod akzeptiert. Erleichtert wird dies dem Patienten, wenn er sich nicht einsam und verlassen fühlt. Somit brauchen die Patienten neben ärztlichen Maßnahmen und der Pflege eine Sterbebegleitung durch den Arzt und das pflegende Personal. Schwerpunkt sind offene Gespräche mit dem Patienten. Die Gesprächspartner erleben eine Konfrontation mit dem Tod, der als unabweisbar akzeptiert werden muss und dadurch Ängste auf beiden Seiten hervorruft. Diese Angst muss bewusst gemacht werden und nur der offene Dialog kann sie überwinden. Dagegen ist in der terminalen Phase, in der dem Patienten das Sprechen schwer fällt, oft Schweigen im Sinne einer nonverbalen Kommunikation angebracht.

Literatur

Ackermann LV, del Regato JA (1970) Cancer – diagnosis, treatment, and prognosis, 4th edn. Mosby, St. Louis [6th edn: Del Regato J, Spjut HJ (eds) (1984) Ackerman and Del Regato's Cancer]

Angerstein W (1971) Lexikon der radiologischen Technik in der Medizin. Thieme, Leipzig

Barendsen GW (1968) Responses of cultured cells, tumours and normal tissues to radiations of different linear energy transfer. Curr Top Radiat Res Quarterly 4:293–356

Bergonié J, Tribondeau L (1906) Une interprétation de quelques résultats de la radiothérapie et essai de fixation d'une technique rationelle. C R Acad Sci 143:983

Braun-Falco O, Lukacz S (1973) Dermatologische Röntgentherapie. Ein Leitfaden für die Praxis. Springer, Berlin Heidelberg New York

Dobbs I, Barret A (1988) Practical Radiotherapy Planning. Arnold, London

Ellis F (1971) Nominal standard dose and the ret. Brit J Radiol 44:101–108

Feneis H (1988) Taschenatlas der Anatomie. Thieme, Stuttgart

Fletcher GH (1980) Textbook of radiotherapy. 3rd edn. Lea & Febiger, Philadelphia

Gall FP, Scheele J (1986) Maligne Tumoren des Rektums. In: Gall FP Hermanek P, Tonak J (Hrsg) Chirurgische Onkologie. Springer, Berlin Heidelberg New York Tokyo

Gauwerky F (1968) Neuere radiobiologische Erkenntnisse und deren Folgerungen für eine moderne Strahlentherapie des Mundhöhlenkarzinoms. In: Schuchardt K (Hrsg) Fortschritte der Kiefer- und Gesichtschirurgie, Thieme, Stuttgart

Gauwerky F (1971) Tumoren der Vagina. In: Zuppinger A (Hrsg) Spezielle Strahlentherapie maligner Tumoren, Teil 3. Springer, Berlin Heidelberg New York (Handbuch der medizinischen Radiologie, Bd XIX/3, 17–70

Goldschmidt H, Panizzon RG (1991) Modern dermatologic radiation therapy. Springer, Berlin Heidelberg New York Tokyo

Haase W, Hess CF, Molls M, Müller RP, Richter J, Schabel K, Seegenschmiedt H (Hrsg) Leitlinien in der Radioonkologie.

Heilmann HP, Bünemann H (1987) Weibliche Genitalorgane. In: Scherer E (Hrsg) Strahlentherapie, 3. Aufl. Springer, Berlin Heidelberg New York Tokyo, S 783–823

Herrmann Th, Baumann M (1997) Klinische Strahlenbiologie – kurz und bündig. Gustav Fischer, Jena Stuttgart Lübeck Ulm

Hoffmann H, Heitmann H (1991) Original-Prüfungsfragen mit Kommentar: GK 2, Radiologie, 6. Aufl. VCH, Weinheim

Hollinshead WH (1968) Anatomy for surgeons, vol 2. Harper & Row, New York

Hug O (1974) Medizinische Strahlenkunde. Springer, Berlin Heidelberg New York

Husemann B (1986) Maligne Tumoren des Ösophagus. In: Gall FP, Hermanek P, Tonak J (Hrsg) Chirurgische Onkologie. Springer, Berlin Heidelberg New York Tokyo

ICRU-Report 50 (1993) Prescribing, recording, and reporting photon beam therapy (International Commission Radiation Units and Measurements, Bethesda/MD)

ICRU-Report 62 (1999) Prescribing, recording, and reporting photon beam therapy (supplement to ICRU Report 50) (International Commission Radiation Units and Measurements, Bethesda/MD)

Krieger H (1997) Strahlenphysik, Dosimetrie und Strahlenschutz, Bd 2. Teubner, Stuttgart

Kübler-Ross E (1969) On death and dying. Macmillan, New York

Kübler-Ross E (1987) Verstehen, was Sterbende sagen wollen. Kreuz, Stuttgart

Kuttig H, Wieland C (1988) Strahlentherapie. In: Willich E, Georgi P, Kuttig H, Wenz W (Hrsg) Radiologie und Strahlenschutz, 4. Aufl. Springer, Berlin Heidelberg New York Tokyo, S 382–420

Laubenberger T (1994) Technik der medizinischen Radiologie, 6. Aufl. Deutscher Ärzte-Verlag, Köln

Lennert K, Feller AC (1990) Histopathologie der Non-Hodgkin-Lymphome (nach der aktualisierten Kiel-Klassifikation). Springer, Berlin Heidelberg New York Tokyo

Matschke S, Richter J, Welker K (1968) Physikalische und technische Grundlagen der Bestrahlungsplanung. Edition Leipzig, Leipzig

Moss W, Cox I D (1988) Radiation oncology – rationale, technique results. Mosby, St. Louis

Musshoff K (1987) Maligne Systemerkrankungen. In: Scherer E (Hrsg) Strahlentherapie, 3. Aufl. Springer, Berlin Heidelberg New York Tokyo, S 1080–1282

Perez CA, Brady LW (Hrsg) (1987) Principles and practice of radiation oncology. Lippincott, Philadelphia

Pozza F, Colombo F, Marchetti C, Chiergo G (1991) Stereotactic external radiotherapy for gliomas: technique, dosimetry, results. In: Karim ABMF, Laws ER Jr (eds) Glioma. Springer, Berlin Heidelberg New York Tokyo, pp 139–152

Pschyrembel-Wörterbuch Radioaktivität, Strahlenwirkung, Strahlenschutz (1986) De Gruyter, Berlin

Richter E, Feyerabend T (1991) Normal lymph node topography – CT-Atlas. Springer, Berlin Heidelberg New York Tokyo

Richter J, Flentje M (1998) Strahlenphysik für die Radioonkologie. Thieme, Stuttgart New York

Robbins KT, Deny D and the Commitee for Neck Dissection Classification, American Head and Neck Society (2000) The American head and neck society's revised classification for neck dissection. In: Johnson Jt, Shaha AR (eds) Proceedings of the 5th International Conference in Head and Neck Cancer. Omnipress, Madison, pp 365–371

Sauer R (²1993, ¹1984) Strahlentherapie und Onkologie für Technische Assistenten in der Medizin. Urban & Schwarzenberg, München

Scherer E (Hrsg) (1987) Strahlentherapie – Radiologische Onkologie. Springer, Berlin Heidelberg New York Tokyo

Schwab W, zum Winkel K (1975) Möglichkeiten der Strahlentherapie. Thieme, Stuttgart (Aktuelle Oto-Rhino-Laryngologie, Heft 6)

Seegenschmiedt MH (1998) Nebenwirkungen in der Onkologie. Springer, Berlin Heidelberg New York Tokyo

Senn HJ, Drings P, Glaus A, Jungi WF, Sauer R, Schlag P (1988) Checkliste Onkologie. Thieme, Stuttgart

Steel GG, Adams GE, Peckham MJ (eds) (1983) The biological basis of radiotherapy. Elsevier, Amsterdam

Streffer C (1987) Biologische Grundlagen der Strahlentherapie. In: Scherer E (Hrsg) Strahlentherapie, 3. Aufl. Springer, Berlin Heidelberg New York Tokyo, S 213–281

Thames HD, Hendry JH (1987) Fractionation in radiotherapy. Taylor & Francis, London
TNM-Atlas, 4. Auflage (1998) Springer, Berlin Heidelberg New York Tokyo
Tod MC (1941) Optimum dosage in treatment of carcinoma of the uterine cervix by radiation. Br J Radiol 14:23–29
Tubiana M, Dutreix J, Wambersie A (1990) Introduction to radiobiology. Taylor & Francis, London New York
Vieten H, Wachsmann F (1970) Allgemeine strahlentherapeutische Methodik. Springer, Berlin Heidelberg New York Tokyo (Handbuch der medizinischen Radiologie, Bd XVI/1)
Wachsmann F, Drexler G (1976) Graphs and tables for use in radiology, 2. Aufl. 1976 Springer Berlin Heidelberg New York
WHO (1986) Therapie tumorbedingter Schmerzen. AMV-Verlag, München
WHO (2001) Pathology and genetics of tumours of haematopoietic and lymphoid tissues (Jaffe ES, Harris NL, Stein H, Vardiman JW, eds). IARC Press, Lyon
Wittekind C, Wagner G (Hrsg) (1997) TNM-Klassifikation maligner Tumoren, 5. Aufl. 1997 Springer, Berlin Heidelberg New York Tokyo
Zum Winkel K (1990) Nuklearmedizin, 2. Aufl. Springer, Berlin Heidelberg New York Tokyo

Ausgewählte Internetadressen

Organ	Internetadresse
American Society of Clinical Oncology (ASCO)	www.asco.org
American Society for Therapeutic Radiology and Oncology (ASTRO)	www. astro. org/home. html
AWMF-Leitlinien (Arbeitsgemeinschaft der Wissenschaftlichen Medizinischen Fachgesellschaften)	www. awmf-leitlinien. de
Deutsche Gesellschaft für Radioonkologie	www. degro. org
Deutsche Krebsgesellschaft	www. krebsgesellschaft. de
European Organization for Research and Treatment of Cancer (EORTC)	www. eortc. be
European Society for Therapeutic Radiology and Oncology (ESTRO)	www. estro. be
Federation of European Cancer Societies (FECS)	www.fecs.be/index.html
Informationszentrum für Standards in der Onkologie (ISTO)	www. med.uni-giessen. de de/isto/onkoserv. htm
International Union against Cancer (UICC)	www.uicc.ch
National Cancer Institute (NCI)	www.nci.nih.gov
Oncolinks	www. oncolinks. de
Radiation Therapy Oncology Group (RTOG)	www.rtog.org
Tumorzentrum München	www.krebsinfo.de
Strahlentherapie in Norddeutschland	www.strahlentherapie-nord.de
Tumorzentren in Deutschland	www.krebs-kompass.de/tumorzentren.html
World Health Organization (WHO)	www.who.int

Sachverzeichnis

I

O

P

Q

R

MIX
Papier aus verantwortungsvollen Quellen
Paper from responsible sources
FSC® C105338

If you have any concerns about our products,
you can contact us on
ProductSafety@springernature.com

In case Publisher is established outside the EU,
the EU authorized representative is:
Springer Nature Customer Service Center GmbH
Europaplatz 3, 69115 Heidelberg, Germany

Printed by Libri Plureos GmbH
in Hamburg, Germany